Praxis-Management für Physiotherapeuten,
Ergotherapeuten und Logopäden

Barbara Betz

Praxis-Management für Physiotherapeuten, Ergotherapeuten und Logopäden

Praxen wirtschaftlich erfolgreich führen

Mit 80 Abbildungen

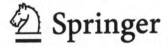 Springer

Prof. Dr. Barbara Betz
Fakultät Soziale Arbeit und Gesundheit
HAWK Hochschule für angewandte
Wissenschaft und Kunst
Hildesheim

Ergänzendes Material finden Sie unter http://extras.springer.com

ISBN 978-3-642-38406-6   ISBN 978-3-642-38407-3 (eBook)
DOI 10.1007/978-3-642-38407-3

Die Deutsche Nationalbibliothek verzeichnet diese Publikation in der Deutschen Nationalbibliografie;
detaillierte bibliografische Daten sind im Internet über http://dnb.d-nb.de abrufbar.

SpringerMedizin
© Springer-Verlag Berlin Heidelberg 2014

Planung: Dorothee Kammel, Heidelberg/Barbara Lengricht, Berlin
Projektmanagement: Ulrike Dächert/Dorothee Kammel, Heidelberg
Lektorat: Stephanie Kaiser-Dauer, Heidelberg
Projektkoordination: Barbara Karg, Heidelberg
Umschlaggestaltung: deblik Berlin
Bildbearbeitung: Fotosatz-Service Köhler GmbH, Würzburg
Fotonachweis Umschlag: © Robert Kneschke - Fotolia
Herstellung: Crest Premedia Solutions (P) Ltd., Pune, India

Gedruckt auf säurefreiem und chlorfrei gebleichtem Papier

Springer Medizin ist Teil der Fachverlagsgruppe Springer Science+Business Media
www.springer.com

Vorwort

Die Betriebswirtschaftslehre (BWL) hat inzwischen auch in den Gesundheitssektor Einzug genommen und wird von Therapeuten oftmals als »Störfaktor« empfunden. BWL kann aber nicht unverändert in alle Bereiche des Gesundheitswesens übertragen werden. Eine auf therapeutische Praxen zugeschnittene BWL liegt bisher nicht vor. Das Erfordernis einer so speziellen BWL leitet sich aus den Besonderheiten des Marktes für Physiotherapie, Ergotherapie und Logopädie ab, in dem diese sog. »Therapiebetriebe« (Praxen) tätig sind. Publikationen aus dem Bereich der Gesundheitsbetriebslehre berücksichtigen nicht die Charakteristika der therapeutischen Praxen und sind deshalb kaum geeignet, handlungsleitend Hilfestellung zu geben. Die vergleichsweise geringe Aufmerksamkeit, die ambulanten Therapiebetrieben im Vergleich zu den größeren Gesundheitseinrichtungen der stationären Versorgung (Krankenhäuser, Rehakliniken etc.) entgegengebracht wird, lässt sich an den fehlenden deutschsprachigen Publikationen festmachen.

Ziel dieses Buches ist es, auf Basis empirischer Untersuchungen in physiotherapeutischen, ergotherapeutischen und logopädischen Praxen eine fundierte betriebswirtschaftliche Basis speziell für Therapiebetriebe zu entwickeln. Daraus werden Handlungsempfehlungen abgeleitet, die Praxisinhabern in der Physiotherapie, Ergotherapie und Logopädie therapeutisches Handeln
— auf einer wirtschaftlich erfolgreichen Basis
— in einem regulierten Markt
— bei zunehmendem Wettbewerb

ermöglichen und Studierende dieser 3 Berufsgruppen auf die Herausforderungen des Praxismanagements vorbereiten. Die ideale Verknüpfung von Theorie und Praxis soll eine Basis für wirtschaftliches Denken und Handeln schaffen. Sowohl für Praktiker als auch für Studierende fehlt ein fundiertes Werk, das in der Praxis und als Begleitbuch fürs Studium herangezogen werden kann. Diese Lücken sollen hier geschlossen werden.

Die theoretische Fundierung basiert auf dem aktuellen Stand der Betriebswirtschaftslehre insbesondere im Dienstleistungssektor, ergänzt um die Ergebnisse aus empirischen Studien, die in den Jahren 2002 bis 2013 an der HAWK, Hochschule für angewandte Wissenschaft und Kunst, Hildesheim, unter Leitung der Autorin durchgeführt worden sind. Darüber hinaus sind zahlreiche praktische Arbeitsmaterialien entstanden, die direkt im Praxisalltag angewendet werden können. BWL ist damit nicht mehr länger ein Störfaktor, sondern wird zum Erfolgsfaktor der Praxis.

Im Fokus des Buches stehen Praxen der Physiotherapie, Ergotherapie und Logopädie. Aber die betriebswirtschaftliche Vorgehensweise und die zahlreichen Praxisbeispiele lassen sich auch in anderen Berufsgruppen anwenden, z. B. in der Psychotherapie, bei Heilpraktikern, in der Sporttherapie oder in Arztpraxen. Wenn von »Therapeuten« oder »Therapiepraxen« gesprochen wird, dann sollten sich andere Berufsgruppen gleichermaßen angesprochen fühlen.

- **Struktur und Gebrauch des Buches**

Zunächst wird in ▶ Kap. 1 die Bedeutung wirtschaftlichen Denkens und Handelns für therapeutische Praxen dargelegt. Ihr werden die Ergebnisse therapeutischen Handelns in Praxen gegenübergestellt. Häufige Probleme in Praxen sowie mögliche Lösungsansätze werden aufgezeigt. Nach dieser Einführung werden in ▶ Kap. 2 die Grundlagen für wirtschaftlich erfolgreiches Handeln dargelegt und die einzelnen Aufgaben einer Leitungskraft beschrieben. In ▶ Kap. 3 wird die Bedeutung des Marketings als Teil der Unternehmensführung erläutert und eine systematische Vorgehensweise dargestellt, um Marketingkonzepte für die Herausforderungen des Gesundheitsmarktes zu entwickeln. Handlungsleitend ist dabei ein niedriges Budget der Praxen. Es werden aber auch Anregungen zur Erschließung neuer Handlungsfelder und Märkte gegeben, bis hin zur Preiskalkulation von neuen Angeboten für Selbstzahler.

▶ Kap. 4 widmet sich den personalbedingten Herausforderungen der kommenden Jahre und führt ein in die Aufgaben des Personalmanagements, von der Personalplanung über die Auswahl, Einarbeitung, ihre Gesundheitsförderung und Motivation bis zum Ausscheiden von Mitarbeitern.

Die Führung von Praxen, die Realisierung von Marketingkonzepten und das Personalmanagement verursachen Kosten, die straff gemanagt werden müssen. ▶ Kap. 5 beschäftigt sich mit verschiedenen Kostenpositionen und der detaillierten Kalkulation von Selbstzahlerangeboten unter Berücksichtigung der individuellen Kostensituation der Praxen. Die Bedeutung des Rechnungswesens und die Grundlagen der Buchführungs- und Aufzeichnungspflicht werden aufgezeigt, um Rechenschaft gegenüber der Finanzbehörde ablegen zu können.

Um auf die Herausforderungen der Zukunft gut vorbereitet zu sein, wird in ▶ Kap. 6 die Bedeutung von Innovationen im Zukunftsmarkt Gesundheit aufgezeigt, und es werden Empfehlungen zur Entwicklung innovativer Zukunftsstrategien angeregt. Basis dafür ist der systematische Innovationsprozess, bestehend aus 8 Phasen.

Als Arbeitshilfen stehen im Internet zahlreiche praktische Materialien zum Download bereit, z. B. ein Formblatt für eine Stellenbeschreibung, ein Einarbeitungsplan oder ein Personalbeurteilungsbogen.

Leserinnen und Leser müssen das Buch nicht von vorne bis hinten durcharbeiten. Sie können direkt in das entsprechende Kapitel einsteigen, um sich Anregungen zu holen oder Antworten auf ihre Fragen zu finden. Manche Aspekte sind nicht überall ausführlich beschrieben. Wo das der Fall ist, wird auf die entsprechenden Kapitel oder Abschnitte verwiesen.

- **Erklärung zur männlichen/weiblichen Schreibform**

Auch wenn die überwiegende Anzahl der Therapeuten weiblich ist und die Autorin für die weibliche Schreibweise plädiert, wird in diesem Buch vorwiegend die männliche Schreibweise gebraucht. Rückmeldungen von Lesern an den Verlag zeigen deutlich, dass die männliche Schreibweise auch von Frauen wegen der besseren Lesbarkeit präferiert wird. Stets sind aber Männer und Frauen gemeint. Einige Beispiele werden aber gezielt weiblich besetzt, um dem hohen Frauenanteil in diesen Berufsgruppen gerecht zu werden.

- **Danksagungen**

Ganz herzlich bedanke ich mich bei allen Praxisinhaberinnen und -inhabern, die mich im Rahmen meiner Forschungsprojekte unterstützt haben, sei es durch ihre Bereitschaft zu Interviews, ihre Offenheit für das Ausprobieren neuer Methoden und Abläufe oder durch anregende Diskussionen. Ohne sie wären die Forschungsprojekte nicht realisierbar gewesen.

Danken möchte ich aber auch den zahlreichen Studierenden, die mich in den letzten 10 Jahren an der Hochschule begleitet haben und die mir immer wieder neue Impulse gegeben und viele Ideen eingebracht haben sowie für kritische Diskussionen immer offen waren. Ohne die Studierenden hätten die empirischen Studienprojekte nicht durchgeführt und keine neuen Erkenntnisse gewonnen werden können, und ohne ihre Zustimmung hätten sie nicht in diesem Buch veröffentlicht werden können.

Frau Marga Botsch und Frau Dorothee Kammel bin ich für ihr Interesse an einem BWL-Buch und das mir entgegengebrachte Vertrauen dankbar. Besonderer Dank gebührt Frau Dorothee Kammel, die nie aufgegeben hat, mir zu verdeutlichen, wie wichtig praxisorientierte Beispiele für die Leserschaft sind.

Weiterer Dank gilt Frau Barbara Lengricht für die offenen Gespräche und die Zielorientierung sowie Frau Stephanie Kaiser-Dauer für das kritische, konstruktive Lektorat und die Geduld, die sie für mich aufgebracht hat. Ihnen habe ich zu verdanken, dass das Buch jetzt bereits fertig vorliegt und nicht erst in einigen Jahren auf den Markt kommt. Ein abschließender Dank gebührt Frau Ulrike Dächert, die sich um viele Details gekümmert und damit ebenfalls zum Gelingen dieses Buches beigetragen hat.

Prof. Dr. Barbara Betz
Hildesheim, im Februar 2014

Inhaltsverzeichnis

Über die Autorin

Dr. rer. pol. Barbara Betz ist Professorin für Betriebswirtschaftslehre im Bachelor- und Masterstudiengang Ergotherapie, Logopädie und Physiotherapie an der HAWK, Hochschule für angewandte Wissenschaft und Kunst, Hildesheim. Dort vermittelt sie praxisnah Schlüsselqualifikationen aus den Bereichen Unternehmensführung, Marketing, Personalmanagement, Kostenmanagement und Innovationsmanagement. Bevor sie im Jahr 2002 an die HAWK berufen wurde, war sie viele Jahre in leitender Funktion als Marketingmanagerin in internationalen Markenartikelunternehmen und in der Unternehmensberatung tätig.

Prof. Dr. Betz hat zahlreiche Forschungsprojekte geleitet, sowohl im Bereich der Marktforschung mit Fokus auf Innovationsentwicklung als auch im Bereich empirische Sozialforschung mit Schwerpunkt Gesundheitsfachberufe. Der Transfer von der Forschung in die Praxis ist ihr dabei besonders wichtig. Ihre Forschungsergebnisse stellt sie u. a. auf Kongressen der Gesundheitsfachberufe vor. Sie publiziert regelmäßig in Fachzeitschriften und schreibt Beiträge zu praxisrelevanten Fragestellungen (u. a. in *pt Zeitschrift für Physiotherapeuten, Ergopraxis*). Als Mitglied eines Forschungsprojekts des Bundesministeriums für Bildung und Forschung (BMBF) setzt sie sich mit dem demografischen Wandel und seinen Auswirkungen auseinander.

Prof. Dr. Betz ist Gutachterin bei der Arbeitsgemeinschaft industrieller Forschungsvereinigungen »Otto v. Guericke« e. V. (AiF), die im Auftrag des BMBF Programme betreut, um die Zusammenarbeit zwischen Wissenschaft und Praxis zu fördern.

Als Gründerin und Leiterin der Barbara Betz Akademie bietet sie Seminare für Therapeuten aller Berufsgruppen an und führt regelmäßig praxisorientierte Seminare zu den Themen Marketing für Praxen, Entwicklung von Innovationen im Gesundheitswesen, Kalkulation von Selbstzahlerangeboten, Erhöhung der Wirtschaftlichkeit von Praxen und Personalmanagement für Praxisinhaber durch.

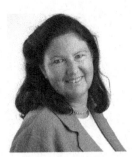

Kontakt:
Prof. Dr. Barbara Betz
HAWK Hochschule für angewandte Wissenschaft und Kunst
Fakultät Soziale Arbeit und Gesundheit
Studiengänge Ergotherapie, Logopädie und Physiotherapie
Goschentor 1
31134 Hildesheim
Tel. +49(0)5121/881-481
Fax +49(0)5121/881-591
E-Mail: betz@hawk-hhg.de

Barbara Betz Akademie:
www.Barbara-Betz-Akademie.de

Wirtschaftliches Denken und Handeln in therapeutischen Praxen

Praxisinhaber/in B: »Also, bei mir ist das so, dass ich grundsätzlich Bedarf hätte, dass mir jemand mal in Ruhe auseinandertüftelt, wie müsste ich so eine … therapeutische Praxis wirtschaftlich optimal führen. Was wäre sozusagen die optimale wirtschaftliche Führung, also wie viel Gewinn muss übrig bleiben, wie muss das Verhältnis sein zwischen Gewinn und Ausgaben. Was gibt es für Möglichkeiten, das so optimal wie möglich zu führen, also eine Wirtschaftlichkeitsanleitung« (Betz 2010). Dieses Zitat aus einer Umfrage unter Inhabern therapeutischer Praxen zeigt, dass Informationen fehlen, wie Praxen wirtschaftlich optimal geführt werden können. Dieses Kapitel gibt Anregungen zum wirtschaftlichen Denken und Handeln in therapeutischen Praxen und zeigt die Grundlagen dafür auf.

1.1 Die Bedeutung wirtschaftlichen Denkens und Handelns für therapeutische Praxen

Wirtschaftliches Denken und Handeln ist für den dauerhaften Erfolg einer therapeutischen Praxis unerlässlich. Erfolgreiches therapeutisches Arbeiten allein ist nicht ausreichend. Erst in Kombination mit wirtschaftlichem Erfolg kann man betriebswirtschaftlich von Erfolg sprechen. Aber auch umgekehrt ist wirtschaftlicher Erfolg i. d. R. nicht ohne therapeutischen Erfolg möglich. Wann spricht man aber von wirtschaftlichem Erfolg?

Wirtschaftlicher Erfolg ist die langfristige Existenzsicherung. Für therapeutische Praxen bedeutet Existenzsicherung, Gewinne in der Höhe zu erzielen, wie sie zur Deckung der privaten Ausgaben eines Praxisinhabers und zur Bildung von Rücklagen (z. B. für Ersatz von Praxisausstattung, neuer PC etc.) erforderlich sind. Gewinne entstehen, wenn die Einnahmen einer Praxis höher sind als die Ausgaben. Je besser das Verhältnis zwischen Einnahmen und Ausgaben, desto größer der wirtschaftliche Erfolg.

Wirtschaftliches Denken bezieht sich also primär auf Überlegungen, wie die Einnahmen einer Praxis erhöht und die Ausgaben gesenkt werden können (konkrete Beispiele dazu ▶ Abschn. 1.3, ▶ Abschn. 2.3.1 und ▶ Abschn. 5.2).

Wirtschaftliches Handeln bezieht sich auf alle Maßnahmen, die zur Erhöhung der Einnahmen und/oder zur Senkung der Ausgaben ergriffen werden. Dies können z. B. Maßnahmen im Bereich des Marketing, des Personal- oder Kostenmanagements oder im Bereich des Innovationsmanagements zur Entwicklung neuer Angebote sein. Wirtschaftliches Handeln bedeutet aber auch, betriebswirtschaftliche Zusammenhänge zu kennen. In Bezug auf das Führen von Mitarbeitern heißt dies, die Mitarbeiter zu motivieren, dass neben dem therapeutischen Erfolg die wirtschaftlichen Praxisziele erreicht werden. Im Rahmen des prozessorientierten Praxismanagements werden die betriebswirtschaftlichen Aufgaben, die von Praxisinhabern und Leitungskräften wahrgenommen werden müssen, in Form des Management-Regelkreises dargestellt (▶ Abschn. 2.3). Anhand der dort aufgeführten 5 Aufgabenbereiche wird das für therapeutische Praxen erforderliche betriebswirtschaftliche Vorgehen aufgezeigt, und es werden vielseitige Anregungen zum wirtschaftlichen Denken und Handeln gegeben.

Grundlage des wirtschaftlichen Handelns ist das ökonomische Prinzip, das auf der Knappheit von Gütern und Ressourcen (z. B. Personal, Finanzen) basiert. Da Güter und Ressourcen nicht in unbegrenztem Umfang zur Verfügung stehen, muss mit ihnen sparsam umgegangen werden.

Das ökonomische Prinzip wird auch Wirtschaftlichkeitsprinzip, ökonomisches Rationalprinzip oder Vernunftsprinzip genannt. Es gliedert sich in

- Maximalprinzip und
- Minimalprinzip.

Das **Maximalprinzip (Ergiebigkeitsprinzip)** besagt, dass mit einem gegebenen Aufwand (z. B. Kosten) ein maximaler Ertrag (z. B. Erlös) erzielt werden soll. Beispiele hierfür sind:

- Für 10.000 EUR so viele Zinsen wie möglich erzielen.
- Ein Bäcker soll aus 100 kg Mehl so viele Brötchen wie möglich backen.
- Ein Therapeut soll mit gegebenen Therapiemaßnahmen (vorliegende Verordnung) einen maximalen Therapieerfolg erzielen.

Das **Minimalprinzip (Sparsamkeitsprinzip)** besagt, dass mit einem minimalen Aufwand (z. B. Kosten) ein vorgegebener Ertrag (z. B. Erlös) erzielt werden soll. Beispiele hierfür sind:

- Mit minimalem Kapitaleinsatz Zinseinnahmen von 1.000 EUR im Jahr erzielen.
- Ein Bäcker soll mit minimalen Kosten 1.000 Brötchen herstellen.
- Ein Therapeut soll mit geringstmöglichem Mitteleinsatz (z. B. Anzahl der Behandlungen) ein bestimmtes Therapieziel (z. B. Schmerzfreiheit) erzielen.

Wie der Praxisinhaber im letzteren Fall das Therapieziel der Schmerzfreiheit erreicht, bleibt ihm überlassen, d. h., das Behandlungsprogramm legt der Inhaber fest.

> ❯ Wichtig ist, dass man nicht beide Prinzipien vermischt, sondern entweder nach dem Maximal- oder dem Minimalprinzip handelt. Es muss immer eine Größe vorgegeben sein, damit man auf diese Größe hin optimieren kann.

Handeln nach dem ökonomischen Prinzip wird auch nach den 2001 veröffentlichten Rahmenempfehlungen über die einheitliche Versorgung mit Heilmitteln zwischen den Spitzenverbänden der Krankenkassen und den Spitzenorganisationen der Heilmittelerbringer verlangt (§ 19 Wirtschaftlichkeit).

Bezieht man das ökonomische Prinzip auf die wirtschaftliche Praxisführung, dann könnte gelten:

- Mit den vorgegebenen Praxisgegebenheiten (Räumlichkeiten, Personal, Qualifikation) soll der maximale Gewinn erzielt werden (Maximalprinzip).
- Mit dem geringstmöglichen Mitteleinsatz (Kosten) soll ein vorgegebener Gewinn (z. B. 36.000 EUR) erzielt werden (Minimalprinzip).

Auch hier gilt wieder: **Wie** der Praxisinhaber seine Ziele realisiert, bleibt ihm überlassen.

Neben dem ökonomischen Prinzip sollten Praxisinhaber das **Humanitätsprinzip** beachten (der Mensch steht im Mittelpunkt des Leistungsprozesses) sowie das **Umweltschonungsprinzip** (es ist darauf gerichtet, Umweltbelastungen zu vermeiden bzw. zu minimieren).

Wirtschaftliches Denken und Handeln ist für das erfolgreiche Management einer Praxis also unerlässlich. Welche Voraussetzungen für die erfolgreiche Führung einer Praxis gegeben sein müssen, ist Gegenstand der Betriebswirtschaftslehre. Sie beschäftigt sich mit den Gegebenheiten von Praxen (Betrieben), den Entscheidungen und Handlungen der dort Tätigen, den Abläufen und den erforderlichen Entscheidungsprozessen.

Da die Rahmenbedingungen, unter denen therapeutische Praxen ihre Dienstleistungen erbringen (▶ Abschn. 2.1.1), bis heute nicht erschöpfend erfasst wurden, wurde im Jahr 2009 ein wissenschaftliches Forschungsprojekt gestartet, das genau diese Rahmenbedingungen und das wirtschaftliche Denken und Handeln der Inhaber und Inhaberinnen untersuchen sollte (Betz 2010). Darüber hinaus wurden im Rahmen von Bachelorarbeiten und Studienprojekten Rahmenbedingungen in therapeutischen Praxen analysiert und erfasst. Auf dieser Grundlage ist es nun möglich, Lösungsansätze oder Modelle zu entwickeln, um unter den vorgefundenen Rahmenbedingungen erfolgreich arbeiten zu können. Nachfolgend werden die Ergebnisse des Forschungsprojektes und der weiteren wissenschaftlichen Arbeiten aufgezeigt und erste Lösungsansätze für die Besonderheiten und Problemstellungen in therapeutischen Praxen erarbeitet. In weiteren Kapiteln werden einzelne Aspekte erneut aufgegriffen, und es werden Vorgehensweisen zur praktischen betriebswirtschaftlichen Umsetzung empfohlen.

1.2 Ergebnisse wissenschaftlicher Forschungsprojekte

Die in ▶ Abschn. 1.1 genannten wissenschaftlichen Projekte sollten die Frage beantworten, inwieweit die Betriebswirtschaftslehre für Dienstleistungsbetriebe auf Praxen für Ergotherapie, Logopädie und Physiotherapie übertragbar ist und welchen Anpassungsbedarf es in den Bereichen Praxisführung, Marketing, Personal und Kostenmanagement gibt. Darauf aufbauend sollten betriebswirtschaftliche

Vorgehensweisen entwickelt werden, die die Besonderheiten in therapeutischen Praxen aufgreifen und anwendungsbezogen in den Praxen umgesetzt werden können. Diesen Transfer liefert die vorliegende Publikation.

Eine weitere Zielsetzung war, Informationen über künftige Arbeitsfelder zu gewinnen, auf die therapeutische Praxen ihre Tätigkeiten ausweiten können. Dabei fand das zukunftsweisende Arbeitsfeld »betriebliche Gesundheitsförderung« besondere Berücksichtigung (▶ Abschn. 1.2.7).

■ **Methodisches Vorgehen**

Im Zuge der systematischen Literaturanalyse, bei der insbesondere Studien und theoretische Arbeiten zum Stand der BWL im Gesundheitswesen ausgewertet wurden, und der Auswertung bereits vorliegender Ergebnisse aus Forschungsprojekten kristallisierte sich ein besonderer Forschungsbedarf im Bereich der kleineren Gesundheitseinrichtungen, den therapeutischen Praxen, heraus. Dazu wurden zwischen Dezember 2009 und Februar 2010 Leitfadeninterviews mit Inhaberinnen und Inhabern von ergotherapeutischen, logopädischen und physiotherapeutischen Praxen geführt (Dauer zwischen 90 und 120 Minuten). Die für die Interviews ausgewählten Personen führten ihre Praxis seit 10 bis 15 Jahren, einige Praxen hatten ihren Standort auf dem Land, andere in der Stadt. Bis auf eine Ein-Personen-Praxis hatten alle Praxen Mitarbeiter in unterschiedlicher Anzahl. Die Interviews wurden transkribiert, anonymisiert und mittels der qualitativen strukturierten Inhaltsanalyse nach Mayring (2007) ausgewertet.

Darüber hinaus wurden Leitfadeninterviews mit Personalverantwortlichen in zwei großen Wirtschaftsunternehmen geführt, um Informationen über deren aktuelle und zukünftige Aktivitäten im Arbeitsfeld »betriebliche Gesundheitsförderung« zu erhalten.

Im Folgenden werden die **wichtigsten Ergebnisse und Lösungsansätze** vorgestellt, gegliedert nach folgenden Bereichen:

- Praxisführung und betriebswirtschaftliche Haltung
- Wirtschaftliche Situation
- Marketing
- Personalmanagement
- Kostenmanagement
- Neue Arbeitsfelder
- Weitere Ergebnisse

Die Urheber der Zitate in den folgenden Abschnitten sind zur Wahrung der Anonymität der Interviewten im Gegensatz zum übrigen Text gezielt in der geschlechtsneutralen (d. h., männlichen und weiblichen) Form wiedergegeben. Die Buchstaben (Inhaber/in A – X) sind willkürlich gewählt und nicht identisch mit den Initialen der interviewten Personen. Sämtliche Zitate sind Betz (2010) entnommen.

1.2.1 Ergebnisse: Praxisführung und betriebswirtschaftliche Haltung

Mit Inhalten der Betriebswirtschaftslehre (BWL) sind, bis auf wenige Ausnahmen, die meisten Praxisinhaber nicht vertraut. Dies wird insbesondere durch die Haltung der meisten Inhaber zu allen Themen, die mit BWL zusammenhängen, deutlich. Die folgenden Zitate (Betz 2010) zeigen dies deutlich:

Therapeut/in X:

» BWL ist ein Störfaktor «

Inhaber/in G:

» Ich hab das heute Morgen am Frühstückstisch gemacht. «

Inhaber/in C:

» Das Kassenbuch ist Horror. «

Inhaber/in G:

» Ich hab gar nicht das Gefühl, dass ich einen Betrieb habe. … ich hab nich das Gefühl, dass ich n Betrieb führe … Klar, … – Also das, rechnen kann ich und, das hab ich schon gemacht, … Aber – die Haltung mein ich, meine Haltung ist anders. «

Verwaltungsaufgaben, Büroarbeit und Organisatorisches (»Organisationskram«) würden alle Inhaber gern abgeben. Keiner macht es gern. Das Erfordernis, betriebswirtschaftlich zu handeln, wird i. d. R. nicht gesehen.

■ **Bewertung**

Diese ablehnende Haltung gegenüber der BWL ist möglicherweise dadurch zu erklären, dass die Hauptmotivation zur Gründung einer Praxis in der therapeutischen Gestaltungsfreiheit gesehen wurde. Dies lassen die folgenden Zitate vermuten:

Inhaber/in F:

» … und wollte einfach ein Stück Freiheit für mich haben. Und möchte, wollte sowohl räumlich Freiheit haben, wollte materialmäßig und auch in der Gestaltung meiner Therapien [Freiheit] haben. Das war meine Hauptmotivation. «

Inhaber/in D:

» Eigene Dinge zu verwirklichen. Das war, selbstständig so arbeiten zu können, wie ich mir das vorstelle. «

Inhaber/in G:

» Keinen Chef zu haben. «

1.2.2 Ergebnisse: Wirtschaftliche Situation

Allen Praxisinhabern gemein ist, bis auf eine Ausnahme, die fehlende Betrachtung der Wirtschaftlichkeit ihrer Praxen. Die meisten Inhaber haben zudem keine Vorstellung davon, wie die Wirtschaftlichkeit erhöht werden könnte. Dies kommt bei der Frage nach den Wünschen an die Inhalte eines BWL-Buches zum Ausdruck:

Inhaber/in B

» Also, bei mir ist das so, dass ich grundsätzlich Bedarf hätte, dass mir jemand mal in Ruhe auseinandertüftelt, wie müsste ich so eine ergotherapeutische Praxis wirtschaftlich optimal führen. Was wäre sozusagen die optimale wirtschaftliche Führung, also wie viel Gewinn muss übrig bleiben, wie muss das Verhältnis sein zwischen Gewinn und Ausgaben. Was gibt es für Möglichkeiten, das so optimal wie möglich zu führen, also eine Wirtschaftlichkeitsanleitung. Das ist etwas, was mir völlig abgeht. «

Inhaber/in C:

» Also was bei uns fehlt ist im Grunde genommen die Verteilung, was darf Personal kosten, was darf Personal erwirtschaften, was darf Miete, also im Grunde die Aufteilung der Kosten im Bezug zum Umsatz. «

Inhaber/in D (überlegt eine ganze Weile):

» Ja, also so grundlegend die Kosten, was sind die fixen Kosten pro Jahr oder pro Monat dann umgerechnet, ähm, die Kosten, die ich für einen Mitarbeiter kalkulieren muss. Und, ja, wie das zusammenpasst … Ob es da eine Richtschnur gibt, also quasi … Die festen Kosten pro Mitarbeiter. «

Inhaber/in G:

» Ich würd (noch) nein sagen, ich möchte da nichts lesen. «

Wirtschaftlichkeitsbetrachtungen werden im Nachhinein durchgeführt, oftmals nur einmal pro Jahr, gemeinsam mit dem Steuerberater, teilweise auch gemeinsam mit dem Ehepartner. Die meisten Praxen arbeiten mit sog. Abrechnungsfirmen (Theorg, Optika etc.), von denen sie monatliche Auswertungen erhalten. Diese werden nur von wenigen der Befragten ausgewertet, von der Mehrheit überhaupt nicht.

Zielsetzung und Planung im Sinne der Betriebswirtschaft wird nicht durchgeführt. So werden überwiegend weder Umsätze, Kosten oder Gewinne geplant (Frage: »Planen Sie auch Umsätze?« Antwort: »Nee,« Frage: »Gewinne?« Antwort: »Nee, nee … Gewinne planen, dazu brauche ich jemanden.«). Allerdings wird insbesondere in zertifizierten Praxen angegeben, im Rahmen des Qualitätsmanagements (QM) Ziele zu setzen (»Ja, wir schreiben jedes Jahr Managementziele …«) und zu planen. Konkret geplant werden hier Fortbildungen, Urlaub, Therapieziele und Behandlungseinheiten (eher im Sinne von Patiententerminplanung als im Sinne von Kapazitätsplanung). In Praxen mit BWL-Hintergrund werden hingegen konkret Umsätze, Kosten und Gewinne geplant und mittels Controlling gesteuert, auf Wunsch tagesgenau.

■ **Bewertung**

Die Inhaber suchen nach einer »Wirtschaftlichkeitsanleitung«, nach Tabellen oder Rastern, mit denen sie sich ihre wirtschaftliche Situation verdeutlichen können. Durch die von den QM-zertifizierenden Instituten vorgegebenen Planungsinstrumente und Statistiken zur Kennzahlenerhebung wird den Inhabern das Gefühl wirtschaftlichen Handelns bzw. des Managens vermittelt. Eine weitere Beschäftigung mit betriebswirtschaftlichen Aspekten wird deshalb wahrscheinlich in den Praxen nicht als erforderlich erachtet. Betriebswirtschaft sollte aber als Ergänzung zum QM gesehen werden, da die QM-zertifizierenden Institute keine Empfehlungen zum wirtschaftlichen Handeln abgeben. Ziel der QM-Zertifizierer ist nicht die Verbesserung der Wirtschaftlichkeit und auch nicht die Unterstützung bei der Erzielung einer wirtschaftlichen Situation. Ein QM-Zertifikat ersetzt nicht die betriebswirtschaftlich erforderlichen Maßnahmen, um eine Praxis wirtschaftlich zu führen und damit auf eine langfristig stabile Basis zu stellen.

Hier gibt es aus Sicht der Autorin großen Handlungsbedarf, dem idealerweise schon zu Beginn der beruflichen Laufbahn im therapeutischen Bereich Rechnung getragen werden sollte. Durch die aufgrund der EU-Gesetzeslage weggefallene Verpflichtung einer 2-jährigen beruflichen Tätigkeit, die früher vor der Praxisniederlassung absolviert werden musste, wird eine Anpassung der Lehrinhalte in den Berufsfachschulen erforderlich, die bis heute nicht vollzogen ist. Die Hochschulen versuchen diese Lücke mehr oder weniger zu schließen, indem in die Curricula der Bachelor- und Masterstudiengänge betriebswirtschaftliche Inhalte aufgenommen wurden. Diese liegen zwischen 2 (z. B. Fachhochschule Osnabrück) und 8 Stunden pro Woche im Semester (HAWK Fachhochschule Hildesheim). Doch auch die Therapeuten, die sich nicht für ein Studium entscheiden, müssen auf die Rahmenbedingungen einer selbstständigen Tätigkeit vorbereitet werden. Hier gibt es Existenzgründungsseminare, oftmals von den Berufsverbänden angeboten, die auf die Gründung vorbereiten. Doch nicht jeder, der sich niederlassen möchte, besucht solche Seminare – und wer es doch tut, hat sich oftmals bereits für den Schritt in die Selbstständigkeit entschieden und sieht das Seminar nur noch als Ergänzung und Handlungsanweisung im Sinne eines »Abhakens« der empfohlenen Checklisten. Wichtiger wäre vielmehr, die Entscheidung durch betriebswirtschaftliche Fundierung schon während der Berufsausbildung vorzubereiten. Dies kann mit der Entwicklung grundständiger Studiengänge gelingen. Allerdings muss dafür zunächst die gesetzliche Grundlage innerhalb der Berufsgesetze geschaffen werden.

1.2.3 Ergebnisse: Marketing

Die Marketingaktivitäten sind vielfältig, werden aber überwiegend nicht zielgerichtet und systematisch entwickelt, z. B. im Rahmen einer SWOT-Analyse (▶ Abschn. 3.2.5). Die nach Heilmittelwerbegesetz erlaubten Werbemaßnahmen sind in den wenigsten Fällen bekannt (▶ Abschn. 3.4.2).

Werbung und Kommunikationsmaßnahmen

In den meisten Fällen verfügen die Praxen über einen eigenen Internetauftritt. Als Werbemaßnahmen werden überwiegend Flyer sowie Anzeigen in den Gelben Seiten eingesetzt. Die Ausnahme bilden Praxen, die darüber hinaus einen Tag der offenen Tür, Postwurfsendungen oder Öffentlichkeitsarbeit betreiben, sowie Praxen, die ausschließlich Visitenkarten verwenden. Das Werbebudget liegt zwischen 0 und 4.500 EUR pro Jahr bis hin zu 5 % des Praxisumsatzes.

Leistungsangebot, Preise und Ort des Angebots

Das Leistungsangebot liegt in den meisten Praxen zu 100 % im GKV-Bereich, in manchen Praxen werden zwischen 10 und 20 % des Praxisumsatzes mit Selbstzahlerangeboten erzielt.

Bei der Preisgestaltung von Selbstzahlerangeboten orientiert man sich z. T. an den Honoraren der GKV und versucht, diesen Satz zu überschreiten. Allerdings herrscht große Unsicherheit darüber, wie teuer die Angebote sein dürfen und wie solche Angebote idealerweise kalkuliert werden (▶ Abschn. 5.2.4).

Die therapeutischen Dienstleistungen werden überwiegend in der Praxis und beim Hausbesuch durchgeführt, teilweise geht man auch in Altenheime. An anderen Orten werden bisher noch keine Dienstleistungen angeboten.

Patientenzufriedenheit

Die Zufriedenheit der Patienten wird in den zertifizierten Praxen einmal pro Jahr mittels Patientenfragebogen erhoben. Dies ist von den Zertifizierern vorgeschrieben für die Rezertifizierung. In den nicht zertifizierten Praxen werden solche regelmäßigen schriftlichen Befragungen nicht durchgeführt; dort hat man ein Gespür für die Zufriedenheit der Patienten. Zitat Inhaber/in G: »Nein, das spür ich ja.«

Hohes Qualitätsbewusstsein/ Qualitätsmanagement

Der überwiegende Anteil der Praxen ist zertifiziert.

Der Nutzen von Qualitätsmanagement (QM) hat in erster Linie interne Effekte, die die Inhaber auch nicht mehr missen möchten. Externe Effekte lassen sich nur erzielen, wenn die Aktivitäten zum QM (z. B. Zertifizierung) auch nach außen kommuniziert werden.

Die Praxen mit QM-Zertifizierung möchten darauf nicht mehr verzichten, weil der Zertifizierungsprozess inkl. Rezertifizierung insbesondere zur internen Verbesserung der Abläufe beigetragen hat.

Die zeitliche und finanzielle Investition in QM ist bei fast allen Befragten hoch. Die eigenen Ansprüche an die Ergebnisqualität sind bei allen enorm hoch, unabhängig davon, ob die Praxis zertifiziert ist oder nicht.

Als unerlässlich für gute Qualität gilt ein hoher Anteil an Fortbildungen.

Eine **wirtschaftliche Betrachtung** des QM (z. B. Kosten-/Nutzen-Analyse) wird von den Inhabern i. d. R. nicht durchgeführt. Ob und ggf. welche wirtschaftlichen Effekte die wahrgenommene Ablaufoptimierung hat, wird nicht betrachtet.

■ **Bewertung**

QM und Wirtschaftlichkeit schließen sich nicht aus, aber QM ohne Betrachtung der wirtschaftlichen Situation führt nur zufällig bzw. willkürlich zum langfristigen Fortbestand der Praxis, und dann meistens nur unter Ausbeutung der eigenen Person (Inhaber).

1.2.4 Ergebnisse: Personalmanagement

Die Zufriedenheit der Mitarbeiter liegt allen Praxisinhabern am Herzen. Zeit für Mitarbeitergespräche nimmt man sich, Konflikte werden schnellstmöglich gelöst. Die Führung von Mitarbeitern wird teilweise als hohe Belastung empfunden. Bei der Zusammensetzung der Teams überwiegen die Teilzeitbeschäftigten.

Hoher Anteil an Teilzeitbeschäftigten

Inhaber/in A:

>> Das Problem bei Mitarbeitereinstellungen ist, dass heute keine Bewerberin mehr Vollzeit arbeiten will. Egal, ob sie Familie haben oder nicht. Die meisten haben noch gar keine Familie. Die Freizeit ist da für viele wichtiger, die eine will z. B. lieber reiten gehen. Das trifft insbesondere auf Frauen zu. Männer suchen schon eher eine Vollzeitstelle, aber auch nicht alle. **«**

Diese Situation ist sicherlich auf das in den letzten Jahren veränderte Freizeitverhalten zurückzuführen, worauf Inhaber/in A aufgrund eigener Erfahrungen hinweist.

Wenn Praxen Mitarbeiter eingestellt haben, dann tendenziell mehr Teilzeit- als Vollzeitkräfte. Oftmals wird mit 400 EUR-Kräften gearbeitet. Dies bestätigen auch Daten der GBE (2006). Die therapeutische Leistung in den Praxen wird eher mit hoher als mit niedriger Mitarbeiterzahl erbracht, indem die erforderlichen Vollzeitstellen (sog. Planstellen) auf Teilzeitstellen aufgeteilt werden. Diese Situation soll hier als Mitarbeiterteiligkeit bezeichnet werden. Je höher der erzielte Umsatz der Praxen, desto geringer ist der Anteil der Teilzeitkräfte bzw. der 400 EUR-Kräfte und umgekehrt. Dies bestätigen auch Daten der GBE (2006; 2007) für andere Praxen (z. B. Ärzte).

Die **Konsequenzen für Praxen mit hohem Teilzeitanteil** (hohe Mitarbeiterteiligkeit) gegenüber Praxen mit niedrigem Teilzeit- und höherem Vollzeitanteil (niedrige Mitarbeiterteiligkeit) lassen sich wie folgt beschreiben und resultieren überwiegend aus personenbezogenem Aufwand (d. h., Aufwand pro Kopf):

- Höhere Anforderungen an die Arbeitsorganisation mit
  - höherer Flexibilität im Personaleinsatz, aber
  - höherem Abstimmungs- und Koordinationsaufwand (Abstimmung der Therapeuten untereinander, inhaltlich, räumlich, zeitlich, patientenbezogen) und
  - größerem Chaos in Behandlungsräumen (Materialgebrauch und -verbrauch etc.).
- Höherer Verwaltungsaufwand (zeitlich und finanziell durch Führen von Gehaltskonten), der in den GKV-Honorierungen nur pro Behandlungseinheit und nicht pro Mitarbeiter enthalten ist. Steuerberater berechnen das Führen von Gehaltskonten ebenfalls nach Anzahl der Mitarbeiter.
- Höhere Infrastrukturkosten (Kosten für Arbeitsplatzausstattung, Arbeitskleidung, Anzahl Toiletten, Pausenraum, die teilweise durch die Arbeitsstättenverordnung (2004) vorgeschrieben werden.
- Höherer Einarbeitungsaufwand.
- Weniger Therapeutenkontinuität für Patienten.
- Höherer Aufwand (Kosten, Zeit) für Fortbildungen.
- Höherer zeitlicher Aufwand für Mitarbeitergespräche (Personalbeurteilungen etc.).
- Höhere Wahrscheinlichkeit schwangerer Mitarbeiterinnen.
- Ineffiziente und unwirtschaftliche Teamsitzungen aufgrund hoher Teilnehmerzahl und höherer Anzahl Therapieausfallstunden, da Teamsitzungen bezahlte Arbeitszeit sind.
- Höhere Lohnnebenkosten bei Aufteilung der Vollzeitstellen auf 450 EUR-Stellen (Pauschalabgabe für 450 EUR-Job ca. 30 %, Lohnnebenkosten für Vollzeittätigkeit ca. 20 %; ▶ Abschn. 5.5.7).
- Potenziell höhere Anzahl Krankentage (wenn ein Vollzeitmitarbeiter im Durchschnitt 5 Tage pro Jahr krank ist, dann könnten 5 Teilzeitmitarbeiter 5 × 5 Tage = 25 Tage krank sein).
- Potenziell mehr Urlaubstage durch Bildungsurlaub und Zusatzkosten für Gehaltsfortzahlung der freigestellten Mitarbeiter (Das Bildungsurlaubsgesetz ist bundesweit nicht einheitlich, sondern pro Bundesland unterschiedlich geregelt. In Niedersachsen z. B. richtet sich die Anzahl der insgesamt vom Arbeitgeber zu gewährenden Urlaubstage für Bildungsurlaub nach der Mitarbeiteranzahl; diese wird nach § 3 NBildUG mit dem Faktor 2,5 multipliziert. So muss der Arbeitgeber bei 4 Mitarbeitern insgesamt 10 Arbeitstage Bildungsurlaub gewähren – unabhängig davon, ob es sich um Vollzeit- oder Teilzeitkräfte handelt –, und dies bei voller Gehaltsfortzahlung. Bei Aufteilung von 4 Vollzeit- auf 8 Teilzeitstellen muss er bereits 20 Tage Bildungsurlaub gewähren).
- Potenziell häufigerer Mitarbeiterwechsel.

Diese Auswirkungen, insbesondere die erhöhten Anforderungen an die Arbeitsorganisation, sind in Praxen mit höherer Behandlungsfrequenz wie in der Physiotherapie noch deutlicher zu spüren.

Gründe für eine hohe Mitarbeiterteiligkeit können auf Arbeitgeberseite in der höheren Flexibilität des Mitarbeitereinsatzes und den vermeintlich niedrigeren Kosten gesehen werden, insbesondere bei 450 EUR-Kräften. Die Kosten sind jedoch nur dann niedriger, wenn den 450 EUR-Kräften ein niedrigerer Stundenlohn bezahlt wird als den Vollzeitkräften.

- **Lösungsansätze**

Die zunehmend von Arbeitnehmern (insbesondere Frauen) geforderte Flexibilisierung der Arbeitszeit (Sczesny et al. 2006a) einerseits und die speziell in diesen Berufsgruppen erforderliche hohe Konzentration und Flexibilität in den Behandlungseinheiten andererseits führen aufgrund der besonderen Rahmenbedingungen dieses Dienstleistungssektors bereits heute zu erheblichen Problemen in Praxen und erfordern **betriebswirtschaftliche Lösungsansätze**, die auf die Wirtschaftlichkeit der Praxis fokussieren. Dies ist vor dem Hintergrund zunehmender Flexibilisierungswünsche der Arbeitnehmer umso wichtiger. Im Folgenden sind die Grundregeln für die Beschäftigung von Arbeitnehmern in physiotherapeutischen, ergotherapeutischen und logopädischen Praxen zusammengefasst.

Praxistipp

Für die Einstellung von Mitarbeitern bieten sich folgende Regeln an:

- Nach Möglichkeit Vollzeitkräfte einstellen
- Wenn Teilzeit, dann hohe Stundenzahl
- Vollzeitstellen maximal auf 2 anteilig gleiche Teilzeitstellen im Jobsharing (2 Mitarbeiter teilen sich einen Vollzeitarbeitsplatz) aufteilen
- Möglichst keine 450 EUR-Kräfte einstellen
- Bei Mitarbeiterwechsel Stelle als Vollzeitstelle ausschreiben
- Teilzeitmitarbeiter zeitlich so einsetzen, dass die einzelne Mitarbeiterin möglichst viele Stunden pro Tag arbeitet statt an 5 Tagen jeweils wenige Stunden, um den Koordinierungsaufwand gering zu halten. Bewährt haben sich in Therapiepraxen Modelle, bei denen »Beschäftigte mit bis zu 24 Wochenstunden an zwei bis drei Tagen, Beschäftigte zwischen 25 und 30 Stunden an vier bis fünf Tagen und Beschäftigte über 30 Wochenstunden an fünf Tagen pro Woche« arbeiten (Sczesny et al. 2006b). Für eine optimale Raumbelegung bieten sich bei Teilzeitstellen Stundenzahlen von 28 Stunden pro Woche ($3 \times 4 + 2 \times 8$ h oder $3 \times 8 + 1 \times 4$ h) oder 32 Stunden/Woche (4×8 h) an. Auch für die Ansprüche auf Bildungsurlaub ist es sinnvoller, wenn Mitarbeiter eher weniger Tage pro Woche mit mehr Stunden pro Tag arbeiten als an fünf Tagen pro Woche mit weniger Stunden pro Tag, da der Bildungsurlaub auf Basis der Anzahl der Arbeitstage gewährt wird
- Fortbildungen anteilig am Teilzeitanteil orientieren (z. B. pro Vollzeitstelle wird eine Fortbildung pro Jahr gewährt). Bei Teilzeitstellen erhöhen sich die Zeitabstände entsprechend, z. B. bei zwei 20-Stunden-Stellen bekommen die Mit-

arbeiter alle 2 Jahre eine Fortbildung, und 450 EUR-Kräfte erhalten keine Fortbildung bzw. können nur an internen Fortbildungsangeboten teilnehmen)
- Arbeitseinsatzpläne patientenorientiert erstellen (Therapeutenkontinuität für Patienten sicherstellen)
- Klare Handlungsanweisungen erteilen für Mitarbeiter bei Ausfallzeiten durch Terminabsagen (Ausfallzeiten sinnvoll nutzen), ggf. kombinieren mit Pausenzeitregelung
- Bei Einstellung von Teilzeitmitarbeitern darauf achten, dass diese in der Lage sind, selbstständig ihren Arbeitsbereich zu organisieren, um den Inhaber zu entlasten
- Je mehr Teilzeitmitarbeiter, desto höher die Kontaktzeiten Inhaber/Mitarbeiter und desto weniger Behandlungseinheiten kann und sollte der Inhaber zur Wahrnehmung seiner Managementaufgaben durchführen

---

Eine Aussage, inwieweit Kosten oder Nutzen von Teilzeitmodellen überwiegen, kann nicht allgemeingültig getroffen werden und muss für jeden Einzelfall individuell geprüft werden.

Alternativ zur Einstellung von Mitarbeitern stellt der Zusammenschluss von Therapeuten zu einer **Partnerschaftsgesellschaft** einen Lösungsansatz dar, der nur Mitgliedern der freien Berufe offen steht. Alle Beteiligten sind gleichberechtigte Inhaber, die i. d. R. eher als Vollzeitkräfte mit hoher Motivation arbeiten. Die hohen Anforderungen an die Arbeitsorganisation sind hier zwar auch gegeben, und die Zusammenarbeit muss in einem Partnerschaftsvertrag geregelt werden, aber es entfallen z. B. der ressourcenraubende Verwaltungsaufwand für angestellte Mitarbeiter, Mitarbeitergespräche, Gewährung von Bildungsurlaub und Mitarbeiterwechsel. Auch das häufig genannte Problem der Schwangerschaften von Mitarbeiterinnen kann durch Abstimmung der Inhaber untereinander deutlich gemildert werden. Fortbildungen können untereinander abgestimmt und koordiniert werden. Voraussetzung für das Arbeiten in einer Partnerschaft(sgesellschaft) ist allerdings, dass sich die

Partner gut verstehen bei gegenseitiger Wertschätzung und Akzeptanz, da eine langfristige reibungslose Zusammenarbeit sonst nicht gewährleistet ist. Von besonderem Interesse kann auch die Aufnahme eines Arztes in die Partnerschaftsgesellschaft sein. Eine solche Konstellation kann zur Kontinuität bei den Verordnungen, aber auch zu neuen Arbeitsfeldern (z. B. ambulante Reha) führen.

Abschließend lässt sich festhalten, dass die Argumente verschiedenster gesellschaftlicher Gruppierungen und Institutionen (u. a. Bundesanstalt für Arbeitsschutz und Arbeitsmedizin) zur Förderung der Teilzeitarbeit (Sczesny et al. 2006b) zwar auch auf das Gesundheitswesen zutreffen, aber speziell im Bereich der therapeutischen Praxen Teilzeitarbeit weder »zur Ausschöpfung von Wirtschaftlichkeitspotenzialen« führt noch eine Maßnahme für »eine Reduzierung der Arbeitszeit zur Beschäftigungssicherung« (Sczesny et al. 2006a) darstellt. Die aufgezeigten Konsequenzen aus erhöhter Mitarbeiterteiligkeit werden in den meisten therapeutischen Praxen eher zu einer Verschlechterung als zur Optimierung der Wirtschaftlichkeit führen, da der durch Teilzeitmitarbeiter verursachte höhere Ressourcenverbrauch erst einmal erwirtschaftet werden muss. Aufgrund der speziellen finanziellen Rahmenbedingungen (niedrige GKV-Vergütungssätze) ist eine hohe Mitarbeiterteiligkeit eine Quelle geringer Wirtschaftlichkeit.

Hat man die für die Praxis optimale Kombination aus Vollzeit- und Teilzeitkräften ermittelt, sollte der nächste Schritt sein, die Wirtschaftlichkeit einzelner Mitarbeiter zu berechnen (▶ Abschn. 2.3.1).

Weitere Ergebnisse Personalmanagement

Die **Einstellung neuer Mitarbeiter** behalten sich die Praxisinhaber i. d. R. selbst vor. In die Auswahl werden häufig die bereits in der Praxis tätigen Mitarbeiter einbezogen. Ihre Meinung wird gehört, die Entscheidung treffen jedoch die Inhaber.

Große Praxen haben eine Fachkraft für Personal, die sowohl für die Auswahl als auch für die Einstellung von Mitarbeitern zuständig ist.

Stellenbeschreibungen existieren in zertifizierten Praxen in Form von Funktionsbeschreibungen. Ausführliche Stellenbeschreibungen, wie sie beispielhaft in ▶ Abschn. 4.2.1 dargestellt werden, existieren nicht.

Die **Einarbeitung neuer Mitarbeiter** erfolgt in zertifizierten Praxen mittels Einarbeitungsplan. In den übrigen Praxen werden Mitarbeiter in Abhängigkeit von ihrer beruflichen Entwicklung individuell eingearbeitet. Teilweise müssen neue Mitarbeiter auch bei den erfahrenen hospitieren. Einige Inhaber verlangen auch vor einer Einstellung ein Probearbeiten, das zwischen ½ und 2 Tagen dauert.

Personalbeurteilungen werden im Rahmen von Mitarbeitergesprächen durchgeführt, insbesondere in zertifizierten Praxen, wo sie zum Qualitätsmanagement gehören. Wären Personalbeurteilungen nicht vorgeschrieben, würden alle Praxisinhaber, die Mitarbeiter haben, solche Gespräche mindestens einmal im Jahr mit ihren Mitarbeitern führen, um Feedback zu geben und gleichzeitig Feedback zu erhalten. Fragebögen zur Mitarbeiterzufriedenheit werden sowohl von Praxisinhabern als auch von den Mitarbeitern ausgefüllt und dienen als Gesprächsgrundlage. Gibt es unterjährig Probleme mit Mitarbeitern, werden diese zeitnah angesprochen und gelöst.

Allgemein wird bedauert, dass keine finanziellen Spielräume zur **Motivation** der Mitarbeiter gegeben sind. **Fortbildungen** werden überwiegend von den Inhabern bezahlt. Im Gegenzug wird von den Mitarbeitern verlangt, dass sie die Fortbildungen in ihrer Freizeit bzw. an Wochenenden durchführen.

Einige Inhaber holen sich **Supervisoren** von extern in die Praxis, um selbst Feedback zu bekommen.

1.2.5   Ergebnisse: Kostenmanagement

Praxisinhaber sind sich im Durchschnitt einig, dass die Kostensituation nicht verbessert werden kann. Theoretisches Einsparpotenzial wird bei den Kosten für die Fortbildungen der Mitarbeiter gesehen, praktisch will man in diesem Bereich aus Qualitätsgründen aber nicht sparen. Es kristallisieren sich 3 Bereiche heraus (falsch ausgestellte Rezepte, kurzfristige Patientenabsagen, nicht ausgelastete Räumlichkeiten), in denen Opportunitätskosten entstehen, also Kosten, die sich ergeben, weil auf mögliche Einnahmen verzichtet wird oder weil vorhandene räumliche Kapazitäten nicht in vollem Umfang genutzt werden.

Kostenkontrolle

Eine regelmäßige Kostenkontrolle wird nur in wenigen Praxen durchgeführt, in manchen zusammen mit dem Steuerberater, in anderen mit dem Ehepartner. Teilweise wird die Meinung vertreten, dass die Kosten immer gleich seien. Auch erfolgt in den seltensten Fällen eine Gegenüberstellung der Kosten, die für die Behandlungen anfallen, und der Honorare, die die gesetzlichen Krankenkassen dafür bezahlen (im Sinne einer Kostenträgerrechnung, ▶ Abschn. 5.2.3). Die meisten Inhaber haben sich dazu noch keine Gedanken gemacht.

Falsch ausgestellte Rezepte (von Ärzten)

Inhaber/in A:

» Das wirklich größte Problem sind fehlerhaft ausgestellte Rezepte, verantwortlich ist die Therapeutin, die Rezepte gehen oft drei bis vier Mal wieder zurück zur Arztpraxis, weil der Arzt die Änderung nicht unterschrieben hat oder weil die Arzthelferin die Änderung unterzeichnet hat. Wenn die Rezepte falsch sind, kommen sie von den Krankenkassen wieder zurück. «

Inhaber/in C:

» Ja, also wir haben bestimmt jeden Tag 5–10 Verordnungen, die zurückgehen. «

Eines der Hauptprobleme, die Praxisinhabern den Praxisalltag erschweren, sind die von Ärzten falsch ausgestellten oder vom Arzt nicht unterschriebenen Rezepte. Das Problem stellt sich umso dramatischer dar, als die Heilmittelerbringer für die Korrektheit der Rezepte die alleinige Verantwortung tragen. Diese Auffassung der Krankenkassen wurde durch ein Urteil des Bundessozialgerichts (BSG) vom 27.10.2009 bestätigt, das besagt, dass Therapeuten zur Prüfung der ärztlichen Verordnung verpflichtet sind.

Der mit diesem Problem einhergehende Verwaltungsaufwand wird von den Praxisinhabern als sehr hoch bewertet, was die folgenden Zitate verdeutlichen:

Inhaber/in C:

» … wir schicken das Originalrezept im frankierten Rückumschlag hin und dokumentieren genau den Rezeptausgang, wann, wo aus welchem Grund es wohin gegangen ist. Und der Rezepteingang wird natürlich auch dokumentiert … Und jetzt ist es so, dass wir da absolut hysterisch sind, …dass wir schon zu dritt die Abrechnungen kontrollieren. «

Die Ursachen liegen nach übereinstimmenden Angaben der Praxisinhaber in den Arztpraxen (Betz 2010) bzw. bei den Arzthelferinnen:

Inhaber/in C:

» Die Helferinnen sind es … Wir haben extra einen Vordruck entworfen, wo dann draufsteht, was zu ändern ist, und da steht auch noch mal ganz dick, dass die das bitte in ihrer PC-Vorlage verändern sollen. Weil, sonst wird das nächste Rezept nämlich wieder falsch. «

Hier wird deutlich, dass mit Zuweisung der Verantwortung auf die Heilmittelerbringer für diese gleich ein doppelter negativer Effekt erzielt wird: Einerseits entsteht hoher Verwaltungsaufwand, der nicht von den eigentlichen Verursachern (Ärzten) zurückgefordert wird. Andererseits ziehen die Krankenkassen für fehlerhafte Rezepte rigoros Geld ab bei den Vergütungen, sodass die Praxen jährlich Mindereinnahmen im vierstelligen Bereich verzeichnen.

Inhaber/in C:

» Also hatten wir im letzten Jahr, ich glaube um die 6.000 Euro zurück äh abgezogen bekommen. «

Die Prüfungen der Krankenkassen sollen in diesem Bereich ausgeweitet werden, wie bereits von der AOK angekündigt: »Ab dem 01.02.2010 (Verordnungsdatum) wird die AOK Niedersachsen gemäß dem BSG-Urteil verstärkt bei Verstößen gegen die Heilmittel-Richtlinien mit Rechnungskorrekturen reagieren« (AOK 2010).

Kurzfristige Terminabsagen/Ausfälle von Patienten

Von Inhabern wird übereinstimmend auf das Problem kurzfristiger Terminabsagen durch die

Patienten hingewiesen. Dies führt zu Einnahmeausfällen, da die Absagen oftmals so kurzfristig erfolgen, dass der ausgefallene Termin auch mit keinem anderen Patienten mehr ausgefüllt werden kann. Die Kosten für den eingeplanten Therapeuten fallen aber i. d. R. an. Dieses Problem ist eine weitere Quelle niedriger Wirtschaftlichkeit. Die meisten Praxen berechnen die ausgefallenen Termine nicht.

■ **Lösungsansätze**
Zum Umgang mit kurzfristigen Terminabsagen empfiehlt es sich, individuelle Verträge mit Patienten abzuschließen und eine Ausfallvergütung festzulegen. Dabei ist genau zu definieren, unter welchen Bedingungen die Ausfallvergütung vom Patienten zu bezahlen ist (z. B. bei nicht rechtzeitiger Absage genau definieren, was »nicht rechtzeitig« bedeutet – weniger als 24 Stunden vorher oder 2 Tage vor dem Termin etc.).

Die Berechnung der Ausfallzeiten ist rechtlich zulässig (Amtsgerichte Rheda-Wiedenbrück 2008, Az: 4 C 40/08) und München 2009, Az: 163 C 33450/08). Jeder Praxisinhaber muss sich überlegen, ob diese Regelung sofort beim ersten ausgefallenen Termin greifen soll oder ob jeder Patient pro Rezept einen Ausfall »frei« hat. Erfahrene Praxisinhaber sagen:»Wer einmal bezahlt hat, sagt keine Termine mehr ab« (Zitat von Praxisinhabern gegenüber Studierenden im Sommersemester 2012). Weiterhin sollte überlegt werden, ob die Regelung bei jedem Patienten gleichermaßen angewendet werden soll (bei Schlechterverdienenden genau so wie Besserverdienenden). Für das Lückenfüllen bei fristgerechten Terminabsagen sollte eine Warteliste erstellt werden, nach der Patienten angerufen werden können (▶ Abschn. 2.4.4).

Unterauslastung der Praxisräumlichkeiten

Hospitationen der Autorin in therapeutischen Praxen haben aufgezeigt, dass die vorhandenen Räumlichkeiten oftmals nicht voll ausgelastet sind. Es gab immer wieder Zeiten, in denen einige Behandlungsräume nicht für Behandlungen genutzt wurden. Ursache für Unterauslastung der Räumlichkeiten war die Konzentration auf eine bestimmte Zielgruppe, z. B. Kinder. Da Kinder vormittags in Kindertagesstätten und Schulen sind, stehen Behandlungsräume in dieser Zeit leer. Weitere Ursachen für Unterauslastung sind vermutlich die Teilzeittätigkeit der Mitarbeiter sowie administrative Tätigkeiten, die Therapeuten i. d. R. auch durchführen müssen.

Diese Unterauslastung ist eine weitere Quelle niedriger Wirtschaftlichkeit, weil die Kosten für die Raummiete bezahlt werden müssen, und zwar unabhängig von der Anzahl der durchgeführten Behandlungen. Je mehr Behandlungen in den Räumen der Praxis pro Monat durchgeführt werden, desto besser ist die Wirtschaftlichkeit und umgekehrt. Dies wird von Praxisinhabern aber nicht explizit so wahrgenommen.

■ **Lösungsansätze**
Unterauslastung kann u. U. dadurch reduziert werden, dass gezielt darüber nachgedacht wird, wie die Räume besser ausgelastet werden können (ggf. vormittags Konzentration auf die Zielgruppe der Senioren, evtl. auch Untervermietung an andere Berufsgruppen). Weiterhin kann die Raumbelegung durch einen höheren Anteil an Vollzeitmitarbeitern optimiert werden. Einen weiteren Lösungsansatz bietet die Einstellung einer zusätzlichen Bürokraft, die die Therapeuten parallel zu den Behandlungszeiten bei ihren administrativen Tätigkeiten entlasten könnte. So ließe sich eine bessere Auslastung sowohl der Raum- als auch der Therapeutenkapazitäten erzielen.

1.2.6 Ergebnisse: Neue Arbeitsfelder

Die Erschließung neuer Arbeitsfelder hat bei ca. 50 % der befragten Inhaber noch nicht begonnen oder ist in der Vorbereitung. Die übrigen 50 % haben mit der Erschließung in verschiedenen Bereichen begonnen. Hier wird dem Bereich der betrieblichen Gesundheitsförderung Bedeutung beigemessen, und die Zielgruppe »60 Jahre und älter« bzw. geriatrische Patienten sollen angesprochen werden.

Als Ziel dieser Maßnahmen wird z. T. die Verbesserung der Wirtschaftlichkeit genannt.

1.2.7 Ergebnisse: Betriebliche Gesundheitsförderung in Wirtschaftsunternehmen

Im Folgenden werden die Ergebnisse aus den Leitfadeninterviews mit Personalverantwortlichen aus großen Wirtschaftsunternehmen zum Thema »Aktuelle und zukünftige Aktivitäten im Arbeitsfeld der betrieblichen Gesundheitsförderung« vorgestellt. Die Interviewfragen konzentrierten sich auf folgende Bereiche:

- Verständnis von betrieblicher Gesundheitsförderung (BGF) bzw. betrieblichem Gesundheitsmanagement (BGM) in Unternehmen,
- Zuständigkeit für die BGF,
- Maßnahmen, die große Wirtschaftsunternehmen ergreifen, um die Gesundheit ihrer Mitarbeiter zu erhalten,
- Bedarf im Unternehmen,
- Finanzierung der Maßnahmen,
- Nutzen für Mitarbeiter und Unternehmen,
- Entscheidungsbefugnis über die Maßnahmen zur betrieblichen Gesundheitsförderung
- Anforderungen an Anbieter von Gesundheitskonzepten,
- Einschätzung, welche Berufsgruppen für die betriebliche Gesundheitsförderung qualifiziert sind.

Verständnis und Zuständigkeiten im Unternehmen

Das Verständnis von BGF ist in Wirtschaftsunternehmen ein anderes als in den Gesundheitsfachberufen. So wird der Begriff »BGF« dort nicht verwendet, ist eher unbekannt. Die Definition der Weltgesundheitsorganisation (WHO) für »Gesundheit« ist in Wirtschaftsunternehmen ebenfalls nicht bekannt. Mit betrieblicher Gesundheitsförderung verbindet man Inhalte wie Arbeitsplatzgestaltung, richtige Bürostühle/Bildschirmarbeitsplätze oder Reduzierung der Arbeitsunfälle.

Als sog. »Experten« in Unternehmen sieht man die Betriebsärzte, die eigene Krankenschwester und in einem der Unternehmen ein eigens gegründetes Projektteam, zu dem aber keine Gesundheitsexperten gehören.

Maßnahmen und Bedarfe in Unternehmen

Für BGF-Maßnahmen fehlen in den Unternehmen noch entsprechende Konzepte. Stattdessen findet man willkürliche »Blumensträuße« aus unterschiedlichen Maßnahmen vor, z. B.:

- Rückenschule,
- PT-angeleitete Übungen für Bildschirmarbeitsplätze,
- firmeneigenes Fitnesscenter,
- gesunde Ernährung in Kantine/Salatangebote,
- Kurse für Selbst-, Stress- und Zeitmanagement,
- betriebliches Eingliederungsmanagement (BEM).

Die bisher durchgeführten Maßnahmen wurden nicht evaluiert. Auch gibt es bisher noch keine Schulungen oder Gesundheitscoachings für Führungskräfte zum Thema BGF, weder für ihre Mitarbeiter noch zum Erhalt ihrer eigenen Gesundheit. Die Führungskräfte stehen bisher noch nicht hinter den bereits durchgeführten Maßnahmen, was folgendes Zitat belegt: »Jetzt spinnen die wohl total« (Führungskraft, zit. n. Interviewpartner, Betz 2010).

Die sog. »Gesundheitskennziffern« oder auch Krankentage als Kennziffer sind für die befragten Unternehmen aufgrund des niedrigen Durchschnittsalters der Arbeitnehmer (40/41 Jahre) und der damit verbundenen niedrigen Krankenstände nicht relevant. Der Aspekt der Mitarbeitergesundheit wurde bisher noch nicht in den Leitbildern der Unternehmen verankert.

Zur Ermittlung der Gesundheitsbedarfe im Unternehmen werden keine eigenen Bedarfsanalysen durchgeführt. Wenn es solche Analysen gibt, werden sie von den Berufsgenossenschaften angestoßen. Wenn man zukünftig Bedarfe im Unternehmen ermitteln würde, dann würde man sie in erster Linie selbst und unternehmensintern ermitteln, ohne externe Hilfe. Heute führt man schon regelmäßig Mitarbeiterbefragungen durch, auch zur Gesundheit der Mitarbeiter. Die Einschätzung der zukünftigen BGF-Bedarfe wird als besonders schwierig empfunden und in der Fragestellung eines Personalvorstands deutlich: »Was muss getan werden, wenn die heute 40jährigen 55 Jahre alt sind, um sie bis 67 Jahre fit zu halten?« (Betz 2010). Dieser artikulierte Beratungsbedarf wird aus Sicht des Personalvorstands aber erst in 10–15 Jahren relevant. Die Notwendigkeit, frühzeitig und präventiv die Gesundheit der Mitarbeiter zu erhalten, wird heute nicht gesehen.

Finanzierung der BGF-Maßnahmen

Die Unternehmen stellen kein eigenes Budget für BGF-Maßnahmen zur Verfügung. Die Fördermöglichkeiten der Gesetzlichen Krankenversicherungen sind nicht bekannt. Erforderliche Finanzmittel werden vom Personalvorstand entschieden.

Nutzen der BGF-Maßnahmen für Mitarbeiter und Unternehmen

Nach dem erwarteten Nutzen von BGF-Maßnahmen gefragt, wird deutlich, dass man in den Unternehmen keine genauen Vorstellungen davon hat. Die Erwartungen differieren vom Leistungserhalt der Mitarbeiter bis zum Fragezeichen.

Entscheider für BGF-Maßnahmen

Hinterfragt man, wer im Unternehmen die Entscheidungen über durchzuführende Maßnahmen der BGF trifft, wird deutlich, dass in erster Linie Personalleitungen und Betriebsräte über BGF-Maßnahmen entscheiden. Insbesondere die Betriebsräte genießen einen hohen Stellenwert im Unternehmen, da den Personalleitungen sehr daran gelegen ist, ein gutes Verhältnis zum Betriebsrat zu pflegen. Die Betriebsräte sind wiederum daran interessiert, Belange und Wünsche der Belegschaft aufzugreifen und bei den Personalleitungen durchzusetzen. So ist der Blumenstrauß an BGF-Maßnahmen in den Unternehmen zu erklären, der auf Wunsch verschiedener Mitarbeiter entstanden ist.

Anforderungen an BGF-Anbieter und qualifizierte Berufsgruppen

Auf die Frage, welche Berufsgruppen aus Unternehmenssicht zur Durchführung von BGF-Maßnahmen qualifiziert sind, hat man zunächst keine Vorstellungen. Man würde sich an die Betriebskrankenkasse oder die Betriebsärzte wenden. Berufsgruppe und formale Qualifikation sind nachrangig. Wichtig ist, dass der Mensch und sein Persönlichkeitsprofil zur Kultur des Unternehmens passen. Von Externen fordert man starken Praxisbezug und guten theoretischen Background, aber auch das Aufzeigen, dass

Bedarfe im Unternehmen gedeckt werden. Man hat kaum eine Vorstellung davon, welche Berufsgruppe für die betriebliche Gesundheitsförderung kompetent ist. Ergotherapeuten, Logopäden und Physiotherapeuten werden spontan nicht genannt. Bisher hat man zusammengearbeitet mit einer Sportwissenschaftlerin und einem Physiotherapeuten im Zusammenhang mit dem unternehmenseigenen Fitnesscenter. Physio- und Ergotherapeuten wären als Gesundheitsförderer vorstellbar. Logopäden hingegen kann man sich gar nicht vorstellen, es sei denn, dass Führungskräfte sprachlich »auffällig« wären. Von Physio- und Ergotherapeuten erwartet man eine enge Zusammenarbeit mit dem Betriebsarzt. Idealerweise sollen sie Vor- und Nacharbeiten für den Betriebsarzt leisten. Beide Berufsgruppen kann man sich als externe Berater vorstellen, aber auch als Angestellte im Unternehmen.

Physiotherapeuten, Ergotherapeuten und Logopäden stehen also als Gesundheitsförderer nicht im Fokus. Was können sie dennoch tun, um das Arbeitsfeld der betrieblichen Gesundheitsförderung in Unternehmen für sich zu erschließen?

▪ **Lösungsansätze**

Die Gesundheitsfachberufe sollten ihre eigenen Qualifikationen und Kompetenzen in die Unternehmen hinein kommunizieren, da sie dort nicht bekannt sind. Ansprechpartner sind sowohl Personalleitungen als auch Betriebsräte oder Personalräte (in öffentlichen Unternehmen, Gemeinden etc.). Der einfachere Zugang wird über die Betriebsräte möglich sein, da diese die Interessen der Mitarbeiter vertreten und deshalb eher ein »offenes Ohr« für die Belange der Gesundheitsförderung haben.

Darüber hinaus sollten Gesundheitsfachberufe die Bestrebungen der Gesetzlichen Krankenkassen zur Durchführung von BGF-Maßnahmen nutzen. Die Kompetenzen der Gesundheitsfachberufe werden im betrieblichen Setting gefordert und sind von den GKVen im Rahmen der Primärprävention nach §20 SGB V für folgende Handlungsfelder zugelassen: Bewegung, arbeitsbedingte körperliche Belastungen und Stressbewältigung/Entspannung.

Empfehlenswert bei der Auswahl potenzieller Unternehmen für die Entwicklung von BGF-Angeboten ist die Orientierung an der aktuellen Entwicklung der Ursachen für Arbeitsunfähigkeitstage (AU-Tage). Neben Erkrankungen des Bewegungsapparates nehmen psychische Erkrankungen (Stress) stetig zu. Nach Informationen der Bundesregierung (zit. n. Gieseke 2012) haben die AU-Tage aufgrund psychischer Erkrankungen von 33,6 Mio. im Jahr 2001 auf 53,5 Mio. im Jahr 2010 (+59,2 %) zugenommen. Frauen sind davon häufiger betroffen als Männer und Berufstätige ab 45 Jahren häufiger als jüngere Arbeitnehmer.

> **Praxistipp**
>
> Praxisinhaber, aber auch die Berufsverbände können zur Erschließung der betrieblichen Gesundheitsförderung als neues Arbeitsfeld beitragen, indem sie gezielte Maßnahmen ergreifen.

Vorschläge für Praxisinhaber

- Beratung von Unternehmen in der Region bei Gesundheitsanalysen, Mitarbeiter- und Führungskräfteschulungen und Veranstaltung von Gesundheitstagen
- Unternehmen auswählen nach Branchen mit hohen AU-Tagen, hohen Belastungen des Bewegungsapparates, hohen psychischen Belastungen bei Mitarbeitern (Behörden, Dienstleister, IT-Unternehmen) sowie nach Zielgruppen: gefährdete Berufsgruppen (Frauen über 45 Jahre, Manager; s. auch Badura et al. 2012)
- Zugang zu den Unternehmen über die Betriebsräte. Es ist wichtig, bei Betriebsräten ein Bewusstsein für die betriebliche Gesundheitsförderung zu schaffen. Dies kann im Rahmen von BGF-Seminaren für Betriebsräte erfolgen, die von Physio- und Ergotherapeuten und Logopäden durchgeführt werden. Die Kontakte können später ausgebaut werden
- Kontakt zu Betriebsärzten aufnehmen (evtl. schwierig, da möglicherweise nicht sofort Bereitschaft zur Zusammenarbeit besteht)
- Handwerksbetriebe in der Region beraten (arbeitsbedingte körperliche Belastungen und Lösungsansätze aufzeigen)
- Kooperationen mit den GKVen

- Kontakte zu Berufsgenossenschaften (BG) herstellen/ausbauen, da die BG als Initiator für BGF zur Vorbeugung einer Frühverrentung fungiert
- Publikation von Fachartikeln in Fachzeitschriften für Personalmanagement (z. B. Personalwirtschaft, Personal im Fokus, Personalführung), um Personalverantwortliche auf die Erfordernisse der Gesundheitsförderung und die Kompetenzen der Physiotherapeuten, Ergotherapeuten und Logopäden aufmerksam zu machen

Vorschläge für die Mitwirkung der Berufsverbände

- Die Berufsverbände könnten die Interessen ihrer Mitglieder im Rahmen der Bundesratsinitiative »besserer Schutz vor psychischer Belastung am Arbeitsplatz« (*Die Welt*, 17.04.2013) vertreten. Der Hamburger Senat hat mit Brandenburg, Bremen und Nordrhein-Westfalen diese Initiative gestartet. Eine geplante Verordnung soll das Arbeitsschutzgesetz konkretisieren und Leitlinien vorgeben. Die Berufsverbände könnten Möglichkeiten eruieren, wie sich Therapeuten in das Projekt einbringen können.
- Weiterhin könnten sie die Interessen ihrer Mitglieder im Rahmen der Kampagne gegen »psychische Überlastung am Arbeitsplatz« vertreten, die von Arbeitsministerin von der Leyen gestartet worden ist. Danach sollen mit Tarifpartnern, Sozialversicherungsträgern und Länderexperten »wirksame Maßnahmen gegen psychische Überlastung im Beruf« entwickelt werden (Urschel 2011). Auch hier könnten die Berufsverbände entsprechende Mitwirkungsmöglichkeiten eruieren.
- Nicht zuletzt könnten die Berufsverbände die Interessenvertretung im Rahmen von Fachtagungen der Deutschen Gesellschaft für Personalführung (DGFP) übernehmen, um Personalverantwortlichen aus Wirtschaftsunternehmen die Qualifikationen und Kompetenzen der Gesundheitsberufe zu verdeutlichen.

1.2.8   Weitere Ergebnisse

Weitere Ergebnisse der empirischen Studie beziehen sich direkt auf die Präsenz der Praxisinhaber und die damit verbundene Belastung.

Unausgeglichene Work-Life-Balance der Praxisinhaber

Die Tagesplanung und der Tagesablauf orientieren sich an den Behandlungseinheiten, d. h., administrative Tätigkeiten werden überwiegend in die Freizeit am Abend oder auf das Wochenende verlagert.
Inhaber/in F:

» Ich geh jeden Tag mit einem Riesen-Korb [Verwaltungsaufgaben, Anm. d. Autorin] nach Hause. Mein Ziel war, immer nur mit einer Handtasche zu kommen und zu gehen. Das habe ich noch nicht erreicht. «

Häufig werden Verwaltungsaufgaben auch gezielt auf das Wochenende oder auf andere Zeiten außerhalb des normalen Arbeitstages verlagert, wie die folgenden Aussagen zeigen.
Inhaber/in D:

» Tagsüber und am Wochenende. Freitags ist immer Bürotag. «

Inhaber/in G:

» Ich hab das heute Morgen am Frühstückstisch gemacht. «

Praxisinhaber/in G:

» … abends, hinten dran, also. «

Dies führt zu hoher Arbeitsbelastung und einer unausgeglichenen Work-Life-Balance. Beruf, Familie und Freizeit in Einklang zu bringen gelingt oftmals nicht. Dies wird auch von den meisten Inhabern so wahrgenommen. Somit sind die Inhaber deutlich stärker belastet als die Mitarbeiter.

■ **Lösungsansatz**
Inhaber sollten max. 20 h pro Woche, eher weniger, arbeiten, um ausreichend Zeit für Leitungsaufgaben unter der Woche zu haben und die Abende und Wochenenden der Freizeit widmen zu können. Die Planung der Tagesabläufe sollte stets auch alle Tätigkeiten beinhalten, die nicht unmittelbar am Patienten stattfinden.

Großes Interesse an einem guten Betriebsklima

Den Praxisinhabern ist sehr an einem guten Betriebsklima gelegen. Um dies zu gewährleisten, werden regelmäßig Mitarbeitergespräche und Supervisionen durchgeführt. Diese Maßnahmen erfordern viel Zeit und verursachen Kosten für Supervision.

Hohe Inhaberpräsenz

Praxisinhaber sind aufgrund der von den Patienten erwarteten Inhaberpräsenz oftmals überproportional gefordert. Viele Patienten kommen nur wegen der Inhaber, was die Verteilung der Patienten auf die Mitarbeiter erschwert. Dieses Problem wirkt sich auch auf die Erschließung neuer Handlungsfelder aus, da solche Aufgaben oftmals von den Inhabern selbst wahrgenommen werden. Um ausreichend Zeit zu haben, müssen die Inhaber ihre patientenbezogenen Aufgaben reduzieren und auf Mitarbeiter delegieren, was wiederum zu Problemen mit einigen Patienten führen kann. Andererseits können Praxisinhaber die Erschließung neuer Arbeitsfelder nicht an Mitarbeiter delegieren, da diese oftmals nicht über das erforderliche Know-how verfügen.

Einige der genannten Probleme, insbesondere zur Wirtschaftlichkeit einer Praxis und zur Haltung der Inhaber zu betriebswirtschaftlichen Themen, werden nachfolgend aufgegriffen. Andere Probleme werden in den entsprechenden Kapiteln wieder aufgegriffen. Die Fundierung der folgenden Abschnitte basiert auf dem aktuellen Stand der BWL und den vorliegenden Ergebnissen der empirischen Forschung.

1.3   Grundlagen wirtschaftlichen Denkens und Handelns

Zielsetzung jeder therapeutischen Praxis muss wirtschaftliches Handeln sein. Die Wirtschaftlichkeit sollte regelmäßig anhand vorliegender Daten ermittelt und überprüft werden. In vielen Praxen liegen Kennziffern zur Wirtschaftlichkeit nicht vor, oder die vorliegenden Daten werden nicht analysiert. Deshalb wünschen sich Inhaber eine sog. »Wirtschaftlichkeitsanleitung« bzw. Tabellen oder Raster, mit denen sie sich ihre wirtschaftliche Situation verdeutlichen können (Betz 2010). Nachfolgend wird zunächst der Begriff »Wirtschaftlichkeit« erläutert, und dann werden Faktoren aufgezeigt, die die Wirtschaftlichkeit beeinflussen.

1.3.1 Wirtschaftlichkeit

Wirtschaftlichkeit ist immer eine wertmäßige Betrachtung der Gesamtleistung einer Praxis (im Gegensatz zur Produktivität, die eine mengenmäßige Betrachtung darstellt, z. B. Anzahl der behandelten Patienten pro Jahr). Bei der Wirtschaftlichkeit werden die Einnahmen den Ausgaben der Praxis gegenübergestellt. Betriebswirtschaftlich können

- Einnahmen auch als Umsatz, Ertrag oder Leistungen und
- Ausgaben auch als Kosten oder Aufwand bezeichnet werden.

Nachfolgend werden ausschließlich die Begriffe »Einnahmen« und »Ausgaben« verwendet.

Die Wirtschaftlichkeit kann nach folgender Formel berechnet werden:

der Praxisinhaber beim Finanzamt in jedem Jahr einreichen muss (s. auch ▶ Abschn. 5.5.5).

Möchte man im o. g. Beispiel nun eine Aussage zum **Gewinn** der Praxis machen, dann zieht man von den Einnahmen die Ausgaben ab:

200.000 EUR – 160.000 EUR = 40.000 EUR

In diesem Fall erzielt die Praxis einen Gewinn von 40.000 EUR. Wären die Ausgaben höher als die Einnahmen der Praxis, würde die Praxis einen Verlust erwirtschaften.

Gewinn= Einnahmen – Ausgaben
oder betriebswirtschaftlich:
Gewinn= Umsatz – Kosten

■ **Anmerkungen zum Thema »Gewinn«**

Im Gesundheitswesen hört man immer wieder, sei es von Studierenden oder von Praxisinhabern, dass die dort Verantwortlichen aus ethischen Gründen mit Gesundheit keine Gewinne erzielen bzw. kein Geld verdienen wollen. Jeder Praxisinhaber möchte mit seiner selbstständigen Tätigkeit seinen Lebensunterhalt verdienen. Wenn er dafür z. B. ein monatliches Bruttogehalt von 3.000 EUR benötigt, dann muss er mindestens einen Gewinn von 36.000 EUR im Jahr erwirtschaften. Letztlich muss jeder Inhaber für sich selbst entscheiden, auf welchem Niveau sein Gewinn liegen soll. Wichtig ist aber, dass der angestrebte Gewinn das von den Inhabern angestrebte Jahreseinkommen, das aus

$$\text{Wirtschaftlichkeit (W)} = \frac{\text{Einnahmen (Anzahl Behandlungseinheiten} \times \text{Honorar GKV)}}{\text{Ausgaben} \left(\begin{array}{l} \text{alle Kosten wie: Personal, Material,} \\ \text{Miete + Nebenkosten, Energie, Telefon, Auto etc.} \end{array} \right)} = \begin{array}{l} > 1 \, (\text{wirtschaftlich}) \\ 1 \, (\text{kostendeckend}) \\ < 1 \, (\text{unwirtschaftlich}) \end{array}$$

$$\text{Beispiel}: \qquad W = \frac{\text{Einnahmen pro Jahr } 200.000 \, \euro}{\text{Ausgaben pro Jahr } 160.000 \, \euro} = 1,25$$

Die Zahl 1,25 besagt, dass die Praxis wirtschaftlich arbeitet, da die Zahl größer als 1 ist. Weiterhin bedeutet diese Zahl, dass das 1,25fache der Ausgaben an Einnahmen erwirtschaftet worden ist. Die Wirtschaftlichkeit kann sich jeder Praxisinhaber ohne großen Aufwand selbst errechnen, indem er die entsprechenden Jahreswerte der Einnahmen und der Ausgaben aus der ggf. vom Steuerberater erstellten Einnahmenüberschussrechnung entnimmt, die

den Praxiseinnahmen erzielt werden soll, deckt. Da das Einkommen selbstständiger Praxisinhaber steuerrechtlich nicht als (Betriebs-)Ausgabe geltend gemacht werden kann, sondern Gewinn darstellt (s. auch ▶ Kap. 5), muss die Differenz zwischen Einnahmen und Ausgaben mindestens so groß sein wie das angestrebte Jahresgehalt der Inhaber. Da aber in regelmäßigen Abständen immer wieder Investitionen (z. B. Anschaffung neuer Geräte,

Behandlungsbänke etc.) getätigt werden müssen, muss das Geld dafür ebenfalls erwirtschaftet werden. Gleiches gilt für Maßnahmen, die die Zufriedenheit der Patienten sicherstellen sollen, z. B. die Renovierung der Praxis, besondere Ausstattung etc. Das Geld für diese Maßnahmen und für die Investitionen muss dem Jahresgehalt noch hinzugerechnet werden und erhöht den zu erzielenden Gewinn entsprechend. Deshalb kann man weder aus steuerrechtlichen (▶ Kap. 5) noch aus Gründen der Sicherstellung der Patientenzufriedenheit den Anspruch aufrecht erhalten, mit Gesundheit kein Geld verdienen zu wollen.

> ❯ **Der angestrebte Gewinn einer Praxis sollte immer mindestens so hoch sein wie das Gehalt, das der Praxisinhaber zum Lebensunterhalt benötigt.**

Die Wirtschaftlichkeit, und damit letztlich der Gewinn, wird durch **2 Faktoren** beeinflusst, die im Folgenden näher erläutert werden:
- Einnahmen und
- Ausgaben.

Einnahmen

Haupteinnahmequelle einer Praxis sind die Honorare, die von den gesetzlichen und privaten Krankenkassen für die einzelnen Behandlungseinheiten gezahlt werden, mit anderen Worten: alle abgerechneten Rezepte.

Weitere Einnahmequellen können sein:
- Vergütungen für Vorträge der Praxisinhaber,
- Einnahmen aus Materialverkäufen (z. B. Therabänder, Igelbälle, Bücher, Videos etc.),
- Gelder von Sponsoren,
- Honorare für Selbstzahlerleistungen,
- Durchführung von Fortbildungen für Therapeuten anderer Praxen,
- Betreiben eines Gerätestudios (überwiegend in PT-Praxen),
- Beratungstätigkeit (Angehörige, Schulen, Kitas oder auch Unternehmen).

■ **Anmerkungen zum Thema »Honorare«**
Die Honorarsätze der Krankenkassen müssen sowohl die Kosten der Behandlungszeit (Personal- und Materialkosten, anteilige Raumkosten etc.) als auch die mit den Behandlungen verbundenen Verwaltungskosten decken. So ist es auch in den Vereinbarungen über Höchstpreise zwischen den Bundesverbänden der Heilmittelerbringer und den Landesverbänden der Krankenkassen ausdrücklich vereinbart. Dort heißt es: »Mit den Vergütungssätzen sind alle Nebenleistungen abgegolten« (Vereinbarung über die Vergütung stimm-, sprech- und sprachtherapeutischer Leistungen ab 01.06.2009 in Nordrhein-Westfalen, § 2, Abs. 1). Dies wird von den meisten Praxisinhabern nicht so gesehen, da sie ausschließlich in Behandlungseinheiten rechnen. Doch könnten die Behandlungseinheiten nicht erbracht werden, wenn die Verwaltungsarbeiten nicht erledigt würden. Deshalb darf nicht nur in Behandlungseinheiten gedacht werden, auch die Nichtbehandlungszeiten müssen berücksichtigt werden und Bestandteil des Tagesablaufs sein. Die bisherige Sichtweise führt dazu, dass die Work-Life-Balance deutlich aus dem Gleichgewicht gerät, da die Tage komplett in Behandlungszeiten verplant und Verwaltungsarbeiten oftmals in die Abendstunden oder auf das Wochenende verlagert werden (Inhaber/in B dazu: »Das ist kein Leben, das ist ein Albtraum.«). Wird dieses Vorgehen über Jahre praktiziert, ist der spätere Burnout vorprogrammiert. Deshalb muss die Sichtweise dahingehend verändert werden, dass die Honorare der Krankenkassen beide Leistungsbereiche abdecken: die Behandlungseinheit und die erforderliche Zeit für Verwaltungsaufgaben. Erst dann ist die Sensibilisierung für die Ausgabenseite gegeben, und der Weg zur Verbesserung der Wirtschaftlichkeit wird frei.

Ausgaben

Die Ausgaben kann man unterteilen in
- fixe Kosten und
- variable Kosten.

Fixe Kosten (Kf) sind solche, die regelmäßig jeden Monat wiederkehren, unabhängig von den abgeleisteten Behandlungseinheiten und der Anzahl der behandelten Patienten. Dazu gehören z. B. die Miete für die Praxisräumlichkeiten, die Gehälter der festangestellten Mitarbeiter (Personalkosten), Grundgebühren für Strom, Wasser, Telefon und Versicherungen sowie Zinsen für Kredite. Die Personalkosten sind neben den Kosten für die Räumlichkeiten i. d. R. der größte Kostenfaktor.

Die variablen Kosten (Kv) sind abhängig von der Anzahl der durchgeführten Behandlungen und damit patientenbezogen. Hierzu gehören z. B. die Kosten für Material, das während der Behandlungseinheiten verbraucht wird, Fortbildungskosten für Mitarbeiter, Benzinkosten für das Praxisauto für Hausbesuche, Büromaterial, Kosten für Wäsche (Handtücher, Arbeitskleidung, Waschpulver), Energiekosten für Warmwasser, Elektrogeräte, Fangofen etc., Telefongebühren für Gespräche, Personalkosten für Aushilfen, Abschreibungen, Reinigungskosten, Kosten für Versicherungen (Praxisauto, Sozialversicherungen Inhaber, Berufshaftpflicht) etc. Detailliertere Kostenübersichten finden sich auch in ▶ Kap. 5.

1.3.2 Wege der Wirtschaftlichkeitserhöhung

Besteht das Ziel einer Praxis darin, die Wirtschaftlichkeit zu verbessern bzw. die Gewinne zu erhöhen, gibt es dafür 3 Möglichkeiten:
- die Erhöhung der Einnahmen,
- die Reduzierung der Ausgaben oder
- die Kombination beider Maßnahmen.

Diese 3 Wege der Wirtschaftlichkeitserhöhung werden im Folgenden erläutert.

Möglichkeiten zur Erhöhung der Einnahmen

Da die GKV- und PKV-Honorare die Haupteinnahmequelle therapeutischer Praxen sind und die Vergütungssätze festgeschrieben sind, können Einnahmen in diesem Bereich nur durch die Steigerung von Behandlungseinheiten erzielt werden. Dies ist dort möglich, wo die Raumkapazitäten noch nicht ausgelastet sind. Behandlungseinheiten können also gesteigert werden durch Erhöhung der Kapazitätsauslastung. Ergebnisse der empirischen Studie (Betz 2010) haben gezeigt, dass die Behandlungskapazitäten oftmals nicht ausgelastet sind (▶ Abschn. 1.2.5). Da die fixen Kosten (z. B. für Miete und Festangestellte) jeden Monat gleich sind,

führt eine Erhöhung der Behandlungseinheiten zur Verbesserung der Wirtschaftlichkeit. Eine weitere Möglichkeit, Behandlungseinheiten zu erhöhen, ist die Umstrukturierung von Behandlungszeiten, die in Fachkreisen aktuell diskutiert wird (Kohlwes 2010). In der Physiotherapie denkt man z. B. darüber nach, die Behandlungszeit auf 20 Minuten pro Einheit zu beschränken, auch wenn 30 Minuten unter Qualitätsaspekten für den Patienten besser wären.

Außerhalb des GKV-/PKV-Bereichs gibt es weitere Möglichkeiten, die Praxiseinnahmen zu erhöhen. Hier sei stellvertretend für eine Vielzahl von Möglichkeiten (▶ Kap. 3) auf das Selbstzahlerpotenzial hingewiesen. In dieser Zielgruppe können i. d. R. höhere Honorare pro Behandlungseinheit erzielt werden als im GKV-/PKV-Bereich.

Weitere Möglichkeiten der Einnahmenerhöhung liegen in der Schaffung zusätzlicher Einnahmequellen (s. Abschn. »Einnahmen«), der Untervermietung von Räumen (z. B. an Wochenenden) oder der Berechnung von kurzfristig oder nicht abgesagten Terminen.

Möglichkeiten zur Reduzierung der Ausgaben

Da der größte Kostenfaktor die **Personalkosten** sind, ist hier theoretisch der erste Ansatzpunkt. Die Personalkosten setzen sich zusammen aus:
- Bruttogehältern,
- Lohnnebenkosten (Sozialversicherungsabgaben) und
- personenbezogenen Kosten (Infrastruktur, Fortbildungen, Fahrtkosten, Zuschüsse etc.).

Die Bruttogehälter sind im Gesundheitswesen und speziell in therapeutischen Praxen eher zu niedrig als zu hoch (Betz 2010), sodass sich hier i. d. R. kein Ansatzpunkt für Kostensenkungen ergibt. Dies soll stellvertretend für alle Praxisinhaber das folgende Zitat belegen.

Inhaber/in B:

» Also ich sag einfach, eine der größten Schwierigkeiten ist, dass die Honorierung unserer Arbeit in keinem Verhältnis zu den Leistungen steht, die wir tatsächlich erbringen. **«**

Demgegenüber gibt es im Bereich der Lohnnebenkosten und der personenbezogenen Kosten durchaus Ansatzpunkte, die Kosten zu senken. Dies hängt insbesondere mit der Anzahl der Mitarbeiter und mit der Zusammensetzung aus Vollzeit- und Teilzeitkräften zusammen (▶ Abschn. 1.2.4). Je nach Verhältnis von Vollzeit- zu Teilzeitmitarbeitern entstehen höhere oder niedrigere Lohnnebenkosten und personenbezogene Kosten, wie z. B. Kosten für Fortbildungen, die von der Praxis übernommen werden. Deshalb ist es wichtig, ein wirtschaftliches Verhältnis zwischen Voll- und Teilzeitkräften zu haben.

Neben der Reduzierung der Personalkosten müssen die Kosten für die Räumlichkeiten kritisch überprüft werden. Diesem Aspekt gilt besondere Aufmerksamkeit in der Gründungsphase, da zu hohe Mietkosten später nur durch einen Umzug wieder gesenkt werden können. In bestehenden Praxen muss bei zu hohen Mietkosten die Einnahmenseite verbessert werden. Sollte das gar nicht möglich sein, wäre ein Umzug in preiswertere Räumlichkeiten zu prüfen.

Weitere Potenziale, Ausgaben zu reduzieren bzw. Kosten zu senken, werden in ▶ Kap. 5 dargestellt.

Die vorgenannten Möglichkeiten sind beispielhaft zu verstehen und können nicht vollständig sein, da sich die Möglichkeiten der Kostensenkungen für jede Praxis individuell anders darstellen.

Möglichkeiten, Einnahmen zu erhöhen UND Ausgaben zu senken

Werden sowohl Maßnahmen zur Einnahmenerhöhung als auch zur Senkung der Ausgaben in Angriff genommen, kann die Wirtschaftlichkeit einer Praxis deutlich verbessert werden. Der erste Schritt sollte jedoch in der kritischen Betrachtung der Einnahmensituation und in der genauen Analyse der Ausgaben bestehen. Hierbei können sowohl Steuerberater als auch Abrechnungsfirmen mit ihren Statistiken helfen. Letztlich dürfte es vor dem Hintergrund steigender Kosten (insbesondere für Energie) und dem demografisch bedingten Fachkräftemangel deutlich schwieriger sein, die Ausgaben zu senken. Die Erhöhung der Einnahmen im GKV-Bereich wird nur durch Auslastung von nicht ausgeschöpften Raumkapazitäten möglich, da mit

Honorarerhöhungen durch die Krankenkassen mittelfristig nicht zu rechnen ist. Sind die Kapazitäten ausgelastet, bleibt noch die Möglichkeit der Einnahmenerhöhung pro Behandlungseinheit, die mit höher honorierten Selbstzahlerleistungen erzielt werden kann.

Jeder Praxisinhaber muss sich zur Sicherung seiner Existenz überlegen, wie er die Wirtschaftlichkeit seiner Praxis sicherstellen und langfristig erhöhen kann. Weitere Anregungen zum wirtschaftlichen Denken und Handeln geben die nachfolgenden Kapitel.

Literatur

AOK (2010) Neues BSG-Urteil: Prüfpflicht der Therapeuten,
  ▶ www.aok-gesundheitspartner.de/nds/heilberufe/
  meldungen/index 17554.html. Zugegriffen: 22.03.2010
Arbeitsstättenverordnung (2004) i. d. F. vom 12.08.2004 (BGBl
  I, S 2179)
Badura B, Ducki A, Schröder H, Klose J, Meyer M (Hrsg) (2012)
  Fehlzeiten-Report 2012. Gesundheit in der flexiblen
  Arbeitswelt: Chancen nutzen - Risiken minimieren. Zahlen, Daten, Analysen aus allen Branchen der Wirtschaft.
  Springer, Berlin Heidelberg
Betz B (2010) Entwicklung einer Therapiebetriebslehre
  (Spezielle BWL) als Teil einer Gesundheitsbetriebslehre
  unter besonderer Berücksichtigung der Gesundheitsfachberufe Ergotherapie, Logopädie und Physiotherapie. Unveröffentlichte Ergebnisse eines empirischen
  Forschungsprojektes auf Basis von Leitfadeninterviews
  mit PraxisinhaberInnen von ergotherapeutischen,
  logopädischen und physiotherapeutischen Praxen,
  durchgeführt an der HAWK Hochschule für angewandte
  Wissenschaft und Kunst, Hildesheim
Dierks ML, Bitzer EM, Lerch M, Martin S, Röseler S, Schienkiewitz A, Siebeneick S, Schwartz FW (2001) Patientensouveränität – Der autonome Patient im Mittelpunkt.
  Arbeitsbericht Nr. 195/August 2001 des Instituts für
  Sozialmedizin, Epidemiologie und Gesundheitssystemforschung (ISEG), Hannover
Gesundheitsberichterstattung des Bundes (GBE) (2000)
  Einnahmen, Aufwendungen und Reinertrag bei: Heilpraktikerpraxen. ▶ www.gbe-bund.de. Zugegriffen:
  28.02.2010
Gesundheitsberichterstattung des Bundes (GBE) (2006)
  Tätige Personen und Personalaufwendungen in ausgewählten Einrichtungen des Gesundheitswesens: Massagepraxen, Praxen von medizinischen Bademeistern,
  Krankengymnasten, Hebammen und Entbindungspflegern sowie von verwandten Berufen. ▶ www.gbe-bund.
  de. Zugegriffen: 28.02.2010.

Gesundheitsberichterstattung des Bundes (GBE) (2007a) Tätige Personen und Personalaufwendungen in ausgewählten Einrichtungen des Gesundheitswesens: Arztpraxen. Zahnarztpraxen. ▶ www.gbe-bund.de. Zugegriffen: 28.02.2010

Gesundheitsberichterstattung des Bundes (GBE) (2007b) Einnahmen, Aufwendungen und Reinertrag bei: Arztpraxen, Zahnarztpraxen, Praxen von psychologischen Psychotherapeutinnen und Psychotherapeuten. ▶ www.gbe-bund.de. Zugegriffen: 28.02.2010

Gieseke S (2012) Immer mehr psychische Erkrankungen im Job. Ärzte Zeitung online, 30.04.2012: ▶ http:// www.aerztezeitung.de/medizin/krankheiten/ neuro-psychiatrische_krankheiten/article/812092/ immer-psychische-erkrankungen-job.html?sh = 2 & h=-743294597. Zugegriffen: 19.08.2013

Kohlwes H (2010) Verschenken Sie Zeit? – Behandlungszeiten. Praxisprofi 2(2010):15–17, integriert in Physiopraxis 3 (2010)

Maleri R, Frietzsche U (2008) Grundlagen der Dienstleistungsproduktion, 5., vollst. überarb. Aufl. Springer, Berlin Heidelberg

Mayring P (2007) Qualitative Inhaltsanalyse. Grundlagen und Techniken. Belltz, Weinheim

o. V. (2013) Bundesrat. Initiative für besseren Schutz am Arbeitsplatz. Die Welt 17.04.2013: 25

Schenk HO (1991) Marktwirtschaftslehre des Handels. Gabler, Wiesbaden

Sczesny C, Wingen S, Langhoff T, Marino D (2006a) Teilzeitarbeit im Dienstleistungsbereich – Strategien und Handlungsfelder in den Branchen Einzelhandel, Gesundheitswesen sowie im Hotel- und Gaststättengewerbe. Schriftenreihe der Bundesanstalt für Arbeitsschutz und Arbeitsmedizin. Wissenschaftsverlag NW, Bremerhaven

Sczesny C, Wingen S, Langhoff T, Marino D (2006b) Teilzeitarbeit im Dienstleistungsbereich – Chancen für Unternehmen und Beschäftigte sowie betriebliche Gestaltungsansätze aus Einzelhandel, Gesundheitswesen, Hotel- und Gaststättengewerbe. SInnovation, Neues aus Beratung und Forschung, Bd 7. Soziale Innovation, Dortmund

Urschel R (2011) Blickpunkt Burn-Out. Von der Leyen will die Deutschen entschleunigen. Hannoversche Allgemeine Zeitung 28.12.2011: 2

Unternehmensführung

Physiotherapeut A. trägt sich mit dem Gedanken, eine eigene Praxis zu eröffnen. Er trifft sich mit Praxisinhaber L. und möchte von ihm wissen, was zum Praxismanagement alles dazugehört. Inhaber L. hat sich vor einigen Jahren mit einer eigenen Praxis niedergelassen und berichtet A. von seinen Erfahrungen. Für L. ist die tägliche Praxisorganisation das A & O des Praxismanagements. Therapeut A. hat sich auch schon mit anderen Inhabern unterhalten und ist der Meinung, dass die Organisation der täglichen Abläufe in einer Praxis zwar wichtig ist, aber darüber hinaus auch noch viele andere Aufgaben anfallen, die ebenfalls vom Inhaber erledigt werden müssen, wenn die Praxis langfristig wettbewerbsfähig sein soll. Dieses Kapitel zeigt auf, welche weiteren Aufgaben zur Unternehmensführung gehören, welche grundlegenden Kenntnisse dafür erforderlich sind und dass diese Aufgaben mit übergeordneten Praxiszielen vereinbar sein müssen. Das Management einer Praxis wird im Zeitablauf auch beeinflusst durch aktuelle Entwicklungen im Bereich Unternehmensführung, auf die in diesem Kapitel ebenfalls eingegangen wird.

2.1   Allgemeine Grundlagen

Ausgangssituation
Praxisinhaber N. ist mit dem Inhaber eines Handwerksbetriebes befreundet. Beide sind als Inhaber für die Leitung ihres Betriebes verantwortlich. Sie tauschen sich öfter über ihre Arbeit aus. Herr L. gewinnt dabei jedes Mal den Eindruck, dass sein Freund, der Handwerker, unter ganz anderen Bedingungen arbeiten kann als Herr N.

Dieser Abschnitt zeigt einerseits auf, dass die Führungsaufgaben unabhängig von der Branche ähnlich sind. Andererseits nennt er jedoch die besonderen Bedingungen, unter denen therapeutische Praxen ihre Leistungen erbringen müssen.

2.1.1   Besondere Rahmenbedingungen für therapeutische Praxen

Die Rahmenbedingungen, unter denen therapeutische Praxen ihre Dienstleistungen erbringen, weisen einige Besonderheiten auf. Das unterscheidet

sie von anderen Dienstleistern und Betrieben. Diese speziellen Bedingungen erschweren oftmals das Praxismanagement und schränken die Inhaber in ihrem Aktionsradius deutlich ein. Die damit verbundenen Aspekte finden zwar in sämtlichen Kapiteln dieses Buches Berücksichtigung, im Folgenden werden sie jedoch zunächst im Überblick dargestellt und einzeln näher beleuchtet. Konkret geht es dabei um

- die eingeschränkte Autonomie des Praxisinhabers,
- geringe Einflussmöglichkeiten im Gesundheitswesen,
- einschränkende rechtliche Vorgaben,
- die fehlenden Ausbildungsinhalte im Bereich BWL,
- den hohen administrativen Aufwand,
- den verschärften Wettbewerb,
- das Menschenbild und den hohen Anspruch an sich selbst und
- die spezifischen Produktionsfaktoren.

Eingeschränkte Autonomie des Praxisinhabers

Therapeuten arbeiten i. d. R. auf Verordnung. Das bedeutet, sie sind abhängig von Ärzten und von den GKV-Honoraren sowie von den permanenten Reformen des Gesundheitswesens. Darüber hinaus ist der Arzt wiederum an seine von den GKVen vorgegebenen Maximalbudgets für Heilmittelverordnungen gebunden. Durch die von den Krankenkassen vorgegebenen Vergütungssätze haben Praxen – im Gegensatz zum Handwerker – keine Preisgestaltungsspielräume, außer im Bereich der Selbstzahlerleistungen. Die Höhe der GKV-Vergütung ist nicht der gestiegenen Behandlungsqualität und den stetigen Kostensteigerungen angemessen (BHV, 2013).

Das Leistungsangebot wird ebenfalls durch die GKV (Heilmittelkatalog) bestimmt. Autonomie besteht nur bezüglich der Erweiterung des GKV-Angebotes.

Auch die Bedingungen der Leistungserbringung werden von den GKVen vorgegeben. So soll z. B. ein Patient in der Physiotherapie 2 Behandlungen pro Woche erhalten, der Behandlungsbeginn muss innerhalb bestimmter Fristen erfolgen, und Folgebehandlungen sind nur unter bestimmten Voraussetzungen möglich. Die Mindestausstattung der Praxis wird ebenfalls von den GKVen vorgegeben: Raumgröße, Inventar, Zugang zur Praxis (GKV-Spitzenverband 2013).

Geringer Einfluss im Gesundheitswesen

Therapieberufe haben keine eigene stimmberechtigte Vertretung in den Entscheidungsgremien des Gesundheitswesens (Gemeinsamer Bundesausschuss G-BA), im Gegensatz zu den Ärzten, die durch die Kassenärztliche Bundesvereinigung vertreten werden. So zählen die Therapieberufe als Heilmittelerbringer nicht zu den aktiven Mitgestaltern im Gesundheitswesen. Zu den stimmberechtigten Mitgliedern des G-BA gehören ausschließlich Mitglieder der Kassenärztlichen und Kassenzahnärztlichen Bundesvereinigung, der Deutschen Krankenhausgesellschaft und des GKV-Spitzenverbandes. Damit ist der Einfluss der Therapieberufe auf die Reformen des Gesundheitswesens sehr gering.

Die Bundesarbeitsgemeinschaft der Heilmittelverbände (BHV) vereint die größten Heilmittelverbände und ist die Spitzenorganisation der Physiotherapeuten, Ergotherapeuten und Logopäden. Sie ist Ansprechpartnerin für Politik und andere bedeutende Organisationen des Gesundheitswesens. Der BHV ist zwar Gesprächspartner des Gemeinsamen Bundesausschusses und Vertragspartner des GKV-Spitzenverbandes, hat aber kein Stimmrecht im G-BA.

Rechtliche Einschränkungen

Für Therapieberufe gelten laut Heilmittelwerbegesetz (HWG) bestimmte rechtliche Einschränkungen in Bezug auf die Kommunikation des Leistungsangebotes bzw. in Bezug auf das Marketing (▶ Abschn. 3.4.2). Dadurch entstehen Nachteile gegenüber Wettbewerbern, für die das HWG nicht gilt (z. B. Fitnesscenter, Sporttherapeuten etc.).

Darüber hinaus besteht rechtliche Unsicherheit bezüglich wahlfreier Leistungen, Selbstzahlerleistungen oder Präventionsangeboten beim Arbeiten ohne Verordnung.

Fehlende BWL-Ausbildungsinhalte

Die Curricula der Berufsfachschulen für Ergotherapeuten, Logopäden und Physiotherapeuten beinhalten i. d. R. keine betriebswirtschaftlichen Inhalte, obwohl sich die Therapeuten nach dem Abschluss der Berufsfachschule mit eigener Praxis niederlassen können.

Auf das Führen einer Praxis werden Therapeuten entweder im Rahmen eines Hochschulstudiums mit Bachelor-Abschluss (z. B. HAWK Hildesheim, HS Osnabrück) oder durch Existenzgründerseminare vorbereitet.

Hoher administrativer Aufwand

Der administrative Aufwand für die Abrechnung mit den GKVen ist hoch, insbesondere wenn Rezepte von Ärzten falsch ausgestellt werden. Dies geht zu Lasten der therapeutischen Praxen (bestätigt mit Urteil des Bundessozialgerichts (BSG) vom 27.10.2009). Die Abrechnung von Patientenausfallzeiten geht ebenfalls zu Lasten der Praxen.

Die Abrechnung von Leistungen mit der GKV ist teilweise nur bei Nachweis von Fortbildungen möglich. Von Inhabern wird regelmäßige Fortbildung (Fobi-Punkte) und das Ergreifen von QM-Maßnahmen verlangt. Die Finanzierung der Fortbildungen und QM-Maßnahmen erfolgt überwiegend auf eigene Rechnung der Inhaber, ohne separate Honorierung durch die GKVen.

Evidenznachweise der Leistungserbringung werden von GKVen zunehmend gefordert. Die Therapieberufe sind aber nicht geschult im Erbringen von Evidenzen. Die disziplinäre Forschung in Deutschland ist erst in der Entwicklung, z. B. innerhalb von Bachelor- und Masterstudiengängen an der HAWK Hildesheim.

Hoher Wettbewerbsdruck

Die Gesundheitsberufe unterliegen einem hohen Wettbewerbsdruck, einerseits durch Steigerung der Praxendichte, andererseits durch die zunehmende Bedeutung des zweiten Gesundheitsmarktes (▶ Abschn. 3.1.3). Hier wird der Wettbewerb größer durch andere Dienstleister (z. B. Fitnessstudios, Fitnesswirte, Sporttherapeuten, Sprachheiltherapeuten, Gesundheitszentren, Gesundheitsmanager etc.). Darüber hinaus entstehen neue Arbeitsfelder (z. B. betriebliche Gesundheitsförderung).

Soziales Menschenbild und hoher Anspruch an sich selbst

Das Menschenbild in therapeutischen Praxen geht eher vom »homo sociologicus« (der soziale Mensch,

2

der Mensch als Träger sozialer Rollen; Dahrendorf 2006) als vom »homo oeconomicus« (der Mensch als wirtschaftlich denkendes und handelndes Wesen, sein Ziel: Maximierung des persönlichen Nutzens) aus (Kiefer 2005).

Die Ergebnisqualität (hohes Gut Gesundheit erhalten) steht bei Therapeuten im Fokus. Die Patienten kennen aber die Rahmenbedingungen nicht, unter denen die Leistung erbracht werden muss.

Spezifische Produktionsfaktoren

Die klassischen Produktionsfaktoren (▶ Abschn. 2.1.2) müssen ergänzt werden um weitere Faktoren: um die Zeit (Behandlungstakt) und um den Patienten als Koproduzenten, weil der therapeutische Output von der Beteiligung des Patienten abhängig ist.

> **Praxistipp**
>
> Um unter den genannten besonderen Rahmenbedingungen erfolgreich am Markt bestehen zu können, sind folgende Aspekte wichtig:
> - Kenntnisse in BWL (wirtschaftliches Denken und Handeln)
> - Kenntnisse der rechtlichen Rahmenbedingungen (HWG, SGB V etc.)
> - Straffes Kostenmanagement
> - Straffe Abläufe/Ablauforganisation
> - Gute Kooperationen mit Ärzten/Netzwerken
> - Einplanung der administrativen Tätigkeiten in den Tagesablauf
> - Optimale Ausschöpfung der eingeschränkten Spielräume

Neben den Rahmenbedingungen für therapeutisches Arbeiten, die sich Praxisinhaber immer wieder verdeutlichen sollten, ist es wichtig, die betriebswirtschaftlichen Grundlagen der Leistungserstellung zu kennen: die Produktionsfaktoren. Ohne Einsatz der Produktionsfaktoren kann keine Leistung erbracht werden. Welche Produktionsfaktoren eingesetzt werden und wie sie kombiniert werden, entscheidet der Praxisinhaber im Rahmen des Praxismanagements.

2.1.2 Produktionsfaktoren im Gesundheitswesen

Praxen und Unternehmen werden aus betriebswirtschaftlicher Sicht gegründet und betrieben, um Leistungen zu erstellen und am Markt zu verwerten. Aus therapeutischer Sicht werden Praxen oftmals gegründet, um »eigene Dinge zu verwirklichen … selbstständig so zu arbeiten, wie ich mir das vorstelle« oder »Freiheit … in der Gestaltung meiner Therapien [zu] haben« oder um »keinen Chef zu haben« (Betz 2010). Die »Verwertung« dieser therapeutischen Leistungen am Markt steht oftmals nicht im Fokus.

Leistungen erstellen heißt, Dienstleistungen am Patienten zu erbringen. Am Markt verwertet werden diese Dienstleistungen, indem sie von der Praxis mit der gesetzlichen Krankenkasse abgerechnet und so Einnahmen erzielt werden. Diese Erstellung und Verwertung von Dienstleistungen geschieht durch die Kombination der Produktionsfaktoren, in einer therapeutischen Praxis ebenso wie in einem Handwerksbetrieb oder einem Wirtschaftsunternehmen. ◘ Abb. 2.1 zeigt die Elementarfaktoren, ohne die keine therapeutische Leistung erbracht werden könnte. Um einen Patienten, der mit einer Verordnung in die Praxis kommt, zu behandeln, ist zunächst ein Therapeut erforderlich (menschliche Arbeitsleistung). Der Patient wird in einen Behandlungsraum gebeten (Betriebsmittel), und dort wird die Therapie durchgeführt. Wurde ihm Krankengymnastik mit Fango verordnet, dann werden noch sog. Werkstoffe (Fango und evtl. Massageöl) eingesetzt. Welcher Therapeut in welchem Behandlungsraum behandelt und welche Werkstoffe eingesetzt werden (welcher Fangolieferant, welches Massageöl), entscheidet i. d. R. der Praxisinhaber. Diese Entscheidung gehört zu den Leitungsaufgaben des Praxisinhabers.

Die ursprünglich in der BWL definierten Elementarfaktoren »menschliche Arbeitsleistung«, »Betriebsmittel« und »Werkstoffe« sind für den Dienstleistungssektor (tertiärer Sektor) zwar genau so von zentraler Bedeutung wie für den Bereich der industriellen Produktion (Sekundärsektor), sie müssen aber im therapeutischen Bereich um die Produktionsfaktoren »Zeit« und »externer Faktor« ergänzt werden.

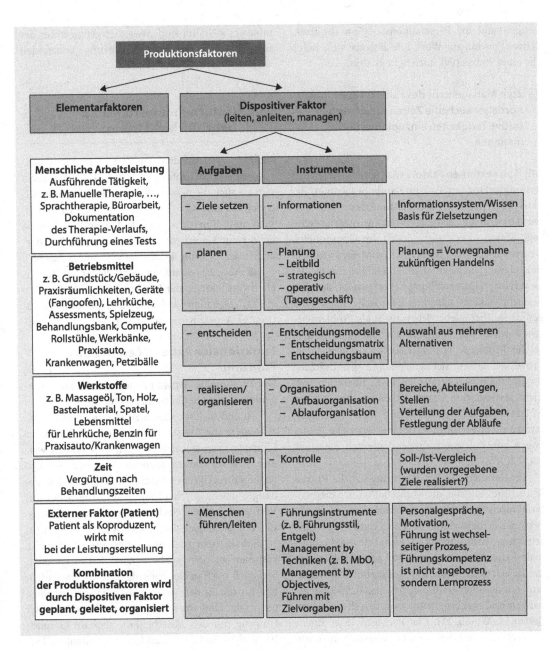

Abb. 2.1 Produktionsfaktoren einer therapeutischen Praxis

Der **Faktor Zeit** nimmt unmittelbar Einfluss auf die Leistungserstellung und die Kostensituation und damit auch auf die Wirtschaftlichkeit. Gerade für Heilmittelerbringer wird aufgrund der gesetzlichen Vorgabe, dass die Vergütung nach Behandlungszeiten (Dauer und Frequenz) zu gewähren ist, der optimale Einsatz von Zeit besonders wichtig. Zeitprobleme und ineffektives Zeitmanagement wirken sich gerade in Therapiebetrieben negativ auf die wirtschaftliche Situation der Praxen aus. Zeitprobleme betreffen von der Ablauforganisation über Patientenabsagen, falsch ausgestellte Verordnungen und die Personalkonstellation (Volllzeit/ Teilzeit) bis hin zur Work-Life-Balance viele Bereiche einer Praxis (vgl. auch Schenk 1991).

> **Zum Management des Faktors »Zeit« gehört aber auch, die Zeiten für administrative Tätigkeiten einzuplanen und zu managen.**

Mit dem »**externen Faktor**« wird gerade im Dienstleistungssektor der Patient/Kunde bezeichnet, der aktiv oder passiv an der Leistungserstellung mitwirkt bzw. in die Leistungserstellung integriert wird (vgl. Maleri u. Frietzsche 2008). Im Gesundheitswesen spricht man dann auch vom sog. »Koproduzenten« (Dierks et. al 2001). Die Ergebnisse der empirischen Untersuchung haben gezeigt, dass der »externe Faktor« natürlich eine Rolle spielt, aber gerade in Therapiebetrieben nicht als Problem gesehen wird, weil Maßnahmen ergriffen werden, solche Probleme von vornherein zu vermeiden. Prinzipiell lassen sich auch keine grundsätzlich unterschiedlichen Strategien in zertifizierten und nicht zertifizierten Praxen erkennen, bis auf den Unterschied, dass zertifizierte Praxen im Gegensatz zu nicht zertifizierten Praxen spezielle Fragebögen zur Zufriedenheit der Patienten einsetzen (Betz 2010).

Im Rahmen der Praxisführung hat die Praxisleitung die Aufgabe, die Kombination der Elementarfaktoren optimal vorzunehmen. Dies bedeutet, Personal, Arbeitsräume und benötigte Materialien zeitlich zu koordinieren im Hinblick auf die optimale Patientenversorgung, aber auch im Hinblick auf die Wirtschaftlichkeit einer Praxis. Dieses Kombinieren der Elementarfaktoren, also das Managen, Lenken und Steuern, nennt man den **dispositiven Faktor** (s. ❏ Abb. 2.1). Das Managen einer Praxis ist verbunden mit typischen Leitungsaufgaben, von der Zielsetzung über die Planung, die Entscheidung und Realisierung bis zur Kontrolle der Ziele. Hat die Praxis Angestellte, dann gehört auch die Mitarbeiterführung zu den leitenden Aufgaben. Bei der Praxisführung sind unternehmerische Prinzipien zu beachten, insbesondere das ökonomische Prinzip (▶ Abschn. 1.1).

Der Überblick über die Produktionsfaktoren hat gezeigt, dass die Leitungsaufgaben eines Praxis-

inhabers vielfältig sind. Was aber genau unter der Bezeichnung »Unternehmensführung« verstanden wird, zeigt der nächste Abschnitt.

2.1.3 Unternehmensführung: begriffliche Klärung

Interpretiert man den Begriff Unternehmensführung weit, dann umfasst er sowohl die sachbezogenen als auch die personenbezogenen Führungsaufgaben (funktionaler Aspekt). In großen Unternehmen und Einrichtungen des Gesundheitswesens gehört zur Unternehmensführung auch die Hierarchie der Führungskräfte (institutionaler Aspekt).

❏ Abb. 2.2 veranschaulicht die unterschiedlichen Perspektiven der Unternehmensführung.

Im Folgenden werden funktionaler und institutionaler Aspekt näher betrachtet.

Funktionaler Aspekt: Leitung und Führung

Der funktionale Aspekt gliedert sich in sachbezogene und personenbezogene Aufgaben.

Zu den sachbezogenen Aufgaben gehören insbesondere die Aufgaben, die sich im Rahmen des Führungsprozesses ergeben. Diese Aufgaben werden in ▶ Abschn. 2.3 auch als Aufgaben des Managementregelkreises beschrieben. Sie sind unabhängig davon durchzuführen, ob Mitarbeiter zur Verfügung stehen. Sachbezogene Unternehmensführung kann auch als Leitung bezeichnet werden.

Sobald man auch nur einen Mitarbeiter hat, kommen zu den sachbezogenen Führungsaufgaben auch noch personenbezogene Führungsaufgaben hinzu. Zu den personenbezogenen Aufgaben gehört der Umgang mit den Menschen, primär der Umgang mit den Mitarbeitern, aber im Gesundheitswesen auch der Umgang mit Patienten. Personenbezogene Unternehmensführung kann auch als Führung bezeichnet werden. In Bezug auf Mitarbeiter spricht man immer von Mitarbeiter- oder Personalführung.

In der Literatur werden die Begriffe »Leitung« und »Führung« nicht durchgängig strikt getrennt. Oftmals werden sie auch synonym verwendet.

Im weiteren Verlauf von ▶ Kap. 2 »Unternehmensführung« werden ausschließlich die sach-

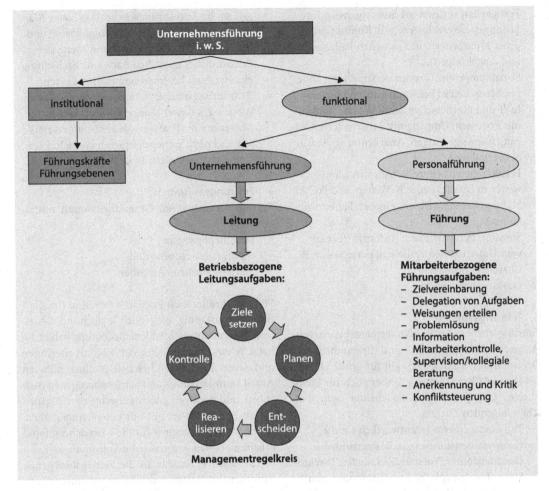

Abb. 2.2 Bereiche der Unternehmensführung

bezogenen Aufgaben, insbesondere die prozess-bezogenen Aufgaben wie Zielsetzung, Planung, Entscheidung, Durchführung und Kontrolle (Managementregelkreis) betrachtet. Die personenbezogenen Aufgaben, also der Bereich der (Personal-) Führung, werden in ► Kap. 4 »Personalmanagement« erläutert.

Institutionaler Aspekt: Führungsaufgaben und Kompetenzen

Unternehmensführung als Institution umfasst sämtliche Führungskräfte, die auf den einzelnen Führungsebenen tätig sind und die der Hierarchieebene zugehörige sachbezogene, aber auch personenbezogene Führungsaufgaben wahrnehmen.

- **Führungskräfte**

Führungskräfte sind alle Vorgesetzten in einer großen Organisation (z. B. Klinikum), aber auch der Praxisinhaber. Sie können anderen Personen im Klinikum/in der Praxis verpflichtende Weisungen erteilen, sie sind mit festgelegten Kompetenzen (z. B. Entscheidungskompetenz) und Machtbefugnissen ausgestattet. Sie sollen die Mitarbeiter dazu bewegen, erfolgreich zu arbeiten.

Führungskräfte benötigen folgende **Schlüsselqualifikationen** (am Beispiel eines Praxisinhabers):

— Fachkompetenz (Sach- und Fachwissen, disziplinär und BWL),
— Methodenkompetenz (eigenständig mit neuen Verfahren, Denkweisen, Kenntnissen und

Fertigkeiten vertraut machen; eigenständig Lösungswege erarbeiten, z. B. Konfliktlösung unter Mitarbeitern und zwischen Patienten und Angehörigen),
- Sozialkompetenz (Zusammenarbeit mit anderen Menschen in kommunikativer, kooperativer und partnerschaftlicher Weise, Umgang mit Patienten, Umgang mit Mitarbeitern, Umgang mit Angehörigen, Anerkennung, Aufgabenverteilung),
- Lernkompetenz (Bereitschaft, sich ständig weiter zu entwickeln, z. B. Weiter- und Fortbildung; Bereitschaft, aus eigenen Fehlern zu lernen),
- Sonstige: Persönlichkeit, Autorität (formale, vom Unternehmen verliehen; personale, z. B. Charisma, Erfahrung),
- Leistungsbereitschaft.

■ **Führungsebenen**

Führungsebenen, auch Managementebenen oder Hierarchiestufen genannt, sind Bestandteile der Organisationsstruktur. Dies gilt für große Organisationen wie Krankenhäuser, aber auch für kleine Praxen. Grundsätzlich unterscheidet man zwischen folgenden Ebenen:
- Top Management: verantwortlich für die Unternehmensführung, z. B. Praxisinhaber, Geschäftsführer, Vorstand, Ärztlicher Direktor. Sie treffen strategische Entscheidungen und haben direkte Weisungsbefugnis dem Middle Management und indirekte Weisungsbefugnis auch dem Lower Management gegenüber.
- Middle Management: Bereichsleitungen bzw. Leitungen der Fachabteilungen, z. B. Abteilungsleiter Therapie, Bereichsleiter Hausdienste, Chefarzt, Oberarzt. Sie setzen die Entscheidungen des Top Management um und treffen bereichsbezogene Entscheidungen und geben Anweisungen ans Lower Management. Das Middle Management findet man in Krankenhäusern und Kliniken vor, in Praxen hat es i. d. R. keine Bedeutung.
- Lower Management: Gruppenleitungen, z. B. Gruppenleiter Ergotherapie, Stationsarzt, Küchenchef. Sie setzen die Entscheidungen des Middle Management um und geben Anweisun-

gen an die Ausführungsebene. Das Lower Management findet man in Krankenhäusern und Kliniken vor, in Praxen nur dann, wenn der Praxisinhaber zusätzlich noch eine Fachleitung einsetzt, bzw. bei interdisziplinären Praxen.
- Ausführungsebene: Mitarbeiter, die die Anweisungen des Lower Managements oder des Top Management (Praxisinhaber) ausführen müssen und nicht weiter delegieren können. Dies sind die Angestellten einer Praxis oder Klinik.

■ **Führungsaufgaben**

Führungsaufgaben im Gesundheitswesen umfassen stets
- patientenbezogene,
- mitarbeiterbezogene und
- betriebsbezogene Aufgaben.

Führungskräfte, auch Praxisinhaber, sind für alle 3 Bereiche zuständig, die jedoch je nach individueller Situation unterschiedliche Bedeutung haben. So hat z. B. ein Praxisinhaber, der 6 Mitarbeiterinnen und davon 4 in Teilzeit beschäftigt, einen höheren Anteil an mitarbeiter- und betriebsbezogenen Aufgaben und weniger patientenbezogene Aufgaben als ein Praxisinhaber mit nur einem Angestellten. ◘ Abb. 2.3 zeigt Beispiele für die 3 Bereiche auf und erhebt nicht den Anspruch auf Vollständigkeit.

Bevor in ▶ Abschn. 2.3 die betriebsbezogenen Aufgaben im Rahmen des Managementregelkreises erläutert werden, soll in die übergeordneten Rahmenbedingungen eingeführt werden, die verantwortliche Führungskräfte beim wirtschaftlichen Denken und Handeln berücksichtigen müssen.

2.2   Übergeordnete Praxisziele

Ausgangssituation

Physiotherapeutin S. arbeitet seit 8 Jahren als Angestellte in einer Praxis. Sie kann dort aber nicht so arbeiten, wie sie es gerne möchte. Das will sie ändern und sich mit eigener Praxis niederlassen. Sie möchte zukünftig gerne ihre eigenen Dinge verwirklichen, ein Stück Freiheit für sich haben, sowohl räumlich, materialmäßig als auch in der Gestaltung ihrer Therapien. Sie möchte zukünftig selbst be-

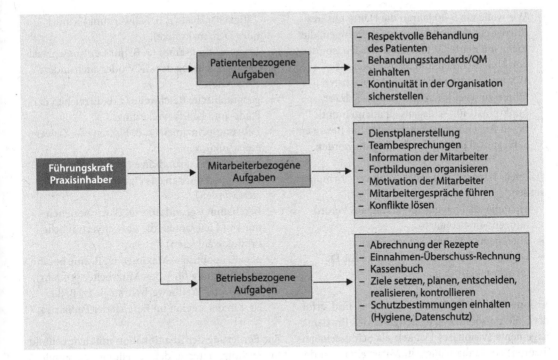

Abb. 2.3 Führungsaufgaben am Beispiel einer Praxis

stimmen, wie sie arbeitet. Dazu muss sie ihre Philosophie des Arbeitens dokumentieren, ihr visionäres Bild von der Zukunft skizzieren und Grundsätze formulieren, wie sie arbeiten möchte. Ihre Philosophie, ihre Visionen und ihr Leitbild sind die Basis für ihr therapeutisches und wirtschaftliches Handeln.

Der Zusammenhang zwischen Praxisphilosophie, Vision und Leitbild wird in diesem Abschnitt dargestellt. Diese übergeordneten Ziele sind für die Zukunft einer Praxis handlungsleitend im Sinne von Vorgaben für die strategische Ausrichtung und die tägliche Arbeit.

2.2.1 Praxisphilosophie

Die Praxisphilosophie ist die »Weltanschauung« der Praxis. Sie gibt Auskunft über
- den Praxiszweck (d. h., die Werte und Normen der Praxis) und
- die Positionierung der Praxis in ihrem therapeutischen, wirtschaftlichen und gesellschaftlichen Umfeld.

Die Praxisphilosophie hat Einfluss auf die Praxisvision und das Praxisleitbild und ist auf einen langfristigen Zeitraum ausgerichtet. Oftmals ist sie in der gesamten Phase der Selbstständigkeit handlungsleitend.

2.2.2 Praxisvision

Die Praxisvision steht in engem Zusammenhang mit der strategischen Ausrichtung (▶ Abschn. 3.3) der Praxis. Sie ist das Zukunftsbild einer Praxis (z. B. die Vision des Automobilproduzenten Henry Ford: »Jeder soll ein Auto fahren können«). Das Bundesministerium für Bildung und Forschung hat im Rahmen seines Futur-Prozesses eine Vision für das gesamte Gesundheitswesen aufgestellt: »Ein Leben lang gesund und vital durch Prävention« (▶ www.futur.de).

Visionen sind wichtig für die langfristige Ausrichtung der Praxis und sind die Basis für eine kontinuierliche Weiterentwicklung.

Visionen von Praxisinhabern könnten wie folgt lauten:

- Wir wollen in 5–10 Jahren die Hälfte unseres Praxisumsatzes mit Leistungen erbringen, die nicht von der GKV finanziert werden, sondern von Unternehmen und Selbstzahlern.
- Wir wollen unsere Praxis in den nächsten 5 Jahren zu einer interdisziplinären Schwerpunktpraxis für Schlaganfallpatienten und deren Angehörige entwickeln und in Bezug auf Schlaganfall die Nr. 1 in der Region werden.

Visionen können aber auch globaler formuliert werden:

- Therapie unabhängig von ärztlichen Verordnungen/»first contact«.
- Therapeuten als umfassende Berater.
- Die Praxis als Kompetenzzentrum für Demenzkranke.

Visionen sollen Realitätsbezug haben und erfordern die persönliche Überzeugung des Praxismanagements (visionäres Denken als Schlüsselqualifikation) sowie die Fähigkeit, Mitarbeiter von den Visionen zu überzeugen.

> **Visionen sind der Motor für eine zukunftsweisende Praxisentwicklung.**

2.2.3   Praxisleitbild

Die Aufgabe des Praxisleitbildes besteht darin, die Wert- und Normenvorstellungen aus der Praxisphilosophie in Form von Praxisgrundsätzen festzuschreiben. Diese Grundsätze bilden den Handlungsrahmen für alle Mitarbeiter. Die Praxisgrundsätze können sowohl extern als auch intern ausgerichtet sein.

Zweck der Grundsätze ist zum einen die Orientierung (Identität nach innen und außen), zum anderen die Motivation (Identifikation der Mitarbeiterinnen auf allen Führungsebenen).

Inhalte der Grundsätze können sein:

- Selbstverständnis (z. B. wir betrachten unsere Patienten ganzheitlich; wir setzen uns dafür ein, dass Patienten aller sozialen Schichten unsere Leistungen in Anspruch nehmen können),
- Tätigkeitsgebiet (z. B. Schwerpunkt Kinder oder Demenzkranke),
- Leistungsprogramm (z. B. nur Leistungen nach Leistungskatalog der GKV oder auch andere Angebote),
- geographische Reichweite (z. B. Erreichen der Stadt- und Landbevölkerung),
- Führungsprinzipien (z. B. Führen mit Zielvereinbarung),
- Finanzierungsgrundsätze (z. B. 50 % aller Investitionen müssen aus eigenen Mitteln finanziert werden),
- Beschaffungsgrundsätze (z. B. wir beziehen nur von Lieferanten, die umweltverträgliche Produkte anbieten),
- personalpolitische Maximen (z. B. eine bezahlte Fortbildung für jeden Mitarbeiter pro Jahr),
- Markt- und Wettbewerbsstrategie (z. B. die Nr. 1 in der Region im Bereich der Pädiatrie).

Zur Förderung der Identifikation mit dem Leitbild sollten Mitarbeiter an der Erstellung des Leitbildes beteiligt werden. Ein Leitbild muss »gelebt« werden, d. h., alle Praxisangehörigen müssen sich entsprechend der im Leitbild formulierten Grundsätze verhalten. Das gilt sowohl für die Praxisleitung als auch für die Mitarbeiter sowie die Praktikanten.

Leitbilder werden oftmals auch im Zusammenhang mit Zertifizierungen erstellt, sodass in zertifizierten Praxen i. d. R. leitbildorientiert gearbeitet wird. ◘ Abb. 2.4 zeigt, wie Grundsätze ausformuliert werden können.

◘ Abb. 2.5 stellt den Zusammenhang zwischen Vision, Leitbild und Strategie dar.

Die langfristige Ausrichtung der Praxis ist dem kurzfristigen Handeln übergeordnet, weshalb sich das kurzfristige Handeln immer an diesen übergeordneten Werten und Normen orientieren muss. Kurzfristiges Handeln muss immer im Einklang stehen mit der langfristigen Orientierung. Dies verdeutlicht auch die Zielpyramide (▶ Abschn. 2.3.1).

Praxisphilosophie, Vision und Leitbild haben auch in Bezug auf die Einstellung von Mitarbeitern prägenden Charakter. Deshalb ist es wichtig, Bewerbern frühzeitig die Praxisphilosophie zu vermitteln und sie hinsichtlich der Übereinstimmung

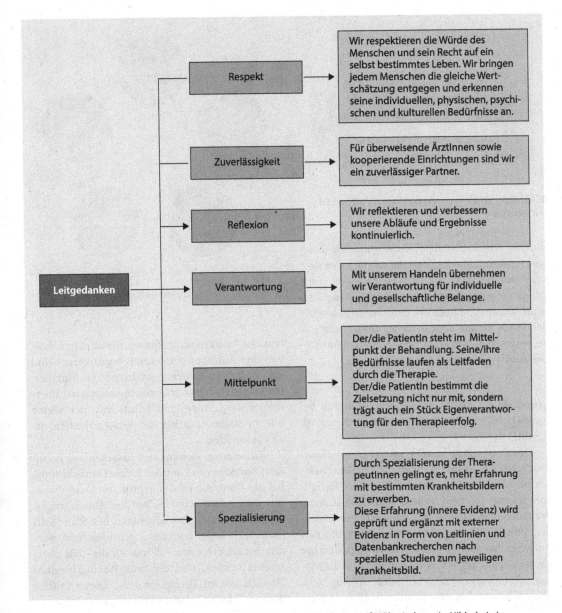

Respekt → Wir respektieren die Würde des Menschen und sein Recht auf ein selbst bestimmtes Leben. Wir bringen jedem Menschen die gleiche Wertschätzung entgegen und erkennen seine individuellen, physischen, psychischen und kulturellen Bedürfnisse an.

Zuverlässigkeit → Für überweisende ÄrztInnen sowie kooperierende Einrichtungen sind wir ein zuverlässiger Partner.

Reflexion → Wir reflektieren und verbessern unsere Abläufe und Ergebnisse kontinuierlich.

Verantwortung → Mit unserem Handeln übernehmen wir Verantwortung für individuelle und gesellschaftliche Belange.

Mittelpunkt → Der/die PatientIn steht im Mittelpunkt der Behandlung. Seine/ihre Bedürfnisse laufen als Leitfaden durch die Therapie. Der/die PatientIn bestimmt die Zielsetzung nicht nur mit, sondern trägt auch ein Stück Eigenverantwortung für den Therapieerfolg.

Spezialisierung → Durch Spezialisierung der TherapeutInnen gelingt es, mehr Erfahrung mit bestimmten Krankheitsbildern zu erwerben. Diese Erfahrung (innere Evidenz) wird geprüft und ergänzt mit externer Evidenz in Form von Leitlinien und Datenbankrecherchen nach speziellen Studien zum jeweiligen Krankheitsbild.

Leitgedanken

◘ **Abb. 2.4** Leitbild einer Praxis. (Mit freundl. Genehmigung der Curativa Praxis für Physiotherapie, Hildesheim)

ihrer Werte und Normen mit denen der Praxis zu überprüfen.

Die Praxisphilosophie, die Visionen der Inhaber und das Leitbild der Praxis bilden die Basis für therapeutisches und wirtschaftliches Handeln. Die betriebsbezogenen Aufgaben, die sich im Rahmen des Managementregelkreises ergeben, orientieren sich an diesen übergeordneten Praxiszielen.

2.3 Managementregelkreis und Managementaufgaben

Ausgangssituation

Frau M. hat eine Physiotherapiepraxis in zentraler Lage einer mittelgroßen deutschen Stadt. Sie hat 4 Angestellte, von denen 2 in Teilzeit arbeiten. Früher war sie selbst morgens als Erste in der Praxis

2

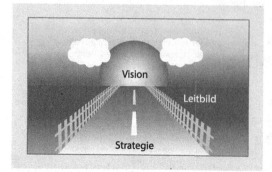

☐ **Abb. 2.5**   Zusammenhang zwischen Vision, Leitbild und Strategie

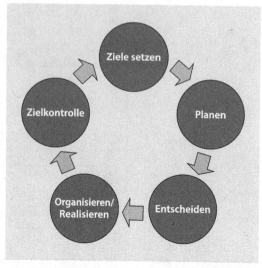

☐ **Abb. 2.6**   Der Managementregelkreis

und ging abends als Letzte. Am Wochenende und manchmal auch abends unter der Woche nahm sie Arbeit aus der Praxis mit nach Hause. Wenn ihre Mitarbeiter wegen Krankheit ausfielen, sprang sie selbst mit ein. Und trotzdem blieb am Jahresende kein ihrem Einsatz angemessener Gewinn übrig. Heute stimmt die Kasse am Jahresende, und sie hat eine ausgewogene Work-Life-Balance.

Grundlage für einen angemessenen Gewinn bei ausgewogener Work-Life-Balance bildet dieser Abschnitt.

Der Praxisalltag besteht einerseits aus therapeutischer Arbeit am Patienten. Andererseits müssen betriebswirtschaftliche Aufgaben wie Rezeptabrechnung, Terminvergabe, Kapazitätsauslastung der Behandlungsräume etc. wahrgenommen werden. Zur Bewältigung der betriebswirtschaftlichen Aufgaben hat sich in der Betriebswirtschaftslehre ein systematisches Vorgehen bewährt, das als Managementprozess bezeichnet wird. Analog zum Therapieprozess bei einem Patienten gibt es für die betriebswirtschaftlichen Aufgaben den Managementprozess. Er umfasst 5 Phasen bzw. 5 Aufgaben, die von leitenden Therapeuten erfüllt werden müssen (☐ Abb. 2.6, s. auch ▶ Abschn. 2.1.2). Diese Aufgaben fallen in regelmäßigen Abständen wiederholt an. Deshalb wird der Managementprozess auch Managementregelkreis oder -kreislauf genannt. Er bildet ab, wie betriebliche Entscheidungen zustande kommen und wie sie praktisch umgesetzt werden.

Die 3 Aufgaben »Ziele setzen«, »planen« und »entscheiden« sind miteinander verbunden und

typische Managementaufgaben. Sie werden i. d. R. von den Aufgaben »realisieren/organisieren« und »kontrollieren« getrennt. Während die Mitarbeiter überwiegend »realisieren/organisieren«, übernimmt die Leitungskraft selbst, entweder alleine oder in Zusammenarbeit mit den Mitarbeitern, die »Zielkontrolle«.

Zielsetzung, Planung und Entscheidung haben den Charakter von Vorgaben für die Durchführung. Bei der Kontrolle wird überprüft, ob diese Vorgaben eingehalten wurden. Werden Abweichungen des Ist-Zustandes zum ursprünglichen Plan (Soll) festgestellt, muss rechtzeitig gegengesteuert werden. Im schlechtesten Fall müssen die Ziele überarbeitet werden, und die neue Planung beginnt (ähnlich wie im Therapieprozess). Dieser Prozess wird am folgenden Beispiel veranschaulicht.

Managementprozess: Praxisbeispiel

Frau M. hat das Ziel, die nicht voll ausgelasteten Behandlungsräume ganzjährig an Vormittagen voll auszulasten, um damit ihre Einnahmen zu erhöhen. Sie kontrolliert jeden Monat, ob dieses Ziel erfüllt ist. Gleich im Januar bemerkt sie, dass eine Vollauslastung der Räume trotz Vollauslastung der Mitarbeiterinnen noch nicht erreicht ist. Deshalb berät sie sich mit ihren Mitarbeiterinnen und entscheidet, dass kurzfristig eine weitere Teilzeitkraft für die Vormittage eingestellt werden soll, um Behandlungen in den ungenutzten Räumen durchzuführen. Bis zur Einstellung der neuen Mitarbeiterin wird nun das ursprünglich aufgestellte Ziel (höhere Einnahmen durch bessere Auslastung) nach unten korrigiert.

Diese Managementaufgaben wiederholen sich regelmäßig, i. d. R. im Jahresablauf, sodass die Ausübung dieser 5 Aufgaben einen permanenten Kreislauf, den Managementkreislauf, darstellt.

Im Folgenden werden die 5 Aufgaben des Managementregelkreises näher beleuchtet.

2.3.1 Ziele setzen

»Solange das Ziel nicht feststeht, ist jeder Weg der richtige« (Quelle unbekannt).

Diese humoristische Anmerkung soll verdeutlichen, dass es wichtig ist, Ziele festzulegen, um Verzettelungen zu vermeiden und sein Handeln darauf auszurichten. Ziele sind der Ausgangspunkt für den Managementprozess, der auf die Erreichung der übergeordneten Praxisziele ausgerichtet wird. Diese entstehen oftmals schon, wenn die Praxis sich noch in der Gründungsphase befindet, denn jeder Praxisgründer hat bestimmte Motive oder eine Philosophie, warum er die Praxis gründen und welche Vorstellungen er dort verwirklichen möchte. Die Handlungsziele des laufenden Geschäftes müssen immer zu diesen übergeordneten Praxiszielen passen und dürfen ihnen nicht entgegenstehen oder sich widersprechen.

> **Die Sach- und Handlungsziele müssen immer im Einklang stehen mit den übergeordneten Praxiszielen.**

In ► Abschn. 1.2 wurde aufgezeigt, dass es für therapeutische Praxen nicht selbstverständlich ist, Ziele außerhalb des Therapieprozesses aufzustellen, zu planen und die Ziele zu kontrollieren. Ebenso wurde die Bedeutung betriebswirtschaftlichen Vorgehens hervorgehoben. Betriebswirtschaftliche Ziele aufzustellen fällt vielen Praxisinhabern nicht leicht. Deshalb wird nachfolgend das systematische Vorgehen zur Aufstellung betriebswirtschaftlicher Ziele erläutert.

> **Ziele beschreiben erwünschte zukünftige Zustände, die ein Unternehmen (Praxis, Klinik) zu erreichen versucht.**

Voraussetzungen für die Zielsetzung

Um Ziele festlegen zu können, werden vielfältige Informationen benötigt über
- den Markt,
- die Kunden/Patienten/Ärzte/Störungsbilder,
- das gesamte Praxisumfeld,
- Konkurrenten sowie
- den Staat, gesellschaftliche und ökologische Trends (► Abschn. 3.2).

Diese Informationen bilden die Basis für Zielsetzungen. Zunächst müssen aber die übergeordneten Ziele festgelegt werden (► Abschn. 2.2), um daraus die Handlungsziele abzuleiten. Die Hierarchie der Zielebenen zeigt ◻ Abb. 2.7.

Damit der Managementprozess zu befriedigenden Ergebnissen führt, ist die **Zielformulierung** von besonderer Bedeutung. Ziele sollen
- eindeutig sein, d. h., sie sollen
  - den Inhalt (z. B. Steigerung der Patientenzahl), das Ausmaß (z. B. um 100) und den Zeitbezug festlegen (z. B. pro Jahr oder pro Halbjahr) und
  - den organisatorischen Bezug festlegen: Auf welchen Bereich beziehen sich die Ziele: auf die gesamte Praxis oder auf einen bestimmten Bereich, z. B. auf den Bereich Ergotherapie in einer interdisziplinären Praxis?,
- operational, d. h. messbar sein: Die Zielsetzung »deutlicher Patientenanstieg« ist z. B. zu ungenau und nicht messbar. Dieses Ziel lässt sich nicht planen, kontrollieren und steuern. Deshalb müssen Ausmaß und Termin noch angegeben werden, z. B. 100 Patienten bis zum 31.12.2014. Erst dann ist das Ziel messbar,
- zur Leistung motivieren: Die Ziele müssen sowohl aus Sicht des Praxisinhabers als auch aus Sicht der Mitarbeiter realistisch sein, d. h., erreichbar und nachvollziehbar sein (unrealistische Ziele demotivieren eher).

Beispiele für eindeutig formulierte Ziele bietet ◻ Tab. 2.1.

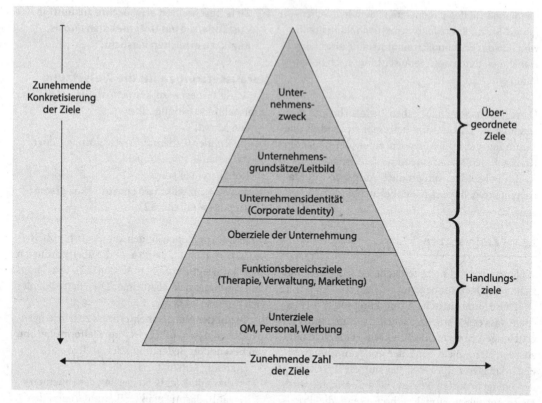

◘ Abb. 2.7   Hierarchie der Zielebenen. (Mod. nach Meffert 1998)

Ziele können auch nach der sog. SMART-Regel (Drucker 1956) formuliert werden. Danach sollte eine Zielformulierung folgende Kriterien erfüllen:

SMART		
S	Spezifisch (»specific«)	
M	Messbar (»measurable«)	
A	Akzeptierbar/herausfordernd (»achievable«)	
R	Realistisch/machbar unter gegebenen Voraussetzungen (»relevant«)	
T	Terminiert (»timely«)	

Zielarten

Die vom Unternehmen angestrebten Ziele können verschiedenartig sein und lassen sich nach Thommen u. Achleitner (1998) generell einteilen in
- Formalziele (Erfolgsziele) und
- Sachziele (Handlungsziele).

Die Formalziele bestimmen den wirtschaftlichen Erfolg einer Praxis. Sie können daher auch als Oberziele bezeichnet werden, aus denen sich dann die Sach- oder Handlungsziele ableiten lassen. Die Sach- oder Handlungsziele wiederum bestimmen die konkreten betrieblichen Maßnahmen. Den Zusammenhang zwischen den einzelnen Zielarten zeigt ◘ Abb. 2.8.

Bevor in ◘ Tab. 2.1 konkrete Beispiele für Zielformulierungen in therapeutischen Praxen gegeben werden, sollen zur Erzielung eines einheitlichen Begriffsverständnisses und zur Abgrenzung die unter den Formalzielen aufgeführten **betriebswirtschaftlichen Grundbegriffe** erläutert werden:
- Wirtschaftlichkeit,
- Rentabilität,
- Gewinn und
- Produktivität.

▪ Wirtschaftlichkeit
Wirtschaftlichkeit ist immer eine wertmäßige Betrachtung der Gesamtleistung einer Praxis (im

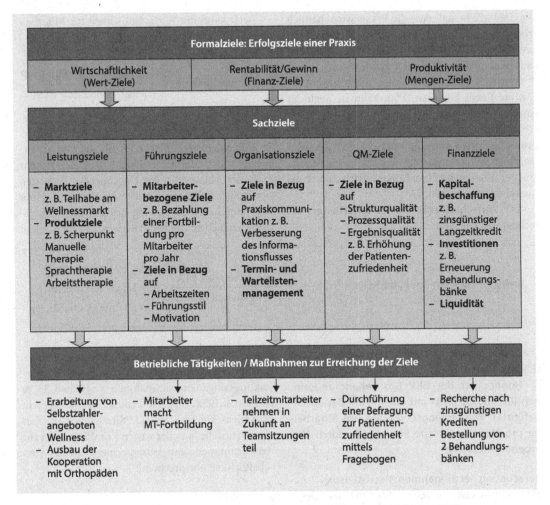

Formalziele: Erfolgsziele einer Praxis

Wirtschaftlichkeit (Wert-Ziele)	Rentabilität/Gewinn (Finanz-Ziele)	Produktivität (Mengen-Ziele)

Sachziele

Leistungsziele	Führungsziele	Organisationsziele	QM-Ziele	Finanzziele
– **Marktziele** z. B. Teilhabe am Wellnessmarkt – **Produktziele** z. B. Scherpunkt Manuelle Therapie Sprachtherapie Arbeitstherapie	– **Mitarbeiterbezogene Ziele** z. B. Bezahlung einer Fortbildung pro Mitarbeiter pro Jahr – **Ziele in Bezug auf** – Arbeitszeiten – Führungsstil – Motivation	– **Ziele in Bezug auf** Praxiskommunikation z. B. Verbesserung des Informationsflusses – **Termin- und Wartelistenmanagement**	– **Ziele in Bezug auf** – Strukturqualität – Prozessqualität – Ergebnisqualität z. B. Erhöhung der Patientenzufriedenheit	– **Kapitalbeschaffung** z. B. zinsgünstiger Langzeitkredit – **Investitionen** z. B. Erneuerung Behandlungsbänke – **Liquidität**

Betriebliche Tätigkeiten / Maßnahmen zur Erreichung der Ziele

– Erarbeitung von Selbstzahlerangeboten Wellness – Ausbau der Kooperation mit Orthopäden	– Mitarbeiter macht MT-Fortbildung	– Teilzeitmitarbeiter nehmen in Zukunft an Teamsitzungen teil	– Durchführung einer Befragung zur Patientenzufriedenheit mittels Fragebogen	– Recherche nach zinsgünstigen Krediten – Bestellung von 2 Behandlungsbänken

Abb. 2.8 Zusammenhang zwischen Formal- und Sachzielen. (Mod. nach Thommen u. Achleitner 1998)

Gegensatz zur Produktivität, die immer eine mengenmäßige Betrachtung darstellt, z. B. die Anzahl der behandelten Patienten pro Jahr). Bei der Wirtschaftlichkeit werden die Einnahmen den Ausgaben der Praxis gegenübergestellt.

Die Wirtschaftlichkeit kann nach folgender Formel berechnet werden:

$$\text{Wirtschaftlichkeit (W)} = \frac{\text{Einnahmen}(\text{Anzahl Behandlungseinheiten} \times \text{Honorarsatz GKV})}{\text{Ausgaben}\left(\begin{array}{l}\text{alle Kosten wie: Personal, Material,} \\ \text{Miete + Nebenkosten, Energie, Telefon, Auto etc.}\end{array}\right)} = \begin{array}{l} >1\,(\text{wirtschaftlich}) \\ 1\,(\text{kostendeckend}) \\ <1\,(\text{unwirtschaftlich}) \end{array}$$

Beispiel :
$$W = \frac{\text{Einnahmen pro Jahr } 200.000\, €}{\text{Ausgaben pro Jahr } 160.000\, €} = 1{,}25$$

Die Zahl 1,25 besagt, dass die Praxis wirtschaftlich arbeitet, da die Zahl größer als 1 ist. Weiterhin bedeutet diese Zahl, dass das 1,25fache der Ausgaben an Einnahmen erwirtschaftet worden ist.

Wirtschaftlichkeit muss man nicht nur auf die gesamte Praxis beziehen. Man kann sie auch auf einzelne Mitarbeiter beziehen und deren Wirtschaftlichkeit berechnen. Zielsetzung für therapeutische Praxen muss die Wirtschaftlichkeit jedes einzelnen Mitarbeiters sein. Jeder angestellte Mitarbeiter muss mehr Einnahmen erwirtschaften als Ausgaben verursachen.

Die **Wirtschaftlichkeit eines Mitarbeiters** errechnet sich wie folgt:

Jetzt kann die Wirtschaftlichkeit für Mitarbeiterin A berechnet werden:

$$\text{Wirtschaftlichkeit} = \frac{\text{Einnahmen: 4.329,60 EUR}}{\text{Ausgaben: 2.200 EUR}}$$
$$= 1,97$$

Je höher der errechnete Wert für die Wirtschaftlichkeit des Mitarbeiters über 1 liegt, desto mehr trägt der Mitarbeiter zur Deckung der Fixkosten der Praxis sowie zur Gewinnsituation und damit zur Einnahmeverbesserung des Inhabers bei. Jeder einzelne Mitarbeiter erwirtschaftet im Idealfall

$$\text{Wirtschaftlichkeit des Mitarbeiters (MA)} = \frac{\text{Einnahmen des MA}}{\text{Personalkosten des MA}} = \begin{array}{l} > 1 \ (\text{wirtschaftlich}) \\ 1 \ (\text{kostendeckend}) \\ < 1 \ (\text{unwirtschaftlich}) \end{array}$$

Die **Einnahmen/Monat pro Mitarbeiter** errechnen sich wie folgt:

Honorarsatz der GKV pro Behandlungseinheit (BE) multipliziert mit der Anzahl der durchgeführten Behandlungseinheiten pro Mitarbeiter pro Monat = Erzielte Einnahmen durch Mitarbeiter pro Monat

Berechnung der Einnahmen: Praxisbeispiel
Mitarbeiterin A arbeitet Vollzeit 40 h pro Monat. Der Monat hat 20 Arbeitstage. Pro Arbeitstag á 8 h behandelt sie im Durchschnitt 16 Patienten (16 BE). Sie wendet überwiegend Krankengymnastik an. Diese wird von der GKV mit 13,53 EUR honoriert. Mit diesen Angaben können die Einnahmen der Mitarbeiterin A berechnet werden:

16 (BE) × 13,53 EUR × 20 (Arbeitstage) = 4.329,60 EUR/Monat

Die **Ausgaben/Monat pro Mitarbeiter** errechnen sich wie folgt:

Gehalt pro Monat plus Lohnnebenkosten pro Monat

Es wird ein Gehalt von 1.800 EUR Brutto zugrundegelegt, die Lohnnebenkosten betragen 400 EUR: Gehalt + Lohnnebenkosten = 2.200 EUR.

einen Teil des Einkommens des Praxisinhabers. Dies ist erforderlich, da die Inhaber anteilig Verwaltungsaufgaben wahrnehmen (zwischen 15 % und 100 %; Betz 2010) und in dieser Zeit selbst nicht behandeln können. Sobald Mitarbeiterin A aber Terminausfälle hat oder wegen Krankheit nicht zur Arbeit kommen kann, verschlechtert sich die Wirtschaftlichkeit entsprechend.

- **Gewinn**

Der Gewinn wird immer als absolute Größe, i. d. R. in EUR, angegeben und berechnet sich wie folgt:

Gewinn = Einnahmen – Ausgaben
oder betriebswirtschaftlich:
Gewinn = Umsatz – Kosten

Neben dem Gewinn kann eine Praxis auch Rentabilitätsziele haben.

- **Rentabilität**

Rentabilität misst den Erfolg im Finanzprozess, d. h., die durch das eingesetzte Kapital erwirtschafteten finanziellen Mittel. Die Rentabilität wird entweder in Relation zum eingesetzten Kapital oder zum erwirtschafteten Umsatz gesetzt und ist damit eine relative Größe (%), im Gegensatz zum Gewinn (absolute Größe in EUR):

Kapitalrentabilität: $\dfrac{\text{Gewinn}}{\text{Kapital}} \times 100$

Umsatzrentabilität: $\dfrac{\text{Gewinn}}{\text{Umsatz}} \times 100$

Eine Rentabilitätsbetrachtung wäre z. B., wenn der Praxisinhaber Überschüsse erwirtschaftet hat, die er zunächst erst einmal sparen möchte und dann die Sparkasse oder Bank auswählt, die ihm die höchsten Zinsen für seine Spareinlage bezahlt. Die Zinsen können auch als Rendite bezeichnet werden (z. B. 3 % Zinsen auf das eingesetzte Kapital von 10.000 EUR). Die Rendite pro Jahr beträgt in diesem Beispiel 3 %, der Gewinn pro Jahr beträgt 300 EUR. Dieses Beispiel veranschaulicht auch den Unterschied zwischen Rentabilität und Gewinn.

Ein weiteres Formalziel kann sich auf die Produktivität einer Praxis beziehen.

- **Produktivität**

Produktivität ist das mengenmäßige Verhältnis zwischen Output und Input (eingesetzte Produktionsfaktoren). Die Formel für die Arbeitsproduktivität lautet:

$$\text{Arbeitsproduktivität} = \frac{\text{Ausbringungsmenge}}{\text{Arbeitsstunden}}$$

z. B: $\dfrac{80\ \text{Patienten/Woche}}{40\ \text{Stunden/Woche}} = 2\ \text{Patienten/h}$

Neben der Arbeitsproduktivität gibt es auch noch andere Produktivitätskennziffern, z. B. die Raumproduktivität, die Flächenproduktivität und die Mitarbeiterproduktivität (pro Tag/Woche/Monat/Jahr).

$$\text{Raumproduktivität} = \frac{\text{Anzahl BE } 480}{\text{Anzahl Behandlungsräume } 4}$$
$$= 120\ \text{BE/Raum}$$

Da die Unterauslastung der Praxisräumlichkeiten eines der Probleme therapeutischer Praxen darstellt (▶ Abschn. 1.2.5), wird am nachfolgenden Beispiel aufgezeigt, wie die Raumproduktivität berechnet werden kann und welche Potenziale noch ausgeschöpft werden können.

Raumproduktivität: Praxisbeispiel

Linda L. hat seit einem halben Jahr eine Praxis für Logopädie mit 4 Behandlungsräumen. Diese hat sie voller Elan eingerichtet und sich voll und ganz auf die Arbeit konzentriert. Nun muss sie feststellen, dass ihr Gewinn zu wünschen übrig lässt und sie mit ihrem Geld nicht auskommt. Sie nimmt sich die Zeit und überlegt, ob sie etwas optimieren kann in ihrer Praxis.

Linda L. arbeitet 5 Tage in der Woche. Pro Tag behandelt sie 7 h Patienten, und 1 h Zeit benötigt sie für Büroarbeiten. In 7 h könnte Linda L. maximal 7 Behandlungen á 45 min durchführen, inkl. Vor- und Nachbereitung, d. h.,

$$7\ \text{BE/Tag} \times 5\ \text{Tage/Woche} \times 4\ \text{Wochen/Monat}$$
$$= 140\ \text{BE/Monat}$$

Linda L. hat 3 Mitarbeiterinnen. Sie könnten 8 Behandlungseinheiten á 45 Minuten inkl. Vor- und Nachbereitung pro Tag durchführen. Das sind dann

$$8\ \text{BE/Tag} \times 5\ \text{Tage/Woche} \times 4\ \text{Wochen/Monat}$$
$$= 160\ \text{BE/Monat pro Mitarbeiterin}$$

Bei 3 Mitarbeiterinnen wären das insgesamt 480 BE pro Monat. Zählt man die Behandlungseinheiten von Linda L. hinzu, käme man maximal auf insgesamt 620 BE, die man in insgesamt 4 Räumen durchführen könnte. Das entspräche einer Raumproduktivität von

$$620\ \text{BE} : 4\ \text{Räume} = 155\ \text{BE pro Raum/Monat}$$

Nun überprüft Linda L., wie viele Behandlungseinheiten im Monat in ihrer Praxis tatsächlich erbracht werden. Sie kommt auf insgesamt 480 BE. Das entspricht einer Raumproduktivität von

$$480\ \text{BE} : 4\ \text{Räume} = 120\ \text{BE pro Raum/Monat}$$

Diese Zahlen zeigen auf, dass die Produktivität noch verbessert werden kann, und zwar um insgesamt

$$620 - 480\ \text{BE} = 140\ \text{BE/Monat}$$

2

Das bedeutet in Bezug auf die 4 Behandlungsräume eine Verbesserung der Produktivität von

$$140 \text{ BE} : 4 \text{ Räume} = 35 \text{ BE pro Raum/Monat}$$

Linda L. muss nun überlegen, wie sie die Räume besser auslasten und zu weiteren Behandlungseinheiten kommen kann.

Eine weitere Kennziffer ist die **Flächenproduktivität**. Sie ist jedoch nur dann aussagekräftig, wenn man Vergleichswerte anderer Praxen kennt. Die Berufsverbände oder auch Abrechnungsfirmen wie Theorg könnten solche Kennziffern liefern. Je höher die Anzahl der Behandlungseinheiten pro Praxisquadratmeter ist, desto produktiver und wahrscheinlich auch wirtschaftlicher arbeitet eine Praxis.

$$\text{Flächenproduktivität} = \frac{\text{Anzahl BE (z. B. 480)}}{\text{Praxisgröße in m}^2 \text{ (z. B. 200)}}$$
$$= 2,4 \text{ BE/m}^2$$

Die Produktivität kann auch in Bezug auf die Mitarbeiter (MA) berechnet werden:

$$\text{Mitarbeiterproduktivität} = \frac{\text{Anzahl BE}}{\text{Stundenzahl MA}}$$

Mitarbeiterproduktivität: Praxisbeispiel
Eine Physiotherapiepraxis hat 3 Mitarbeiter, davon zwei in Vollzeit und eine Teilzeitkraft (50 %). Die Behandlungszeit pro Patient beträgt im Durchschnitt 20 min, der Arbeitstag hat 8 h. Die Mitarbeiterproduktivität stellt sich wie folgt dar:

Vollzeitkraft A: $\dfrac{20 \text{ BE/Tag}}{8 \text{ Stunden}} = 2,5 \text{ BE/h}$

Vollzeitkraft B: $\dfrac{24 \text{ BE/Tag}}{8 \text{ Stunden}} = 3,0 \text{ BE/h}$

Teilzeitkraft C: $\dfrac{8 \text{ BE/Tag}}{3 \text{ Stunden}} = 2,0 \text{ BE/h}$
(50 %)

Das Ergebnis zeigt, dass die Vollzeitkraft B die höchste Produktivität aufweist. Jetzt ist zu hinterfragen, warum die beiden anderen Mitarbeiter eine geringere Produktivität haben. Das kann mit abgesagten Terminen zusammenhängen, aber auch mit dem Krankheitsgrad der behandelten Patienten. So kann es sein, dass die Teilzeitkraft häufig die Patienten mit schwereren Erkrankungen behandelt und deshalb mehr als 20 min pro Patient benötigt, was dann auch zu rechtfertigen wäre. Es sollte auch nicht ausschließlich die Produktivitätskennziffer zur Beurteilung herangezogen werden, sondern auch die Wirtschaftlichkeit. So kann es sein, dass die Teilzeitkraft C für ihre Patienten ein höheres Honorar pro BE abrechnen kann als die beiden Vollzeitkräfte. Damit hat sie zwar eine niedrigere Produktivität, aber eine höhere Wirtschaftlichkeit.

Wären häufige Terminausfälle die Begründung für die niedrige Produktivität der Teilzeitkraft, dann müssten Maßnahmen ergriffen werden, die abgesagten Termine durch andere Patienten oder andere Tätigkeiten zu ersetzen. In diesem Fall würde die niedrige Produktivität einhergehen mit einer niedrigen Wirtschaftlichkeit (keine Einnahmen durch Terminausfälle). Diese Situation erfordert schnelles Handeln zur Verbesserung der Produktivität und damit auch zur Verbesserung der Wirtschaftlichkeit.

Je nach individueller Situation, in der sich die Praxis befindet, kann sich das Formalziel einer Praxis auf die Wirtschaftlichkeit, die Produktivität, den Gewinn oder die Rentabilität beziehen. Aus diesen Oberzielen leiten sich dann die Sachziele und daraus die betrieblichen Tätigkeiten der Praxis ab.

▪ **Formalziele, Sachziele und betriebliche Tätigkeiten im Zusammenhang**
Wie Formalziele, Sachziele und betriebliche Tätigkeiten zusammenhängen, zeigt ◘ Tab. 2.1. Hier sind auch die Voraussetzungen für eine Zielformulierung berücksichtigt: Ziele sollen eindeutig und operational sein und zur Leistung motivieren.

Die Tabelle liest sich wie folgt:

Zu Beginn des Jahres 2014 wird folgendes Formalziel aufgestellt: Der Gewinn soll gegenüber dem Jahr 2013 bis zum 31.12.2014 um 4.000 EUR erhöht werden (Formalziel, Spalte 2). Dies soll erreicht werden

☑ Tab. 2.1 Formulierung von Zielen in therapeutischen Praxen am Beispiel des Formalziels Gewinn

Kriterien der Zielformulierung	Formalziel	Sachziel	Betriebliche Tätigkeiten
Eindeutig nach …			
Inhalt	Gewinn erhöhen	a) Leistungsziel: Selbstzahlerangebote machen (die höhere Einnahmen erzielen als im GKV-Bereich)	a) Angebote konzipieren, Preis kalkulieren, Flyer erstellen
		b) Kostenziel: Materialkosten senken	b) Analyse, in welchem Bereich Materialkosten eingespart werden können
Ausmaß	Um 4.000 EUR gegenüber 2013	a) 3.600 EUR Umsatz	a) Pro Monat 10 Patienten gewinnen
		b) Um 400 EUR vs. 2013	b) 400 EUR Einsparung für Materialien
Zeitpunkt	Bis 31.12.2014	a) Bis 31.12.2014	a) 120 Patienten bis 31.12.2014
		b) Bis 31.12.2014	b) Bis 31.12.2014
Organisationseinheit	Gesamte Praxis	a) Gesamte Praxis	a) Gesamte Praxis
		b) Gesamte Praxis	b) Gesamte Praxis
Operational (messbar)	Zahl für 2013 muss bekannt sein für Vergleich	a) Am 31.12.2014	a) Am 31.12.2014
		b) Am 31.12.2014	b) Am 31.12.2014
Realistisch/ leistungsmotivierend	Wenn Einnahmen oder Ausgaben entsprechend verändert werden können, ansonsten muss das Ausmaß reduziert werden	a) 10 Selbstzahlerangebote pro Monat á 30 EUR/30 min ist realistisch	a) Mitarbeiter auswählen, die Interesse daran haben
		b) Durch Lieferantenwechsel und Verbrauchsreduzierung realistisch	b) Vergleichsangebote anderer Lieferanten einholen; Einsparvorschläge von Mitarbeitern machen lassen

— durch höhere Einnahmen aus Selbstzahlerangeboten mit einem Umsatz von 3.600 EUR bis zum 31.12.2014. Um das zu realisieren, müssen Selbstzahlerangebote á 30 EUR/30 min konzipiert und kalkuliert werden, ein Flyer erstellt, pro Monat 10 Patienten dafür gewonnen und Mitarbeiter ausgewählt werden, die Spaß daran haben, die Selbstzahlerangebote durchzuführen. Bis zum 31.12.2014 müssen 120 Patienten diese Selbstzahlerangebote in Anspruch genommen haben. Da durch Selbstzahlerleistungen insgesamt 3.600 EUR Gewinn erzielt werden können, fehlen nun noch 400 EUR, um das Ziel von 4.000 EUR zu erreichen. Deshalb wird ein zweites Sachziel »Materialkosten senken« angestrebt.

— durch Senkung der Kosten im Bereich der Materialkosten um 400 EUR bis 31.12.2014.

Um das zu realisieren, müssen 400 EUR eingespart werden. Dafür ist zu analysieren, in welchem Bereich Materialkosten eingespart werden können (Therapie- oder Verwaltungsbereich). Realistisch ist, einerseits den Verbrauch an Therapiematerial zu reduzieren. Die Mitarbeiter können dafür Vorschläge machen. Andererseits können Vergleichsangebote von verschiedenen Lieferanten eingeholt werden, um die Einkaufskosten zu senken.

Die Erhöhung des Gewinns um 4.000 EUR wird in diesem Beispiel sowohl durch Erhöhung der Einnahmen in Höhe von 3.600 EUR als auch durch Senkung der Materialkosten in Höhe von 400 EUR erzielt (doppelter Effekt).

2

Zielbeziehungen

Eine Erschwernis für unternehmerische Entscheidungen ist die Tatsache, dass sehr selten nur ein einziges Ziel verfolgt wird, sondern meistens mehrere Ziele gleichzeitig. Ziele stehen in Beziehung zueinander, sie können sich

- gegenseitig stärken (komplementäre Ziele),
- behindern (konkurrierende Ziele) oder
- unbeeinflusst voneinander sein (indifferente Ziele).

Komplementäre (harmonische) Ziele zeichnen sich dadurch aus, dass sich der Zielerreichungsgrad von Ziel 2 erhöht, wenn sich der Zielerreichungsgrad von Ziel 1 ebenfalls erhöht, z. B. Ziel 1: Einführung von Selbstzahlerangeboten und Ziel 2: Auslastung der Raumkapazitäten. Durch die Einführung von zusätzlichen Selbstzahlerangeboten werden die Behandlungsräume besser ausgelastet.

Konkurrierende Ziele (gegenseitige Behinderung) sind Ziele, deren Zielerreichungsgrade sich gegenläufig entwickeln. Dies kann dann der Fall sein, wenn z. B. nur ein bestimmtes Budget zur Verfügung steht, aus dem sowohl die Fortbildungen als auch die Erneuerung der Behandlungsbänke finanziert werden muss. Steigt der Zielerreichungsgrad von Ziel 1, sinkt der Zielerreichungsgrad von Ziel 2, z. B. Ziel 1: Motivation der Mitarbeiter durch bezahlte Fortbildungen und Ziel 2: Erneuerung der Behandlungsbänke.

Indifferente Ziele beeinflussen sich nicht gegenseitig, sie haben nichts miteinander zu tun. Eine Veränderung des Zielerreichungsgrades von Ziel 1 lässt den Zielerreichungsgrad von Ziel 2 unberührt (und umgekehrt), z. B. Ziel 1: Flexibilisierung der Arbeitszeiten und Ziel 2: Erhöhung der Liquidität (Zahlungsfähigkeit).

Insbesondere bei Zielkonflikten (konkurrierende Ziele) muss der Praxisinhaber Prioritäten setzen, um handlungsfähig zu sein. Zu weiteren Zielkonflikten kann es durch verschiedene Anspruchsgruppen (Mitarbeiter, Patienten) kommen, die jeweils unterschiedliche Ziele verfolgen. So haben Praxisinhaber unter Umständen andere Ziele als die Mitarbeiter, und diese verfolgen wiederum andere Ziele als die Gläubiger (z. B. Banken, die einen Kredit an die Praxis vergeben haben) oder als die gesetzlichen Krankenkassen.

Sind die Ziele aufgestellt, muss im nächsten Schritt geplant werden, wie die Ziele erreicht werden sollen.

2.3.2 Planen

Praxisinhaber müssen eine Planung machen, die sich auf die betriebswirtschaftlichen Ziele bezieht. Hierauf wird aber in therapeutischen Praxen oftmals verzichtet, weil der Nutzen nicht gesehen wird und die Vorgehensweise unbekannt ist (Betz 2010). Stattdessen werden die Urlaubszeiten und der Betriebsausflug geplant, was sicher wichtig, aber nicht ausreichend ist. Die Planung der betriebswirtschaftlichen Ziele (Umsatz, Gewinn, Anzahl Behandlungseinheiten pro Jahr etc.) erfordert zum einen betriebswirtschaftliche Kenntnisse, wie sie mit diesem Buch vermittelt werden. Zum anderen erfordert die Planung Zeit. Dieser Zeitbedarf ist beim erstmaligen Vorgehen nach dem Managementregelkreis größer als in den Folgejahren. Bei erstmaliger Zielsetzung und Planung sollte ein Zeitbedarf von zwei Arbeitstagen/Jahr eingeplant werden. In den Folgejahren kann die benötigte Zeit für Zielsetzung und Planung auf einen Arbeitstag pro Jahr reduziert werden, da auf bereits vorliegenden Planungen aufgebaut werden kann. Der Nutzen, der Praxisinhabern daraus entsteht, ist ggf. eine bessere Wirtschaftlichkeit, Zeitgewinn bei der Durchführung der Aufgaben, ein besserer Überblick über die anstehenden Aufgaben und die Sicherung des zukünftigen Unternehmenserfolgs.

> ❯ **Die in Planung investierte Zeit wird mehrfach wieder eingespart und ermöglicht eine ausgewogene Work-Life-Balance. Es verhält sich hier ähnlich wie bei der Urlaubsplanung: Durch das Aufstellen einer Checkliste (planen) spart man zu Hause Zeit beim Packen (durchführen) und am Urlaubsort Zeit für Einkäufe (durchführen), weil nichts fehlt.**

Planung kann ganz allgemein definiert werden als gedankliche Vorwegnahme zukünftigen Handelns. Ausgangspunkt für die Planung sind die Ziele des Unternehmens.

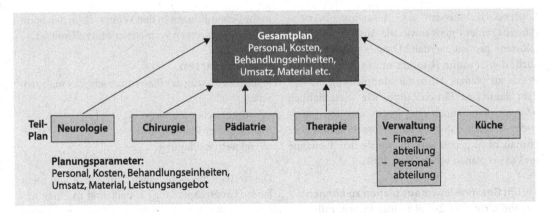

◻ **Abb. 2.9** Zusammenhang zwischen Teilplänen und Gesamtplan am Beispiel einer Klinik

Planung ist erforderlich, um:
- die gesetzten Ziele erreichen zu können,
- betriebliche Probleme im Voraus zu erkennen und zu strukturieren,
- eine Basis für wirtschaftliches Handeln zu haben,
- den Prozess der Leistungserstellung wirtschaftlich zu gestalten und
- wirksame Kontrolle durchführen zu können.

Gesamtpläne und Teilpläne

Das Ergebnis der Planung sind Pläne, und zwar zunächst einmal Teilpläne, die dann zu einem Gesamtplan zusammengeführt werden.

Teilpläne beziehen sich auf einzelne Funktionsbereiche oder Abteilungen einer Klinik oder Praxis, z. B. Teilpläne der Abteilungen Physiotherapie, Ergotherapie und Logopädie oder Teilplan der Abteilung Pädiatrie, Teilplan Finanz- oder Personalabteilung etc. Diese Teilpläne können verschiedene Aspekte beinhalten.

So kann z. B. die Gesamtplanung der Physiotherapieabteilung einer Rehaklinik folgende Teilpläne enthalten:
- Personalplanung,
- Materialplanung,
- Anzahl der Behandlungseinheiten,
- Planung der Instandhaltungsmaßnahmen und zu erneuernden Geräte,
- Planung der Fortbildungen der Mitarbeiter etc.

Verantwortlich für die Erstellung der Teilpläne sind die jeweiligen Abteilungsleiter, im genannten Beispiel der Leiter der Physiotherapie.

Diese Teilpläne werden von der Klinikleitung zu Gesamtplänen zusammengeführt und integrieren alle Bereiche/Abteilungen einer Klinik (◻ Abb. 2.9).

Ähnlich läuft ein Planungsprozess für Praxisinhaber von Zweit- oder Drittpraxen ab. Jede Praxis erstellt ihren individuellen Teilplan, der dann zu einem Gesamtplan aller zwei oder drei Praxen zusammengeführt wird.

■ Planung in einer Praxis

In einer Praxis kann der Gesamtplan folgende Teilpläne beinhalten:
- Umsatz-/Einnahmenplanung (Anzahl Patienten × durchschnittlicher Kassensatz),
- Kosten-/Ausgabenplanung,
- Planung der Anzahl der Behandlungseinheiten,
- Materialplanung,
- Personalplanung,
- Finanzplanung,
- Gewinnplanung,
- Planung der Fortbildungen (Inhaber und Mitarbeiter),
- Investitionsplanung (z. B. Überlegungen, wann welche Geräte, Behandlungsbänke, Computer etc. ersetzt werden müssen),
- Planung der Marketingmaßnahmen (Leistungsangebot, Flyer, Anzeige im Branchenbuch etc.).

Letztendlich müssen alle Einnahmenbereiche (Umsatz) einer Praxis sowie alle Ausgabenbereiche (Kosten) geplant werden. Dies ermöglicht dann auch, die Gewinne (Umsatz minus Kosten) einer Praxis zu planen. Diese Gewinnplanung ermöglicht dann eine Einschätzung, wie wirtschaftlich oder unwirtschaftlich eine Praxis arbeitet. Empirische Studien haben gezeigt, dass Praxisinhaber oftmals nicht genau wissen, wie sie ihre Gewinne im Voraus planen sollen (Betz 2010).

> Um Gewinne im Voraus planen zu können und nicht dem Zufall zu überlassen, müssen alle Ausgaben und alle Einnahmen (GKV, PKV, Selbstzahler) für ein Jahr im Voraus geplant werden. Durch die Differenz zwischen Einnahmen und Ausgaben ergibt sich bei guter Planung ein Gewinn, bei schlechter Planung ein Verlust.

Stellt man dann in der Planung schon fest, dass die Wirtschaftlichkeit unbefriedigend ist, kann man frühzeitig überlegen, wie man entweder die Einnahmen erhöhen oder die Ausgaben senken kann. Ist beides nur schwierig möglich, dann wird man die gesetzten Ziele anpassen müssen. Ohne Planung würde man diese Erkenntnisse erst dann gewinnen, wenn eine schlechte Wirtschaftlichkeit bereits eingetreten ist. Dann ist es erfahrungsgemäß meistens zu spät, um für das laufende Jahr noch Gegenmaßnahmen zu entwickeln.

Wie sich die Planung einer Praxis zusammensetzen kann, zeigt ◘ Tab. 2.2.

Zunächst wird pro Planungsparameter der Jahreswert geschätzt und sodann der Jahresgewinn oder -verlust errechnet. Je nach Ergebnis wird die Planung ggf. nach oben oder unten korrigiert. Dies kann dadurch erfolgen, dass Einnahmen höher eingeplant werden, z. B. mit mehr Selbstzahlerangeboten. Es kann aber auch überlegt werden, ob und ggf. welche Ausgaben gesenkt werden können. Diese Überlegungen können mehrfach gemacht werden, bis das Ergebnis den Wünschen bzw. den Zielen der Praxis entspricht. Erst dann werden die Jahresgesamtwerte auf die einzelnen Monate heruntergebrochen, entweder gezwölftelt oder an saisonale Besonderheiten angepasst (z. B. in der Physiotherapie

mehr Behandlungen in den Winter- als in den Sommermonaten wegen vermehrter Stürze/Unfälle).

Planungsarten

Je nach Zeitbezug des Plans unterscheidet man zwischen
- strategischer Planung,
- taktischer Planung und
- operativer Planung.

Die strategische Planung wird für 3 bis 4 und mehr Jahre (Langfristplanung) erstellt und in einer Klinik von der Klinikleitung, in einer Praxis vom Praxisinhaber festgelegt. Aufgrund des langen Planungszeitraums beinhaltet die Planung einen hohen Grad an Ungewissheit. Es handelt sich um eine sog. Grundsatzplanung, aus der Strategien abgeleitet werden.

Die taktische Planung wird für einen Zeitraum zwischen 1 und 3 Jahren (Mittelfristplanung) erstellt und in der Klinik vom Middle Management, in der Praxis vom Praxisinhaber festgelegt. Aufgrund des kurzen Planungszeitraums ist sie mit geringerer Ungewissheit behaftet. Die taktische Planung ist Bindeglied zwischen strategischer und operativer Planung. Sie ist detaillierter als die strategische Planung. Ein Beispiel für eine taktische Planung gibt ◘ Tab. 2.3.

Die operative Planung wird für einen Planungszeitraum bis zu 1 Jahr (Kurzfristplanung) erstellt. Diese Kurzfristplanung beinhaltet relativ konkrete Maßnahmenpläne, die aus den Vorgaben der taktischen Pläne abgeleitet werden. In der Klinik werden diese vom Lower oder Middle Management, in der Praxis vom Praxisinhaber oder auch seinen Mitarbeitern umgesetzt.

Planungsgrundsätze

Planungsgrundsätze sind Regelungen, nach denen die Planung möglichst einheitlich in der gesamten Praxis/Klinik durchgeführt werden soll. Sie untergliedern sich in folgende Aspekte:
- Grundsatz der Vollständigkeit: Alle internen und externen Gegebenheiten sollen berücksichtigt werden,
- Grundsatz der Hierarchie: Alle Führungsebenen sollen einbezogen werden (Klinik: Lower, Middle und Top Management; Praxis: Inhaber und Mitarbeiter),

▪ Tab. 2.2 Planungsparameter einer Praxis

	Planungsparameter	Gesamt 2014	Jan.	Feb.	März	April	Mai	Juni	Juli	Aug.	Sept.	Okt.	Nov.	Dez.
Einnahmen (E)	GKV -Honorare													
	PKV-Honorare													
	Selbstzahler													
	Sonstige													
	Einnahmen gesamt													
Ausgaben (A)	Personal													
	Therapiematerial													
	Büromaterial													
	Miete, Energie, Wasser													
	Versicherungen/Beiträge													
	Anschaffungen Therapie													
	Anschaffungen Büro													
	Wartung/Handwerker													
	Marketing													
	Sonstige													
	Ausgaben gesamt													
E – A =	Gewinn oder Verlust													

◘ Tab. 2.3   Beispiel für eine taktische Planung: Aufbau eines 3-Jahres-Plans in einer Praxis

3 Jahresplanung 2014–2016

Verantwortlich: Praxisinhaber		Beteiligte Mitarbeiter: Frau Schmidt		
Planungskriterien	Zielsetzung bis Ende 2016	Maßnahmen		
		2014	2015	2016
Formalziel: Wirtschaftlichkeit	Einnahmen um 10 % erhöhen	3 % Einnahmesteigerung	5 % Einnahmesteigerung	2 % Einnahmesteigerung
Leistungsangebot	Spezialisierung im Bereich Pädiatrie	Information Pädiater, Vorträge für Eltern, Flyer	Steigerung der Bobath-Behandlungen	Steigerung der SI-Behandlungen
Behandlungskapazitäten	Verbesserung der Auslastung um 20 %	Mitarbeiterin A bitten, Teilzeitanteil zu reduzieren	Zusätzliche Mitarbeiterin einstellen	Vormittags Schwerpunkt Senioren ausbauen
Servicequalität	Wartebereich für Eltern und Kinder ansprechender gestalten	Kostenvoranschlag Malerbetrieb einholen und Neuanstrich	Neue Spielmaterialien beschaffen	Lesezirkel abonnieren
Behandlungsqualität	Patientenzufriedenheit von Ø Note 2,5 auf 1,5 steigern	Sauberkeit und Hygienestandards verbessern	Hausaufgabenprogramme für Eltern/Kinder entwickeln	Arbeitsmaterialien optimieren (Schaukel für SI-Behandlung)
Personal	Flexibilisierung der Arbeitszeit	Modell gemeinsam mit Mitarbeitern entwickeln	Jobsharing einführen	Zeitkonten einrichten
Investitionen	Behandlungsbänke erneuern	Austausch in Raum 1	Austausch in Raum 2	Austausch in Raum 3
Kosten	Senkung der Materialkosten um 10 %	Fangolieferant wechseln	Büromaterialverbrauch um 5 % senken	Verschwendung um 3 % senken
Fortbildungen	Fokussierung auf pädiatrische Fortbildungen	Mitarbeiter A macht Bobath- Fortbildung	Mitarbeiter B macht SI-Fortbildung	Inhaber macht Bobath II-Kurs

— Grundsatz der Genauigkeit: Die Planung soll dem Planungszweck gerecht werden (nicht Genauigkeit um jeden Preis); man unterscheidet in Grob- und Feinplanung,
— Grundsatz der Flexibilität: Erkennbare Veränderungen sind zu berücksichtigen.

Sind die Planungsgrundlagen erarbeitet, muss darüber entschieden werden, damit die Praxis/Klinik danach handeln kann.

2.3.3   Entscheiden

Eine Entscheidung ist die Auswahl einer von zwei oder mehreren Handlungsalternativen (z. B. alternative Pläne), die dem Entscheidungsträger zur Realisierung eines Zieles zur Verfügung stehen. Solche Entscheidungen beziehen sich auf die Ziele der Praxis/Klinik, die Maßnahmen zur Erreichung der Ziele sowie die Verteilung der Ressourcen (Finanzen, Personal, Behandlungskapazitäten).

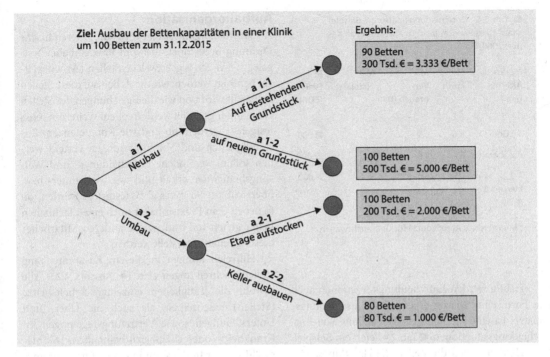

Abb. 2.10 Entscheidungsbaum am Beispiel »Ziel: Ausbau der Bettenkapazitäten in einer Klinik um 100 Betten zum 31.12.2015«

Ist die Entscheidung für einen Plan getroffen, dann legitimiert sie zum Handeln, d. h., zur Umsetzung der Pläne und zur Steuerung der Maßnahmen.

Bei solchen Entscheidungen handelt es sich primär um situative Entscheidungen. Sie werden getroffen, um das aktuelle betriebliche Geschehen entsprechend den sich stets ändernden Anforderungen und Rahmenbedingungen anzupassen.

Entscheidungen bei Sicherheit/Unsicherheit

Man unterscheidet zwischen

- Entscheidungen bei Sicherheit und
- Entscheidungen bei Unsicherheit.

Von Entscheidungen bei Sicherheit spricht man wenn es klar ist, was in Zukunft passieren wird. Die Entscheidung ist nicht von einer unberechenbaren Umwelt (Wetter, Aktienkurse etc.) abhängig. Der Entscheider kennt die Bedingungen, unter denen die Entscheidung getroffen wird. Das kann der Fall sein, wenn der Entscheider ein neues Praxisauto kaufen möchte und dafür ein Budget von 15.000 EUR zur Verfügung hat. Innerhalb dieses Budgets kann er entscheiden, welches Auto er kaufen möchte. Zur Auswahl des Autos kann er nur ein Kriterium heranziehen (z. B. Benzinverbrauch). In diesem Fall handelt es sich um eine eindimensionale Entscheidung. Er kann aber auch mehrere Kriterien heranziehen (z. B. zusätzlich zum Verbrauch noch die Farbe, die Anzahl der Sitzplätze und den Preis). Dann handelt es sich um eine mehrdimensionale Entscheidung.

Entscheidungen bei Unsicherheit liegen dann vor, wenn nicht allein vom Entscheider abhängig ist, was in Zukunft passieren wird, sondern auch von unberechenbaren Umweltsituationen/Umweltzuständen (z. B Verhalten von Konkurrenten, Gesundheitsreform, Wetter beim Tag der offenen Tür etc.).

Entscheidungshilfen

Um Entscheidungssituationen richtig beschreiben und darstellen zu können, werden häufig 2 Darstellungsformen verwendet:

- Entscheidungsbaum und
- Entscheidungsmatrix.

Wie ein Entscheidungsbaum aussehen kann, zeigt Abb. 2.10.

◘ Tab. 2.4 Entscheidungsmatrix am Beispiel »Kauf eines Praxisautos«. (In Anlehnung an Kaspers 2000)

Merkmal Alternative	M 1 km/h	M 2 Verbrauch (l)	M 3 Sitzplätze	M 4 Preis (EUR)*
A 1 Golf	168	6,9	5	13.000
A 2 Sharan	177	9,4	7	22.000
A 3 Mercedes A-150	175	6,6	5	21.000

* Internetpreis AutoScout24 für Gebrauchtwagen

Häufig werden Entscheidungssituationen auch in Form einer Matrix erfasst. Die Entscheidungsmatrix ist eine Methode zur Darstellung von Entscheidungssituationen. ◘ Tab. 2.4 liefert ein Beispiel.

Hierbei stellen die Zeilen die Handlungsalternativen (A 1, A 2, A 3) und die Spalten die Umweltsituationen oder Merkmalsausprägungen (M 1, M 2, M 3, M 4) dar. Umweltsituationen sind Randbedingungen, die die Ergebnisse, die sich auf Grund einer Entscheidung ergeben, beeinflussen.

Auf Basis der mittels Entscheidungsbaum oder Entscheidungsmatrix vorbereiteten Alternativen kann eine Entscheidung getroffen werden. Diese legitimiert zum Handeln, d. h., zur Realisation der Pläne und zur Steuerung der Maßnahmen.

2.3.4 Organisieren/realisieren

Um die in der Planung und im Entscheidungsprozess festgelegten Maßnahmen durchführen zu können, ist eine Organisation erforderlich.

Der Begriff »Organisation« kann aus 3 unterschiedlichen Perspektiven betrachtet werden:

- instrumental (als hierarchische Ordnung/ Aufbauorganisation: Die Praxis **hat** eine Organisation),
- funktional (als Tätigkeit/Ablauforganisation: Die Praxis **wird** organisiert) oder
- institutional (als soziales System: Die Praxis **ist** eine Organisation).

Aufbauorganisation

Als Aufbauorganisation wird die hierarchische Ordnung bezeichnet, die vom Praxisinhaber festgelegt wird. Sie regelt, welche Stellen (Arbeitsplätze) benötigt werden, wie die Arbeit auf diese Stellen aufgeteilt wird und wie die Beziehungen der Stellen zueinander gestaltet werden sollen. Weiterhin muss festgelegt werden, ob und wie Kompetenzen, Zuständigkeiten und Verantwortungen verteilt werden sollen, wer welche Entscheidungs- und Weisungsbefugnisse erhält und wer wem unter- bzw. überstellt ist. So muss z. B. festgelegt werden, ob es neben dem Praxisinhaber noch einen fachlichen Leiter geben soll und welche anderen Mitarbeiter diesem Leiter unterstellt werden.

Hilfreich können in diesem Zusammenhang Stellenbeschreibungen sein (▶ Abschn. 4.2.1), die sowohl die Tätigkeiten einzelner Arbeitsplätze (Stellen) beschreiben, als auch die Über- und Unterstellungen sowie Vertretungsregelungen im Krankheits- oder Urlaubsfall beinhalten. Die hierarchische Ordnung kann in einem Organigramm dargestellt werden (◘ Abb. 2.11).

Dieses Organigramm zeigt auf, dass der Praxisleitung insgesamt 4 Mitarbeiterinnen unterstellt sind. 3 Mitarbeiterinnen sind ihr direkt unterstellt, eine Mitarbeiterin ist einer Fachleitung unterstellt. Die Fachleitung kann der Therapeutin Silke M. Anweisungen erteilen, nicht aber den beiden anderen Therapeutinnen. Ebenso wenig können die Therapeutinnen Petra R. und Angelika Z. der Therapeutin Silke M. Anweisungen geben.

Ablauforganisation

Neben der hierarchischen Struktur der Praxis muss der Praxisinhaber klare Regelungen zu den funktionalen Abläufen innerhalb einer Praxis treffen. Ziele der Ablauforganisation sind u. a. die Optimierung der Personal- und Betriebsmittelauslastung sowie ein möglichst optimaler Praxisdurchlauf der Patienten.

Dafür sind alle Handlungsabläufe und Arbeitsprozesse zeitlich und räumlich festzulegen, mit anderen Worten: Der Praxisinhaber muss alle Schritte festlegen, die erforderlich sind – vom Klingeln des Patienten an der Praxistür bis zum Verlassen der Praxis.

Es sind aber nicht nur die einzelnen Schritte für die Patienten zu regeln, sondern auch die einzelnen

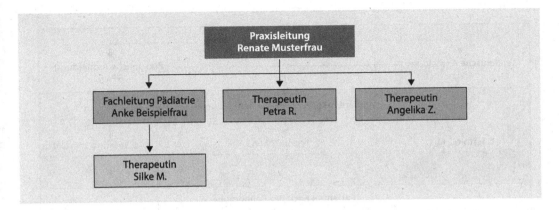

◩ Abb. 2.11 Organigramm einer Praxis

Arbeitsschritte, die die Therapeuten durchführen müssen, von der Begrüßung des Patienten, dem Heraussuchen der Patientenakte, der Bereitstellung von Materialien über die Durchführung der Therapie bis hin zur Dokumentation der Behandlungseinheit und zum Kassieren des Eigenanteils.

Zur Optimierung solcher Abläufe kann man die Abläufe, die sich in einer Praxis eingespielt haben, beobachten und den entsprechenden Zeitbedarf protokollieren. So können einerseits sog. »Zeitfresser« ermittelt und abgebaut werden. Andererseits können Abläufe neu festgelegt werden. Die Aufgabe der Beobachtung und Dokumentation können Praktikanten oder Studierende übernehmen.

◩ Abb. 2.12 zeigt, wie solch eine zeitliche Erfassung und Dokumentation in der Physiotherapie aussehen kann.

Organisation als soziales System

Damit die Praxis als soziales System gut funktioniert, ist der Praxisinhaber dafür verantwortlich, dass die Kommunikation zwischen ihm und den Mitarbeitern geregelt wird, aber auch die Kommunikation der Mitarbeiter untereinander. Dies kann in regelmäßig angesetzten Teamsitzungen oder in individuellen Einzelgesprächen erfolgen. Darüber hinaus ist die Art und Weise der Kommunikation aller Mitarbeiter mit ihren Patienten und Angehörigen zu regeln. Dies kann in den im Leitbild formulierten Grundsätzen zum Ausdruck gebracht werden (▶ Abschn. 2.2.3).

2.3.5 Zielkontrolle und Controlling

Die Begriffe »Kontrolle« und »Controlling« stellen keine Synonyme dar, sondern haben unterschiedliche Bedeutung. **Kontrolle** ist ein Bestandteil des Controllings, wobei das Controlling deutlich umfassender ist als die Kontrolle. Bei der Kontrolle handelt es sich um einen Soll-/Ist-Vergleich. Die am Jahresbeginn aufgestellten Ziele (Soll) müssen im Jahresverlauf im Hinblick auf die Realisierung (Ist) kontrolliert werden. Dies geschieht in regelmäßigen Abständen (monatlich, quartalsweise, jährlich). Es wird genau geprüft, ob die durchgeführten Maßnahmen zur Zielerreichung geführt haben oder nicht. Falls erforderlich, müssen aufgrund von Abweichungen die Ursachen ermittelt und Korrekturen vorgenommen werden. Voraussetzung für die Kontrolle ist die Erfassung der geplanten Maßnahmen sowie ein Informationssystem (z. B. der Steuerberater, der monatlich Soll-/Ist-Vergleiche zur Verfügung stellt, oder Abrechnungsfirmen wie Theorg, Optadata etc.).

Zielkontrolle: Praxisbeispiel

Praxisinhaberin M. hat geplant, dass sie bis zum Ende des Kalenderjahres 3.600 EUR Umsatz mit Selbstzahlerangeboten machen möchte und dafür pro Monat 10 Patienten gewinnen muss. Nun kann sie jeden Monat überprüfen, ob sie die 10 Patienten gewonnen hat. Wenn sie weniger Patienten gewonnen hat, muss sie prüfen, warum das so ist

2

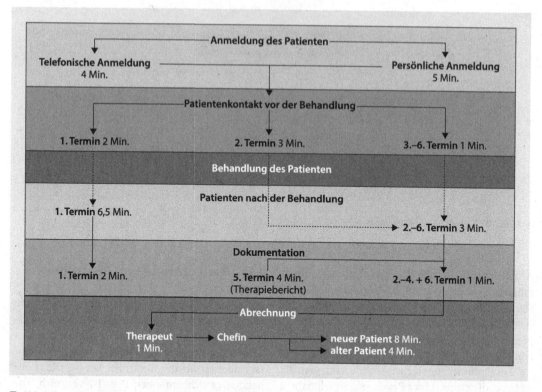

Abb. 2.12   Zeitliche Erfassung der Abläufe von 6 Therapieeinheiten. (Dördelmann et al. 2008 mit freundl. Genehmigung)

und wie sie das zum Positiven hin verändern kann. Sie könnte z. B. Marketing betreiben und Flyer erstellen, in denen der Zielgruppe das Angebot vorgestellt wird.

Um die Vorgehensweise der Zielkontrolle zu verdeutlichen, kann folgende Metapher herangezogen werden (in Anlehnung an Kirsten u. Müller-Schwarz 2005): Ein Kapitän hat einen bestimmten Hafen als Ziel, den er ansteuert. Dabei orientiert er sich an den Sternen und Leuchttürmen, um den Kurs seines Schiffes zu halten. Abweichungen vom Kurs werden sofort von seinem Navigationsoffizier an die Brücke gemeldet, woraufhin der Steuermann die Anweisung zur Korrektur des Kurses erhält. Der Grad der Zielerreichung wird ständig an die Handelnden zurückgemeldet. Führt die Handlung (eingeschlagener Kurs) nicht zum Ziel (Hafen), so folgt eine Information über die Abweichung, die

dann wiederum eine Reaktion des Handelnden nach sich zieht (Kursänderung).

Der Begriff **Controlling** geht weit über den der Kontrolle hinaus und beinhaltet, abgeleitet vom englischen Verb »to control«, das Lenken, Steuern, Regeln, Planen, Kontrollieren und Überwachen. Controlling steht auch für eine zielorientierte Führung, bei der gemeinsam mit dem einzelnen Mitarbeiter Ziele vereinbart werden. Im betriebswirtschaftlichen Kontext, speziell im Bereich der therapeutischen Praxen, könnte so ein gemeinsam vereinbartes Ziel wie folgt lauten:

Controlling: Praxisbeispiel

Mitarbeiterin Petra R. soll allen Patientinnen, die in Frage kommen, die Selbstzahlerangebote anbieten und jeden Monat mindestens 4 Patientinnen dafür gewinnen. Als Anreiz für Petra R. erhält sie 10 % des Umsatzes ihrer monatlich geworbenen Patienten.

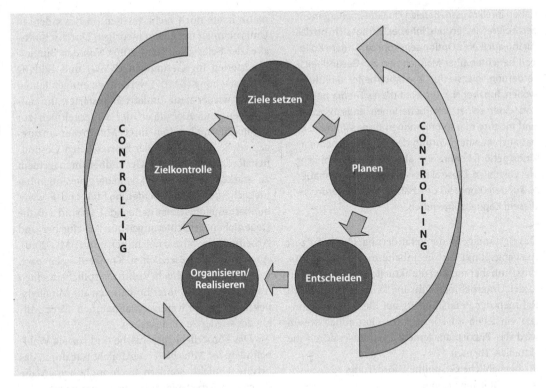

◼ **Abb. 2.13** Bedeutung des Controlling

Diese vereinbarten Zahlen werden regelmäßig überprüft, um frühzeitig zu erkennen, ob Petra R. ihre Ziele erreicht. Werden die Ziele voraussichtlich nicht erreicht, dann kann rechtzeitig geprüft werden, warum die Ziele nicht erreicht werden (Abweichungs- und Ursachenanalyse). So können gemeinsam mit Petra R. Maßnahmen entwickelt werden, die eine Zielerreichung ermöglichen.

> Die wesentlichen Controllingfunktionen sind Aufbereitung von Informationen, Daten und Fakten, aufeinander Abstimmen der gesamten Planung in der Praxis, u. a. durch Budgetierung (s. ◼ Tab. 2.2), sowie Abweichungs- und Ursachenanalyse.

Für die Wahrnehmung der Controllingfunktionen ist der Praxisinhaber verantwortlich. ◼ Abb. 2.13 verdeutlicht die umfassende Bedeutung des Controlling.

Neben den Aufgaben des Praxismanagements sind Praxisinhaber auch verantwortlich für die Weiterentwicklung ihrer Praxis. Dazu ist es erforderlich, die aktuellen Strömungen im Bereich des Managements wahrzunehmen und zu prüfen, welche Relevanz sie für die eigene Praxis haben. Der folgende Abschnitt gibt einen Überblick über die aktuellen Entwicklungen in der Unternehmensführung, die insbesondere für Verantwortliche im Gesundheitswesen von Bedeutung sind.

2.4 Aktuelle Entwicklungen der Unternehmensführung

Ausgangssituation
Praxisinhaber N. hat am jährlichen Kongress seines Berufsverbandes teilgenommen. Dort hat er sich mit verschiedenen Kollegen ausgetauscht. Einige

haben ihre Praxis im Bereich Qualitätsmanagement zertifizieren lassen, und Inhaber N. fragt sich, ob das für ihn auch eine Option sein könnte. Andere Kollegen berichten über Maßnahmen zur Gesundheitsförderung, die sie für ihre Mitarbeiter einführen wollen. Inhaber N. wurde auf dieses Thema bereits von einer seiner Mitarbeiterinnen angesprochen und möchte nun Informationen dazu sammeln. Er hat auch in einem Vortrag den Begriff »Benchmarking« gehört, konnte sich aber darunter nicht sehr viel vorstellen. Diese aktuellen Themen, die Inhaber N. auf dem Kongress beschäftigt haben, werden in diesem Kapitel aufgegriffen.

Das Beständige ist die Veränderung. Dieser Satz ist Ausgangspunkt für die Inhalte dieses Abschnitts. Praxisinhaber müssen die aktuellen Entwicklungen in der Unternehmensführung kennen, um sich im Rahmen der Praxisführung auf diese Entwicklungen einstellen zu können. Im Gesundheitswesen wird das Praxismanagement beeinflusst durch die aktuellen Themen

- betriebliche Gesundheitsförderung,
- Qualitätsmanagement,
- Change Management und
- Benchmarking.

Diese Themen werden im Folgenden einzeln betrachtet.

2.4.1 Betriebliche Gesundheitsförderung (BGF) als Führungsaufgabe

Die Gesunderhaltung der Mitarbeiter gewinnt zunehmend an Bedeutung. Dies gilt insbesondere vor dem Hintergrund der demografischen Veränderungen. Verantwortliche in Unternehmen werden zunehmend gefordert, Konzepte zur Gesundheitsförderung und Prävention ihrer Mitarbeiter zu entwickeln, damit die Mitarbeiter auch in Zukunft noch gesund und leistungsfähig sind. »Gesundheitsmanagement ist Führungsaufgabe«, forderten Badura et al. bereits im Jahr 1999. Dies gilt für alle Berufsgruppen und alle Branchen.

Die Entwicklung der betrieblichen Gesundheitsförderung befindet sich noch in den Anfängen, und in vielen Unternehmen wird die Problematik heute noch nicht gesehen, insbesondere in Unternehmen mit einem niedrigen Durchschnittsalter der Belegschaft (Betz 2010). Von den Bundesministerien für Gesundheit (BMG) und Bildung und Forschung (BMBF) werden seit einigen Jahren immer wieder neue Initiativen gestartet, um aufzuklären und Aktivitäten der Unternehmen zur Gesundheitsprävention ihrer Mitarbeiter anzuregen sowie den Bereich der betrieblichen Gesundheitsförderung und das Gesundheitsmanagement zu stärken (► www.bmg.bund.de/praevention/betriebliche-gesundheitsfoerderung.html und ► www.bundesgesundheitsministerium.de). So sind z. B. die steuerlichen Erleichterungen für Arbeitgeber und Arbeitnehmer oftmals nicht bekannt (BMG 2010). Auch sind die gesetzlichen Krankenkassen nach § 20a Sozialgesetzbuch V dazu verpflichtet, einen festgelegten Anteil ihrer Einnahmen aus Mitgliedsbeiträgen für präventive Maßnahmen ihrer Mitglieder wieder zu verausgaben.

Das körperliche, psychische und soziale Wohlbefinden der Mitarbeiter wird nicht nur durch das private Umfeld, sondern auch in hohem Maße durch den Arbeitsplatz und die gesamte Organisation beeinflusst. Deshalb ist der Arbeitgeber für die Gesundheit seiner Mitarbeiter mitverantwortlich. Darüber hinaus sind Arbeitgeber sogar gesetzlich verpflichtet, die Gesundheit ihrer Mitarbeiter zu schützen (z. B. Arbeitsschutzgesetz). Nach dem Bürgerlichen Gesetzbuch (§ 241) hat der Arbeitgeber sogar eine Fürsorgepflicht (s. auch ► Abschn. 4.4.4).

Diese Verantwortung wird noch nicht von allen Arbeitgebern wahrgenommen (weder innerhalb noch außerhalb des Gesundheitswesens). Deshalb werden zunehmend Stimmen laut, die BGF stärker gesetzlich zu verankern. Eine aktuelle Bundesratsinitiative fordert besseren Schutz vor psychischen Belastungen am Arbeitsplatz. Danach sollen Unternehmen verpflichtet werden, die psychischen Belastungen ihrer Mitarbeiter zu ermitteln und entsprechende Schutzmaßnahmen zu ergreifen (*Die Welt*, 17.4.2013).

Auch der Neurowissenschaftler Bauer (2013) schließt sich der Empfehlung des Bundesministeriums für Arbeit und Soziales an, Gesundheitszirkel und Supervisionsgruppen als Foren zu nutzen, um die gesundheitliche Situation am Arbeitsplatz zu besprechen. Er ist weiterhin davon überzeugt,

»dass es sich auch betriebswirtschaftlich auszahlt, wenn man nicht nur seinen Maschinenpark pflegt, sondern auch die Gesundheit seiner Mitarbeiter.« Badudra et al. (1999) weisen darauf hin, dass Maßnahmen der Gesundheitsförderung die Belastbarkeit und Zufriedenheit der Mitarbeiter erhöhen und damit zur Verbesserung der Patientenzufriedenheit beitragen.

Bei den QM-Zertifizierungsgesellschaften ist ebenfalls eine Tendenz zu erkennen, auch den Arbeitsschutz ins QM zu integrieren und mit zertifizieren zu lassen (IQH 2013).

Eine weitere Aufgabe der Führungskraft ist die Wahrnehmung der Verantwortung für ihre eigene Gesundheit sowie vorbildliches Verhalten in Bezug auf die eigene Gesundheit. Während dieses Bewusstsein bei den Führungskräften außerhalb des Gesundheitswesens erst noch geweckt werden muss, dürften die Inhaber von therapeutischen Praxen und ihre Leitungskräfte sich der Bedeutung ihrer eigenen Gesundheit bewusst sein. Inwieweit diese Verantwortung auch wahrgenommen wird, kann nicht beantwortet werden. In Bezug auf die unausgeglichene Work-Life-Balance in Therapieberufen (▶ Abschn. 1.2) scheint aber die eigene Gesundheit oftmals in den Hintergrund zu treten.

Praxistipp

Aufgrund des hohen Einflusses, den Leitungskräfte auf die Gesundheit ihrer Mitarbeiter ausüben können, sollten sich Führungskräfte in Bezug auf die eigene Gesundheit vorbildlich verhalten. Dazu gehören u. a. geregelte Arbeitszeiten, Einhaltung von Pausenzeiten, ergonomischer Arbeitsplatz, Bewegung (Treppe statt Fahrstuhl, Rad statt Auto), realistische Tagesplanung, gesunde Ernährung.

Einerseits ist die BGF eine Führungsaufgabe der kommenden Jahre, andererseits stellt sie aber auch ein neues Arbeitsfeld für die therapeutischen Berufe dar und ist damit in zweifacher Hinsicht eine Führungsaufgabe: einmal bezogen auf die Verantwortung für die Mitarbeiter, zum anderen bezogen auf die Erschließung dieses neuen Arbeitsfeldes.

2.4.2 Qualitätsmanagement (QM)

Qualitätsmanagement ist in den stationären Einrichtungen des Gesundheitswesens heute fest etabliert. In den ambulanten Einrichtungen gewinnt Qualitätsmanagement zunehmend an Bedeutung. Niedergelassenen Heilmittelerbringern steht es heute in den meisten Fällen noch frei, Qualitätsmanagementsysteme in ihren Praxen einzuführen. Langfristig ist damit zu rechnen, dass QM zur Verpflichtung für alle Heilmittelerbringer werden wird. Der erste Schritt in diese Richtung »wurde allerdings bereits durch das Inkrafttreten der ‚Vereinbarung nach § 137d Abs. 3 SGB V zu den grundsätzlichen Anforderungen an ein (einrichtungs-) internes Qualitätsmanagement für die Erbringung von ambulanten Vorsorgeleistungen nach § 23 Abs. 2 SGB V' zum 1. September 2010 gesetzt. Nach dieser Vereinbarung sind Heilmittelerbringer, die im Kurort ambulante Vorsorgeleistungen erbringen, dazu verpflichtet, ein QM-System in ihre Praxis einzuführen und dies nachzuweisen. Auch in den Verträgen zur integrierten Versorgung fehlt kaum noch die Pflicht, ein QM-System nachzuweisen« (IQH 2013).

Qualität im Gesundheitswesen bedeutet bedarfsgerechte und wirtschaftliche Patientenversorgung, Transparenz von Behandlungsergebnissen und -qualität. Möller u. Heib (2008) definieren Qualitätsmanagement in Anlehnung an § 137 SGB V wie folgt: »Bezogen auf Gesundheitseinrichtungen bezeichnet Qualität den Übereinstimmungsgrad zwischen den Eigenschaften bzw. Merkmalen eines Gesundheitsdienstes mit allgemein akzeptierten Anforderungen auf der Basis gesicherten medizinischen Wissens sowie den Grad der Erreichung qualitativer und quantitativer Versorgungsziele.«

Im Gesundheitswesen haben sich die nachfolgenden **Qualitätsmanagementmodelle** durchgesetzt:

- TQM (Total Quality Management). Hierunter fällt z. B. das EFQM-Modell (European Foundation for Quality Management), das einen ganzheitlichen Ansatz verfolgt, der Menschen, Prozesse, Ergebnisse in den Fokus stellt.
- KTQ (Kooperation für Transparenz und Qualität im Gesundheitswesen, KTQ-GmbH).

KTQ bietet Verfahren zur Zertifizierung von Krankenhäusern (seit 2001) und niedergelassenen Praxen (seit 2004).

- IQH (Institut zur Qualitätssicherung in der Heilmittelversorgung), gegründet durch den Bundesverband selbstständiger Physiotherapeuten (IFK e. V.). Zertifiziert werden Praxen.
- DIN EN ISO 9001:2008 definiert Standards und Normen.

Diese QM-Modelle arbeiten mit sog. Standards, die erreicht werden bzw. nicht unterschritten werden dürfen (Mindeststandards). Solche Standards beziehen sich nach Donabedian (1988) auf

- Strukturqualität (z. B. Personalausstattung, Qualifikation der Mitarbeiter, Praxisausstattung, Erreichbarkeit),
- Prozessqualität (z. B. Abläufe in der Praxis, Befundung, Gesprächsführung, Dokumentation, Kommunikation) und
- Ergebnisqualität (Patientenzufriedenheit, Mitarbeiterzufriedenheit, Heilungserfolge).

Praxen, die nach einem der Modelle zertifiziert werden wollen, müssen nachweisen, dass sie diese Mindeststandards einhalten. Die aktuelle Entwicklung im QM geht aber in Richtung einer Festlegung von Optimalstandards. Sie bieten den Praxen die Möglichkeit, sich kontinuierlich zu verbessern. Das bedeutet in Bezug auf die Patientenzufriedenheit, dass eine Mindestzufriedenheit (z. B. ein bestimmter Skalenwert auf einer Bewertungsskala) erreicht werden muss. Dieser Wert kann dann aber schrittweise in Richtung Optimalstandard verbessert werden.

Praxisinhaber, die sich zertifizieren lassen wollen, müssen Vorbereitungs-, Schulungs- und Nachbereitungszeit und ein entsprechendes Budget einplanen (mind. 2000 EUR für Zertifizierung und Schulung, aber auch die fehlenden Einnahmen durch entgangene Behandlung durch den Inhaber). Jede Re-Zertifizierung erfordert weitere Zeit und Kosten. Aktuell sind die externen Effekte noch gering (▶ Abschn. 1.2), und QM wird von den GKVen nicht zusätzlich honoriert. Langfristig wird man aber davon ausgehen können, dass Kassenzulassungen an QM-Vorgaben gebunden werden.

2.4.3 Change Management (CM)

Change Management ist das Managen von Veränderungsprozessen in einer Organisation, d. h., eine systematische und methodisch unterstützte, gesteuerte Überführung eines alten Organisationszustandes in einen neuen.

Aufgrund der vielfältigen Veränderungen im Gesundheitswesen werden zunehmend die bisher üblichen verwaltungsorientierten Bürokratiemodelle durch zukunfts- und zielorientierte Wettbewerbsmodelle ersetzt. Dies erfordert neben dem Einsatz von Managementmethoden auch die grundlegende Veränderung des Verhaltens aller in der Organisation tätigen Menschen.

Methoden des Change Management sind die Situationsanalyse und die SWOT-Analyse (▶ Abschn. 3.2), aus denen sich die Leitziele und strategischen Ansätze der Organisation ableiten. Auf dieser Grundlage können Maßnahmenpakete entwickelt werden. Das Vorgehen ist ähnlich wie beim Vorgehen im Marketing-Management-Prozess (▶ Abschn. 3.1.5).

Als Führungsprinzip hat sich das Management by Objectives (▶ Abschn. 4.4.1) bewährt, da die anstehenden Veränderungen mit den Mitarbeitern gemeinsam als Ziele formuliert werden können. **Instrumente des CM** sind Projektmanagement und Qualitätszirkel.

- Projektmanagement bezieht sich auf die Abwicklung eines Projektes, z. B. die Einführung von Qualitätsmanagement, zur termingerechten Erreichung des Projektziels unter optimalem Einsatz der Ressourcen (z. B. Personal, Finanzen). Ein Projekt ist eine komplexe, zeitlich befristete Aufgabe.
- Qualitätszirkel haben i. d. R. die Verbesserung der qualitativen Arbeitsleistung zum Ziel. Dazu werden kleine Arbeitsgruppen gebildet, bestehend aus Mitarbeitern einer Praxis, die gemeinsam QM-Probleme innerhalb ihres Arbeitsbereichs lösen.

Solche Veränderungen, die Change Management erfordern, können z. B. die Einführung eines Qualitätsmanagementsystems oder die Verlagerung von Dienstleistungen in den Selbstzahlerbereich sein und hier z. B. die Zusammenarbeit mit Unter-

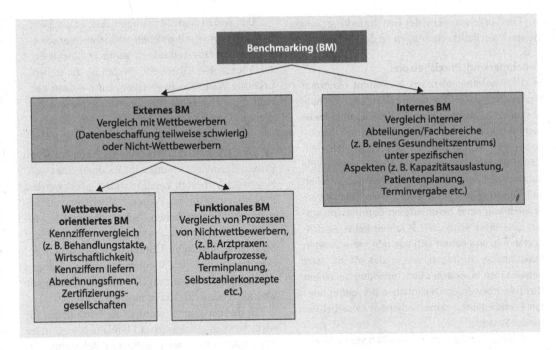

☐ **Abb. 2.14** Verschiedene Möglichkeiten des Benchmarking

nehmen im Bereich betriebliche Gesundheitsförderung. Die Grundlagen für das Management solcher Veränderungen bilden z. B. ► Kap. 3 (Marketing) und ► Kap. 4 (Personalmanagement).

2.4.4 Benchmarking (BM)

Benchmarking ist der Vergleich mit den Besten in der Branche und soll die Frage beantworten: Was machen die Besten anders (besser) als das eigene Unternehmen? Es wird aber nicht das Unternehmen gesamthaft mit einem anderen verglichen, sondern es werden jeweils nur Teile oder Fachbereiche mit den »Besten« verglichen. Für jede Teilleistung wird das »bessere« Vorbild gesucht. Hier kann man sich auch mit den Besten in anderen Branchen vergleichen (z. B. wenn das Controlling optimiert oder eingeführt werden soll, kann man sich mit einem Unternehmen einer ganz anderen Branche vergleichen, das über ein optimales Controlling verfügt) oder mit den Besten intern (intern z. B.: Was macht die Abteilung Ergotherapie bei der Patientenplanung besser als die Abteilung Physio-

therapie?). BM wird von den Führungskräften gesteuert, bezieht aber die Mitarbeiter mit ein.

BM ist die Weiterentwicklung des klassischen Betriebsvergleichs. Es beinhaltet die kontinuierliche Messung, Beurteilung und Verbesserung von Leistungen, Prozessen und Funktionsbereichen im Vergleich zu direkten Wettbewerbern oder zu Unternehmen, denen in der Branche die Kernkompetenzen zugesprochen werden.

Ziel des BM ist, den organisatorischen Wandel (Organizational Learning), die organisatorische Verbesserung anzustoßen.

Das Problem beim Benchmarking besteht darin, den geeigneten Vergleichspartner zu finden (in der gleichen Branche gibt es oft Wettbewerbsprobleme). Die Abrechnungsfirmen und Zertifizierungsinstitute stellen zwar anonymisiert Kennziffern der Heilmittelerbringer zur Verfügung, mit denen man sich vergleichen kann. Teilweise können auch Berufsverbände weiterhelfen (z. B. jährliche Wirtschaftlichkeitsumfrage des IFK). Aber die »Besten« in der Branche können auf diesem Weg nicht identifiziert werden. Verschiedene Möglichkeiten des Benchmarking zeigt ☐ Abb. 2.14.

Die Vorgehensweise des Benchmarking soll am Beispiel von Patientenabsagen verdeutlicht werden.

Benchmarking: Praxisbeispiel

In der Physiotherapiepraxis M. kommt es immer häufiger vor, dass Patienten kurzfristig ihre Termine absagen. Die ausgefallenen Termine können meist nicht mit anderen Patienten gefüllt werden. Der Inhaber, Herr M., hat pro Jahr Ausfälle in Höhe von 2.500 EUR. Er ist nicht sicher, ob er den Patienten die kurzfristigen Terminabsagen in Rechnung stellen soll, und fragt sich, wie andere Praxen das machen. Er weiß von einer befreundeten Ergotherapiepraxis, dass diese schon seit 2 Jahren keine Ausfallkosten hat, und nimmt sich vor, den befreundeten Praxisinhaber zu fragen, wie er das macht. Jetzt betreibt Herr M. externes Benchmarking bei einem Nicht-Wettbewerber. Der Inhaber der befreundeten Praxis erläutert seine Vorgehensweise bei Patientenabsagen:

- Patienten müssen spätestens 24 h vor dem Termin absagen (dies wird vertraglich mit den Patienten geregelt). Passiert das nicht, gibt es bei der 2. Absage eine private Rechnung (normaler GKV-Satz). Seine Erfahrung ist: Wer einmal gezahlt hat, sagt nicht mehr ab. Zwei Urteile von Amtsgerichten bestätigen die rechtliche Zulässigkeit der Berechnung der Ausfallzeiten (Rheda Rheda-Wiedenbrück 2008, Az: 4 C 40/08 (Psychotherapeut) und München 2009, Az: 163 C 33450/08 (Massagepraxis)).
- Für abgesagte Termine gibt es »Lückenfüller«: z. B. Rentner, die kurzfristig angerufen werden, um den freigewordenen Termin wahrzunehmen, oder Patienten in Seniorenheimen. Die werden 1- bis 2mal pro Woche behandelt. Fällt ein Termin aus, wird ein Patient im Seniorenheim das 2. Mal behandelt.
- Die zeitlichen Lücken werden durch Patientendokumentation ausgefüllt.

Praxisinhaber M. möchte nun noch ein branchenfremdes Benchmarking durchführen und überlegt, in welchen Branchen noch Kundenabsagen vorkommen. Ihm fällt der Bildungsmarkt ein, in dem abgesagte Unterrichtsstunden auf jeden Fall berechnet werden.

Um seinen Benchmarkingprozess abzuschließen, überlegt er, mit welchen Maßnahmen er seine Patientenausfälle reduzieren kann. Er beschließt, die abgesagten Termine in Rechnung zu stellen und eine Warteliste zu erstellen, auf die dann bei rechtzeitig abgesagten Terminen zugegriffen werden kann, um die Lücken zu füllen.

Weitere Themen, die Probleme in therapeutischen Praxen darstellen, könnten im Rahmen eines wettbewerbsorientierten Benchmarking gelöst werden: Patientenauslastung, Prozesse (Patientenaufnahmen, Terminabsprachen, Sekretariatskraft), Mitarbeiterzufriedenheit, Präsentationen nach außen/ Marketing, häusliche Übungen (was machen andere Praxen, damit Patienten häusliche Übungen durchführen?), Zusatzangebote (warum laufen sie woanders besser als in der eigenen Praxis?).

In diesem Kapitel wurden die Grundlagen für wirtschaftlich erfolgreiches Handeln gelegt, unter Berücksichtigung der besonderen Rahmenbedingungen für therapeutische Praxen. Die einzelnen Aufgaben einer Leitungskraft wurden beschrieben und die aktuellen Entwicklungen der Unternehmensführung aufgezeigt. Unternehmerisches Handeln ist aber nur dann erfolgreich, wenn es auf den Markt ausgerichtet ist. In ▶ Kap. 3 wird nun Schritt für Schritt erläutert, wie Marketingkonzepte entwickelt werden können, um den Herausforderungen des Gesundheitsmarktes erfolgreich zu begegnen.

Literatur

Badura B, Ritter W, Scherf M (1999) Betriebliches Gesundheitsmanagement – ein Leitfaden für die Praxis. In: Hans-Böckler-Stiftung (Hrsg) Forschung aus der Hans-Böckler-Stiftung, Bd 17. Ed. Sigma, Berlin, S 175–184

Bauer J (2013) Burn-out oder Depression? Psychopharmaka sind bei einer arbeitsbedingten Erschöpfung nicht die Lösung des Problems. Die Welt 06.05.2013: 20

Betz B (2010) Entwicklung einer Therapiebetriebslehre (Spezielle BWL) als Teil einer Gesundheitsbetriebslehre unter besonderer Berücksichtigung der Gesundheitsfachberufe Ergotherapie, Logopädie und Physiotherapie. Unveröffentlichte Ergebnisse eines empirischen Forschungsprojektes auf Basis von Leitfadeninterviews mit PraxisinhaberInnen von ergotherapeutischen, logopädischen und physiotherapeutischen Praxen, durchgeführt an der HAWK Hochschule für angewandte Wissenschaft und Kunst, Hildesheim

Boxberg E, Rosenthal F (Hrsg) (2007) Selbständig im Gesundheitswesen. Handbuch für Existenzgründung und Praxisorganisation. medhochzwei, Heidelberg

Bundesarbeitsgemeinschaft der Heilmittelverbände (BHV) (2013) ► www.bhv-heilmittelverbaende.de. Zugegriffen: 20.05.2013

Bundesministerium für Gesundheit ► www.bmg.bund.de/praevention/betriebliche-gesundheitsfoerderung.html

Bundesminsterium für Gesundheit (Hrsg) (2010) Pressemitteilung Nr. 76: Bundesminister Dr. Philipp Rösler: Betriebliche Gesundheitsförderung ist ein wichtiger Faktor für den wirtschaftlichen Erfolg von Unternehmen. Berlin

Dahrendorf R (2006) Homo Sociologicus. Ein Versuch zur Geschichte, Bedeutung und Kritik der Kategorie der sozialen Rolle, 16. Aufl. VS, Wiesbaden

Dierks ML, Bitzer EM, Lerch M, Martin S, Röseler S, Schienkiewitz A, Siebeneick S, Schwartz FW (2001) Patientensouveränität – Der autonome Patient im Mittelpunkt. Arbeitsbericht Nr. 195/August 2001 des Instituts für Sozialmedizin, Epidemiologie und Gesundheitssystemforschung (ISEG), Hannover

Donabedian A (1988) The quality of care: how can it be assessed? JAMA 260: 1743–1748

Dördelmann J, Eichhorst H, Radke L, Stummer C (2008) Ablaufprozesse in einer PT-Praxis. Unveröffentliches Studienprojekt an der HAWK, Hochschule für angewandte Wissenschaft und Kunst. Hildesheim

Drucker PF (1956) Die Praxis des Managements. Econ, Düsseldorf

Gabler (Hrsg) (2004) Wirtschaftslexikon, 16., vollst. überarb. u. akt. Aufl. Gabler, Wiesbaden

Gemeinsamer Bundesausschuss (G-BA) (2013) ► http://www.g-ba.de/institution/struktur/. Zugegriffen: 04.05.2013

GKV-Spitzenverband (2013) Zulassungsempfehlungen. ► http://www.gkv-spitzenverband.de/krankenversicherung/ambulante_leistungen/heilmittel/zulassungsempfehlungen/zulassungsempfehlungen.jsp. Zugegriffen: 20.05.2013

Heilmittelwerbegesetz (HWG) i. d. F. vom 19.10.2012 (BGBl. I S. 2192

IQH (2013) IQH-Jubiläum: 10 Jahre seriöse Qualitätssicherung, 05.08.2011, ► http://www.iqhv.de/node/4. Zugegriffen: 6.5.2013

Kaspers U (2000) Betriebswirtschaft für Sozialarbeiter und Sozialpädagogen. Basiswissen speziell für soziale Dienstleister. Walhalla, Regensburg

Kiefer ML (2005) Medienökonomik. Einführung in eine ökonomische Theorie der Medien, 2., vollst. überarb. Aufl. Wissenschaftsverlag, Oldenburg

Kirchner H, Kirchner W (2001) Change-Management im Krankenhaus: Strategische Neuorientierung für Non-Profit-Unternehmungen. Kohlhammer, Stuttgart

Kirsten RE, Müller-Schwarz J (2005) Gruppentraining: ein Buch mit 59 Psychospielen, Trainingsaufgaben und Tests. Rowohlt, Reinbek

Maleri R, Frietzsche U (2008) Grundlagen der Dienstleistungsproduktion, 5., vollst. überarb. Aufl. Springer, Berlin Heidelberg

Meffert H (1998) Marketing. Grundlagen marktorientierter Unternehmensführung. Konzepte – Instrumente – Praxisbeispiele. 8., vollst. überarb. u. erw. Aufl. Gabler, Wiesbaden

Möller J, Heib K (2008) Qualitätsmanagement in Gesundheitseinrichtungen. In: Greiner W, Schulenburg JM, Vauth C (Hrsg) Gesundheitsbetriebslehre. Management von Gesundheitsunternehmen. Huber, Bern, S 241–263

o. V. (2013) Bundesrat. Initiative für besseren Schutz am Arbeitsplatz. Die Welt 17.04.2013: 25

Olfert K., Pischulti H (1999) Kompakt-Training Unternehmensführung. Kiehl, Ludwigshafen

Schenk HO (1991) Marktwirtschaftslehre des Handels. Gabler, Wiesbaden

Thommen P, Achleitner AK (1998) Allgemeine Betriebswirtschaftslehre. Umfassende Einführung aus managementorientierter Sicht. 2., vollst. überarb. u. erw. Aufl. Gabler, Wiesbaden

Trill R (2000) Krankenhaus-Management. Aktionsfelder und Erfolgspotentiale. 2., erw. u. überarb. Aufl. Luchterhand, Neuwied-Kriftel

► www.bmg.bund.de/praevention/betriebliche-gesundheitsfoerderung.html

► www.bundesgesundheitsministerium.de

Marketing als Teil der Unternehmensführung

Praxisinhaberin M. aus H. hat für ihre Praxis einen Flyer entwickelt und bezahlt jedes Jahr eine Anzeige in den *Gelben Seiten,* damit ihre Praxis bei ihren Patienten und möglichen neuen Patienten schnell gefunden wird. Von ihren Marketingaktivitäten hat sie erst vor Kurzem ihrer Kollegin berichtet. Der Flyer und die Anzeige in den *Gelben Seiten* sind zwar Maßnahmen des Marketing, allerdings umfasst Marketing deutlich mehr als nur das Erstellen von Flyern und die Werbung. Marketing bildet die Grundlage für das erfolgreiche Leiten einer Praxis. In diesem Kapitel wird die Bedeutung des Marketing für Therapieberufe dargestellt und aufgezeigt, was der Bereich Marketing alles umfasst.

3.1 Marketing im Gesundheitswesen

Ausgangssituation

Praxisinhaberin M. aus H. hat eine befreundete Berufskollegin, die sich in Marketingangelegenheiten nicht auskennt. Die Freundin hat deshalb einen Unternehmensberater hinzugezogen und bezahlt dafür viel Geld. Inhaberin M. kennt sich zwar auch nicht im Bereich Marketing aus, möchte sich aber selbst in die Materie einarbeiten – zum einen, weil sie sich dafür interessiert, zum anderen, weil sie nicht so viel Geld für einen Berater ausgeben möchte. Sie kann auch noch nicht einschätzen, welche Bedeutung das Marketing für ihre Praxis hat und wie man genau vorgeht.

Welche Bedeutung Marketing für therapeutische Praxen hat, was genau eigentlich Marketing ist und wie man vorgehen kann, wird in den folgenden Abschnitten aufgezeigt.

3.1.1 Die Bedeutung des Marketing für Therapieberufe

Vor dem Hintergrund des zunehmenden Wettbewerbs im Gesundheitswesen und der schwer prognostizierbaren gesundheitspolitischen Entwicklung wird Marketing in den nächsten Jahren weiter an Bedeutung gewinnen. Dies gilt auch für die Therapieberufe, deren Angehörigenzahl seit vielen Jahren kontinuierlich zunimmt (Gesundheitsbe-

richterstattung des Bundes 2012). Viele erfolgreiche Unternehmen über alle Branchen hinweg sind durch Marketing gesteuert.

> ❯ **Auch logopädische, physio- und ergotherapeutische Praxen, Rehakliniken und Krankenhäuser sind im betriebswirtschaftlichen Sinn Unternehmen.**

Im Gesundheitswesen hat sich die aktuelle Rolle des Marketing noch nicht etabliert. Analog zur Entwicklung des Marketing in vielen anderen Branchen ist auch für die Therapieberufe davon auszugehen, dass Marketing eine zunehmend zentralere Rolle einnehmen wird.

Unternehmerisches Handeln fängt heute bei der Marktorientierung an. Das bedeutet, dass eine Praxisinhaberin, bevor sie ihre therapeutischen Dienstleistungen anbietet, zunächst ihren Markt genau analysieren wird. Dazu kann sie eine Situationsanalyse durchführen (▶ Abschn. 3.2).

Wenn man über Marktorientierung spricht, ist man schnell beim Begriff »Marketing«, der wiederum den Begriff »Markt« beinhaltet. Beide Begriffe werden nachfolgend erläutert.

3.1.2 Marketing und Markt: Definitionen

Marketing ist zunächst einmal marktorientiertes, unternehmerisches Handeln. Es kann sich auf alle Marktbereiche, in denen ein Unternehmen tätig ist, beziehen.

Im Gesundheitswesen bezieht sich Marketing i. d. R. auf das therapeutische Leistungsangebot. Es kann sich aber auch auf Personal, Finanzen, Spenden oder Waren beziehen (z. B. Marketing zur Gewinnung von Mitarbeitern oder Sponsoren oder Marketing zur Steigerung des Verkaufs von therapeutischen Produkten wie Massageöl oder Büchern).

Dabei ist Marketing mehr als nur das »Vermarkten« von Dienstleistungen, es ist auch mehr als nur Werbung. Eine umfassende und heute immer noch aktuelle Definition gibt Meffert (1998; 2012): »Marketing ist die Planung, Koordination und Kontrolle aller auf die aktuellen und potentiellen Märkte ausgerichteten Unternehmensaktivitäten. Durch eine dauerhafte Befriedigung der Kundenbedürfnisse sollen die Unternehmensziele verwirklicht werden.«

Nach dieser Definition umfasst Marketing im Gesundheitswesen die Festsetzung von Praxiszielen, die Planung, die Koordination und die Kontrolle der Maßnahmen, die zur Erreichung der Praxisziele geeignet sind. Diese Maßnahmen können sich auf die aktuellen Märkte beziehen, d. h., auf die Märkte, auf denen die Praxen bereits tätig sind (Markt der Ergotherapie, Logopädie, Physiotherapie). Die Maßnahmen können sich aber auch auf die potenziellen Märkte beziehen, auf denen die Praxen noch nicht tätig sind (z. B. Markt der betrieblichen Gesundheitsförderung).

Ein **Markt** ist der Ort, an dem Angebot und Nachfrage nach Produkten oder Dienstleistungen zusammentreffen (z. B. der Wochenmarkt in einer Stadt, auf dem Obst und Gemüse von den Händlern angeboten und von den Bürgern nachgefragt werden). Dies gilt auch für die Märkte, auf denen die Therapieberufe tätig sind. So werden z. B. auf dem Markt der Physiotherapie physiotherapeutische Dienstleistungen im weiteren Sinne angeboten und nachgefragt.

Wenn man Märkte analysieren möchte, dann muss man den Markt definieren. Das bedeutet, dass man festlegen muss, welche Dienstleistungen man genau betrachtet (wird das gesamte Spektrum der physiotherapeutisch möglichen Dienstleistungen betrachtet, oder werden Schwerpunkte auf bestimmte Krankheitsbilder oder Fachbereiche gelegt, z. B. Schlaganfallpatienten). Hat man die Dienstleistung festgelegt, dann kann man analysieren, wer die Anbieter (also die Wettbewerber) von solchen Dienstleistungen sind und wer die Nachfrager (Patienten) nach solchen Dienstleistungen sind.

– Je enger man den Markt definiert (z. B. Markt der Manuellen Therapie), desto überschaubarer ist er, aber desto größer ist die Gefahr, dass man bestimmte Entwicklungen außerhalb dieses engen Marktes nicht mitbekommt (z. B. den Wellnesstrend).

– Je weiter man den Markt definiert (z. B. Markt der Gesundheitsdienstleistungen), desto unübersichtlicher wird er, aber desto mehr Potenziale kann man ggf. für die Weiterent-

wicklung der eigenen Praxis entdecken (z. B. Dienstleistungen im Bereich der betrieblichen Gesundheitsförderung).

Marketing umfasst also auch, dass man Märkte definiert und sich somit Gedanken zur Art der Dienstleistung und zu den Anbietern, den Wettbewerbern und den Nachfragern macht. Je verschiedenartiger man Märkte definiert, desto größer ist die Chance, neue Möglichkeiten des therapeutischen Handelns und neue Arbeitsfelder zu entdecken.

Beispiele für Märkte im Gesundheits- und Sozialwesen sind der Markt der Altenpflege, der Markt der Krankenpflege, der Markt der Kinderbetreuung/-erziehung, der Markt der Suchtkranken, der Markt der Seelsorge, der Markt der ersten Hilfe, der Fitnessmarkt, der Markt der alternativen Medizin. Während diese Märkte primär unter dem Aspekt des Angebots und der Nachfrage von Dienstleistungen zusammengefasst wurden, kann man Märkte auch unter dem Aspekt der Beschaffung definieren: z. B. Markt der Spender und Sponsoren, Markt der öffentlichen »Finanzspritzen« (Zuteilungen aus dem Haushaltsetat der Gemeinden und Kommunen).

3.1.3 Besonderheiten des Gesundheitsmarktes

Der Gesundheitsmarkt ist im Vergleich zu anderen Märkten geprägt durch eine Vielzahl an **Restriktionen**, rechtliche Vorschriften und reguliertes Arbeiten. Dieses ist gekennzeichnet durch

– die Abhängigkeit der Therapeuten von ärztlichen Verordnungen,

– das GKV-Vergütungssystem, das allgemeine Preissteigerungen nicht ausreichend berücksichtigt,

– keine freie Preisgestaltung in Bezug auf die GKV-Leistungen,

– Wettbewerbsnachteile durch rechtliche Einschränkungen aufgrund des Heilmittelwerbegesetzes (HWG) gegenüber Wettbewerbern, die nicht dem HWG unterliegen, aber z. T. vergleichbare Dienstleistungen anbieten (z. B. Fitnessstudios),

— eingeschränkte Patientensouveränität und mangelnde Transparenz der Bedingungen der Leistungserbringung gegenüber Patienten (der Patient als Ko-Produzent trägt wesentlich zur Prozess- und Ergebnisqualität der Therapie bei),

— hohen administrativen Aufwand (u. a. Umgang mit falsch ausgestellten Rezepten),

— von der GKV vorgegebene Intervalle der Leistungserbringung (Behandlungszeiten),

— eine starke Einschränkung der unternehmerischen Autonomie und

— die zunehmende Forderung von Evidenznachweisen.

Selbstständige Praxisinhaber sollten sich dieser Einschränkungen bewusst werden, damit sie ihnen begegnen können. Dies wird dort am besten gelingen, wo es keine oder kaum Berührungspunkte mit dem GKV-System gibt, z. B. im Bereich der Prävention oder im zweiten Gesundheitsmarkt.

Im Gegensatz zum sog. »**ersten Gesundheitsmarkt**«, der nach dem BMG den Bereich der klassischen Gesundheitsversorgung umfasst (GKV, PKV, PV und weitere Sozialversicherungträger), werden als »**zweiter Gesundheitsmarkt**« alle privat finanzierten Produkte und Dienstleistungen rund um die Gesundheit bezeichnet, von frei verkäuflichen Arzneimitteln über Fitness/Wellness und betriebliche Gesundheitsförderung bis zu Ernährung und Wohnen (auch Selbstzahlermarkt genannt). Hier können Therapieberufe neue Arbeitsfelder erschließen. ◘ Abb. 3.1 zeigt einerseits die Größe des gesamten Gesundheitsmarktes, andererseits die Größenverhältnisse zwischen dem ersten und dem zweiten Gesundheitsmarkt auf. Danach ist der erste Gesundheitsmarkt deutlich größer als der zweite, aber beide Bereiche wachsen seit Jahren.

Der Gesundheitsmarkt hatte nach BMG im Jahr 2010 ein Volumen von insgesamt ca. 346 Mrd. EUR und erzielt seit Jahren stetige Zuwachsraten, sowohl im ersten als auch im zweiten Gesundheitsmarkt. Von einer zunehmenden Verzahnung des ersten und zweiten Gesundheitsmarktes ist nach Einschätzungen des DIHK (2010) in Zukunft auszugehen. Um die bevorstehenden Herausforderungen des Gesundheitsmarktes erfolgreich zu meistern und die sich ergebenden Potenziale zu erschließen,

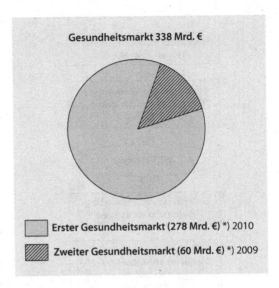

Gesundheitsmarkt 338 Mrd. €

☐ Erster Gesundheitsmarkt (278 Mrd. €) *) 2010

▨ Zweiter Gesundheitsmarkt (60 Mrd. €) *) 2009

◘ **Abb. 3.1**   Der Gesundheitsmarkt insgesamt

sind Marketingkenntnisse unerlässlich. Wodurch ist nun Marketing genau gekennzeichnet?

3.1.4 Merkmale des Marketing

Ausgehend von der Definition Mefferts (1998) (▶ Abschn. 3.1.2) ist Marketing durch folgende **8 Merkmale** gekennzeichnet:

1. Absatz- und Kundenorientierung (Wünsche und Bedürfnisse der Patienten)
2. Verhaltenswissenschaftliche Orientierung (Verhalten der Käufer/Kunden/Patienten, Absatzmittler (z. B. Ärzte), Konkurrenten, des Staates analysieren: Warum verhalten sich bestimmte Gruppen so?)
3. Planmäßige Erforschung des Marktes (Was wird angeboten, von wem, und wer fragt nach?)
4. Festlegung marktorientierter Unternehmensziele und Strategien (Welches Ziel möchte ich mit meiner Praxis in Zukunft erreichen und wie?)
5. Planmäßiger Einsatz aller Instrumente des Marketingmix (Welche Maßnahmen setze ich wann ein?)
6. Prinzip der differenzierten Marktbearbeitung (Aufteilung des Marktes in Segmente, Marktsegmentierung; z. B. Segment der Schlaganfallpatienten)

Analyse der Marketingchancen
(Situationsanalyse)

⬇

Ermittlung und Auswahl von
Zielmärkten und Zielgruppen
(z. B. Wellness)

⬇

SWOT-Analyse

⬇

Entwichlung von Marketing-
Zielen und -strategien

⬇

Planung der Marketing-
Maßnahmen/Marketing-Mix
Product
Promotion
Price
Place

⬇

Organisation, Durchführung
und Kontrolle der geplanten
Maßnahmen

◧ Abb. 3.2   Der Marketing-Management-Prozess

7. Koordination aller marktgerichteten Unternehmensaktivitäten (alle Aktivitäten sollen koordiniert werden auf ein Ziel hin, Vermeidung von Verzettelung)
8. Einordnung der Marketingentscheidungen in größere soziale Systeme (die Maßnahmen müssen insgesamt zur Praxis/Gesundheitseinrichtung passen, zum Leitbild, zum vorhandenen Personal)

Um Marketing aktiv zu betreiben, bietet sich ein prozesshaftes Vorgehen an, das im Folgenden beschrieben wird.

3.1.5   Marketing-Management-Prozess

Der Marketing-Management-Prozess ermöglicht ein systematisches, zielgerichtetes und effizientes Vorgehen und umfasst folgende **Phasen:**

- Analyse der Marketingchancen der Praxis und des Umfeldes, in der die Praxis tätig ist,
- Ermittlung und Auswahl von Zielmärkten und Zielgruppen, daran anschließend die SWOT-Analyse,
- Festlegung der Unternehmens- und Marketingziele und Erstellung einer Marketingstrategie,
- Festlegung der Maßnahmen/des Marketingmix (4 Mix-Faktoren: Dienstleistung an sich, Kommunikation (Werbung, Öffentlichkeitsarbeit, Verkaufsförderung), Preis der Leistung, Ort der Leistungserbringung) und
- Organisation, Durchführung und Kontrolle der geplanten Maßnahmen.

Diese einzelnen Phasen ergeben aufeinander aufbauend den Prozessablauf des Marketingmanagements (◧ Abb. 3.2).

Der Marketing-Management-Prozess legt die systematische Vorgehensweise fest, nach der Marketing in Gang gesetzt und gesteuert werden kann. Dieser Prozess beginnt immer mit der Situationsanalyse.

3.2   Situationsanalyse

Ausgangssituation
Praxisinhaberin M. aus H. möchte gern eine Marketingstrategie für ihre Praxis entwickeln, weiß aber nicht so recht, wie sie vorgehen soll. Auch würde sie gern einen Flyer für die Praxis entwickeln und ist sich nicht sicher, ob dies die richtige Maßnahme ist. Deshalb wird sie zunächst einmal die Situation analysieren, in der sich ihre Praxis befindet.

Wie eine solche Situationsanalyse durchgeführt wird, wird im folgenden Abschnitt erläutert.

Die Situationsanalyse ist Voraussetzung und Grundlage für die Planung und Erstellung der Marketingstrategie, genauer gesagt für das Erstellen eines Konzeptes. Der Begriff »Marketingkonzept« ist umfassender als der Begriff »Marketingstrategie« und beinhaltet folgende Fragestellungen (siehe auch ▶ Abschn. 3.3.1):

- Welche Ziele werden verfolgt, d. h., wo wollen wir mit unserer Praxis hin?

– Welche Strategie wird verfolgt, d. h., wie kommen wir dahin bzw. welchen Weg wollen wir verfolgen, um unsere Ziele zu erreichen?
– Welche Maßnahmen sind zu ergreifen, d. h. was müssen wir tun, um die gesteckten Ziele zu erreichen?

> Die Situationsanalyse ist **keine** einmalige Angelegenheit. Sie sollte in regelmäßigen Abständen (z. B. ein Mal pro Jahr oder alle 2 Jahre) wiederholt werden. Dies ist erforderlich, weil sich die Situation, in der sich eine Praxis befindet, sowie ihr Umfeld innerhalb von 1 bis 2 Jahren deutlich verändern können. Aktualisiert man die Situationsanalyse nicht, kann man auch nicht auf die Veränderungen reagieren.

Zur Situationsanalyse gehört die Betrachtung
– des **Umfeldes,** in dem sich die Praxis oder Klinik befindet (oder befinden wird, wenn die Praxis noch in Planung ist) (▶ Abschn. 3.2.1). Zum Umfeld gehören Klienten, Wettbewerber, überweisende Ärzte, Lieferanten, der Staat (insbes. das Gesundheitswesen), die Gesellschaft, Interessenverbände etc. Das Umfeld kann mithilfe der Marktforschung analysiert werden. Die Menschen im Umfeld (insbesondere die Klienten) können hinsichtlich ihres Verhaltens (im Marketing-Sprachgebrauch: »Nachfrage- oder Kaufverhalten«) analysiert werden. Ziel der Umfeldanalyse ist die Ermittlung von Chancen und Risiken, die sich für die Praxis ergeben;
– der **Situation,** in der sich die Praxis oder Abteilung einer Klinik befindet (▶ Abschn. 3.2.2). Zur Analyse der eigenen Situation werden verschiedene interne Kriterien betrachtet, wie z. B. Finanzkriterien, Marketingkriterien oder Personalkriterien. Ziel der Analyse der eigenen Situation ist die Ermittlung von Stärken und Schwächen der Praxis;
– von **Images** (der eigenen Praxis und der Konkurrenten) (▶ Abschn. 3.2.3);
– von **Zielmärkten/Zielgruppen** (▶ Abschn. 3.2.4). Bei der Zielmarktanalyse können Märkte analysiert werden, auf denen man bereits tätig ist (z. B. Markt der Ergo-

therapie). Die Analyse kann und sollte sich jedoch auch auf potenzielle Märkte erstrecken, auf denen die Praxis bisher noch nicht tätig ist (z. B. Markt der betrieblichen Gesundheitsförderung). Gleiches gilt für die Analyse der Zielgruppen: Man kann die Zielgruppen analysieren, die man bereits mit seinen Aktivitäten erreicht (Patienten, die bereits in die Praxis kommen). Es sollten aber auch Zielgruppen betrachtet werden, die man bisher noch nicht erreicht oder angesprochen hat (z. B. Selbstzahler, Angehörige oder Unternehmen aus der Region).

Im Anschluss an diese Analyse kann zusätzlich eine **SWOT-Analyse** durchgeführt werden (▶ Abschn. 3.2.5). Der erste Schritt, die Marketingchancen zu analysieren, besteht in der Analyse des Praxisumfelds.

3.2.1 Marketingumfeld

Das Marketingumfeld beeinflusst die Entwicklung einer Praxis deutlich. Es lässt sich in enges, mittleres und weites Umfeld untergliedern. Die Faktoren des engen Umfeldes, z. B. die Klienten, haben Einfluss auf die Entwicklung der Praxis, die Praxis kann jedoch auch selbst Einfluss nehmen auf das Verhalten der Klienten. Auf die Faktoren des mittleren Umfeldes, z. B. die Wettbewerber, hat die Praxis schon deutlich weniger Einfluss, und auf die Faktoren des weiten Umfeldes, z. B. die Gesundheitspolitik, kann die Praxis gar keinen Einfluss mehr nehmen. Gleichzeitig wird die Praxis von all diesen Faktoren in starkem Maße selbst beeinflusst. ◻ Abb. 3.3 gibt Beispiele für verschiedene Einflussfaktoren des engen, mittleren und weiten Umfeldes einer Praxis, die in Abhängigkeit von der individuellen Situation nicht alle relevant sind oder aber auch ergänzt werden müssen.
Zum **engen Umfeld** gehören u. a.:
– Klienten/Kunden: Kassenpatienten, Angehörige, Gesundheitsinteressierte, Selbstzahler,
– Absatzhelfer: Ärzte, Krankenhäuser, Berufsgenossenschaft, Fördereinrichtungen.

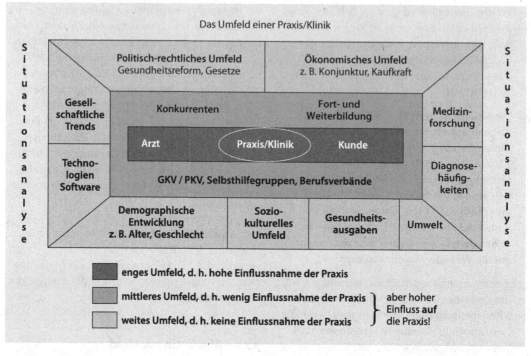

Abb. 3.3   Das Umfeld einer Praxis/Klinik

Zum **mittleren Umfeld** gehören u. a.:
- Konkurrenten: andere Praxen, andere Krankenhäuser, andere Rehakliniken, andere Berufsgruppen, Gesundheitszentren,
- Interessengruppen: Berufsverbände, Krankenkassen, Hausärzteverband, Kassenärztliche Vereinigung, Selbsthilfegruppen, eingetragene Vereine (z. B. Deutsche Alzheimer Gesellschaft), Bürgerinitiativen,
- Lieferanten: Wer liefert was zu welchen Konditionen?, Rabattsituation, Mengenstaffeln, neue Trends,
- Veranstalter von Fort- und Weiterbildungen: Trends, neue Angebote.

Zum **weiten Umfeld** gehören u. a.:
- politisch-rechtliches Umfeld: Gesetze/Bestimmungen, politische Bewegungen/Trends,
- demographisches Umfeld: Bevölkerungsentwicklung, Entwicklung bestimmter Altersgruppen (Kinder, Senioren etc.), Geschlechterverteilung und -entwicklung, Haushaltsgröße, Anteile Privat-/Pflichtversicherte,

- medizinisches Umfeld: Diagnosen und Störungsbilder,
- ökologisches Umfeld: Ökobewegungen/ Trends, Ressourcenentwicklung (Energie, alternative Energien, Wasser), Entwicklung von Lärm-/ Geräuschbelastungen,
- soziokulturelles Umfeld: Wertewandel, Gesundheitsbewusstsein, Wellness-/Fitnessorientierung, Bildungsniveau,
- volkswirtschaftliches Umfeld: konjunkturelle Entwicklung, Preisniveau, Sparquote, Kaufkraft, Einkommensentwicklung, Bereitschaft zu Eigenleistungen, Arbeitslosenquote, Sozialleistungen, Situation öffentlicher Haushalte, Vergabe öffentlicher Gelder, Fördergelder,
- technologisches Umfeld: neue Medien (Internet, Informationsflut, Transparenz), technologische Entwicklungen (Therapiegeräte etc.).

Diese vielfältigen Einflussfaktoren im Gesundheitsmarkt müssen bei der Erstellung der Strategie berücksichtigt werden. Informationen über diese Einflussfaktoren können z. B. via Internet oder über Datenbanken beschafft werden.

Zur Analyse des Umfelds mit seinen verschiedenen Bereichen eignen sich u. a. die Instrumente der Marktforschung und die Verhaltensanalyse der Nachfrager, die im Folgenden erläutert werden.

Marktforschung

Marktforschung ist die Beschaffung von Informationen über die relevanten Märkte und die Marktteilnehmer (Anbieter, Nachfrager). Mithilfe von Marktforschung lassen sich Informationen zu den in ▶ Abschn. 3.2.1 genannten Umfeldaspekten liefern (z. B. welche Leistungen werden zu welchen Preisen angeboten, wer sind die Wettbewerber, was bieten sie an und wie entwickeln sie sich, wo werden welche Dienstleistungen angeboten, wie zufrieden sind die Klienten, welche Klienten-Bedürfnisse werden nicht befriedigt?).

> ▶ Marktforschung soll einerseits dabei helfen, Unsicherheiten bei Entscheidungen zu reduzieren. Andererseits hat sie eine Innovations- und Frühwarnfunktion: Sie soll Chancen und Risiken aufzeigen.

Es gibt grundsätzlich 2 Wege, die benötigten Informationen zu beschaffen: Man kann aus vorhandenen Datenquellen Informationen beziehen (Sekundärforschung, auch »desk research« genannt), oder man erhebt die Daten speziell für den konkreten Fall (Primärforschung, auch »field research« genannt).

Basis für die **Sekundärforschung**, also für bereits vorhandene Daten, können interne Datenquellen sein (Patientendatei, Unterlagen vom Steuerberater oder von Abrechnungsfirmen wie Optadata etc.). Diese Daten kann man auswerten, wenn man z. B. wissen möchte, wie sich der Patientenstamm der eigenen Praxis zusammensetzt nach Geschlecht, Alter oder Diagnose oder ob die Praxiseinnahmen sich gleichmäßig über das Jahr verteilen (oder in bestimmten Monaten besonders hoch oder niedrig sind).

Möchte man aber wissen, welche Krankheiten am häufigsten in der Altersgruppe der 50- bis 60-jährigen Frauen in Deutschland vorkommen, muss man externe Datenquellen heranziehen (z. B. statistische Ämter, Gesundheitsberichterstattung

des Bundes, Krankenkassen, Wirtschaftsunternehmen, Marktforschungsinstitut GfK). Unter den folgenden Internetadressen erhält man vielfältige gesundheitsbezogene Daten: ▶ www.destatis.de, ▶ www.gbe-bund.de, ▶ www.gesundheitsmonitor. de. Weitere externe Quellen können Berufsverbände, Verlage, Institute, Hochschulen und Trendinstitute (▶ www.zukunftsinstitut.de) sein; auch Internetsuchmaschinen wie Google können helfen.

Oftmals helfen weder interne noch externe Datenquellen dabei, die Informationen zu bekommen, die man benötigt. Das ist z. B. der Fall, wenn man wissen möchte, wie zufrieden oder unzufrieden die Patienten der Praxis mit den Dienstleistungen der Praxis sind. Dazu muss **Primärforschung** betrieben werden. So müssen im Rahmen einer Patienten- oder Klientenbefragung die benötigten Daten erst speziell für diesen Zweck mittels Fragebogen erhoben werden. Weitere Beispiele für Primärforschung sind: Erhebung der Mitarbeiterzufriedenheit oder auch ein sog. »Kummerkasten«, in den Patienten anonym Zettel mit Wünschen oder Beschwerden einwerfen können. Diese Zettel können in regelmäßigen Abständen ausgewertet werden. Patienten- und Mitarbeiterbefragungen werden häufig regelmäßig im Rahmen von Qualitätsmanagement durchgeführt, die Ergebnisse sind für die Rezertifizierung von Praxen erforderlich (Betz 2010b).

Weitere Quellen im Gesundheitswesen sind z. B. Statistiken der Abrechnungsfirmen (u. a. Optika, Optadata, Theorg) und der Qualitätszertifizierer. Diese Quellen liefern sowohl interne als auch externe Daten i. S. von Benchmarking (Betz 2010b).

Die Erhebung eigener Daten ist auch für therapeutische Praxen sinnvoll und möglich. Wenn man noch keine Erfahrung mit der Durchführung von Befragungen hat, dann kann man entweder ein kleines Marktforschungsinstitut beauftragen. Hier ist jedoch mit Kosten von mindestens 1.000 EUR zu rechnen. Kostengünstiger und qualitativ mindestens gleichwertig kann eine Kooperation mit einer ortsansässigen Hochschule sein, in Form von Studienprojekten, die von qualifizierten Dozenten geleitet werden.

Wer QM-zertifiziert ist oder noch darüber nachdenkt, kann auf die Fragebögen der Zertifizierer zurückgreifen, die für eine Praxiszertifizierung Patienten- und Mitarbeiterbefragungen voraussetzen und die entsprechenden Fragebögen zur Verfügung stellen.

Verhaltensanalyse der Nachfrager

Marketing untersucht das Verhalten von Menschen auf Märkten (hier: Markt der logopädischen, physiotherapeutischen bzw. ergotherapeutischen Dienstleistungen). Die Märkte werden von menschlichen Verhaltensweisen bestimmt, sowohl auf der Nachfrager- als auch auf der Anbieterseite.

Das Nachfrageverhalten (Nachfrage nach Dienstleistungen) der Menschen wird u. a. beeinflusst von ihren Bedürfnissen (siehe auch ▶ Abschn. 4.4.2, »Bedürfnispyramide«), Motiven, Einstellungen, ihrer sozialen Umwelt. Marketingverantwortliche sollten in Bezug auf ihre potenziellen Kunden (hier: Patienten) folgende **Fragen** stellen:

- Welche Bedürfnisse sind vorhanden?
- Welche werden befriedigt?
- Welche sind bisher unbefriedigt?
- Welche könnten geweckt werden?

Was letztere Frage betrifft, sollten nur solche Bedürfnisse geweckt werden, die von den Praxisinhabern auch ethisch vertreten werden können.

> ❯ Bei der Bedürfnisanalyse ist immer zu beachten, um welche Zielgruppe(n) es geht. Ärzte und Krankenhäuser als Überweisende haben andere Bedürfnisse und Anforderungen an die Dienstleistungen einer Praxis als die Klienten. Beide Zielgruppen müssen befriedigt werden.

Da es für den therapeutischen Bereich keine empirischen Untersuchungen darüber gibt, welche Einflussfaktoren das Verhalten der Patienten, der Ärzte oder der Angehörigen bestimmen, werden die Einflussfaktoren angenommen, die sich aus empirischen Untersuchungen aus dem Konsumgüterbereich ergeben haben. Ob sich diese 1:1 auf den Therapiebereich übertragen lassen, kann heute noch nicht beantwortet werden, es ist jedoch von einer hohen Vergleichbarkeit auszugehen. Demnach wird das Verhalten von Kunden/Klienten/Patienten primär durch kulturelle, soziale, persönliche und psychologische Faktoren beeinflusst (in dieser Reihenfolge).

Für das Marketing von therapeutischen Praxen bedeutet dies, dass das Patientenverhalten in erster Linie durch den Kulturkreis geprägt ist, in dem der Patient aufgewachsen ist. Hat die Praxis Patienten aus anderen Kulturkreisen, dann muss sie sich auf die Bedürfnisse dieser Patienten einstellen. So könnte z. B. eine Praxis in Berlin-Kreuzberg sich besonders auf die Bedürfnisse türkischer Patienten einstellen, indem sie eine bilinguale Rezeptionskraft anstellt, die Patienten in der Landessprache begrüßen und auch Dolmetscherdienste leisten könnte.

Die Rolle, die ein Patient innerhalb seiner Familie oder seiner Bezugsgruppen (Arbeitsplatz, Freundeskreis, Sportverein etc.) ausübt, hat demnach weniger Einfluss auf sein Verhalten als sein Kulturkreis, wirkt sich aber stärker aus als die persönlichen Faktoren wie Alter oder wirtschaftlichen Verhältnisse. Seine Ansichten z. B. zu Krankheit und Gesundheit haben demnach den geringsten Einfluss auf sein Nachfrageverhalten.

Diskussionen mit Therapeuten über die Relevanz dieser Einflussfaktoren und die Übertragbarkeit auf Patienten führen zu der Einschätzung, dass das Nachfrageverhalten erfahrungsgemäß am ehesten durch einen hohen Leidensdruck der Patienten geprägt wird und im Bereich Therapie die persönlichen und psychologischen Faktoren größeren Einfluss haben als die kulturellen und sozialen Faktoren. Diese Einschätzung der Therapeuten ist zwar empirisch nicht belegt, kann aber als Information mit herangezogen werden, wenn das Verhalten der Patienten beeinflusst werden soll. Will man andere Zielgruppen, z. B. Ärzte, zu bestimmtem Verhalten bewegen, kann die Kenntnis der Einflussfaktoren und ihrer Gewichtung, wie sie im Konsumgüterbereich empirisch belegt ist, hilfreich sein.

3.2.2   Analyse der eigenen Situation

Zur Analyse der eigenen Praxis sollten Marketing-, Personal- und Finanzkriterien auf Stärken und Schwächen hin untersucht werden. Diese Analyse sollte so objektiv wie möglich durchgeführt werden. ◻ Tab. 3.1 zeigt, welche Aspekte dabei jeweils konkret zu betrachten sind.

Tab. 3.1 Kriterien zur Analyse der eigenen Praxis (Stärken/Schwächen)		
Marketingkriterien	**Personalkriterien**	**Finanzkriterien**
Bekanntheitsgrad	Betriebsklima	Umsatz
Image/Ruf	Qualifikation des Inhabers	Gewinn
Marktposition in der Region/Wettbewerbsposition	Qualifikation der Mitarbeiter	Verschuldungsgrad/
Leistungsangebot (Bandbreite/Vielfalt/Zusatzangebote)	Engagement der Mitarbeiter	Kapitalkosten
Standort (Vor-/Nachteile)	Interne Kommunikation	Rücklagen
Zusammenarbeit mit Ärzten	Flexibilität und Anpassungs-	Liquidität
Zusammenarbeit mit GKV	fähigkeit	Kosten
Praxisausstattung	Verhältnis Vollzeit-/Teilzeit-	Prognose (1–3 Jahre)
Technikausstattung	stellen	
Kapazitätsauslastung/Terminsituation/Nachfrage	Wirtschaftlichkeit der Mit-	
Aktivitäten außerhalb GKV	arbeiter	

Wie in **Tab. 3.1** aufgezeigt wurde, ist das »Image« ein Kriterium, das eine Schwäche oder auch eine Stärke darstellen kann. Um dies zu überprüfen, kann man eine Imageanalyse durchführen.

3.2.3 Imageanalyse und Bedeutung von Images

Als Image kann man das Meinungsbild bezeichnen, das eine Person oder eine Gruppe von einer Person, einer Gruppe, einer Organisation, einem Produkt oder einer Dienstleistung hat. Images bilden sich durch viele verschiedene Erfahrungen, direkte oder indirekte Erfahrungen.

Images bilden sich unabhängig davon, ob man aktiv und bewusst ein Image aufbaut oder nicht. Wenn ein Praxisinhaber sich mit seiner Praxis in einer Stadt neu niederlässt und im ersten Jahr keine Zeit dafür hatte, bewusst ein Praxisimage aufzubauen, dann wird sich bei seinen Patienten innerhalb des ersten Jahres ein Image bilden, das auf den direkten und indirekten Erfahrungen der Patienten mit der Praxis basiert.

Haben sich Images erst einmal herausgebildet, ist es sehr schwierig, sie zu verändern. Images lassen sich nur langfristig korrigieren. Deshalb ist es wichtig, aktiv Maßnahmen zum Imageaufbau zu ergreifen, damit das Soll-Image entstehen kann.

Je nachdem, ob man schon länger im Markt ist und bereits ein Image hat oder ob man neu im Markt ist und erst einmal ein Image aufbauen muss, sind unterschiedliche Aktivitäten erforderlich.

Ist man **neu im Markt,** sollte man sich überlegen, welches Image angestrebt werden soll (Soll-Image). Hierzu kann man Eigenschaften oder Imagekriterien festlegen, die das Image prägen sollen. Imagekriterien im Therapiebereich aus Patientensicht sind z. B.:

- Pünktlichkeit (Behandlungsbeginn),
- Einrichtung (warm, steril, elegant, kindgerecht, behindertengerecht),
- Wartezeiten,
- Therapeuten selbst (Freundlichkeit, Kompetenz, Fortbildungen),
- flexible Terminangebote f. Berufstätige,
- Angebot von Therapiemethoden (spezielle Methoden),
- Erreichbarkeit (Telefon),
- Umgang mit Konfliktsituationen,
- Professionalität,
- Freundlichkeit beim Erstkontakt,
- aufgeschlossen/abweisend,
- Motivation der Therapeuten,
- Kompetenz (insbes. bei chronisch Kranken),
- organisiert/chaotisch,
- Ausstattung/Räumlichkeiten,
- Informiertheit d. Therapeuten,
- Hygiene/Sauberkeit,
- Zufriedenheit mit Fortschritten,
- Bekanntheitsgrad,
- Patient steht im Mittelpunkt (Klientenzentrierung),
- Zeit für Klientenkontakt,
- Seriosität (Therapeut und Einrichtung),
- Erfahrung,

— Flexibilität (Terminvergabe, Räumlichkeiten),
— Öffnungszeiten,
— Zusatzqualifikation u. Spezialisierung,
— Effektivität (Behandlungserfolge),
— Service (Kaffee/Tee/Kekse),
— Leistungsangebot/Zusatzangebote,
— Vertrauensbasis Therapeut/Patient.

Hat sich das Praxisteam auf bestimmte Eigenschaften/Kriterien geeinigt, ist anschließend zu überlegen, wie man diese Eigenschaften in der Zielgruppe, z. B. bei Patienten, bekannt macht. Einige Eigenschaften lassen sich gut durch einen Flyer bekannt machen (z. B. Kompetenzen der Teammitglieder), andere können den Patienten nur durch entsprechendes Verhalten des Praxisteams vermittelt werden, z. B. Pünktlichkeit.

> Der Aufbau eines Images ist sehr zeitintensiv und kann mehrere Monate bis Jahre dauern. Hat sich ein Image erst einmal gebildet, sind Imagekorrekturen nur schwer möglich.

Ist man **bereits im Markt etabliert**, kann man sein Ist-Image überprüfen (eigene Einschätzung, Klientenbefragungen, Ärztebefragungen). Das Ist-Image ist gleichzeitig auch das Fremdimage, das vom Eigenimage und vom Soll-Image positiv oder negativ abweichen kann. Es ist sinnvoll, Imagebeurteilungen (auch Imageprofile genannt) zu entwickeln, um die Abweichungen zu verdeutlichen. Dazu bewertet z. B. der Praxisinhaber bestimmte Eigenschaften. Diese Bewertung ergibt das Soll-Image. Dann lässt man z. B. Patienten ebendiese Eigenschaften mittels derselben Bewertungsskala bewerten. Die Patientenbewertung ergibt das Ist- bzw. Fremd-Image. Legt man dann die Profile des Soll- und Ist-Image übereinander, kann man eventuelle Abweichungen gut erkennen.

◻ Abb. 3.4 zeigt, wie eine Auswertung der Imagebeurteilung aussehen könnte.

So lassen sich sehr schön die Schwerpunkte erkennen, und man weiß, wo man mit eventuellen Korrekturen beginnen kann.

Man kann auch Imageprofile von verschiedenen Zielgruppen machen lassen und miteinander vergleichen (z. B. Image einer Praxis bei Klienten/

Patienten oder bei Ärzten). Je nach Zielgruppe können die Images deutlich unterschiedlich ausfallen.

> Images können starken Einfluss auf die Gewinnung und die Bindung von Klienten haben und damit den Umsatz direkt beeinflussen. Zum Aufbau und zur Korrektur von Images können Öffentlichkeitsarbeit und Werbung eingesetzt werden.

3.2.4 Auswahl der Zielmärkte und Zielgruppen

Am Ende der Situationsanalyse sollte man die Frage beantworten, auf welchen »Feldern« des Marktes (oder auch Marktsegmenten) man in Zukunft tätig sein möchte und auf welchen Feldern weniger oder gar nicht. Die Bereiche oder Segmente, auf denen man zukünftig tätig sein möchte, kann man auch als **Zielmarkt** bezeichnen. Zur Zielmarktbestimmung empfiehlt sich folgendes **Vorgehen:**
— Zunächst sind Überlegungen anzustellen, nach welchen Kriterien der Gesamtmarkt »zerlegt« werden kann und welches »Profil« die einzelnen Segmente haben.
— Dann ist die Attraktivität der Segmente zu beurteilen (Anzahl der Nachfrager, Wettbewerbssituation, eigene Stärken/Schwächen, Entwicklungspotenzial, Chancen im Gesundheitswesen, Risiken etc.).
— Weiterhin sollte man sich Klarheit darüber verschaffen, welche Position man in diesen Feldern einnehmen möchte (Positionierung), z. B. Spezialisierung auf bestimmte Störungsbilder.

Eine gute Möglichkeit, den Markt, auf dem man tätig sein will, näher kennenzulernen und abzugrenzen, ist der pragmatisch orientierte Ansatz der 6 W nach Kotler (Kotler u. Bliemel 1999). Danach stellt man 6 W-Fragen, die man selbst zu beantworten versucht. Dazu kann es erforderlich sein, Informationen einzuholen oder eine Recherche im Internet durchzuführen.

Die **6 W-Fragen nach Kotler** lauten:
1. **Wer** bildet den Markt?
— Marktteilnehmer: Wer bietet Leistungen an (Anbieter), wer fragt Leistungen nach (Nachfrager)?

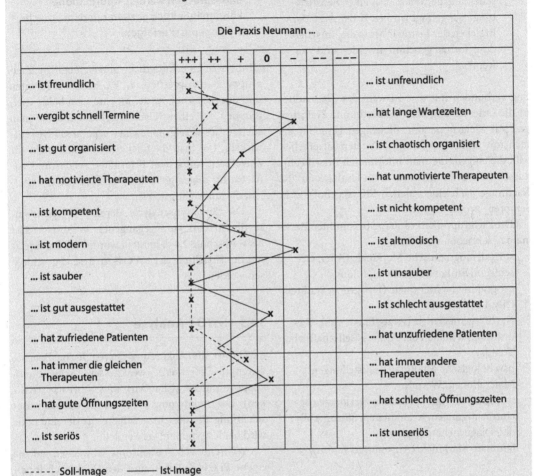

Auswertung der Imagebeurteilung:
Vergleich von Soll- und Ist-Image einer Praxis

Die Praxis Neumann ...

	+++	++	+	0	–	– –	– – –	
... ist freundlich	x							... ist unfreundlich
... vergibt schnell Termine		x		–				... hat lange Wartezeiten
... ist gut organisiert	x							... ist chaotisch organisiert
... hat motivierte Therapeuten	x							... hat unmotivierte Therapeuten
... ist kompetent	x							... ist nicht kompetent
... ist modern				–				... ist altmodisch
... ist sauber	x							... ist unsauber
... ist gut ausgestattet	x			–				... ist schlecht ausgestattet
... hat zufriedene Patienten	x							... hat unzufriedene Patienten
... hat immer die gleichen Therapeuten			x	–				... hat immer andere Therapeuten
... hat gute Öffnungszeiten	x							... hat schlechte Öffnungszeiten
... ist seriös	x							... ist unseriös

- - - - - - Soll-Image   ———— Ist-Image

■ **Abb. 3.4** Auswertung der Imagebeurteilung: Vergleich von Soll- und Ist-Image einer Praxis

2. **Was wird nachgefragt?**
   - Nachfrageobjekt: Welche Dienstleistung wird nachgefragt (Therapie, Wellness, betriebliche Gesundheitsförderung, Beratung, Produkte wie z. B. Hilfsmittel, Bücher etc.)?
3. **Wann wird nachgefragt?**
   - Gibt es besondere Anlässe, zu denen nachgefragt wird, oder Häufigkeiten der Nachfrage (z. B. Saisonalitäten, eher im Winter oder im Sommer, eher in den Ferien, zum Schulanfang, bei Entlassung aus dem Krankenhaus etc.)?
4. **Wer fragt nach?**
   - Träger der Entscheidung der Nachfrage (Patient oder Angehöriger, Kostenträger, Sportverein, ein Betrieb)
5. **Warum wird nachgefragt?**
   - Motive der Nachfrage, Nutzen (Schmerzlinderung, Teilhabe am täglichen Leben, Prävention, Vorbereitung auf den Schulbeginn, Rückkehr an den Arbeitsplatz etc.)

3

6. Wie wird nachgefragt?
  – Entscheidungsprozesse: Wer hat die Entscheidung getroffen, dass eine Dienstleistung nachgefragt wird (z. B. der Arzt, der Erzieher, der Lehrer)? Muss die Entscheidung formal genehmigt werden und von wem?

Eng verbunden mit der Auswahl des Zielmarktes ist die Orientierung auf eine bestimmte **Zielgruppe**. Mit Zielgruppe sind diejenigen gemeint, die man mit seinen Marketingaktivitäten ansprechen will, diejenigen, die man informieren oder beeinflussen will (beeinflussen z. B. im Hinblick auf die Nachfrage nach einem neuen Kursangebot), z. B. Senioren, Angehörige etc.

Die Zielgruppe kann anhand bestimmter **Merkmale** beschrieben werden:
– soziodemographische Merkmale (Alter, Geschlecht, Einkommen, Beruf, Bildung),
– geographische Merkmale (Ortsgröße, Stadtteil, City, Landkreis),
– Nachfragemerkmale (Arzt-/Praxiswahl, Verordnungsverhalten der Ärzte, gesellschaftliche Trends),
– psychologische Merkmale (Einstellungen, Motivationen, Werte),
– medizinische/therapeutische Merkmale (Beeinträchtigungen, Krankheiten, Störungsbilder, Diagnosehäufigkeiten),
– familiäre Merkmale (Angehörige, Eltern).

Unter Zuhilfenahme dieser Merkmale können Ergotherapeuten, Logopäden und Physiotherapeuten z. B. folgende Zielgruppen ansprechen: Patienten, potenzielle Patienten, Patienten mit bestimmten Krankheitsbildern oder Diagnosen, Selbstzahler, männliche oder weibliche Kunden, Kinder oder Senioren, Personen mittleren Alters, Sportler, Gesundheitsbewusste, Angehörige, Eltern von kleinen Kindern, Töchter oder Söhne, Schlaganfallpatienten, Patienten mit Schluckstörungen, Ärzte (unterteilt nach Pädiatern, Orthopäden, Neurologen, Phoniater), Erzieher, Lehrer, sprechende Berufe allgemein, Sportvereine, Unternehmen etc.

> Eine exakte Zielgruppenbeschreibung ist später für die zielgerichtete Kommunikation unerlässlich. Je genauer die Zielgruppe beschrieben werden kann, desto spezifischer und ökonomischer kann sie angesprochen werden. Informationen können inhaltlich gezielter und im Sprachstil angepasst erfolgen.

Oftmals ist es erforderlich, unterschiedliche Zielgruppen anzusprechen, z. B. Patienten/Klienten und überweisende Ärzte. Möchte man beide Zielgruppen mit einem Flyer informieren, sollte man auch für jede Zielgruppe einen separaten Flyer entwickeln. Hat man die finanziellen Mittel nicht für zwei Flyer, muss man Prioritäten setzen und zunächst für diejenige Zielgruppe einen Flyer erstellen, die am wichtigsten ist.

Die Situationsanalyse, deren Vorgehensweise die in den vorangegangenen ▶ Abschn. 3.2.1 bis ▶ Abschn. 3.2.4 dargestellt worden ist, kann jetzt mit der Erstellung der SWOT-Analyse abgeschlossen werden.

3.2.5   SWOT-Analyse

SWOT ist die Abkürzung der englische Begriffe »strengths« (Stärken), »weaknesses« (Schwächen), »opportunities« (Chancen) und »threats« (Risiken). Die Abkürzung SSCR ist die deutsche Bezeichnung für dieselben Inhalte. In der Literatur wird beides synonym verwendet.

Während sich Stärken und Schwächen auf die eigene Praxis beziehen und den Blick nach innen in die Praxis hinein schärfen, beziehen sich Chancen und Risiken auf den Markt, auf dem man tätig ist oder in Zukunft tätig sein möchte. Hier geht der Blick nach außen in das Umfeld der Praxis. ◨ Abb. 3.5 verdeutlicht diese beiden Perspektiven.

Hat man die Situationsanalyse sorgfältig durchgeführt, lassen sich jetzt im Rahmen der SWOT-Analyse einerseits die eigenen Stärken und Schwächen erkennen; andererseits kann man herausarbeiten, welche Chancen oder Risiken das Umfeld bzw. der Markt bietet. Die SWOT-Analyse stellt die Stärken und Schwächen der eigenen Praxissituation den Chancen und Risiken des Marktes gegenüber.

> Ziel der Gegenüberstellung kann sein, die Stärken zu verstärken (also auf den Stärken aufzubauen), die Schwächen ab-

	Opportunities (+) Welche **Chancen** bietet das äußere Umfeld? O1, O2, O3 ...	**T**hreats (–) Welche **Risiken** kommen aus dem äußeren Umfeld auf uns zu? T1, T2, T3 ...
Strength (+) Welche **Stärken** haben wir **intern** in unserer Praxis? S1, S2, S3 ...	Wie unsere STÄRKEN einsetzen, um die CHANCEN nutzen zu können?	Wie unsere STÄRKEN einsetzen, um die RISIKEN vermeiden zu können?
Weaknesses (–) Welche **Schwächen** haben wir **intern** in unserer Praxis? W1, W2, W3 ...	Wie unsere SCHWÄCHEN abbauen, um die CHANCEN nutzen zu können?	Wie unsere SCHWÄCHEN abbauen, um die RISIKEN vermeiden zu können?

■ Abb. 3.5   Schema einer SWOT-Analyse

zubauen oder beides gleichzeitig. Darüber hinaus können die Stärken den Chancen gegenübergestellt werden, um auf Basis der Stärken die Chancen des Marktes zu ergreifen.

Bei einer SWOT-Analyse geht man folgendermaßen vor: Anhand der in ▶ Abschn. 3.2.2 genannten Kriterien erstellt man für seine Praxis ein Stärken-/Schwächenprofil für die Marketing-, Personal- und Finanzkriterien. Die für die Praxis relevanten Kriterien werden der Reihe nach durchgegangen und als Stärke (+) oder Schwäche (–) eingestuft. Das Ergebnis trägt man dann in das selbst erstellte Schema ein.

Im zweiten Schritt ermittelt man die Chancen und Risiken im Markt. Dazu schaut man sich die Ergebnisse der durchgeführten Umfeldanalyse an und schätzt ein, welche Entwicklungen im Umfeld als Chance (+) und welche als Risiko (–) gewertet werden können. Diese Ergebnisse trägt man ebenfalls in das selbst erstellte Schema ein. Wie dies am Ende aussehen kann, zeigt ■ Abb. 3.6.

Das Beispiel in ■ Abb. 3.6 zeigt, dass die Praxis sowohl Stärken als auch Schwächen aufweist. Ebenfalls sieht man, dass der Markt zahlreiche Chancen bietet, aber auch einige Risiken birgt. Nun kann als erstes geschaut werden, ob die Stärken der Praxis

genutzt werden können, um die Chancen im Markt zu ergreifen. Da sind zunächst die gute Nachfrage der gut situierten Senioren sowie die Erfahrung des Praxisinhabers mit Senioren. Diese Stärken können eingesetzt werden, um die Chancen des demografischen Wandels sowie die steigende Anzahl muskuloskelettaler Erkrankungen, verbunden mit der hohen Präsenz von Orthopäden vor Ort für die Entwicklung der Praxis zu nutzen. Eine gute Basis ist auch der hohe Anteil an Senioren in der Region.

Schaut man sich die Schwächen der Praxis an, muss geprüft werden, ob und ggf. welche Schwächen abgebaut werden können. Im Beispiel aus ■ Abb. 3.6 sollte möglichst die Schwäche der unausgelasteten Behandlungsräume abgebaut werden. Dies kann durch die Aufstockung der Mitarbeiter/Stundenzahl erfolgen. Solch eine Aufstockung führt dazu, die Warteliste abzubauen. Durch Kooperation mit der örtlichen GKV, die die Chance zur Kooperation im Bereich Prävention bietet, könnten z. B. spezielle Seniorenangebote entwickelt werden. Die Schwäche der Mitarbeiterfluktuation könnte in Zukunft durch gut ausgebildete Absolventen der örtlichen Hochschule abgebaut werden. Die Erhöhung der Behandlungskapazitäten, die Entwicklung von Selbstzahlerangeboten für Senioren und die Kooperation mit der GKV bieten die Grundlage für den Aufbau eines finanziellen Polsters, sodass

3

Strength/Stärken (+)
der Praxis (innen)
Marketingkriterien
- Praxis gut bekannt im Stadtteil
- Gute Zusammenarbeit mit Ärzten
- Gute Nachfrage/lange Warteliste,
  insbesondere von gut situierten
  über 65jährigen
Personalkriterien
- Gute Qualifikation Inhaber und viel
  Erfahrung mit Altersgruppe 60+
- Alle Fortbildungen der Mitarbeiter
  können mit GKV abgerechnet werden
- Hohes Engagement aller Mitarbeiter
Finanzkriterien
- Kredite abbezahlt,
  finanziell unabhängig

Opportunities/Chancen (+)
im Umfeld (außen)
- Demografischer Wandel
  (Anteil Älterer steigt kontinuierlich)
- Hoher Anteil muskuloskelettaler
  Erkrankungen in Deutschland und in
  der Region
- Vier Orthopäden im näheren Umfeld
  der Praxis
- Hoher Anteil Senioren im Stadtteil
  der Praxis
- Hochschule am Ort bietet seit 1 Jahr
  Bachelorstudium für Physio-
  therapeuten
- Örtliche GKV sucht Kooperations-
  partner für Präventionskurse
- Gemeinde fördert Seniorenangebote
  finanziell

Weaknesses/Schwächen (−)
der Praxis (innen)
Marketingkriterien
- Raumkapazitäten nicht
  voll ausgelastet
- Bisher keine Selbstzahlerangebote
- Kaum Kooperationen mit GKV
Personalkriterien
- Hohe Fluktuation der Vollzeit-
  mitarbeiter
- Viele Teilzeit-Mitarbeiter
  (Problem der Raumauslastung)
Finanzkriterien
- Hoher Anteil falsch ausgestellter
  Rezepte führt zu Einnahmeverlusten
  (Streichung GKV)
- Keine Rücklagen für Investitionen

Threats/Risiken (−)
aus dem Umfeld (außen)
- Zwei Wettbewerber (PT-Praxen)
  in der Nähe
- Örtliche Volkshochschule bietet
  Rückenschule für Personen
  im Alter 55 +
- Mieten für Gewerbeimmobilien
  steigen stetig im Stadtteil der Praxis
- Wenig gut ausgebildete Physiotherapeuten in der Region

Abb. 3.6 SWOT-Analyse einer Praxis

Rücklagen für Investitionen gebildet werden können. Auch steigende Mieten (Risiko) können daraus finanziert werden. Um die Schwäche der falsch ausgestellten Rezepte abzubauen, könnten die Orthopäden vor Ort geschult und es können Gespräche mit der örtlichen GKV geführt werden, mit der evtl. eine Kooperation im Bereich der Präventionskurse angestrebt wird. Das Risiko der Wettbewerber (VHS und zwei Praxen) kann durch Herausbildung eines Praxisschwerpunktes im Bereich Senioren minimiert werden. Dieser Schwerpunkt muss dann in der Region kommuniziert werden (z .B. mithilfe eines Flyers).

Eine Stärken- und Schwächenanalyse kann man auch für die Konkurrenten machen, um einen Vergleich anzustellen. Für die Finanz-, Marketing- und Personalkriterien der Konkurrenten müssen dann Annahmen getroffen werden.

Auf Basis der abschließenden SWOT-Analyse kann im nächsten Schritt die Marketingkonzeption entwickelt werden. Je sorgfältiger und umfassender die Situationsanalyse durchgeführt wird, desto besser kann sie als Basis für die Marketingkonzeption dienen.

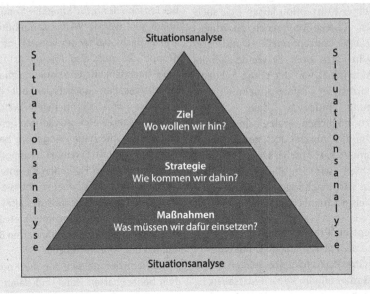

Situationsanalyse

Situationsanalyse

Situationsanalyse

Ziel
Wo wollen wir hin?

Strategie
Wie kommen wir dahin?

Maßnahmen
Was müssen wir dafür einsetzen?

Situationsanalyse

◘ **Abb. 3.7** Inhalte einer Marketingkonzeption

3.3 Marketingkonzeption

Ausgangssituation
Praxisinhaberin L. hat zum ersten Mal eine Situationsanalyse durchgeführt und möchte die ermittelten Stärken ihrer Praxis nutzen, um am wachsenden Wellnesstrend im Markt (Chance) teilzuhaben. Gleichzeitig will sie die Gewinnsituation ihrer Praxis verbessern (Schwäche abbauen). Dazu erstellt sie eine Marketingkonzeption.

Was eine Marketingkonzeption alles beinhaltet und welche Strategien eingeschlagen werden können, wird im Folgenden erläutert.

3.3.1 Inhalte einer Marketingkonzeption

Marketingkonzeptionen sagen aus, was eine Praxis oder eine Klinik kurz-, mittel- oder langfristig machen möchte. Dies kann man auch als marktorientierte strategische Planung bezeichnen. Sie legt marktbezogene Ziele sowie deren Umsetzung fest. In Analogie zur therapeutischen Arbeit könnte man auch von einer »Behandlungsplanung« oder einem »Plan zur Behandlung der eigenen Praxis« sprechen.

Um eine Marketingkonzeption zu erstellen, steht zunächst die folgende Frage im Vordergrund:
— Wo will ich hin, worauf konzentriere ich mich?

Darüber hinaus legt die Marketingkonzeption auch den Weg/die Strategie fest, wie die Ziele erreicht werden können. Damit lautet die zweite Frage:
— Wie komme ich zum Ziel?

Zur Erreichung dieser Ziele und zur Durchsetzung/Realisierung der Marketingstrategien stehen Maßnahmen des Marketinginstrumentariums (auch Marketingmix oder 4 Ps genannt; ▶ Abschn. 3.4) zur Verfügung.

Die dritte Frage zur Marketingkonzeption lautet schließlich:
— Was müssen wir einsetzen, was müssen wir tun, um die gewählte Strategie umzusetzen?

Der Marketingmix gibt an, welche Mittel und Maßnahmen zur Umsetzung der Strategie kombiniert werden sollen.

◘ Abb. 3.7 veranschaulicht nochmals die Inhalte der Marketingkonzeption, die eingebettet ist in eine Situationsanalyse:

Die Inhalte einer Konzeption lassen sich auch unterschiedlichen Konzeptionsebenen zuordnen. Jede Ebene stellt eine konzeptionelle Grundfrage. Die Darstellung in Form einer Pyramide signalisiert, dass die Aktivitäten von der 1. zur 3. Ebene (von oben nach unten) an Umfang zunehmen.

Zur Festlegung eindeutiger Ziele s. auch ► Abschn. 2.3.1, zu möglichen Strategiealternativen s. ► Abschn. 3.3.2 und ► Abschn. 3.3.3, zur Entwicklung von Maßnahmen s. ► Abschn. 3.4.

Der Unterschied zwischen Zielen, Strategien und Maßnahmen wird nachfolgend anhand eines konkreten Beispiels nochmals verdeutlicht.

Marketingkonzeption: Praxisbeispiel
Die SWOT-Analyse der Praxisinhaberin L. hat ergeben, dass sie bzw. ihre Praxis folgende Stärken hat: langjährige Berufserfahrung im Bereich Massagen, Standort im Stadtteil mit gut situierten Anwohnern, die Praxis hat einen guten Ruf und ist überall im Stadtteil bekannt, freundliches Personal. Folgende Schwächen hat sie ermittelt: Behandlungsräume nicht voll ausgelastet, niedrige Gewinnsituation. Im Markt hat sie folgende Chancen identifiziert: Wellnesstrend in der Bevölkerung nimmt zu, Bevölkerung ist zunehmend bereit, Geld für ihre eigene Gesundheit auszugeben; das benachbarte Hotel möchte einen Wellnessbereich einrichten. Folgende Risiken des Marktes hat sie ermittelt: GKVen bezahlen zunehmend keine Honorare für falsch ausgestellte Rezepte, die Ärzte in der Nähe ihrer Praxis verordnen zunehmend weniger Therapie.

Praxisinhaberin L. möchte aufgrund ihrer Situationsanalyse am Wellnesstrend partizipieren, um ihre Gewinnsituation zu verbessern, da für Wellnessangebote höhere Honorare erzielt werden können als im GKV-Bereich. Sie stellt folgendes Ziel auf: 20 % des Praxisumsatzes des Jahres 2013 soll am Ende des Jahres 2014 mit Wellnessangeboten erzielt werden. Nun kann sie verschiedene Strategien verfolgen, um dieses gesetzte Ziel zu erreichen:
a. Sie macht verschiedene Wellnessangebote in ihrer eigenen Praxis.
b. Sie kooperiert mit dem benachbarten Hotel und bietet dort Wellness für die Hotelgäste an.

Je nachdem, für welche Strategie sie sich entscheidet, muss sie verschiedene Maßnahmen ergreifen:

Bei Entscheidung für Strategie a) muss sie genau überlegen, welche Wellnessangebote sie in ihrer Praxis macht (abhängig von der gewählten Zielgruppe). Sie muss also über die Art der Dienstleistung nachdenken (Entspannungsmassagen, Hot-Stone-Massagen, Ganzkörper- oder Teilmassagen etc.). Dann muss sie überlegen, welchen Preis sie für ihre neuen Wellnessangebote nehmen möchte und wie sie ihre neuen Angebote bekannt macht (Kommunikation). Eventuell benötigt sie dafür ein Poster oder einen Flyer, den sie entwickeln muss. Letztlich muss sie überlegen, ob sie einen Raum ihrer Praxis in Wellnessoptik gestaltet (Farbe, Licht, Dekoration, Entspannungsmusik etc.) oder ob sie ihre Angebote in den unveränderten Behandlungsräumen durchführen möchte.

Entscheidet sie sich für die Kooperation mit dem benachbarten Hotel und damit für Strategie b), weil sie ihre Stammklientel nicht durch Wellnessangebote irritieren möchte und vielleicht auch keine Investitionen in die Umgestaltung von Räumlichkeiten tätigen möchte, wird sie andere Maßnahmen ergreifen als bei Strategie a). Sie wird die Wellnessangebote mit dem Hotel abstimmen müssen. Gleiches gilt für den Preis. Die Bekanntmachung der Angebote wird das Hotel übernehmen im hoteleigenen Flyer, und die Gestaltung der Räumlichkeiten wird ebenfalls durch das Hotel übernommen, eventuell in Absprache mit Praxisinhaberin L.

Dieses Beispiel soll zeigen, dass zur Erreichung von gesteckten Zielen i. d. R. verschiedene Wege (Strategien) möglich sind. Jede Strategie erfordert eigene Maßnahmen. Deshalb kann man auch nicht von vornherein sagen, dass für die Kommunikation unbedingt ein Flyer nötig ist, wenn man den strategischen Weg noch nicht entschieden hat. Hier z. B. wird für die Strategie b) kein Flyer der Praxis benötigt, da das Hotel den Flyer erstellt.

◼ Tab. 3.2 fasst die wichtigsten Aspekte des Fallbeispiels nochmals zusammen.

Im genannten Beispiel hat sich Praxisinhaberin L. also dafür entschieden, einen neuen Markt bzw. ein neues Segment zu erschließen, d. h., mit einem bestehenden Produkt (Massage) in einen neuen Markt (Wellness) vorzudringen. Diese sog. Marktentwicklungsstrategie entspricht einer der 4 im

▢ Tab. 3.2	Die Marketingkonzeption aus dem Praxisbeispiel im Überblick	
Ziel	**Strategie**	**Maßnahmen (Marketingmix)**
Teilhabe am Wellnessmarkt (20 % des Praxisumsatzes mit Wellnessangeboten bis Ende 2014) Vorgelagertes Formalziel: Gewinn erhöhen	a) In eigener Praxis	Dienstleistung: Entspannungsmassage (30 min) Kommunikation: Poster oder Flyer Zielgruppe: Frauen Preis: 30 EUR/30 min Ort des Angebotes: Praxis Sonstiges: einen Raum in Wellnessoptik gestalten
	b) Kooperation mit Hotel	Dienstleistung: Hot-Stone-Massage (45 min) Kommunikation: Hinweis auf Wellnessangebote der Praxis L. im Hotelflyer Zielgruppe: Hotelgäste Preis: in Absprache mit Hotel Ort des Angebotes: Hotel Sonstiges: Vertrag mit Hotel abschließen

folgenden Abschnitt vorgestellten Wachstumsstrategien nach Ansoff (1957).

3.3.2 Wachstumsstrategien nach Ansoff

Bereits im Jahr 1957 hat Ansoff bestimmte Wachstumsstrategien für Unternehmen entwickelt, die heute noch Gültigkeit haben und sich auch auf Praxen im Gesundheitswesen übertragen lassen.

Ansoffs Strategiematrix basiert auf den beiden Kriterien Produkte (Dienstleistungen) und Märkte. Bei beiden Kriterien differenziert er zwischen »gegenwärtig« und »neu«. Mit »gegenwärtigen Produkten« meint er Dienstleistungen, die eine Praxis bereits anbietet. Mit »neuen Produkten« meint er Dienstleistungen, die bisher nicht von der Praxis angeboten werden. Mit »gegenwärtigen Märkten« meint er Märkte, auf denen die Praxis bereits tätig ist. Mit »neuen Märkten« meint er Märkte, auf denen die Praxis bisher nicht tätig ist, oder Zielgruppen, die die Praxis bisher nicht angesprochen hat.

Aus der Kombination der Kriterien »Produkte« und »Märkte« mit den Attributen »gegenwärtig« und »neu« ergeben sich **4 Wachstumsstrategien,** die unterschiedliche Schwerpunkte setzen:

1. Die Marktdurchdringungs- oder Marktausschöpfungsstrategie soll durch Intensivierung bzw. Erhöhung der Behandlungseinheiten die Marktpotenziale ausschöpfen (z. B.: Erhöhung der Patientenzahl durch Einstellung von Mitarbeitern. Dieser Weg bietet sich an, wenn man eine lange Warteliste, eine große Nachfrage und räumliche Kapazitäten hat).

2. Die Marktentwicklungsstrategie erschließt zusätzliche geografische Gebiete (z. B. Niederlassung zusätzlich zur City auch im Landkreis) oder zusätzliche Marktsegmente (neue Zielgruppen: Selbstzahler, Präventiv-Kunden, Konzepte für Kindertagesstätten).

3 Die Produktentwicklungsstrategie entwickelt neue Leistungsangebote für die bestehenden Märkte (z. B. neue Therapieansätze, die sich aus der Forschung ergeben haben, oder neu entwickelte Kurse für Angehörige).

4. Die Diversifikationsstrategie entwickelt neue Leistungsangebote für neue Märkte (z. B. Angebote in betrieblicher Gesundheitsförderung für Unternehmen).

Von Strategie 1 zu Strategie 4 erhöht sich das unternehmerische Risiko zunehmend. Deshalb ist es sinnvoll, zunächst mit Strategie 1 zu beginnen. Wenn der Markt, auf dem man gegenwärtig tätig ist, ausgeschöpft ist und alle Potenziale erschlossen sind, dann kann man Strategie 2 verfolgen und neue Märkte erschließen. Wenn diese Möglichkeiten ebenfalls ausgeschöpft sind, können neue Dienstleistungen entwickelt werden (Strategie 3). Wenn auch diese Möglichkeiten erschöpft sind, dann bietet sich Strategie 4 (höchstes Risiko) an,

	Gegenwärtige Produkte	Neue Produkte
Gegenwärtige Märkte	Marktdurchdringungs-Strategie (-ausschöpfung) z.B. Zusammenarbeit mit – Seniorenheim – Krankenhaus	Produktentwicklungs-Strategie z.B. – AOK-Rückenschule – Spiraldynamik
Neue Märkte	Marktentwicklungs-Strategie z.B. – Wellness-Markt – Markt der Betrieblichen Gesundheitsförderung – Tierphysiotherapie	Diversifizierungs-Strategie z.B. – Chinesische Therapien im Wellness-Markt – Beratung von Unternehmen (ergonomische Arbeitsplatzgestaltung)

◘ Abb. 3.8 Wachstumsstrategien für die Physiotherapie nach Ansoff. (Beispiele teilweise aus Brandt 2004)

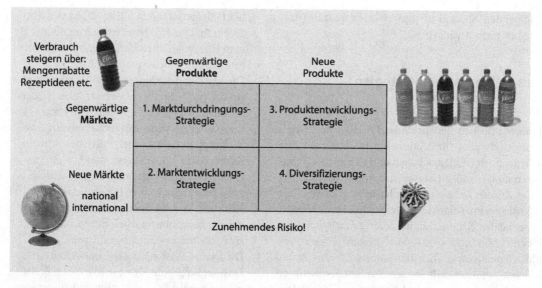

◘ Abb. 3.9 Anwendung der Ansoff-Matrix am Beispiel eines Cola-Herstellers. (Fotos mit freundl. Genehmigung, im Uhrzeigersinn: © Scanrail/Fotolia, © Scanrail/Fotolia, © Jack Jelly/Fotolia, © Simmittorock/Fotolia)

bei der sowohl neue Produkte entwickelt als auch neue Märkte erschlossen werden.

◘ Abb. 3.8 zeigt die Wachstumsstrategien für die Physiotherapie nach Ansoff. Zu berücksichtigen ist die individuelle Ausgangssituation einer jeden Praxis, d. h., nicht für jede Physiotherapiepraxis ist die Zusammenarbeit mit einem Seniorenheim neu. Nur für Praxen, die in diesem Bereich noch nicht zusammenarbeiten, wäre solch eine Zusammen-

arbeit eine Maßnahme der Marktausschöpfung, für alle anderen Praxen nicht.

Ein Beispiel aus dem Bereich der Getränkeindustrie soll die Vorgehensweise nach Ansoff nochmals verdeutlichen (◘ Abb. 3.9).

Nachdem ein Cola-Hersteller auf dem heimischen Markt mit dem Produkt »Cola« den Markt ausgeschöpft hatte, hat das Unternehmen neue Märkte weltweit erschlossen. Als damit kein Wachstum mehr möglich war, hat das Unterneh-

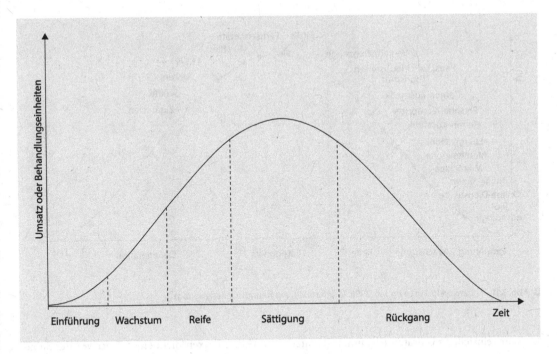

○ Abb. 3.10 Idealtypischer Lebenszyklus von Dienstleistungen und Produkten

men neue Produkte entwickelt, z. B. Fresh Orange, Fresh Lemon und Fresh Soda. Wenn mit neuen Getränkeprodukten auch kein Umsatzwachstum mehr zu erzielen wäre, könnte das Unternehmen mit neuen Produkten (z. B. Eis) in neue Märkte (z. B. Tiefkühlmarkt) diversifizieren.

Möchte man mit neuen Produkten in bestehende Märkte (Produktentwicklungsstrategie) oder in neue Märkte (Diversifikationsstrategie) gehen, dann ist Innovationsmanagement von Bedeutung (► Kap. 6). Warum dauerhafter Erfolg für therapeutische Praxen nicht ohne Innovationen möglich ist, zeigt der folgende Abschnitt.

3.3.3 Lebenszyklus als Basis für Innovationsstrategien

Genau wie Menschen und andere Lebewesen einem Lebenszyklus unterliegen, unterliegen auch Produkte und Dienstleistungen einem Lebenszyklus. Mit anderen Worten: Wenn wir Produkte und Dienstleistungen nicht in gewissen Zeitabständen erneuern oder gegen ganz neue Angebote austau-

schen, werden wir keine Umsatzzuwächse mehr erzielen. Nachdem sich zunächst Stagnation eingestellt hat, werden die Umsätze danach kontinuierlich zurückgehen.

> **❯** Innovationen sind also unerlässlich für das Wachstum einer jeden einzelnen Praxis, einzelner Märkte und damit auch für das Wachstum einer gesamten Volkswirtschaft.

Das Konzept des Lebenszyklus versucht, gewisse Gesetzmäßigkeiten bezüglich des Umsatzverlaufes einer Dienstleistung oder eines Produktes während der gesamten Lebensdauer aufzuzeigen. Das Modell legt zugrunde, dass jede Dienstleistung/jedes Produkt unabhängig von seiner Lebensdauer ganz bestimmte Phasen durchläuft. Einen idealtypischen Lebenszyklus zeigt ○ Abb. 3.10. Dargestellt ist die Umsatzverteilung im Zeitverlauf.

Nach dem Modell des Produktlebenszyklus (Venon 1966) können Lebenszyklen in **5 Phasen** eingeteilt werden:

1. Einführung einer neuen Dienstleistung,
2. Wachstum (meistens zweistelliges Umsatzwachstum, z. B. über 10 %),

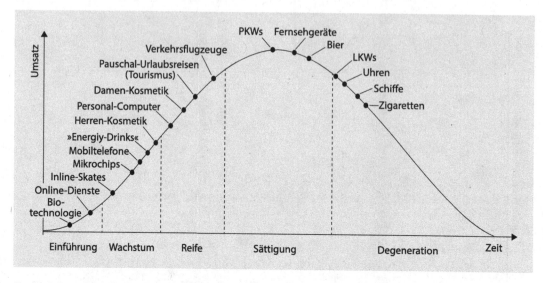

☐ **Abb. 3.11** Lebenszykluskurve im Jahr 1998. (Meffert 1998 mit freundl. Genehmigung)

3. Reife (einstelliges Umsatzwachstum, z. B. unter 10 %),
4. Sättigung (Stagnation auf hohem Niveau),
5. Degeneration/Rückgang des Umsatzes bis zum »Tod« (Verschwinden vom Markt).

Betrachtet man ☐ Abb. 3.11, die den Status Quo verschiedener Produkte im Jahr 1998 wiedergibt, wird nachvollziehbar, dass Lebenszyklen in allen Bereichen existieren.

Schaut man sich z. B. an, wie Online-Dienste im Jahr 1998 eingestuft wurden, sieht man, dass sie sich damals in der Phase der Markteinführung befanden. Aktuell haben sie schon die Reifephase erreicht. Die Mobiltelefone, 1998 in der Wachstumsphase, können heute in die Phase der Marktsättigung eingeordnet werden, da nahezu jeder Bundesbürger ein Handy besitzt und kaum noch Zuwächse möglich sind.

Auch für Gesundheitsfachberufe und deren Dienstleistungen existieren Lebenszyklen, d. h., die Lebenszyklustheorie ist auch hier anwendbar. Die ☐ Abb. 3.12, ☐ Abb. 3.13 und ☐ Abb. 3.14 zeigen dies deutlich. Sie sind zwischen 2002 und 2004 gemeinsam mit Studierenden im Bachelorstudiengang Ergotherapie, Logopädie und Physiotherapie an der HAWK Hildesheim entstanden.

Damit Praxen nicht eines Tages vor der Situation stehen, Leistungen anzubieten, die gar nicht mehr nachgefragt werden, müssen sie frühzeitig neue Leistungsangebote in ihr Dienstleistungsspektrum aufnehmen. Diese neuen Angebote sollen die Leistungen, die sich in der Degenerationsphase befinden, ablösen, damit es nicht zu einem Umsatzeinbruch kommt. Praxen, die ausschließlich Dienstleistungen anbieten, die sich in der letzten Phase des Lebenszyklus befinden (Degeneration), laufen Gefahr, schließen zu müssen.

Für die strategische Ausrichtung der Praxis muss festgestellt werden, an welcher Stelle im Produktlebenszyklus sich die einzelnen angebotenen Dienstleistungen befinden. Hierin liegt die Schwierigkeit. Da für Therapieberufe wenig Datenmaterial über die Entwicklung bestimmter Marktsegmente (z. B. Therapieformen) vorliegt, kann oftmals nur mit Annahmen, Erfahrungswerten und Trendentwicklungen gearbeitet werden. In diesem Zusammenhang ist die regelmäßige Umfeldbeobachtung besonders wichtig (▶ Abschn. 3.2.1). Eine weitere Schwierigkeit besteht darin, dass die Länge des Lebenszyklus und der einzelnen Phasen im Voraus nicht bekannt und schwierig zu prognostizieren ist.

Für die Innovationsstrategie einer Praxis ist wichtig, zukünftige Trends, gesundheitliche

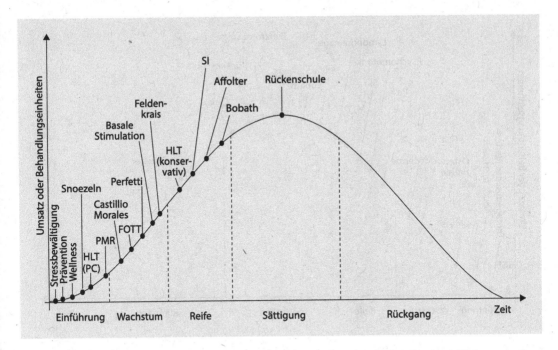

Abb. 3.12 Lebenszyklus in der Ergotherapie im Jahr 2004

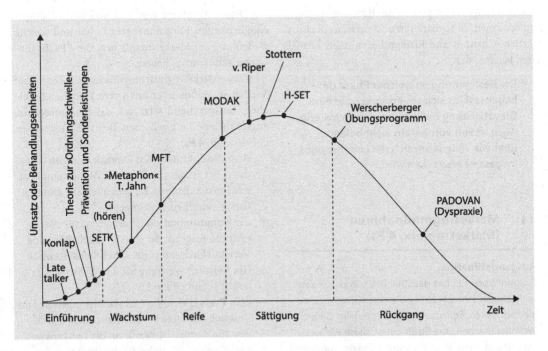

Abb. 3.13 Lebenszyklus in der Logopädie im Jahr 2004

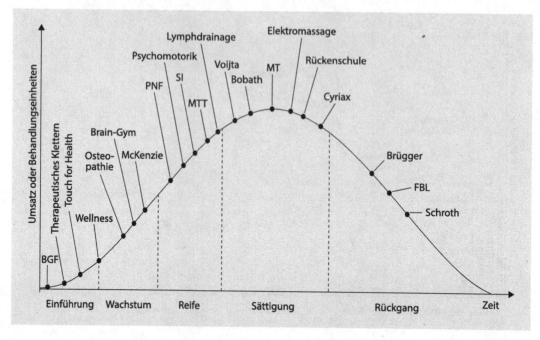

◨ **Abb. 3.14** Lebenszyklus in der Physiotherapie im Jahr 2004

Entwicklungen und gesellschaftliche Bewegungen zu erkennen, zu registrieren und sich darauf einzustellen. Chancen und Risiken liegen dabei oftmals nah beieinander.

> ❯ Die Bestimmung, in welcher Phase des Lebenszyklus sich ein Produkt oder eine Dienstleistung befindet, ist sehr schwierig. Auch ist von vornherein nicht bekannt, über wie viele Jahre sich der Lebenszyklus insgesamt erstrecken wird.

3.4   Marketingmaßnahmen (Marketingmix, 4 Ps)

Ausgangssituation

Praxisinhaberin L. hat das Ziel, ihren Praxisumsatz im nächsten Jahr um 20 % zu steigern. Das möchte sie mit neuen Selbstzahlerangeboten im Bereich Wellness machen. Ihre Strategie ist, diese Wellness-Dienstleistungen in der eigenen Praxis durchzuführen. Nun überlegt sie, welche Maßnahmen sie ergreifen muss, um ihr Ziel zu erreichen.

Dieser Abschnitt zeigt auf, welche vielfältigen Möglichkeiten Praxisinhaberin L. hat und welche Bedeutung der Marketingmix bzw. die 4 Ps für therapeutische Praxen haben.

Das Marketinginstrumentarium bietet eine Vielfalt an Maßnahmen aus 4 verschiedenen Bereichen. Entsprechend setzt sich der **Marketingmix**, angelehnt an die englischen Begriffe, zusammen aus den sog. **4 Ps**:

- dem **Produkt** oder den Dienstleistungen (Product) der Praxis (im Beispiel: Wellnessangebot der Praxisinhaberin L., aber auch alle anderen therapeutischen Leistungen),
- der **Kommunikation** (Promotion) für das gesamte Angebot der Praxis mittels Werbung, Verkaufsförderung oder Öffentlichkeitsarbeit (im Beispiel: Werbung für das Wellnessangebot, z. B. mit einem Flyer),
- dem **Preis** (Price) für Selbstzahlerangebote (im Beispiel: konkrete Preiskalkulation des Wellnessangebotes). In Bezug auf die Leistungen nach Heilmittelkatalog ist der Preis von den gesetzlichen Krankenkassen festgelegt und darf nicht von der Praxis verändert werden,

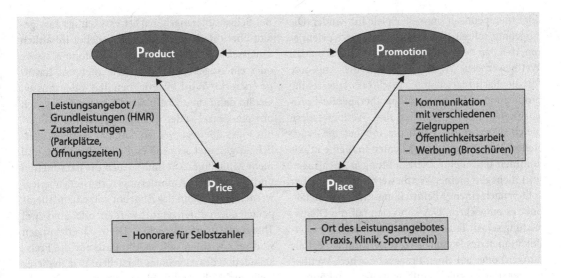

□ **Abb. 3.15**   Die 4 Ps des Marketingmix

— der **Distribution** (Place), d. h., der Ort, an dem die Leistung erbracht wird (im Beispiel: Wellnessangebot wird in der Praxis der Inhaberin L. durchgeführt). Leistungen können auch an anderen Orten erbracht werden, z. B. könnte Praxisinhaberin L. das Wellnessangebot auch in den Räumen eines benachbarten Hotels durchführen.

Wie die 4 Ps im Zusammenhang stehen, zeigt □ Abb. 3.15.

Die klassischen Marketingmix-Instrumente können auch von **Heilmittelerbringern** angewendet werden. Allerdings haben die 4 Instrumente in therapeutischen Praxen heute noch eine andere Gewichtung als in Wirtschaftsunternehmen.

⟩ .Während in einem Wirtschaftsunternehmen alle Mix-Instrumente in etwa gleichgewichtig eingesetzt werden, haben für Heilmittelerbringer die Instrumente »Produkt« und »Kommunikation« eine deutlich höhere Gewichtung als die Instrumente »Preis« (bei Kassenleistungen nicht beeinflussbar) und »Distribution« (Erbringung der therapeutischen Dienstleistung überwiegend in der Praxis oder im Hausbesuch).

Vor dem Hintergrund der Verbesserung der Wirtschaftlichkeit und im Zuge des steigenden Wettbewerbs der Praxen untereinander gewinnt das Instrument »Preis« zunehmend an Bedeutung. Sobald Selbstzahlerleistungen angeboten werden sollen wie z. B. das Wellnessangebot von Inhaberin L., stellt sich für Praxisinhaber die Frage, wie solche Angebote kalkuliert werden müssen. Welche Kriterien für eine Kalkulation eines Selbstzahlerangebotes herangezogen werden müssen, wird anhand eines konkreten Kalkulationsbeispiels, das jede Praxis anwenden kann, in ▶ Abschn. 3.4.3 (»Angebot von Selbstzahlerleistungen«) aufgezeigt.

Im Folgenden werden die 4 Ps im Einzelnen näher betrachtet, bezogen auf den spezifischen Bereich der Therapieberufe.

3.4.1 Leistungsangebot (Product)

Das erste P, das Product, beinhaltet Art und Umfang der Dienstleistungen, die von der Praxis angeboten werden. Dazu gehören alle Angebote der Praxis, sowohl die Dienstleistungen nach den Heilmittelrichtlinien als auch Selbstzahlerangebote wie z. B. Wellness. Weiterhin gehören alle Produkte, die eine Praxis verkauft, dazu, z. B. Massageöl, Igelbälle, Therabänder, Griffverstärkungen für Bleistifte oder therapeutisch sinnvolle Spiele für Kinder. Die Angebote sollten sich immer am Markt orientieren, d. h., an der Nachfrage (Klienten) und an den Wettbewerbern. Weiterhin sollten die Angebote für die Nachfrager einen Vorteil (»unique selling proposition«, USP bzw. »unique therapeutical proposition«, UTP) gegenüber den Wettbewerbern bieten. Dazu müssen sich die Inhaber die Frage stellen: Warum sollen die Klienten in meine Praxis kommen und meine Dienstleistungen nachfragen und nicht die meiner Wettbewerber? Die Inhaber sollten nach einem Alleinstellungsmerkmal suchen oder es entwickeln. Das kann sich auf die Dienstleistung selbst, Teile davon (z. B. Service), die Qualifikationen des Personals (z. B. bestimmte Fortbildungen) oder auf einen Prozess beziehen. Wettbewerber sollten es nicht einfach nachahmen können.

Neben den Grundleistungen nach Heilmittelrichtlinien (HMR) einer Praxis gehört zum ersten »P« auch die Qualität der erbrachten Dienstleistungen. Sie prägt das Image des Dienstleisters nachhaltig. Hierzu gehört die Ausführungsqualität, aber auch die individuelle Patientenzuwendung.

Weitere Inhalte des Marketinginstrumentes »Product« sind folgende:
- Vielfalt der Behandlungsmethoden (z. B. Bobath, Vojta, Manuelle Therapie, AAT, AABT, Musiktherapie, motorisch-funktionelles Training, Sensorische Integration, v. Riper, MFT),
- Optik und Ausstattung der Praxisräumlichkeiten,
- Markenzeichen/Logo/Farbkonzept der Praxis,
- Serviceleistungen:
  - Öffnungszeiten,
  - Hausbesuche,
  - Gespräche mit Ärzten und Angehörigen,
  - Terminplanung,
  - Parkplätze,
  - Patientenservice (Wasserspender, Zeitschriften, Spielecke etc.),
- Zusatzleistungen bzw. Selbstzahlerleistungen:
  - Entspannungsangebote,
  - Präventionsangebote,
  - Angebote zur Weiterbehandlung nach Rezeptende,
  - Beratungsangebote für bestimmte Zielgruppen (z. B. Wohnraumanpassung, Angehörigenberatung etc.),

Bei Selbstzahlerangeboten ist es wichtig, dass genau überlegt wird, was so ein Angebot **inhaltlich** umfassen soll (z. B.: Ist es eine Hot-Stone-Massage oder ein Angebot, das sich über mehrere Termine erstreckt? Wird Material benötigt, oder müssen Geräte dafür angeschafft werden? Handelt es sich um ein Einzel- oder Gruppenangebot?). Weiterhin muss überlegt werden, wie das Angebot **zeitlich** ausgestattet sein soll (z. B. 30, 45 oder 60 und mehr Minuten pro Termin). Auch die **personellen** und **räumlichen** Anforderungen müssen überlegt werden (z. B.: Kann das Angebot von einem Therapeuten allein durchgeführt werden, oder sind zwei Therapeuten erforderlich?). Diese Überlegungen sind sehr wichtig, weil sie die Basis für die Preiskalkulation des Angebotes darstellen. Was an dieser Stelle nicht überlegt wird, kann später auch nicht berechnet werden bzw. wird dann meistens bei der Berechnung des Preises vergessen.

Für das Eingangsbeispiel zu ▶ Abschn. 3.4 könnten die Überlegungen wie folgt lauten:
- **inhaltlich:** Ganzkörperentspannungsmassage, Einzelangebot, keine Folgetermine erforderlich, Material (Handtücher, Massageöl) erforderlich, Musikabspielgerät erforderlich, Entspannungs-CDs erforderlich,
- **zeitlich:** 30 min (festlegen, ob 30 min Massage oder 30 min. inkl. Ruhezeit),
- **personell und räumlich:** 1 Therapeutin erforderlich, 1 Behandlungszimmer mit Wellnessatmosphäre erforderlich (Farbe, Deko, Musik).

Diese detaillierten Überlegungen liefern oftmals die Basis für den UTP, den einzigartigen Vorteil der therapeutischen Leistung gegenüber den Wettbewerbern. Im Fall von Praxisinhaberin L. könnte das der besonders gestaltete und ausgestattete Wellnessraum sein, über den andere Praxen nicht verfügen (Wohlfühlambiente für Wohlfühlatmosphäre).

> **Praxistipp**
>
> Als USPs/UTPs (einzigartige Vorteile) bieten sich an:
> - Evidenzbasiertes Behandlungskonzept
> - Behandlungsmethode
> - Krankheitsschwerpunkte (z. B. Diabetespraxis/-netzwerk)

- Auszeichnungen der Praxis oder der Therapeuten
- Kooperationen mit anderen Einrichtungen
- Besondere Ausstattung der Praxis
- Besondere Geräte
- Tiergestützte Therapie/Therapiehund
- Besondere Öffnungszeiten
- Besondere Sprachen (z. B. türkische/ arabisch)
- Ambiente für Eltern im Wartebereich (bei Kindertherapie)
- Interdisziplinäre Praxis
- Transfer in den Alltag
- Parkplätze
- Verkehrsanbindung
- Kinderbetreuung
- Bessere Terminvergabe
- Lange Berufserfahrung
- Besondere Fortbildungen

Das erste »P« (Product) ist das Herz des Marketing. Das bedeutet, dass das gesamte Dienstleistungsangebot der Praxis und die o. g. Inhalte gut durchdacht und geplant werden müssen, die Bedürfnisse der Nachfrager berücksichtigt und nachvollziehbare Vorteile gegenüber den Wettbewerbern geboten werden. So lange das erste »P« noch nicht marktgerecht ist, braucht man auch keine Ressourcen für die Kommunikation des Leistungsangebotes aufzuwenden.

Abschließend sei noch auf die Besonderheiten der therapeutischen Dienstleistung hingewiesen: Therapeutische »Produkte« sind Dienstleistungen im Gesundheitsmarkt. Gegenüber Sachgütern (z. B. Massageöl) weisen **Dienstleistungen** generell bestimmte Besonderheiten auf. Sie sind:

- immateriell,
- nicht lagerfähig und
- nicht transportfähig.

Dies bedeutet, dass die Dienstleistung i. d. R. nicht sichtbar ist und nicht im Voraus oder auf Vorrat erstellt werden kann, sondern direkt im Fall der Nachfrage erbracht werden muss.

Die **Dienstleistungen im Gesundheitswesen**, insbesondere in den Therapieberufen, weisen zusätzlich zu anderen Dienstleistungen (z. B. Bankdienstleistungen) noch weitere Merkmale auf. Sie erfordern:

- die Verordnung durch einen Arzt (d. h., der Umfang der Dienstleistung wird primär durch den Arzt bestimmt),
- die Anwesenheit des Patienten bei Inanspruchnahme der Dienstleistung (Ausnahme: vorbereitende Arbeiten),
- die Beteiligung des Patienten an der Dienstleistung (Mitwirkung).

Dies bedeutet, dass die Erbringer der Dienstleistungen den Umfang ihrer Dienstleistungen nicht selbst bestimmen können und nicht allein für das Ergebnis ihrer Dienstleistungen verantwortlich sind. Dies ist von großer Bedeutung in Fällen, in denen Patienten am Ende der Behandlung (abgearbeitetes Rezept) nicht zufrieden sind mit dem Ergebnis. In diesen Fällen kann die eventuelle Nichtmitwirkung des Patienten oder eine falsche Erwartungshaltung dazu führen, dass Unzufriedenheit entsteht, die der Therapeut nicht zu vertreten hat, da therapeutisch alles getan wurde, was unter den gegebenen Rahmenbedingungen möglich war.

Um von vornherein eine möglichst hohe Transparenz über das zu erwartende Produkt zu gewährleisten, sind für Gesundheitsdienstleister folgende Maßnahmen unabdingbar:

- **Bekanntmachung der Bedingungen der Leistungserstellung** gegenüber den Patienten (z. B. vorgeschriebene Behandlungszeiten, maximale Verordnungsmenge etc.). Wenn sich Praxen z. B. für eine Behandlungseinheit mehr Zeit nehmen, als von der GKV bezahlt wird, dann sollte dieses »Plus« auch den Patienten kommuniziert werden (z. B. in der Physiotherapie 30 min statt 20 min).
- **Visualisierung der erbrachten Leistungen** (z. B. in der Physiotherapie das Arbeiten mit einer Schmerzskala: Man lässt das Schmerzempfinden zu Beginn der Behandlung und am Ende der Behandlung einordnen und kann im Idealfall eine positive Veränderung sichtbar machen). Fitnessstudios arbeiten z. B. mit Diagrammen, die die Muskelkraft zu Beginn und nach einer festgelegten Anzahl von Trainingseinheiten erfassen und beim Mitglied sehr

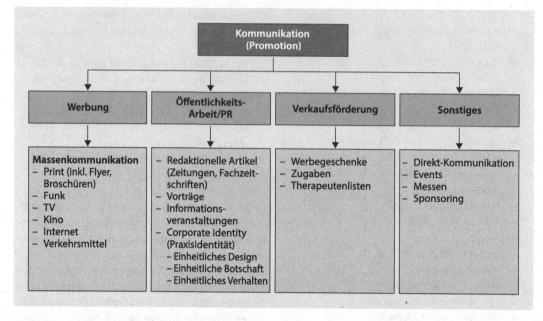

Abb. 3.16 Instrumente der Kommunikation

positive Effekte erzeugen. Ähnliche Möglichkeiten haben Logopäden, die Veränderungen der Sprache oder Stimme mittels Audiorekordern hörbar machen können. Ergotherapeuten können anhand der gemeinsamen Zielvereinbarung zu Beginn der Behandlung am Ende auf die Zielerreichung hinweisen (z. B. vor Beginn der Behandlung war Gemüseschneiden nicht möglich, am Ende kann die Klientin wieder Gemüse schneiden). Im Fall des Wellnessangebotes von Praxisinhaberin L. könnte z. B. mit einer »Wohlfühlskala« gearbeitet werden, die den Grad des Wohlfühlens vor und nach der Wellnessanwendung erfasst.

Herausstellung der eigenen Mobilität, wo es möglich ist (z. B. therapeutisches Angebot im Seniorenheim, im Sportverein oder in einer Kindertagesstätte statt in der Praxis).

Auch für die sog. »Mund-zu-Mund-Propaganda« ist es von großer Bedeutung, dass Therapeuten die Besonderheiten der Leistungserbringung kommunizieren.

Therapeuten sollten sehr kreativ herangehen, um die erbrachte Leistung in vollem Umfang für Patienten nachvollziehbar zu machen. Dazu können sie die persönliche Kommunikation mit dem Patienten, aber auch Möglichkeiten der schriftlichen Kommunikation (▸ Abschn. 3.4.2) nutzen.

> Das erste »P« (Product) sollte gut und umfassend erarbeitet werden, bevor man sich den 3 anderen »Ps« widmet.

3.4.2 Kommunikation (Promotion)

Hat man das Leistungsangebot (Product) umfassend erarbeitet, bietet das zweite »P« vielfältige Möglichkeiten, das gesamte Leistungsangebot der Praxis nach außen zu kommunizieren. Das beste Leistungsangebot kann der Praxis nur dann zum Erfolg verhelfen, wenn es auch kommuniziert wird. Welche Möglichkeiten der Kommunikation Praxen zur Verfügung stehen, wird in den folgenden Abschnitten erläutert.

Kommunikationsinstrumente im Überblick

Oftmals wird nur von »Werbung« gesprochen, wenn es um die Bekanntmachung von therapeutischen Angeboten geht. Dass aber Werbung nur einen Bereich der Kommunikation darstellt, zeigt ▪ Abb. 3.16.

Da teilweise immer noch die Meinung vertreten wird, dass Therapeuten keine Werbung für ihre Leistungen machen dürfen, sei an dieser Stelle explizit darauf hingewiesen, dass dies nicht stimmt. Therapeuten dürfen sehr wohl Werbung für ihre Praxis und ihre Angebote machen, müssen aber die Bestimmungen des Heilmittelwerbegesetzes (HWG) beachten. Die Novellierung dieses Gesetzes im Jahr 2012 hat den Heilmittelerbringern deutliche Lockerungen verschafft (▶ Abschn. 3.4.2, ◼ Tab. 3.3).

Die **Instrumente der Kommunikation** werden zur Abgrenzung nachfolgend kurz erläutert. Eine detaillierte Beschreibung erfolgt in ▶ Abschn. 3.4.2.

▪ Werbung

Werbung ist die Beeinflussung mithilfe der klassischen Massenmedien wie Print (Anzeigen in Zeitungen, Plakate, Flyer, Broschüren), Radio, TV, Kino, Internet (Banner und Verlinkungen) und Verkehrsmittel (Praxisauto). Werbung erfolgt immer gegen Bezahlung. Sie kann unternehmens- oder produktbezogen sein. Bei unternehmensbezogener Werbung spricht man auch von Imagewerbung, bei produktbezogener Werbung von Produktwerbung. Werbung ist i. d. R. auf die Zielgruppe »Nachfrager« ausgerichtet und soll direkt zur Nachfrage führen. Werbung muss als solche erkennbar und der Urheber muss identifizierbar sein. Werbung im weitesten Sinne können im Gesundheitsbereich auch gestaltetes Briefpapier, Visitenkarten oder das Praxisschild sein.

▪ Öffentlichkeitsarbeit/Public Relations (PR)

Die Begriffe »Öffentlichkeitsarbeit« und »Public Relations« (aus dem Amerikanischen übernommen) werden z. T. synonym verwendet, haben aber in der Literatur unterschiedliche Bedeutung. Während der Begriff »Öffentlichkeitsarbeit« oberflächlich eher die reine Tätigkeit beschreibt, ist der Begriff »PR« deutlich umfassender. Letztlich geht es nach Reisewitz (2004) bei der PR um »die Beziehungsbildung mit der Öffentlichkeit«, um das Bemühen um Vertrauen und Verständnis, den Goodwill in der Öffentlichkeit, um Imagepflege. Dieser weit gefasste Begriff liegt den folgenden Ausführungen zugrunde. Unter »Öffentlichkeit« werden im Gegensatz zur Werbezielgruppe verschiedene

Zielgruppen verstanden, die für eine Praxis von Bedeutung sind. Das können die regionale GKV, Sponsoren, der Hausärzteverband oder die örtliche Kindertagesstätte, die Schule und die Redakteure der örtlichen Tageszeitung sein. Im Gegensatz zur klassischen Werbung erfolgt Öffentlichkeitsarbeit oftmals zum »Nulltarif«, d. h., bei erfolgreicher Pressearbeit ist die Berichterstattung in einem redaktionellen Artikel in der Tageszeitung kostenlos (wenn man nicht auf die Verkaufsbemühungen der Zeitungsverlage »hereinfällt«). Im Gegensatz zur Werbung, bei der man gegen Bezahlung die Inhalte komplett selbst bestimmen kann, werden bei kostenlosen Presseartikeln die Inhalte manchmal auch verändert oder gekürzt wiedergegeben. Der Vorteil von Öffentlichkeitsarbeit gegenüber der Werbung liegt auch in der höheren Glaubwürdigkeit eines neutralen Dritten, z. B. bei der Berichterstattung durch einen Journalisten.

Im Fokus der Öffentlichkeitsarbeit können sowohl die Produkte und Dienstleistungen als auch das Unternehmen »Praxis« stehen. Öffentlichkeitsarbeit kann nach innen (mitarbeiterorientiert) und nach außen gerichtet sein.

Probate Mittel der Öffentlichkeitsarbeit für Therapeuten sind auch Vorträge (z. B. in Kindertagesstätten, Schulen, Seniorenheimen) oder Informationsveranstaltungen (z. B. für Kinderärzte zu interessanten Themen).

Zieht man die aktuellen Definitionen von Public Relations heran, fällt darunter auch der Bereich der Corporate Identity. Dieser Begriff steht für die Identität einer Praxis, die beeinflusst wird durch einen einheitlichen Auftritt nach außen durch einheitliches Design (z. B. Praxislogo, Farbkonzept, Arbeitskleidung), eine einheitliche Botschaft (z. B. Qualität, Kompetenz, Erfahrung) und ein einheitliches Verhalten (Freundlichkeit, Ausführungsqualität) aller Mitarbeiter.

▪ Verkaufsförderung (VKF)

VKF soll die Inanspruchnahme der Dienstleistungen einer Praxis und die Nachfrage nach Produkten fördern. Für Wirtschaftsunternehmen ist VKF ein gängiges Kommunikationsmittel, zu dem sowohl Gewinnspiele, Preisausschreiben als auch Probenverteilung, Werbedamen und Werbegeschenke gehören.

3

☑ **Tab. 3.3** Gegenüberstellung des bis zum Jahr 2012 gültigen HWG mit der Novelle von 10/2012. (HWG 2006; HWG 2012; Huber 2012)

Verbote nach § 11 HWG (alt)	Änderungen durch HWG-Novelle ab 10/2012
Abbildung von Praxisinhabern, Mitarbeitern oder des gesamten Praxisteams in Berufskleidung Abbildung von Therapeuten beim Ausüben ihrer Berufstätigkeit	Beide Verbote ersatzlos gestrichen. Die Abbildung von Heilmittelerbringern in Berufskleidung ist zukünftig erlaubt.
Werbung mit Gutachten und Fachveröffentlichungen	Vorschrift ersatzlos gestrichen. Werbung mit Gutachten und Fachveröffentlichungen ist nun erlaubt, solange der Verbraucher/der Patient nicht durch die persönliche Meinung einer Person, die durch Fachkunde oder aufgrund ihrer Bekanntheit beim Verbraucher/Patienten besonderes Vertrauen erweckt, beeinflusst wird.
Werbung mit der Wiedergabe von Krankengeschichten	Verbot gelockert. Es darf nur dann nicht mit der Wiedergabe von Krankengeschichten geworben werden, wenn diese in missbräuchlicher, abstoßender oder irreführender Weise erfolgt oder durch eine ausführliche Beschreibung oder Darstellung zu einer falschen Selbstdiagnose verleiten kann.
Werbung mit fach- oder fremdsprachlichen Bezeichnungen	Vorschrift ersatzlos gestrichen. Aber: Eine Arzneimittel-/Heilmittelwerbung ist (weiterhin) dann unzulässig, wenn durch die Verwendung von fremd- oder fachsprachlichen Begriffen eine Irreführung verbunden ist.
Werbung mit der Abbildung von Veränderungen des menschlichen Körpers durch Krankheiten, Leiden und Schäden Werbung durch bildliche Darstellung der Wirkung eines Verfahrens oder irreführende Aussagen über die Wirksamkeit eines Heilmittels	Beide Verbote gelockert. Es darf nur dann nicht mit einer bildlichen Darstellung von Veränderungen des menschlichen Körpers geworben werden, wenn sie in missbräuchlicher, abstoßender oder irreführender Weise Veränderungen des menschlichen Körpers aufgrund von Krankheiten oder Schädigungen oder die Wirkung eines Arznei-/Heilmittels im menschlichen Körper oder in Körperteilen verwendet.
Werbung, die Angstgefühle hervorruft	Verbot besteht weiterhin, wurde aber präzisiert: Es darf nicht geworben werden mit Aussagen, die nahelegen, dass die Gesundheit durch die Nichtverwendung des Arznei-/Heilmittels beeinträchtigt oder durch die Verwendung verbessert werden könnte.
Werbung mit Dank- und Anerkennungsschreiben	Verbot gelockert: Es darf dann nicht mit Dank- und Anerkennungsschreiben geworben werden, wenn diese in missbräuchlicher, abstoßender oder irreführender Weise erfolgen.
Werbung mit Preisausschreiben, Verlosungen oder anderen Verfahren, deren Ergebnis vom Zufall abhängig ist	Verbot gelockert: Verboten ist die Werbung mit Preisausschreiben, Verlosungen etc., sofern diese Maßnahmen oder Verfahren einer unzweckmäßigen oder übermäßigen Verwendung von Arznei-/Heilmitteln Vorschub leisten.
Werbung mit der kostenlosen Abgabe des Heilmittels	Verbot besteht weiterhin: Es darf nicht geworben werden durch die Abgabe von Arznei-/Heilmitteln, deren Muster oder Proben oder durch Gutscheine dafür.

■ **Sonstige Kommunikation**

Weitere Möglichkeiten der Kommunikation sind die Direktkommunikation, die Teilnahme an Messen und Events sowie das Sponsoring.

Unter **Direktkommunikation** ist die direkte, persönliche und namentliche Ansprache der Zielgruppe zu verstehen, sog. Direktmailings. Hierbei wird die Zielgruppe direkt angesprochen, z. B. Ärzte in einem persönlichen Schreiben, in dem man sich selbst und das Leistungsangebot der Praxis vorstellt. Wichtig ist die namentliche Nennung des Empfängers (Sehr geehrter Herr Dr. Müller), damit nicht der Eindruck eines Serienbriefes erzielt wird und sich der Empfänger persönlich angesprochen fühlt. Dies bewahrt davor, dass das Schreiben ungelesen in den Papierkorb geworfen wird.

Die Teilnahme an **Messen und Events** kann sinnvoll sein, ist aber i. d. R. teuer. Hier muss eine genaue Kosten-Nutzen-Abwägung vorgenommen werden. In den meisten Städten werden mindestens einmal im Jahr sog. »Gesundheitsmessen« durchgeführt. Hier sollte man sich vom Veranstalter die erwartete Besucherzahl nennen lassen und sich ausrechnen, wie teuer ein Messekontakt ist, bevor man eine Standfläche auf der Messe bucht (Beispiel: 2000 Besucher werden erwartet, Standgebühr 400 EUR, Kontaktpreis = 0,20 EUR pro Person, wenn alle Besucher an den Stand kommen). Vorher ist genau zu überlegen, was auf solch einem Messestand kommuniziert werden soll.

Nach Meffert (1998) kann als **Sponsoring** die Förderung von Personen, Organisationen oder Veranstaltungen im sportlichen, kulturellen oder sozialen Bereich bezeichnet werden. Diese Förderung kann durch Geld-, Sach- oder Dienstleistungen erfolgen. Sponsoring erfolgt nach dem Prinzip der Leistung (durch den Sponsor) und Gegenleistung (durch den Gesponsorten), so dass eine Winwin-Situation entsteht.

Bevor aber Geld für Maßnahmen der Kommunikation ausgeben wird, sollte man sich vertraut machen mit der Wirkung von Kommunikation.

Kommunikationswirkung

Damit Kommunikation auch Wirkung in der Zielgruppe erzeugen kann, muss man Ziele der Kommunikation aufstellen. Man muss dazu überlegen, welche Inhalte man kommunizieren, wen man an-

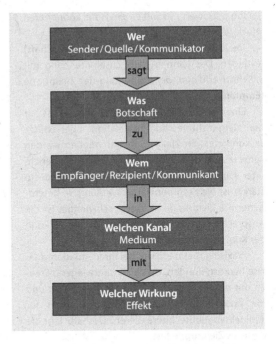

☑ **Abb. 3.17** Kommunikationsmodell von Lasswell

sprechen möchte und welche Wirkung erzielt werden soll. Eine gute Hilfe ist das Kommunikationsmodell von Lasswell.

■ **Kommunikationsmodell von Lasswell**

Das Lasswell-Modell, auch Lasswell-Formel genannt, stellt **5 W-Fragen**, die man beantworten sollte (☑ Abb. 3.17).

Dieses Modell lässt sich auf jede geplante Maßnahme der Kommunikation anwenden. Kann man diese 5 Fragen beantworten, hat man die Grundvoraussetzungen für Kommunikation erfüllt.

Die Anwendung dieses Modells erfordert ein systematisches Vorgehen, das zur Erhöhung der Effizienz beiträgt. Dies soll am Beispiel der Praxisinhaberin L. veranschaulicht werden.

Anwendung der Lasswell-Formel: Praxisbeispiel

Praxisinhaberin L. möchte mit zusätzlichen Wellnessangeboten ihren Umsatz steigern. Dazu nimmt sie Entspannungsmassagen neu in ihr Leistungsangebot mit auf. Dieses neue Angebot möchte sie nun bekannt machen.

In 1. Schritt muss sie festlegen, wer der **Sender** der Botschaft ist (z. B. die Praxis, Frau L. als Einzelperson oder, wenn sie mit einem Hotel kooperieren würde, das Hotel).

Im 2. Schritt muss sie die Inhalte (**Botschaft**) festlegen. Das kann nur im Zusammenhang mit 3. Schritt erfolgen, der Festlegung der Zielgruppe (**Empfänger**).

Eine exakte Zielgruppenbeschreibung ist für die zielgerichtete Kommunikation unerlässlich. Je konkreter die Zielgruppe beschrieben werden kann und je homogener sie ist, desto zielgerichteter kann sie angesprochen werden und desto stärker ist die Kommunikationswirkung. Je heterogener die Zielgruppe ist, desto schwieriger ist die Ansprache und desto schwächer ist die Wirkung der Kommunikation.

Praxisinhaberin L. hatte bei ihrer Situationsanalyse herausgefunden, dass sich überwiegend Frauen mit gutem Einkommen im mittleren Alter und mit ausgeprägtem Gesundheitsbewusstsein für Wellnessangebote interessieren. Deshalb legt sie diese als Zielgruppe fest.

Nun muss sie noch die Botschaft für diese Zielgruppe bestimmen. Sie entscheidet sich für »Wohlbefinden durch Entspannungsmassage«.

In 4. Schritt muss sie entscheiden, mit welchem **Medium,** d. h., über welchen Kanal sie ihre Zielgruppe ansprechen möchte. Dazu muss sie ermitteln, welche Medien für diese Zielgruppe geeignet sind bzw. auf welchem Weg man die Zielgruppe erreichen kann. In diesem Zusammenhang ist das ihr zur Verfügung stehende Marketingbudget wichtig. Da sie maximal 200 EUR zur Verfügung hat, entscheidet sie sich für einen Flyer. Nun muss sie noch überlegen, wo sie den Flyer überall auslegen kann, damit sie ihre Zielgruppe erreicht. Sie entscheidet sich für das Auslegen der Flyer in der eigenen Praxis, da sie viele Patientinnen hat, die zu ihrer Zielgruppe gehören. Weiterhin möchte sie den Flyer in einer befreundeten logopädischen Praxis auslegen, die Coaching für Managerinnen durchführt. Ein benachbartes Krankenhaus, in dem viele Frauen beschäftigt sind, die zur Zielgruppe gehören, und eine große Schule, deren überwiegend weibliches Kollegium ebenfalls zur Zielgruppe gehört, sollen den Flyer ebenfalls zur Auslage erhalten.

Im 5. und letzten Schritt muss Praxisinhaberin L. noch die **Wirkung** des Flyers bestimmen. Sie muss überlegen, welcher Effekt erzielt werden soll, wie der Flyer auf die Zielgruppe wirken soll. Hier entscheidet sie sich für »Entspannen in Wohlfühlatmosphäre«. Das bedeutet, dass bei der Gestaltung des Flyers, der nun in Auftrag gegeben werden kann, die Wohlfühlatmosphäre und das Wohlfühlambiente optisch und im Text verdeutlicht werden müssen.

Die Beantwortung dieser 5 W-Fragen bildet nun die Basis für die Gestaltung und Erstellung des Flyers und kann einer kleinen Werbeagentur oder einem freien Grafiker als Arbeitsgrundlage (Briefing) überreicht werden.

Ob eine Wirkung der Kommunikation erzielt wird, hängt darüber hinaus auch von einem bestimmten Ablauf ab, an dessen Ende tatsächlich eine Nachfrage nach der kommunizierten Dienstleistung erfolgt. Erst dann hat die Kommunikation ihre Wirkung erzielt.

- **AIDA- und AIDCAS-Formel**

Die Kommunikationswirkung läuft i. d. R. nach einem bestimmten Schema ab, das in der der sog. AIDA-Formel abgebildet wird:

AIDA		
A	Attention (Aufmerksamkeit erzeugen)	
I	Interest (Interesse wecken)	
D	Desire (Wirkung erzeugen, Wunsch nach Dienstleistung/Produkt)	
A	Action (Nachfrage nach einer Dienstleistung, Kauf eines Produktes)	

Nach dieser Formel muss zunächst Aufmerksamkeit für eine Dienstleistung erzeugt werden (z. B. mittels Flyer), danach muss Interesse in der Zielgruppe geweckt werden (z. B. indem ein bestimmtes Krankheitsbild angesprochen wird, das in der Zielgruppe Relevanz hat), danach muss der Wunsch in der Zielgruppe entstehen, die Dienstleistung in Anspruch nehmen zu wollen. Dieser hängt auch von den individuellen Rahmenbedingungen der Zielgruppe ab (finanzielle Mittel, Leidensdruck etc.). Erst im letzten Schritt wird dann die Nachfrage nach einer Dienstleistung ausgelöst, wenn die Rahmenbedingungen der Zielgruppe günstig sind.

Deshalb muss man sich für jeden Schritt überlegen, mit welchen Mitteln oder Aussagen die Wirkung erzeugt werden kann, d. h., wie können Aufmerksamkeit, Interesse, Wunsch und Nachfrage geweckt werden? Die Nachfrage kann nicht stattfinden, wenn die Schritte vorher nicht durchlaufen wurden.

Das ursprüngliche AIDA-Modell wurde inzwischen weiterentwickelt zunächst zum AIDCA-Modell, wobei das »C« für »confidence« (Vertrauensgewinnung vor der Nachfragehandlung) steht. Dieser Aspekt ist besonders für Gesundheitsfachberufe wichtig, da die Dienstleistungen direkt am Patienten erbracht werden und Patienten nur dann in die Praxis und später wieder kommen, wenn sie Vertrauen zu den Therapeuten und deren Arbeit haben.

Aktuell geht man vom nochmals weiterentwickelten Modell AIDCAS aus. Hier steht das zusätzliche »S« für »satisfaction« (Kundenzufriedenheit), die nach Erbringen der Dienstleistung hergestellt werden muss (Gabler 2004). Denn nur zufriedene Patienten kommen wieder und empfehlen die Praxis weiter.

Der Ablauf der Kommunikationswirkung nach der AIDCAS-Formel stellt sich wie folgt dar:

AIDCAS	
A	Attention (Aufmerksamkeit erzeugen)
I	Interest (Interesse wecken)
D	Desire (Wirkung erzeugen, Wunsch nach Dienstleistung/Produkt)
C	Confidence (Vertrauen erwecken/gewinnen)
A	Action (Nachfrage nach einer Dienstleistung, Kauf eines Produktes)
S	Satisfaction (Kundenzufriedenheit mit der Dienstleistung)

Dieser Ablauf soll noch einmal an einem Beispiel der Praxisinhaberin L. verdeutlicht werden:

Anwendung der AIDCAS-Formel: Praxisbeispiel

Praxisinhaberin L. möchte zur Verbesserung der Wirtschaftlichkeit der Praxis ein neues Selbstzahlerangebot (Entspannungsmassage) entwickeln, das sie ihren Patienten offerieren möchte. Wenn sie die AIDCAS-Formel beachtet, muss sie folgende Überlegungen machen:

- **A** Attention (Aufmerksamkeit erzeugen): Inhaberin L. muss ihre potenziellen Kunden zunächst einmal auf ihr neues Angebot aufmerksam machen, z. B. indem sie ihren Stammpatienten aktiv einen Flyer aushändigt
- **I** Interest (Interesse wecken): Bei ihren Kunden muss Interesse geweckt werden, z. B. mit einer entsprechenden Argumentation im Flyer (warum Entspannung wichtig ist)
- **D** Desire (Wunsch nach Dienstleistung erzeugen, »haben wollen«): Der Wunsch kann bei den Kunden durch Beschäftigung mit dem Thema, einen bestimmten Nutzen oder aufgrund einer bestimmten Motivation ausgelöst werden
- **C** Confidence (Vertrauen erwecken): Vertrauen kann bei den Kunden durch die längerfristige Therapiebeziehung bereits aufgebaut worden sein oder durch Kompetenznachweise (Aus- und Fortbildungen) aufgebaut werden
- **A** Action (Nachfrage nach einer Dienstleistung): Das neue Selbstzahlerangebot wird aktiv nachgefragt, wenn entsprechende Finanzmittel beim Kunden zur Verfügung stehen. Dafür ist die Angabe des Preises wichtig! Auch ein Vergleich mit anderen Dienstleistungen zu ähnlichen Preisen (z. B. Abendessen im Restaurant, bei dem man nicht lange überlegt) kann die Nachfrage auslösen
- **S** Satisfaction (Kundenzufriedenheit): Inhaberin L. sollte ihre Kunden nach Beendigung ihrer Dienstleistung in ihrem Handeln bestätigen, z. B. mündlich die Effekte des Kursangebotes aufzeigen oder Veränderungen auf einer »Wohlfühlskala« zeigen

Wenn sich Praxisinhaberin L. zu allen 6 Phasen entsprechende Überlegungen macht, wie die Phase durchlaufen wird und wie sie als Praxisinhaberin dazu beitragen kann, kann die Kommunikationswirkung i. d. R. nicht verfehlt werden.

- **Sonstige Kriterien für Kommunikationswirkung**

Zieht man zusätzlich noch die Erkenntnisse der Werbepsychologie heran, dann ist die Kommunikation einer Botschaft nur dann gelungen, wenn der Adressat sie auch im Gedächtnis behalten kann. Dies ist aber nicht immer gegeben.

Im **Gedächtnis** behalten wird laut Barz (2003) und Seifert (2001):

- 20 % des Gehörten,
- 30 % des Gesehenen,
- 50 % des Gehörten und Gesehenen (Kombination Ton/Bild),
- 70 % dessen, worüber man spricht,
- 90 % dessen, was man tut.

Praxistipp

Für eine gelungene Kommunikation empfiehlt es sich, folgende Regeln zu beachten:

- Je präziser die Information, desto wirksamer
- Texte leicht und verständlich formulieren
- Bilder aktivieren besser als Texte
- Kombination Bild/Text ist optimal für das Verständnis
- Farben spielen eine zentrale Rolle (zu beachten bei Zielgruppen aus anderen Kulturkreisen: international haben Farben sehr unterschiedliche Bedeutungen!)
- Je häufiger der Kontakt mit der Zielgruppe, desto wirksamer

---

Zwei zusätzliche Kriterien, die die Wirkung der Kommunikation beeinflussen, sind Reichweite und Kontaktqualität.

Unter **Reichweite** wird die Anzahl der Personen verstanden, die mit einem Medium erreicht werden kann, z. B. die Anzahl der Leser einer Tageszeitung oder die Anzahl der Besucher einer Praxis am Tag der offenen Tür. Je höher die Reichweite in der Zielgruppe ist, desto besser die Kommunikationswirkung. Je mehr Menschen außerhalb der Zielgruppe erreicht werden, desto schlechter die Wirkung.

Als **Kontaktqualität** wird die qualitative Wirkung des Werbekontaktes bezeichnet, z. B. die Wahrnehmung der Maßnahme durch die Personen, die mit der Maßnahme angesprochen werden

sollen. Die Kontaktqualität ist hoch, wenn sich die Zielgruppe die Botschaft einprägt. Wird die Botschaft gar nicht wahrgenommen oder sogleich wieder vergessen, ist die Kontaktqualität niedrig.

In ▶ Abschn. 3.5.2 werden verschiedene Maßnahmen der Kommunikation hinsichtlich ihrer Reichweite, Kontaktqualität und Wirtschaftlichkeit bewertet.

Werbung und Werbeeinschränkungen

Grundsätzlich stehen den Heilmittelerbringern folgende **Werbemöglichkeiten** zur Verfügung, die unterschiedlich zu bewerten sind:

- Print,
- Funk,
- TV,
- Kino,
- Verkehrsmittelwerbung,
- Internet und
- sonstige Werbung.

- **Print**

Zum Medium Print gehören i. d. R. Zeitungen (Tageszeitungen, Fachzeitungen), Zeitschriften, Anzeigenblätter (kostenlose Verteilung an Haushalte), Flyer, Broschüren, Plakate, Infozettel. Eine gute, merkfähige Wahrnehmung ist erzielbar durch die Kombination von Bild und Text. Print ist ein geeignetes Medium für Gesundheitsfachberufe, da die Werbung teilweise preisgünstig und das Preis-Leistungs-Verhältnis gut ist. Konkret bieten sich folgende Möglichkeiten an:

- Anzeigen in Tageszeitungen zu Eröffnung, Umzug oder Urlaub der Praxis, Anzeigen in den *Gelben Seiten,*
- Flyer oder Broschüren mit Praxisschwerpunkten, Ausstattung der Praxis und Fotos von den Räumlichkeiten,
- Plakate im Schaukasten des Krankenhauses oder Sanitätshauses oder im Eingangsbereich einer Kindertagesstätte. Plakate an großen Plakatierungsstellen sowie an Bushaltestellen sind zu teuer.

- **Funk**

Die Kosten für Funkwerbung sind höher als für Print, aber deutlich niedriger als für TV. Regionalfunk ist möglich, da deutschlandweit viele kleine regionale Radiosender existieren. Das Medium wird nebenbei wahrgenommen (z. B. beim Autofahren, bei der Hausarbeit), deshalb ist es eher geeignet für schnelle Bekanntmachung und aktuelle Infos. Für Gesundheitsfachberufe ist Funkwerbung i. d. R. zu teuer, evtl. jedoch sinnvoll in Kooperation mit anderen (z. B. GKV, Sportverein, Sanitätshaus).

- **TV**

TV ist das teuerste Medium und deshalb für Gesundheitsfachberufe i. d. R. nicht geeignet.

- **Kino**

Kino ist ein interessantes regionales Medium, das verschiedene Möglichkeiten der Werbung (vom Standdia bis zum kleinen Werbefilm) bietet, und zwar zu unterschiedlichen Preisen. Es ist zu empfehlen, Kontakt zu den örtlichen Kinobetreibern aufzunehmen (auch Senioren- oder Kellerkinos), um die Möglichkeiten und Kosten abzuklären. Je nach Kinoprogramm kann es interessante Termine für die eigene Werbung geben. Wenn z. B. Filme mit direktem Bezug zu einem Krankheitsbild (z. B. »Ziemlich beste Freunde«) oder mit Bezug zu einer Berufsgruppe (z. B. »The King's Speech«) im Kino laufen, kann es sehr sinnvoll und wirksam sein, Kinowerbung zu machen. Werbung, die in einem direkten Bezug zum Film steht, führt zu einer besseren Merkfähigkeit und kann auch nach längerer Zeit noch erinnert werden, z. B. bei Ausstellung einer Verordnung. Erste Informationen zur Kinowerbung erhält man unter ▶ www.fdw.de/sites/site1g.html.

- **Verkehrsmittelwerbung**

Verkehrsmittelwerbung auf öffentlichen Bussen, Bahnen oder auf dem Praxisauto ist ein kontaktintensives Medium, aber für Gesundheitsfachberufe nur auf dem eigenen Praxisauto finanzierbar. Dies lässt sich schon ab 20 EUR über Magnettafeln oder -schilder realisieren, die auf der Autotür haften.

- **Internet**

Das Internet gewinnt zunehmend an Bedeutung, insbesondere für solche Praxen, deren Patienten keine Abneigung gegen das Internet haben oder die nicht derart gesundheitlich oder finanziell be-einträchtigt sind, dass sie das Internet nicht nutzen können. Auch für die Zielgruppe der Angehörigen kann das Internet ein interessantes Medium sein. Werbung im Internet bietet verschiedene Möglichkeiten, von der Bannerwerbung über Werbefenster bis zu Verlinkungen. Es ist ein Medium mit einem guten Preis-Leistungs-Verhältnis, da i. d. R. nach Anzahl der Klicks gezahlt wird.

- **Sonstige Werbung**

Sonstige Werbung kann auch mit einem Praxisschild am Haus oder im Ärzte- oder Gesundheitszentrum (Bedingungen beim Vermieter klären) erfolgen. Eine weitere Möglichkeit sind Schilder/Werbeflächen auf Hinweistafeln an Ortseingängen. Darüber hinaus kann man auch auf Textilien werben, z. B. auf Trikots von örtlichen Sportmannschaften oder natürlich auf der Arbeitskleidung der Mitarbeiter.

Die genannten Möglichkeiten der Werbung sind für Heilmittelerbringer alle erlaubt, da es kein generelles Werbeverbot gibt. Allerdings sind bestimmte **die Werbung einschränkende Vorschriften und Bestimmungen** zu beachten, die sich auf spezifische Inhalte bzw. Abbildungen beziehen, unabhängig vom Medium.

Nach Boxberg (2000) sind 3 bedeutende Vorschriften zu beachten:
- das Heilmittelwerbegesetz (HWG),
- die Werbeverbotsabreden mit den gesetzlichen Krankenkassen und
- das allgemeine Wettbewerbsrecht (Gesetz gegen den unlauteren Wettbewerb, UWG).

- **Heilmittelwerbegesetz (HWG)**

Das HWG, das im Jahr 1965 in Kraft getreten ist, umfasst eine Generalklausel, die jedwede irreführende Werbung untersagt. Grund ist der hohe Stellenwert der Gesundheitsbelange der Allgemeinheit und der Verbraucherschaft. Kranke Menschen sollen nicht durch irreführende Werbung zu falschen Entscheidungen verleitet werden.

Das HWG unterscheidet zwischen
- Werbung in Publikumskreisen (Patienten/Laien) und
- Werbung in Fachkreisen (Angehörige der Heilberufe).

Während das Publikum/die Patienten besonders schutzbedürftig sind, unterliegen die Fachkreise aufgrund ihrer Ausbildung und ihres Kenntnisstandes nicht der Schutzbedürftigkeit. Deshalb beziehen sich die wesentlichen Bestimmungen des HWG auf die Laien und nicht auf die Fachkreise.

Nach einem Urteil des BGH (Az. IZR 51/04) ist das HWG bei reiner Imagewerbung (Werbung für das Unternehmen/die Praxis insgesamt) nicht anwendbar, d. h., es gilt ausschließlich für Produktwerbung (Werbung für bestimmte Leistungsangebote, entweder nach Heilmittelrichtlinien oder Selbstzahlerangebote).

Die Rechtsprechung zum HWG ist in den letzten Jahren zunehmend zugunsten der Heilmittelerbringer entschieden worden. Mit der Novellierung des HWG im Jahr 2012 hat eine Liberalisierung durch die Anpassung des HWG an deutsche und europäische Rechtsprechung sowie an EU-Richtlinien stattgefunden, und die Einschränkungen wurden deutlich reduziert. Waren bis dahin Abbildungen von Therapeuten in Arbeitskleidung und Abbildungen, die Therapeuten gemeinsam mit dem Patienten bei der Durchführung der Therapie zeigen, verboten, sind solche Abbildungen jetzt unter bestimmten Bedingungen erlaubt. Dies führt zu einer deutlichen Verbesserung der Wettbewerbsfähigkeit gegenüber anderen Berufsgruppen, die teilweise ähnliche Leistungen anbieten wie die Therapieberufe (z. B. Fitnessstudios als Wettbewerber zu Physiotherapeuten, Schülerhilfe als Wettbewerber zu Ergotherapeuten oder Kommunikationstrainer als Wettbewerber zu Logopäden). Einen Überblick über die Veränderungen und die aktuellen Bestimmungen des HWG gibt ◘ Tab. 3.3.

Nach wie vor **gänzlich verboten** ist nach Anlage zu § 12 HWG (2012) Werbung in Bezug auf folgende Krankheiten und Leiden beim Menschen:
- nach dem Infektionsschutzgesetz vom 20. Juli 2000 (BGBl. I S. 1045) meldepflichtige Krankheiten oder durch meldepflichtige Krankheitserreger verursachte Infektionen,
- bösartige Neubildungen,
- Suchtkrankheiten, ausgenommen Nikotinabhängigkeit,
- krankhafte Komplikationen der Schwangerschaft, der Entbindung und des Wochenbetts.

Nach § 3 HWG ist irreführende Werbung unzulässig. Eine **Irreführung** liegt insbesondere dann vor, wenn
- Arzneimitteln, Medizinprodukten, Verfahren, Behandlungen, Gegenständen oder anderen Mitteln eine therapeutische Wirksamkeit oder Wirkungen beigelegt werden, die sie nicht haben,
- fälschlich der Eindruck erweckt wird, dass
  - ein Erfolg mit Sicherheit erwartet werden kann,
  - bei bestimmungsgemäßem oder längerem Gebrauch keine schädlichen Wirkungen eintreten,
  - die Werbung nicht zu Zwecken des Wettbewerbs veranstaltet wird,
- unwahre oder zur Täuschung geeignete Angaben gemacht werden
  - über die Zusammensetzung oder Beschaffenheit von Arzneimitteln, Medizinprodukten, Gegenständen oder anderen Mitteln oder über die Art und Weise der Verfahren oder Behandlungen oder
  - über die Person, Vorbildung, Befähigung oder Erfolge des Herstellers, Erfinders oder der für sie tätigen oder tätig gewesenen Personen.

- **Werbeverbotsabreden in den Versorgungsverträgen mit den gesetzlichen Krankenkassen nach § 125 Sozialgesetzbuch V (SGB V)**

Die Leistungserbringer verpflichten sich gegenüber den Krankenkassen, für die Abgabepflicht von Leistungen der GKV keine Werbung zu betreiben. Dies dient dem Zweck, die Mengenausweitungen der Leistungen der GKV einzudämmen. Aktive Werbung würde die Inanspruchnahme der Leistungen der GKV fördern und somit die Solidargemeinschaft belasten. Gegen eine Erstellung von Flyern, in denen die Leser nicht aktiv dazu aufgefordert werden, zum Arzt zu gehen und sich ein Heilmittel verordnen zu lassen, haben die GKVen nichts einzuwenden. So heißt es im ZVK-VdAK-Rahmenvertrag (Fassung vom 01. Januar 2008), § 3 (Wahl des Heilmittelerbringers) Abs. 3: »Werbung für die im Rahmen dieses Vertrages zu erbringenden Leistungen, die insbesondere gegen das Wettbewerbsrecht oder das Heilmittelwerbegesetz verstößt, ist nicht zulässig.«

- **Das allgemeine Wettbewerbsrecht (Gesetz gegen den unlauteren Wettbewerb, UWG)**

Das UWG gilt für alle Werbetreibenden aller Branchen. Nach § 1 dient es dem Schutz der Mitbewerber, der Verbraucherinnen und Verbraucher sowie der sonstigen Marktteilnehmer vor unlauteren geschäftlichen Handlungen. Es schützt zugleich das Interesse der Allgemeinheit an einem unverfälschten Wettbewerb.

Viele Regeln treffen auf Heilmittelerbringer nicht zu. Die nachfolgenden Regeln sind aber auch für sie relevant.

Folgende **unwahre geschäftliche Handlungen** sind unzulässig (Anhang zu § 3 Abs. 3 UWG):

- die Verwendung von Gütezeichen, Qualitätskennzeichen oder Ähnlichem ohne die erforderliche Genehmigung (Ziff. 2),
- der vom Unternehmer finanzierte Einsatz redaktioneller Inhalte zu Zwecken der Verkaufsförderung, ohne dass sich dieser Zusammenhang aus dem Inhalt oder aus der Art der optischen oder akustischen Darstellung eindeutig ergibt (als Information getarnte Werbung) (Ziff. 11),
- unwahre Angaben über Art und Ausmaß einer Gefahr für die persönliche Sicherheit des Verbrauchers oder seiner Familie für den Fall, dass er die angebotene Ware nicht erwirbt oder die angebotene Dienstleistung nicht in Anspruch nimmt (Ziff. 12),
- die unwahre Angabe, eine Ware oder Dienstleistung könne Krankheiten, Funktionsstörungen oder Missbildungen heilen (Ziff. 18).

Nach § 4 UWG handelt **unlauter**, wer

- geschäftliche Handlungen vornimmt, die geeignet sind, geistige oder körperliche Gebrechen, das Alter, die geschäftliche Unerfahrenheit, die Leichtgläubigkeit, die Angst oder die Zwangslage von Verbrauchern auszunutzen (Ziff. 2),
- die Kennzeichen, Waren, Dienstleistungen, Tätigkeiten oder persönlichen oder geschäftlichen Verhältnisse eines Mitbewerbers herabsetzt oder verunglimpft (Ziff. 7),
- Mitbewerber gezielt behindert (Ziff. 10).

Nach § 6 UWG handelt derjenige unlauter, der vergleichend wirbt, wenn der Vergleich die Waren, Dienstleistungen, Tätigkeiten oder persönlichen oder geschäftlichen Verhältnisse eines Mitbewerbers herabsetzt oder verunglimpft.

Einen Überblick über die Vielfalt erlaubter Maßnahmen der Kommunikation können Sie mit Eingabe der ISBN dieses Buches unter ▶ http://extras.springer.com herunterladen.

Öffentlichkeitsarbeit (ÖA)

Öffentlichkeitsarbeit ist die kontinuierliche und systematische Beziehungspflege zwischen der Praxis und ihren verschiedenen Zielgruppen. Kennzeichnend für Öffentlichkeitsarbeit ist, dass sie häufig kostenlos oder mit nur geringen Kosten (Fotos, Pressemappen etc.) verbunden ist, im Gegensatz zur Werbung. Während Werbung eher einseitig auf die Nachfragezielgruppe ausgerichtet ist, ist Öffentlichkeitsarbeit eher zweiseitig, d. h., auf einen Dialog mit den Zielgruppen ausgerichtet. Dieser Dialog muss professionell vorbereitet werden. Wirtschaftsunternehmen, Dienstleister und soziale Organisationen sind auf professionelle Öffentlichkeitsarbeit angewiesen. Ohne sie kann kaum noch wirtschaftlicher, sozialer oder politischer Einfluss geltend gemacht werden.

Die **Zielsetzung** der Öffentlichkeitsarbeit besteht darin, Vertrauen und Verständnis zu gewinnen und auszubauen.

Funktionen der Öffentlichkeitsarbeit sind:

- Information nach innen und außen,
- Kontakte pflegen und ausbauen,
- Image aufbauen und pflegen,
- Harmonisierung der Praxis intern,
- Nachfrageförderung durch Schaffen von Anerkennung und Vertrauen,
- gesellschafts- und sozialbezogene Leistungen aufzeigen (soziale Funktion),
- Kontinuität durch Bewahrung eines einheitlichen Stils.

Leitsätze der Öffentlichkeitsarbeit sind:

- »Rede über das, was du tust!«
- »Tue Gutes und rede darüber.«

Je zielgruppenbezogener die **Instrumente der Öffentlichkeitsarbeit** eingesetzt werden können, des-

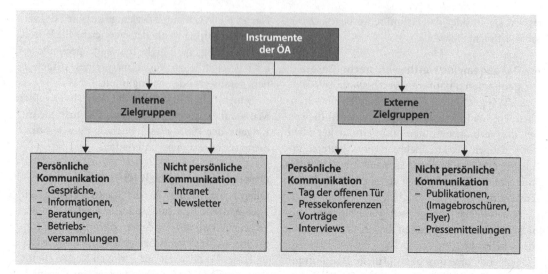

Abb. 3.18 Instrumente der Öffentlichkeitsarbeit

to wirksamer sind sie. Deshalb unterscheidet man in Instrumente für interne und externe Zielgruppen sowie in Instrumente persönlicher und unpersönlicher Kommunikation (■ Abb. 3.18).

Für Praxen können die folgenden **externen Zielgruppen** interessant sein:

- die Klienten selbst,
- Angehörige,
- Ärzte,
- Krankenhäuser/Kliniken/Gesundheitszentren,
- Kindertagesstätten, Schulen, Seniorenheime, Sportvereine,
- örtliche Presse, Fachpresse,
- Institutionen (Kirche),
- Krankenkassen,
- Berufsverbände,
- Behörden/Gemeinden,
- Unternehmen.

Interne Zielgruppen für Praxen sind:

- Mitarbeiter und
- Praktikanten.

Instrumente der Öffentlichkeitsarbeit haben den Anspruch, Daten und Fakten zu liefern und zu überzeugen (nicht zu überreden). Die Bereitstellung von Presseunterlagen und Pressemappen inkl. Bildmaterial gehört zum professionellen Vorgehen.

Ideal ist es, wenn Pressetexte schon vorbereitet und der Presse übergeben werden können.

> **Praxistipp**
>
> Bei der Erstellung von Pressetexten sollte auf den richtigen Aufbau geachtet werden. Dabei hilft das Prinzip der **Nachrichtenpyramide** (in Anlehnung an newsropa.de, Mitteldeutsches Presseportal):
>
> Erhält ein Redakteur eine Pressemitteilung mit der Bitte zur Veröffentlichung, will er schnell Klarheit darüber, worum es geht und in welchen Bereich (Gesundheit, Wissenschaft, Medien, etc.) sie einzuordnen ist. So kann er die Information selbst verarbeiten oder an einen zuständigen Kollegen weiterleiten. Muss er länger nachforschen, wandert die Pressemitteilung unter Umständen in den Papierkorb.
>
> Deshalb sollte beim Schreiben das Prinzip der Nachrichtenpyramide genutzt werden. Dieses Prinzip beinhaltet, dass das Wichtigste einer Pressemitteilung ganz oben steht und die Mitteilung von der Informationswertigkeit her von unten nach oben kürzbar ist.
>
> Dabei ist zu beachten, dass die Kernaussage der Pressemitteilung in den 1. Satz gehört,

den sogenannten Leadsatz. Es folgen dann Informationen mit untergeordneter Wertigkeit sowie Hintergrundinformationen.

Bereits in der Überschrift sollte auf das Thema der Pressemitteilung eingegangen werden. Eine prägnante Formulierung muss gefunden und eine Erwartungshaltung aufgebaut werden. Der Text darf dann allerdings diese Erwartungshaltung nicht enttäuschen.

Anschließend ist die Pressemitteilung dahingehend zu prüfen, ob sie die wichtigsten W-Fragen beantwortet: Wer? Was? Wann? Wo? Wie? Weshalb?

Neben Pressematerialien gibt es für Gesundheitsdienstleister noch folgende **Möglichkeiten der Öffentlichkeitsarbeit:**

- Tag der offenen Tür,
- anlassbezogene Broschüren (z. B. zum 5- oder 10-jährigen Praxisjubiläum),
- Vorträge und Informationsveranstaltungen für Patienten, Ärzte und Angehörige zu relevanten Themen,
- Interviews zu aktuellen Themen aus dem Gesundheitsbereich (Inhaber lässt sich interviewen),
- Arztrundbriefe,
- Fachartikel,
- Imagefilme und -broschüren,
- Tagungen für Fachärzte,
- Veranstaltung von Turnieren für ortsansässige Sportvereine und Stiftung der Preise für die Sieger.

Wann immer es möglich ist, sollten Vertreter der Presse zu Veranstaltungen und Vorträgen eingeladen werden mit dem Ziel der Berichterstattung in der örtlichen Zeitung. Durch vorbereitetes Pressematerial werden die gewünschten Kommunikationsziele erreicht.

❯ Öffentlichkeitsarbeit muss glaubwürdig, ehrlich und überzeugend sein, denn es geht um mehr als die Frage: »Wie kommen wir in die Zeitung?«.

Verkaufsförderung und Werbemittel

Für Gesundheitsfachberufe werden die Möglichkeiten der Verkaufsförderung (s. auch ▶ Abschn. 3.4.2) durch das HWG stark eingeschränkt. Werbegeschenke oder Zugaben an Patienten, z. B. Giveaways für Kinder (Gummibärchen, Malblätter etc.) und Proben von selbst hergestelltem Massageöl sind erlaubt, sofern sie einen Wert von 1 EUR nicht überschreiten (BGH-Urteil vom 09.09.2010 – IZR 98/08, Tz. 22). Gewinnspiele und Preisausschreiben sind dann verboten, wenn diese Maßnahmen oder Verfahren einer unzweckmäßigen oder übermäßigen Verwendung von Heilmitteln Vorschub leisten. Dies muss von Fall zu Fall geprüft werden (s. ◻ Tab. 3.3).

Möglichkeiten der Verkaufsförderung sind:
- für Patienten/Laien: Werbegeschenke wie Kalender, Zettelklötze, Bleistifte, Kugelschreiber, kleine Geschenke für Kinder etc., die einen Wert von 1 EUR nicht überschreiten,
- für Ärzte/Fachkreise: Werbegeschenke, deren Wert nach HWG nicht begrenzt ist (im Gegensatz zu Werbegeschenken an Patienten). Hier sind nur steuerliche Grenzen zu beachten.

Zu empfehlen ist die 35 EUR-Freigrenze pro Zuwendungsempfänger pro Jahr, bei der der Zuwendende (die Praxis) die Kosten als Betriebsausgabe geltend machen kann und der Zuwendungsempfänger (z. B. der Arzt) das Geschenk nicht als geldwerten Vorteil versteuern muss.

Eine weitere Möglichkeit der Verkaufsförderung ist die Aufnahme der Kontaktdaten der Praxis in Therapeutenlisten, die von einigen Ärzten erstellt werden. Diese Listen beinhalten meistens alle Therapeuten in einer Stadt und werden den Patienten im Fall einer Erstverordnung überreicht. Die Praxen, die auf diesen Listen verzeichnet sind, haben eine gute Chance, von Patienten zwecks Terminvereinbarung angerufen zu werden. Die Praxen, die nicht auf diesen Listen verzeichnet sind, haben eine deutlich geringere Chance, angerufen zu werden. Somit wird die Nachfrage nach Dienstleistungen nicht gefördert.

Geschenkgutscheine für Dritte (für Dienstleistungen außerhalb des GKV-Bereichs), die in der Praxis von Patienten erworben werden, sind erlaubt und bieten eine gute Möglichkeit der Verkaufsförderung. So werden neue Kunden auf die Praxis aufmerksam. Anlässe zum Verkauf solcher Geschenkgutscheine gibt es zahlreiche im Laufe eines Jahres, z. B. Valentinstag, Muttertag, Ostern, Nikolaus, Weihnachten, Geburtstage, bestandene Prüfungen, Beförderungen, gewonnene Turniere (Kegeln, Tennis etc.).

Auch Malblätter für Kinder, die im Wartezimmer eine gewisse Zeit verbringen, sind eine Möglichkeit, auf die Praxis aufmerksam zu machen. Ausgedruckte Mandalas mit Praxisaufdruck und Kontaktdaten, von Kindern hübsch ausgemalt und mit nach Hause genommen, sind ebenfalls Mittel der Verkaufsförderung, die nachhaltig wirken.

Kommunikation via Internet

Das Internet (s. auch ▶ Abschn. 3.4.2) ist heute eine gute Alternative zu den klassischen Medien, sich selbst, seine Praxis oder Klinik zu präsentieren (eigene Homepage) und gewinnt zunehmend an Bedeutung. Voraussetzungen für die Erstellung einer Internetpräsenz sind Kenntnisse der Nutzerstruktur (wie häufig nutzt meine Zielgruppe das Internet?). Informationen zur Internetnutzung erhält man wiederum im Internet, z. B. unter ▶ http://www.ard-zdf-onlinestudie.de.

Die Homepage sollte ins Gesamtkonzept einer Praxis oder Klinik passen und in erster Linie Informationen für die Nutzer liefern (auch hier kann das Kommunikationsmodell nach Lasswell angewendet werden, ▶ Abschn. »Kommunikationswirkung«). Bei der Erstellung einer Homepage ist zudem das HWG zu beachten (▶ Abschn. »Werbeeinschränkende Vorschriften und Bestimmungen«), da in erster Linie die sog. Laien den Zugriff haben. Will man spezifische Informationen für Fachkollegen und Ärzte geben, z. B. Hintergrundinformationen zur Ergotherapie, ihren Handlungsfeldern und Wirkweisen, könnte man durch Vergabe von Passwörtern an Fachkollegen den Zugriff von Laien verhindern. In diesem Fall muss das HWG nicht beachtet werden.

Die Gestaltung der Internetseiten muss sich im Sinne einer Corporate Identity in den gesamten Auftritt nach außen einfügen (analog zu Broschüren, Briefpapier, Anzeigen, Visitenkarten).

Sowohl die Erstellung als auch die Gestaltung einer eigenen Internetpräsenz sollte man Fachleuten überlassen, z. B. Webdesignern. Hier bieten sich auch Kooperationen mit ortsansässigen Universitäten oder Fachhochschulen an, die entsprechende Studiengänge anbieten. Davon profitieren beide Seiten: Die Studierenden haben konkrete Projekte, die sie umsetzen können; für die Praxen bleiben die Kosten überschaubar. Man sollte aber selbst darauf achten, dass das HWG berücksichtigt wird, da i. d. R. weder Webdesigner noch kleine Werbeagenturen mit dem HWG vertraut sind.

Aber auch außerhalb der eigenen Homepage kann Werbung im Internet, man spricht dann von Onlinewerbung, sinnvoll sein. So bieten z. B. die Homepages deutscher Städte und Gemeinden Verlinkungen an, die zu Verzeichnissen von Gesundheitsanbietern führen. Das Werben mit Bannern oder Pop-up-Fenstern kann z. B. auf Gesundheitsportalen oder Homepages von Ärzten oder regionalen Unternehmen sinnvoll sein. Das gute Preis-Leistungs-Verhältnis ermöglicht Werbung auf verschiedenen Internetseiten. Ein Preisbeispiel findet sich in ▶ Abschn. 3.5.2.

Messen, Events und Sponsoring

In Deutschland gibt es zahlreiche **Messen und Events** mit Bezug zum Gesundheitswesen. Es sollte jedoch genau abgewogen werden, welche Messen oder Events zur Praxis passen und welcher Nutzen/Effekt mit der Teilnahme an solchen Veranstaltungen erzielt werden soll, da die Standgebühren i. d. R. sehr hoch sind. Eventuell bieten sich Möglichkeiten, einen Gemeinschaftsstand mit einer befreundeten Praxis zu mieten, um die Kosten zu halbieren. Zur Standmiete hinzu kommen die Kosten für die Standausstattung und die Werbematerialien. Außerdem fallen bei Teilnahme an einem Werktag noch Personalkosten und die Kosten für den Behandlungsausfall an, da das Personal nicht gleichzeitig behandeln und an der Messe teilnehmen kann. Dies hat einen doppelten Kosteneffekt, da auf der einen Seite Personalkosten entstehen und auf der anderen Seite Einnahmen entfallen (s. auch ▶ Abschn. 3.5.1).

Je nach zur Verfügung stehenden Mitteln muss für **Sponsoring** im sportlichen, kulturellen oder sozialen Bereich entschieden werden, in welchem

Umfang die Förderung erfolgen soll und ob es sich um eine Geld-, Sach- oder Dienstleistung handeln soll. Nach dem Prinzip der Win-win-Situation empfehlen sich für Praxen folgende Sponsoringmöglichkeiten:

- Für physiotherapeutische Praxen bietet sich z. B. Sportsponsoring für eine örtliche Fußballmannschaft an, der z. B. die Trikots gesponsort werden. Als Gegenleistung werden die Trikots mit der Praxisaufschrift bedruckt. So profitieren beide Seiten, die Praxis hat bei jedem Fußballspiel Werbekontakte durch die Spieler, die Fußballmannschaft profitiert von den kostenlos zur Verfügung gestellten Trikots.
- Ergotherapeutische Praxen könnten z. B. eine örtliche Behindertenwerkstatt sponsorn (Sozialsponsoring).
- Logopäden könnten einen örtlichen Chor sponsorn (Kultursponsoring) oder einen Sprachheilkindergarten (Sozialsponsoring).

Therapeutische Praxen können einerseits als Sponsor auftreten, andererseits können sie aber auch Gesponsorte sein.

- So können sich physiotherapeutische Praxen z. B. von einem ortsansässigen Sanitätshaus sponsorn lassen, das z. B. Pezzibälle mit Aufdruck des Namens des Sanitätshauses kostenlos zur Verfügung stellt. Durch die Verwendung der Pezzibälle in der Praxis entstehen Werbekontakte für das Sanitätshaus, und die Praxis muss die Bälle nicht kaufen.
- Logopäden könnten sich von einem Spielehersteller sponsorn lassen, der kostenlos Spiele für therapeutische Zwecke zur Verfügung stellt.
- Ergotherapeuten könnten sich von Herstellern von Hängestühlen und Hängematten sponsorn lassen, die z. B. für die SI-Therapie verwendet werden.

Diese Variante des Sponsoring spart Kosten, die sonst durch den Kauf dieser Gegenstände verausgabt werden müssten. Sie erfordert aber auch ein aktives Zugehen auf die Sponsoren, das im Gespräch mit Fakten (z. B. die Anzahl der Patienten/Werbekontakte in einem Jahr) und Argumenten für das Sponsoring (z. B. Win-win-Situation, Be-

richt über die Akzeptanz/die Einsatzfähigkeit der Gegenstände etc.) untermauert werden sollte.

Maßnahmen der Werbung, Verkaufsförderung, Öffentlichkeitsarbeit oder andere Maßnahmen sollten für das gesamte Jahr Mithilfe eines Aktionsplanes (▶ Abschn. 3.5.1) geplant werden, damit das i. d. R. geringe Budget optimal verplant werden kann.

3.4.3 Preisgestaltung (Price)

Preisgestaltung umfasst die Gestaltung der Abgabepreise (Honorare), der Konditionen (Zahlungsbedingungen) und der Rabatte (Mengenrabatte, Familienrabatte).

Die Möglichkeit der freien Preisgestaltung besteht für Heilmittelerbringer ausschließlich für Leistungsangebote, die nicht über die GKVen abgerechnet werden. Alle Dienstleistungen, die über die GKVen abgerechnet werden, können im Preis nicht verändert werden. Das abzurechnende Honorar wird von den GKVen vorgegeben und darf nicht von der Praxis geändert werden. Da der Preis, zu dem der Gesundheitsbereich seine Dienstleistungen abgibt, von der Krankenkasse vorgegeben ist, hat der Preis hier nicht die Funktion, die er in Wirtschaftsunternehmen hat: die Steuerung der Nachfrage (Preis-/Absatz-Funktion). Im Bereich der Heilmittelerbringer mit Kassenzulassung geben alle Wettbewerber zu gleichen »Preisen« ihre Leistungen ab. Somit dürfen Praxen auch keine Preiserhöhungen vornehmen, um Kostensteigerungen aufzufangen oder Gewinnsteigerungen zu ermöglichen.

Möglichkeiten der Gewinnsteigerung

Gewinnsteigerungen können ggf. durch Kostensenkungen erzielt werden, indem alle Kostenpositionen auf Reduzierungspotential hin überprüft werden. Da die Honorare, die für Kassenleistungen abgerechnet werden können, in den vergangenen Jahren nur marginal, die Kosten in therapeutischen Praxen aber deutlich stärker gestiegen sind (steigende Energiekosten, Mietpreise, Gehälter etc.), sind Kostensenkungspotenziale kaum vorhanden. Das wirkt sich negativ auf die Wirtschaftlichkeit der Praxen aus. Gewinne sind kaum zu erzielen.

Deshalb kann die Wirtschaftlichkeit der Praxen nur über steigende Einnahmen verbessert werden. Diese Einnahmen sind aber nicht im GKV-Bereich zu erzielen, sondern im zweiten Gesundheitsmarkt (▶ Abschn. 3.1.3). Die Gesundheitsdienstleistungen des zweiten Gesundheitsmarktes werden i. d. R. von den Nachfragern selbst bezahlt, die sog. Selbstzahlerleistungen. Weder die GKV noch die PKV übernehmen die Zahlung solcher Leistungen. Diese Situation soll das nachfolgende fiktive Beispiel noch einmal verdeutlichen:

Umsatz (Anzahl Klienten × Einnahme (Abrechnungspreis GKV pro Patient)) − **Kosten** (Kosten/Patient (variable Kosten) + Fixkosten (Miete, Strom, Gehälter etc.)) = **Gewinn**

Umsatz 50.000 EUR − Kosten 50.000 EUR = Gewinn 0 EUR (**kostendeckend**)

Umsatz 50.000 EUR − Kosten 47.000 EUR = Gewinn 3.000 EUR (**Kosten gesenkt**)

Umsatz 55.000 EUR − Kosten 50.000 EUR = Gewinn 5.000 EUR (**Umsatz erhöht, z. B. durch Selbstzahler**)

Das Fazit aus dieser Situation lautet: Wenn die Wirtschaftlichkeit verbessert und die Gewinne erhöht werden sollen, dann ist einer der möglichen Wege die Einnahmenerhöhung (Umsatzsteigerung) durch Selbstzahlerangebote.

Kalkulation von Selbstzahlerleistungen

Selbstzahler sind Personen, bei denen die erbrachten therapeutischen Leistungen nicht von der GKV oder der PKV übernommen werden. Diese Personen bezahlen die in Anspruch genommene Dienstleistung selbst. Diese Dienstleistung muss von den Praxisinhabern selbst kalkuliert werden. Bei der Kalkulation sind bestimmte Kriterien zu berücksichtigen.

▪ Kriterien für die Kalkulation

Zur Kalkulation von Selbstzahlerleistungen sollten die folgenden **3 Kriterien** berücksichtigt werden, damit die Selbstzahlerangebote tatsächlich gewinnbringend, aber auch marktgerecht und wettbewerbsfähig sind:

- Kosten,
- Nachfrage und
- Wettbewerber.

Für jede Selbstzahlerleistung müssen die **Kosten** ermittelt werden, die der Praxis entstehen. Hier sind alle Kosten zu berücksichtigen, die entstehen, von den Personal- über die Sachkosten (Material, Werbekosten, Fahrtkosten, Büromaterial) bis hin zu den anteiligen Fixkosten (Miete, Gehälter etc.). Zur Ermittlung der Kosten ist erforderlich, dass das Selbstzahlerangebot genau geplant wird (s. auch ▶ Abschn. 3.4.1). Das bedeutet, inhaltliche, zeitliche, räumliche und personelle Planung. Wenn die entstehenden Kosten nicht durch die Einnahmen für das neue Angebot gedeckt werden können, braucht man das Projekt nicht weiter zu verfolgen. Auf die errechneten Kosten wird ein Gewinn aufgeschlagen, und man hat eine erste Vorstellung vom Abgabepreis. Wenn das Selbstzahlerangebot der Umsatzsteuer unterliegt (s. dazu ▶ Abschn. 5.5.3), müssen noch 19 % Umsatzsteuer aufgeschlagen werden. Dieser Abgabepreis muss nun in der Zielgruppe, für die das Selbstzahlerangebot konzipiert wurde, auf Zahlungsbereitschaft geprüft werden.

Zur detaillierten Kalkulation von Selbstzahlerleistungen s. ▶ Abschn. 5.2.4.

Nachfrage und Zahlungsbereitschaft der Zielgruppe hängen davon ab, welchen Nutzen die Zielpersonen in dem neuen Angebot sehen. Dazu erläutert man ein bis zwei Personen aus der Zielgruppe das geplante Angebot und fragt, welchen Preis die Personen dafür maximal bezahlen würden. Die Personen, die man befragt, können z. B. gut bekannte Patientinnen sein. Man kann auch erfragen, was die Personen darüber denken, wie hoch der Preis für das Angebot mindestens sein sollte. So kommt man zu einer Preisspanne aus Sicht der Nachfrager. Natürlich wird die Zahlungsbereitschaft der Nachfrager auch von eventuellen Angeboten der Wettbewerber, also anderer Praxen, beeinflusst. Wenn es keine vergleichbaren Angebote im regionalen Umfeld gibt und das Angebot für die Zielgruppe interessant ist, kann man eher höhere Preise verlangen. Das sollte man auch tun, da immer mit Nachahmerangeboten der Wettbewerber zu rechnen ist. Einen höher angesetzten Preis kann man später leichter reduzieren als einen zu niedrig angesetzten Preis erhöhen. Wenn es vergleichbare Angebote der Wettbewerber gibt, dann muss man sich an den Abgabepreisen der Wettbewerber orientieren, um wettbewerbsfähig zu sein.

Um die Wettbewerbsfähigkeit des geplanten Angebotes einzuschätzen, muss geprüft werden, ob es im direkten Umfeld der Praxis solche oder ähnliche Angebote bereits gibt. Wenn ja, müssen die Preise der **Wettbewerber** ermittelt werden. Eventuell kann man sich Flyer der Wettbewerber beschaffen, aus denen die Preise ersichtlich sind. Oder aber man fragt in der Wettbewerbspraxis nach oder lässt einen Mitarbeiter nachfragen. Man sollte auch die angebotene Qualität der Wettbewerbsangebote prüfen oder einschätzen. Auf das Eingangsbeispiel der Entspannungsmassage bezogen könnte Folgendes geprüft werden: Zeitdauer, Ganzkörper- oder Teilmassage, Ausstattung der Räumlichkeiten, Kompetenz der Therapeuten. Sollte sich herausstellen, dass die Angebote der Wettbewerber preisgünstiger angeboten werden als das eigene geplante Angebot, kann man überlegen, ob es Argumente (USP/UTP, ▶ Abschn. 3.4.1) gibt, die das eigene Angebot von dem der Konkurrenz abheben. Gibt es Vorteile gegenüber der Konkurrenz, sollten diese den Nachfragern auch bekannt gemacht werden. Gibt es solche Argumente oder Vorteile nicht, dann muss man prüfen, ob man den Gewinnaufschlag reduziert oder die errechneten Kosten reduzieren kann. Wenn beides nicht möglich oder sinnvoll ist, dann sollte man das geplante Angebot nicht realisieren. Eine gute Ausgangsposition hat man, wenn es keine vergleichbaren Angebote im Umfeld gibt.

Orientiert man sich an diesen drei Kriterien, lassen sich gewinnbringende, marktgerechte und wettbewerbsfähige Selbstzahlerangebote entwickeln.

> **Praxistipp**
>
> Bei der Preiskalkulation von Selbstzahlerangeboten bietet sich folgendes Vorgehen an:
> - Selbstzahlerangebot konzipieren (inhaltlich, zeitlich, räumlich und personell)
> - Kosten ermitteln (Personal, Raum, Material, Werbung, Fixkostenanteil etc.); Kosten für Investitionen (Geräte, Nordic-Walking-Stöcke etc.) separat rechnen!
> - Gewinn aufschlagen (Orientierung am geplanten Jahresgewinn der Praxis)
> - Ggf. Umsatzsteuer aufschlagen (fällt nicht immer an)

> - Preisbereitschaft bei potenziellen Nachfragern/Zielgruppe ermitteln (z. B. Konzept der Rückenschule, die auf Selbstzahlerbasis angeboten werden soll, inhaltlich erläutern; Anzahl der Termine, Dauer pro Termin und Teilnehmerzahl des Kurses angeben)
> - Wettbewerber beobachten: Gibt es vergleichbare Angebote? Wenn ja, zu welchem Preis? Ist mein Preis wettbewerbsfähig? Welche Inhalte bietet Wettbewerber zu welchen Bedingungen an? Mit welcher Qualität?
> - Grober Daumenwert zur Ermittlung des Abgabe-Preises: 1 EUR pro Minute (ein Angebot von 60 min müsste danach 60 EUR für den Teilnehmer kosten, gilt nicht bei Gruppenangeboten)
> - Nicht an GKV-Honoraren für vergleichbare Angebote orientieren
>
> Wenn die zu erwartenden Einnahmen die Kosten nicht decken können, dann sollte die Selbstzahlerleistung nicht angeboten werden!

- **Zahlungsbedingungen**

Wenn man Dienstleistungen für Selbstzahler anbietet, dann müssen die Abgabepreise auch vereinnahmt werden. Dazu muss eine Rechnung erstellt werden, und die Zahlungsbedingungen müssen genannt werden. Als Praxisinhaber kann man frei entscheiden, welche Zahlungsfrist (z. B. sofort, 14 oder 30 Tage) und welche Zahlungsart (bar, per Banküberweisung) auf der Rechnung angegeben werden. Diese Angaben sind rechtlich verbindlich. Das bedeutet, dass man als Praxisinhaber rechtliche Schritte einleiten kann, wenn bei einer Zahlungsfrist von 14 Tagen und der Zahlungsart »Banküberweisung« nach 14 Tagen der Betrag nicht auf dem Praxiskonto eingegangen ist und Mahnungen auch nicht zum Erfolg geführt haben.

- **Rabatte**

Die Möglichkeit der Rabattierung von Dienstleistungen besteht ausschließlich bei Selbstzahlerangeboten, da GKV-Leistungen nicht rabattiert werden dürfen. Praxisinhaber können frei entscheiden, ob und in welchem Umfang Rabatte gewährt werden und mit welchem Argument. Rabatte sollten immer argumentiert werden können, damit man sie jederzeit zurücknehmen kann, wenn die Argumente nicht mehr gegeben sind. Möglichkeiten, Rabatte zu gewähren, sind z. B. 10er-Karten für Selbstzahler (z. B. für Massage), die preiswerter sind als 10 × Einzelmassage, oder Rabatte für Familienangehörige oder Geschwisterkinder.

- **Gewinnaufschlag**

Der Gewinnaufschlag sollte sich am geplanten Jahresgewinn orientieren, dividiert durch die Anzahl der Behandlungseinheiten á 60 min, ergibt den Gewinn pro Einheit 60 min. Ist z. B. ein Jahresgewinn von 36.000 EUR geplant, 1.760 Behandlungseinheiten pro Jahr (8 pro Tag × 20 Tage/Monat × 11 Monate, 4 Wochen Urlaub), ergibt sich ein Gewinnaufschlag von 20,45 EUR pro Einheit á 60 min).

> Wenn die zu erwartenden Einnahmen die Kosten nicht decken können, dann sollte die Selbstzahlerleistung nicht angeboten werden.

3.4.4 Ort des Leistungsangebotes (Place)

Der Ort des Leistungsangebotes und damit das 4. Marketingmix-Instrument wird in der Marketingliteratur auch als Distributionspolitik bezeichnet. Die Distributionspolitik beschäftigt sich in einem Wirtschaftsunternehmen mit der Verteilung der Ware an die Orte der Nachfrage. Dies kann indirekt erfolgen über sog. Absatzmittler (i. d. R. durch Vertriebsmitarbeiter oder freie Handelsvertreter, die in Kontakt zu den Absatzmittlern treten). Solche Absatzmittler sind i. d. R. Händler (z. B. REWE). Die Ware kann aber auch direkt an die Endverbraucher abgegeben werden. Hierbei handelt es sich um den sog. Direktvertrieb (z. B. Avon-Kosmetik, Tupperware).

Auch der gesamte Bereich der Logistik gehört zu diesem 4. P, d. h., die Organisation des Transports.

Im Gesundheitsbereich hat der Ort des Leistungsangebots heute noch wenig Bedeutung, da keine Waren zu verteilen sind und die Dienstleistung i. d. R. vor Ort (in der Praxis, der Klinik oder während eines Hausbesuches) erbracht wird. Deshalb ist die Wahl des Standortes besonders gut zu überlegen.

Distribution ist für Gesundheitsfachberufe im weitesten Sinn der Zugang der Patienten zu der Dienstleistung bzw. der Ort der Nachfrage nach therapeutischen oder Gesundheitsdienstleistungen. Es ist also zu überlegen, wo überall die Dienstleistung von der Zielgruppe in Anspruch genommen und nachgefragt werden könnte, auch außerhalb der Praxis/Klinik (z. B. im Sportverein, im Seniorenheim, in einer Kindertagesstätte oder Schule).

Diese Überlegungen kann man auch ausweiten auf Kooperationen mit anderen Dienstleistern, z. B. Einstieg in eine interdisziplinäre Praxis oder Anbieten der Dienstleistungen 1 × pro Woche im örtlichen Krankenhaus oder Seniorenheim oder in einem »normalen« Fitnesscenter (z. B. am Samstag) bis hin zum Angebot betrieblicher Gesundheitsförderung im Wirtschaftsunternehmen.

Zudem ist zu überlegen, ob es Absatzmittler gibt und wer diese Funktion ausüben könnte. Für die GKV- und PKV-Leistungen ist der Absatzmittler der Arzt (da er das Heilmittel verordnen muss). Für die Selbstzahler, die präventiv eine Dienstleistung in Anspruch nehmen wollen, gibt es evtl. keinen Absatzmittler, da sie direkt eine Dienstleistung in der Praxis nachfragen. Absatzmittler könnte aber auch eine GKV sein, die sich an den Kosten für Präventionskurse beteiligt und ihren Mitgliedern entsprechende Angebote offeriert. Auch eine Kindertagesstätte könnte solch ein Absatzmittler sein, indem sie z. B. Eltern auf bestimmte Selbstzahlerangebote von Heilmittelerbringern aufmerksam macht (z. B. Sprechstunden für Eltern von ADHS-Kindern oder Elternberatung für Cochlea-implantierte Kinder), die vielleicht sogar in den Räumen der Kindertagesstätte durchgeführt werden.

Im Zusammenhang mit der Distribution sind auch Überlegungen zur Verteilung des Werbematerials (Faltblätter, Flyer, Broschüren) sinnvoll. An welchen Orten will man auf seine Dienstleistungen hinweisen? An welchen Orten ist es sinnvoll, an welchen nicht (will man z. B. auf seine langjährigen Erfahrungen in der Pädiatrie hinweisen, dann wäre eine Verteilung von Flyern in den Praxen der ortsansässigen Kinderärzte sinnvoll)?

3.5 Marketingbudget

Ausgangssituation

Praxisinhaberin L. hat verschiedene Maßnahmen geplant, die zur Erreichung ihres Praxisziels führen sollen, ihren Umsatz mit Wellnessangeboten um 20 % zu steigern. Sie ist aber nicht sicher, ob sie alle Maßnahmen auch tatsächlich durchführen kann. Die genauen Kosten, die entstehen, und die Zeit, die für die Durchführung der Maßnahmen benötigt wird, kann sie nur schwer einschätzen. Letztlich fragt sie sich, ob sie überhaupt Geld für Werbung oder Öffentlichkeitsarbeit ausgeben soll, da sie nicht einschätzen kann, ob und wie die Maßnahmen wirken. Sie hat auch keine Vorstellung davon, welches Budget sie insgesamt für ihre Maßnahmen benötigt.

► Abschn. 3.5 zeigt auf, welche Maßnahmen für therapeutische Praxen realistisch, empfehlenswert und wirtschaftlich sind. Es bietet Praxen eine Planungshilfe, um ihr Marketingbudget festzulegen und optimal auszuschöpfen.

3.5.1 Budgetplanung mithilfe eines Aktionsplans

Die Vielfalt und die Art der Maßnahmen hängen letztlich von der wirtschaftlichen Situation der Praxis und den personellen Ressourcen ab. Die Kosten für die Marketingmaßnahmen müssen erst einmal in der Praxis erwirtschaftet worden sein und sich auch über zusätzliche Einnahmen wieder refinanzieren. Deshalb ist es wichtig, vor Entstehung der Kosten genau zu überlegen, welche Maßnahme welches Ziel verfolgt, was jede einzelne Maßnahme kostet und welche Wirkung zu erwarten ist. Eine Planungshilfe kann dabei ein Aktionsplan sein, wie in ◘ Tab. 3.4 beispielhaft gezeigt.

Die Addition der Kosten aller Maßnahmen ist ein erster Anhaltspunkt für das erforderliche Gesamtbudget (im Beispiel 722 EUR). Das Marketingbudget sollte immer in Relation zum Jahresumsatz der Praxis gesehen werden. Als Faustregel kann hier mit 5 % gerechnet werden (bei 50.000 EUR Jahresumsatz also max. 2.500 EUR Marketingbudget), die erfahrungsgemäß nicht überschritten werden sollten. Nun muss die Praxisinhaberin entscheiden, ob

ihr das errechnete Budget zur Verfügung steht und ob es in Relation zum Praxisumsatz angemessen ist. Andernfalls müssen Maßnahmen gestrichen werden. Gleichzeitig kann sie anhand des Aktionsplans überprüfen, ob die personellen Voraussetzungen (wer soll die Maßnahme organisieren?) gegeben sind, um alle geplanten Maßnahmen durchzuführen. Sie kann auch nochmals hinterfragen, ob die verfolgten Ziele mit den geplanten Maßnahmen tatsächlich erreicht werden können oder ob evtl. andere Maßnahmen die Ziele besser oder wirtschaftlicher erreichen könnten. Um das beurteilen zu können, muss man Bewertungskriterien für die einzelnen geplanten Maßnahmen heranziehen.

3.5.2 Bewertungskriterien für Maßnahmen der Kommunikation

Die wichtigsten Bewertungskriterien für Marketingmaßnahmen im Bereich Kommunikation sind
- Reichweite,
- Kontaktqualität und
- Wirtschaftlichkeit.

Unter **Reichweite** versteht man die Anzahl der Personen, die erreicht werden kann, z. B. Anzahl der Leser einer Tageszeitung oder Anzahl der Besucher einer Praxis am »Tag der offenen Tür« (Betz 2010a).

Kontaktqualität steht für die qualitative Wirkung des Werbekontaktes, z. B. die Wahrnehmung der Maßnahme durch die Personen, die angesprochen werden sollten – prägen sie sich die Botschaften ein oder wird sie sogleich wieder vergessen? (Betz 2010a).

Als Maßstab für die **Wirtschaftlichkeit** gilt der Hunderterpreis, der sich wie folgt berechnen lässt:

Hunderterpreis (Kosten für 100 Kontakte):

Allgemeine Formel:

$$\frac{\text{Kosten der Einschaltung} \times 100}{\text{Anzahl der Leser pro Ausgabe oder Auflage}}$$

Beispiel Tageszeitung:
$$\frac{149\,\text{€} \times 100}{50.000\,\text{Leser}}$$

Hunderterpreis = 0,30 EUR

3

◘ Tab. 3.4   Beispiel für einen Aktionsplan für das Jahr 2014. (Nach Betz 2010a)

	Maßnahme 1	Maßnahme 2	Maßnahme 3	Kosten insgesamt (Gesamtbudget)
Was soll getan werden? (Beschreibung)	Anzeige 50 × 45 mm in Tageszeitung	Tag der offenen Tür	Flyer für Patienten	
Wozu dient die Maßnahme? (Zielsetzung)	Bekanntmachung Umzug in neue Räume	Präsentation der neuen Praxis, Gewinnung neuer Patienten	Bekanntmachung von Selbstzahlerangeboten	
Wann soll die Maßnahme durchgeführt werden? (Timing)	03.01.2014	02.02.2014	Mai 2014	
Wer organisiert die Maßnahme? (Zuständigkeit)	Praxisinhaberin	Therapeutin X	Therapeutin Y	
Was kostet die Maßnahme? (Kosten)	149,00 EUR (Auflage: 50.000)	Bewirtung: 50 EUR Flyer/Handzettel zur Bekanntmachung: 50 EUR Behandlungsausfall: ca. 400 EUR	73,00 EUR (Auflage: 1.250)	722,00 EUR
Hunderterpreis (Wirtschaftlichkeit)	0,30 EUR	500 EUR (100 Besucher)	5,84 EUR	
Wie soll die Maßnahme kontrolliert werden? (Kontrollkriterien)	Befragung von neuen und ehemaligen Patienten, wie sie vom Umzug erfahren haben	Strichliste Praxisbesucher, Befragung neuer Patienten, wie sie auf die Praxis aufmerksam geworden sind	Anzahl der nachgefragten/bezahlten Selbstzahlerangebote, Umsatz mit Selbstzahlerangeboten	

Der Hunderterpreis ist einerseits ein Hinweis auf die Kosten, die für 100 Kontakte entstehen. Andererseits bildet er die Basis, um die Kosten unterschiedlicher Medien miteinander zu vergleichen.

Die Wirkung der Maßnahmen (Reichweite und Kontaktqualität des Mediums), ihre Wirtschaftlichkeit (Hunderterpreis) und die Kosten sind in ◘ Tab. 3.5 zusammengefasst und werden in Bezug auf die angestrebte Zielgruppe insgesamt bewertet. Die Tabelle beinhaltet schwerpunktmäßig die bekanntesten und gängigsten Möglichkeiten der Praxiskommunikation. Die Massenkommunikationsmittel TV, Funk, Plakat und Kino finden aufgrund der hohen Kosten keine Berücksichtigung. Gezeigt wird eine Bandbreite an Maßnahmen, von kostenlosen (Aufnahme in die Therapeutenliste eines Facharztes) bis teuren (Titelkopfanzeige in einer regionalen Tageszeitung). Es sollte genau abgewogen werden, welche Maßnahme zu welchem Preis durchgeführt werden soll. Aus Unkenntnis wird oftmals zu viel Geld bezahlt, und die Wirkung der Maßnahme ist nicht so, wie erwartet, oder bleibt ganz aus. Manches ist zwar verlockend, aber vielleicht nicht wirtschaftlich. So haben Zeitungsverlage, Werbeagenturen oder Betreiber von Internetportalen zunehmend auch therapeutische Berufsgruppen im Visier, um ihre eigenen Umsätze zu steigern. Die spezifische wirtschaftliche Situation der Therapieberufe wird nicht berücksichtigt, und manchmal wird schnell eine teure Anzeige

◻ Tab. 3.5 Bewertung von Kommunikationsmaßnahmen. (Mod. nach Betz 2010a)

Maßnahme	Bewertungskriterium				
	Reichweite (insgesamt/ in Zielgruppe)	Kontaktqualität	Wirtschaftlichkeit (Hunderterpreis)	Preis/Kosten in EUR	Summe Bewertung (bezogen auf Zielgruppe)
Anzeige Tageszeitung Titelkopf 68×58 mm	Insgesamt: + In Zielgruppe: −	− −	+ −	(1,14 EUR)	572,00 inkl. MWSt[a]	− − −
Anzeige Rubrik »Ärztetafel« 50×45 mm oder	Insgesamt: + In Zielgruppe: +	o	+	(0,30 EUR)	149,00 inkl. MWSt[a]	+ o +
4-zeilig mit Rahmen	Insgesamt: + In Zielgruppe: +	o	+	(0,10 EUR)	48,00 inkl. MWSt[a]	+ o +
Anzeige Gesundheits-/Seniorenbeilage Kombi: Anzeige + redaktioneller Artikel, gleiche Größe, 100×90 mm, 4-farbig	Insgesamt: + In Zielgruppe: +	+	o	(1,42 EUR)	712,00 inkl. MWSt[a]	+ + o
Anzeige Stadtteilzeitung 50×60 mm, 4-farbig	Insgesamt: o In Zielgruppe: o	o	+	(0,47 EUR)	42,00 inkl. MWSt[e]	o o +
Flyer/Werbebroschüre 6-seitig, DIN-Lang, Auflage: 1.250	Insgesamt: − In Zielgruppe: +	+	−	(5,84 EUR)	73,00 inkl. MWSt[f]	+ + −
Gelbe Seiten Grundeintrag, ungestaltet	Insgesamt: + In Zielgruppe: o	−	+	0 EUR	kostenlos	o − +
Gelbe Seiten Papier, regional, 3 Zeilen	Insgesamt: + In Zielgruppe: o	−	+	(0,16 EUR)	333,00 pro Jahr inkl. MWSt[b]	o − +
Gelbe Seiten Online, regional	Insgesamt: + In Zielgruppe: o	o	+ bei hohen Klickraten	Abhängig von ausgewiesenen Klicks	396,00 pro Jahr inkl. MWSt[b]	o o +
Werbefenster auf Internetseiten Stadt/ Gemeinde (Stadtportal)	Insgesamt: + In Zielgruppe: +	+	+	Abhängig von ausgewiesenen Klicks	421–1.135 EUR/ Jahr inkl. MWSt[c]	+ + +
Werbebanner Stadtportal	Insgesamt: + In Zielgruppe: +	o	+	(0,95 – 2,30 EUR, Klicks werden ausgewiesen)	TKP 9,50–23 EUR inkl. MWSt[c]	+ o +

■ Tab. 3.5   Fortsetzung

Maßnahme	Bewertungskriterium					
	Reichweite (insgesamt/ in Zielgruppe)	Kontakt-qualität	Wirtschaftlichkeit (Hunderterpreis)	Preis/Kosten in EUR	Summe Bewertung (bezogen auf Zielgruppe)
Redaktioneller Artikel Örtliche Tageszeitung	Insgesamt: + In Zielgruppe: +	+	+	0 EUR	Kostenlos, ggf. Kosten für entgangene Behandlungen	+++
Tag der offenen Tür	Insgesamt: – In Zielgruppe: o	+	–	Individuell zu berechnen	Kosten für entgangene Behandlungen und ggf. Bewirtungskosten (mind. 50 EUR) und Kosten für Bekanntmachung (mind. 50 EUR)	o + –
Vortrag Ärzte, Kita etc.	Insgesamt: – In Zielgruppe: o	+	+	0 EUR	Kostenlos, ggf. Kosten für entgangene Behandlungen und für Unterlagen	o ++
Fachartikel Örtliche Presse	Insgesamt: + In Zielgruppe: +	+	+	0 EUR	Kostenlos, ggf. Kosten für entgangene Behandlungen	+++
Werbegeschenke / Give-aways mit Praxisaufdruck	Insgesamt: – In Zielgruppe: +	+	–	(46 EUR)	Kugelschreiber: 0,46 EUR inkl. MWSt/Stück[d]	++ –
Trikotwerbung Örtlicher Sportverein (Sponsoring)	Insgesamt: – In Zielgruppe: +	+	–	(Je nach Zuschauer-anzahl)	ca. 300 EUR für 20 Sweatshirts[d]	++ –
Aufnahme der Kontaktdaten in Therapeutenlisten von Fachärzten	Insgesamt: – In Zielgruppe: +	+	+	0 EUR	Kostenlos	+++

+ = gut/hoch, o = mittel, – = schlecht/niedrig, TKP = TausenderKontaktPreis
[a] Hildesheimer Allgemeine Zeitung, Preisliste Nr. 51/2010
[b] Schlütersche Verlagsgesellschaft Hannover
[c] adEmma GmbH Hannover
[d] ► www.schneider.de
[e] ► www.adhoehe.de
[f] ► www.diedruckerei.de

verkauft. Dabei wird mit der hohen Reichweite der Zeitung insgesamt argumentiert, doch wird die Anzeige nur ein einziges Mal an einem einzigen Tag geschaltet, während z. B. eine Anzeige in den *Gelben Seiten* das ganze Jahr über wirkt und daher deutlich wirtschaftlicher und auch nachhaltiger ist.

Neben den genannten Kriterien spielt gerade für Therapiepraxen mit niedrigem Budget der Aspekt der **Nachhaltigkeit** der Maßnahmen eine große Rolle. Unter Nachhaltigkeit soll hier verstanden werden, dass die Kommunikationsmaßnahme möglichst über einen mittel- bis langfristigen Zeitraum wirken kann. So ist ein Kugelschreiber mit Aufdruck der Praxis als nachhaltiger zu bezeichnen als ein Tütchen Gummibärchen mit Praxisaufdruck, da bei mehrmaliger Verwendung des Kugelschreibers jedes Mal ein wiederholter Werbekontakt erfolgt, im Gegensatz zur Tüte Gummibärchen, die direkt nach dem Verzehr im Mülleimer verschwindet.

Ein Arbeitsblatt für die Aufstellung eines Budgets können Sie mit Eingabe der ISBN dieses Buches unter ▶ http://extras.springer.com herunterladen.

3.6 Organisation, Durchführung und Kontrolle der Marketingmaßnahmen

Ausgangssituation
Praxisinhaberin L. hat einen Aktionsplan aufgestellt, mit dem sie ihre selbst gesteckten Praxisziele (Umsatzsteigerung um 20 % mit Selbstzahlerangeboten im Bereich Wellness) erreichen möchte. Mit der Organisation, Durchführung und Kontrolle der Marketingmaßnahmen hat sie bisher noch keine Erfahrungen gesammelt. Sie fragt sich, wie alles organisiert und durchgeführt werden kann, ob sie alles allein machen muss und wie sie ggf. Mitarbeiter einbinden kann.

Antworten auf diese Fragen gibt ▶ Abschn. 3.6.
Welcher Aktionsplan mit welchen Maßnahmen der Kommunikation letztlich zum Zug kommt, muss die Praxisinhaberin aufgrund ihrer wirtschaftlichen und personellen Situation entscheiden. Ihre ursprünglichen Ziele sollte sie dabei immer vor Augen haben. Nach Durchführung der

Maßnahmen, spätestens aber am Jahresende, sollte auch kontrolliert werden, ob die Ziele erreicht worden sind. Wenn das Ziel einer Maßnahme z. B. die Steigerung des Bekanntheitsgrades der Praxis war, dann kann man neue Patienten fragen, wodurch sie auf die Praxis aufmerksam geworden sind. Eine solche Dokumentation kann Aufschluss darüber geben, ob die Maßnahme erfolgreich war oder nicht. Für das nächste Geschäftsjahr kann man dann die Maßnahme wiederholen oder entsprechende Veränderungen vornehmen.

Es reicht jedoch nicht aus, nur die Maßnahmen der Kommunikation zu organisieren, durchzuführen und zu kontrollieren. In der letzten Phase des Marketing-Management-Prozesses muss der gesamte Marketingmix organisiert, durchgeführt und abschließend kontrolliert werden. Das bedeutet, dass die **geplanten Maßnahmen** aus allen Bereichen (4 Ps) des Marketingmix nun auch in die Tat umgesetzt werden müssen.

Die Umsetzung der geplanten Maßnahmen ist »der Prozess, durch den Pläne in Handlungsaufgaben umgewandelt werden und der festlegt, wer was wann und wie tut« (Kotler et al. 2007).

Die Marketingverantwortung liegt bei der Praxisinhaberin, kann aber teilweise an entsprechend qualifizierte Mitarbeiter (z. B. mit Bachelor- oder Masterstudium an der HAWK) delegiert werden. Die Praxisleitung entscheidet, wer was wann und wie tut. Das Hauptproblem ist i. d. R. die Zeit, die für Planung, Organisation, Durchführung und Kontrolle benötigt wird. Ohne Behandlungsausfälle werden diese Aufgaben nicht zu erledigen sein. Es empfiehlt sich, wöchentlich feste Zeiten für Marketingaufgaben einzuplanen. Die Chance liegt aber in der Möglichkeit, durch Marketing zu Mehreinnahmen zu gelangen und damit langfristig die Wirtschaftlichkeit der Praxis zu verbessern.

3.6.1 Organisation

Eine gute Basis für die Organisation der Marketingmaßnahmen ist die Einführung des Marketing-Management-Prozesses (▶ Abschn. 3.1.5). Darüber hinaus sind in Bezug auf die Mitarbeiter der Praxis die Schaffung von Akzeptanz der Marketingaktivitäten und das Erreichen einer positiven Einstellung

3

von großer Bedeutung. Dies kann u. a. durch Informationen in Teamsitzungen und Schulung der Mitarbeiter in Bezug auf Marketing erreicht werden. Die Schulungen können intern durch die Praxisinhaberin selbst oder auch extern in Marketingseminaren für Gesundheitsfachberufe erfolgen.

> ❯❯ Eine frühzeitige Einbindung der Mitarbeiter in den Marketing-Management-Prozess schon in der Planungsphase ermöglicht eine schnelle Identifikation mit der Marketingkonzeption und erleichtert die Umsetzung.

3.6.2   Durchführung

Die Durchführung der Marketingmaßnahmen kann erleichtert werden durch die Erstellung von Aktionsplänen (wer macht was wann) und eine klare Aufgabenverteilung innerhalb der Praxis. Hilfreich kann die Führung von Mitarbeitern mit Zielvorgaben sein (Führungsprinzip »management by objectives«, MbO, ▶ Abschn. 4.4.1). Dabei orientieren sich die Ziele für die Mitarbeiter an den übergeordneten Praxiszielen, aus denen klare Handlungsziele abgeleitet und mit jedem einzelnen Mitarbeiter gemeinsam festgelegt werden.

Auch können bestimmte Aufgaben an Externe vergeben werden (z. B. kleine Werbeagentur oder freier Grafiker erstellt einen Flyer). Kooperationen mit ortsansässigen Hochschulen sind ebenfalls möglich und empfehlenswert.

3.6.3   Kontrolle

Die Kontrolle liegt wieder bei der Praxisleitung. Kontrolle ist erforderlich, wenn die Ziele gesteckt und die Maßnahmen zur Zielerreichung eingeleitet sind. Bei der Kontrolle wird das Soll (der Plan) mit dem Ist (tatsächlich erreicht) verglichen, um festzustellen, ob die Ziele erreicht worden sind und um Begründungen zu liefern, warum Ziele nicht erreicht oder übererreicht wurden (s. auch ▶ Abschn. 2.3.5). Diese Begründungen können zu Veränderungen bei der Planung des nächsten Geschäftsjahres führen.

Verschiedene Kontrollparameter, die im Zusammenhang mit Marketingmaßnahmen überprüft werden müssen, sind Praxisumsatz, Produktqualität, Kommunikationsziele, Preis für Selbstzahlerangebote und Kosten. Aber auch die Mitarbeiter, die in die Organisation und Durchführung der Maßnahmen eingebunden waren, müssen auf die Erreichung ihrer individuellen Ziele hin kontrolliert werden. Nach Herzberg (1968) ist die Kontrolle der Mitarbeiter durch den Vorgesetzten ein Kriterium, um Unzufriedenheit vorzubeugen. Mitarbeiter wollen in einem bestimmten Maß kontrolliert werden.

Das folgende Fallbeispiel von Praxisinhaberin L. veranschaulicht, wie eine Kontrolle der gesteckten Ziele erfolgen kann.

Kontrolle der Zielerreichung: Praxisbeispiel
Praxisinhaberin L. wollte ihren Praxisumsatz um 20 % steigern. Diese Steigerung wollte sie mit Wellnessangeboten erzielen. Sie stellt sich folgende Kontrollfragen:

- Habe ich eine Umsatzsteigerung von 20 % mit dem neuen Selbstzahlerangebot »Entspannungsmassage« erzielt?
- Hat das Selbstzahlerangebot zur Verbesserung der Wirtschaftlichkeit beigetragen, hat es Gewinne erwirtschaftet?

Um sich diese Fragen zu beantworten, kann sie die Unterlagen ihres Steuerberaters heranziehen. Falls sie ihre Verordnungen über eine Abrechnungsfirma abrechnen lässt, kann sie auch diese Unterlagen heranziehen. Daraus ergeben sich die Umsätze und Gewinne der einzelnen Dienstleistungen und sie kann prüfen, ob sie ihre Ziele erreicht hat.

Wenn ja, dann hat sie erst einmal alles richtig gemacht. Sie sollte aber auch in diesem Fall hinterfragen: Warum hat sich alles so entwickelt wie geplant? Was waren die fördernden Faktoren?

Wenn nein, muss hinterfragt werden, warum der Umsatz in der Höhe nicht erreicht wurde. Wurde das Angebot nicht so angenommen wie geplant, und warum nicht? War es ausreichend bekannt, war es zu teuer, waren die Räumlichkeiten nicht ansprechend? Diese und weitere Fragen sollte Praxisinhaberin L. sich stellen und dazu systematisch die 4 Ps kontrollieren.

Sie beginnt bei dem ersten »P« (Product), dem Leistungsangebot, das eventuell ergänzt oder in der Qualität überarbeitet werden muss. Dazu kann sie folgende Kontrollfragen stellen:

- Wurde das Angebot in der angebotenen Form (30 min) von der Zielgruppe so angenommen, oder muss etwas verändert werden (z. B. 45 statt 30 min)?
- Muss die Zielgruppe erweitert, die Qualität verbessert, der Wellnessraum optimiert, die Musik geändert werden?
- Sind die Kapazitäten ausreichend, oder müssen sie wegen hoher Nachfrage ausgeweitet werden?

Auch das zweite »P« (Promotion), die Kommunikation, muss kontrolliert werden. Hier stellt Praxisinhaberin L. folgende Fragen:

- Hat der Flyer gut gearbeitet oder müssen Inhalte verändert werden?
- War der Flyer an den richtigen Stellen ausgelegt, oder müssen neue Stellen hinzugenommen werden?
- Woher kommen die Nachfragerinnen – eher über die eigene Praxis oder konnten neue Kundinnen gewonnen werden?
- Wie ist der Bekanntheitsgrad des neuen Angebotes?
- Werden andere Kommunikationsmittel benötigt, zusätzlich zum Flyer oder stattdessen?
- War die Zielgruppe richtig gewählt, oder müssen Korrekturen vorgenommen werden (ältere/jüngere Frauen hinzunehmen)?
- Ist das Angebot für Geschenkgutscheine geeignet, gab es dazu schon Anfragen?
- Ist das Angebot so interessant, dass die Presse darüber informiert werden sollte, gibt es Gesundheitsschwerpunkte in der örtlichen Tageszeitung?

Die Kontrolle des dritten »P« (Price), des Abgabepreises, ist von großer Bedeutung. Hier stellt Praxisinhaberin L. folgende Kontrollfragen:

- Ist der Preis angemessen oder zu hoch oder zu niedrig?
- Haben sich meine Kosten so entwickelt wie geplant?
- Erziele ich die Gewinne, die ich geplant hatte?

- Gibt es inzwischen Angebote von Wettbewerbern, auf die ich reagieren muss (Preissenkung, neue Argumente für den Flyer)?
- Ist die Nachfrage so stark, dass der Preis erhöht werden kann, oder so schwach, dass der Preis eventuell gesenkt werden muss?
- Wie hoch war der Gesamtumsatz für dieses neue Angebot? Kann er ausgeweitet werden oder muss mit Rückgängen gerechnet werden?

Letztlich muss das vierte »P« (Place), der Ort des Leistungsangebotes kontrolliert werden. Dazu stellt sie folgende Fragen:

- Gibt es Erkenntnisse, dass das Angebot auch außerhalb der Praxis angeboten werden sollte?
- Hat das benachbarte Hotel Interesse an einem solchen Angebot?
- Wäre das Angebot interessant für einen Hausbesuch?
- Gab es Probleme mit den Patientinnen der Praxis, die solch ein Angebot in den Praxisräumlichkeiten befremdlich finden?

Durch die Beantwortung all dieser Fragen ist Praxisinhaberin L. in der Lage, ihr neues Selbstzahlerangebot zu bewerten. Sie hat Anhaltspunkte für Veränderungen oder Verbesserungen erhalten und ist nun in der Lage, die Ziele für das nächste Geschäftsjahr festzulegen.

3.6.4 Franchising als Option

Wer als Praxisinhaber die Marketingaufgaben nicht selbst wahrnehmen möchte und die Aufgaben auch nicht an Mitarbeiter delegieren kann, hat seit neuestem die Möglichkeit, diese Aufgaben im Rahmen von Franchising nach außen zu vergeben.

Beim Franchising stellt ein Franchisegeber (z. B. Inhaber einer therapeutischen Praxis A) sein Geschäftsmodell einem Franchisenehmer (therapeutische Praxis B) gegen Entgelt zur Verfügung. Der Franchisenehmer bleibt dabei rechtlich selbstständig. Der Franchisegeber übernimmt die Planung, Durchführung und Kontrolle des Geschäftsmodells. Der Franchisenehmer setzt das Geschäftsmodell selbstständig in seiner Region um und wird dabei vom Franchisegeber unterstützt. Die Zusammenarbeit wird vertraglich geregelt.

Franchising, das außerhalb des Gesundheitswesens schon viele Jahre in verschiedensten Bereichen betrieben wird (z. B. McDonald's) und auch im Fitnessbereich (z. B. Mrs. Sporty) schon anzutreffen ist, hat aktuell auch Einzug in den Therapiebereich genommen. Ein solches Modell kann folgendermaßen aussehen: Ein Franchisegeber, der selbst aus dem Therapiebereich kommt, bietet therapeutischen Praxen (Franchisenehmer) die Nutzung seines Geschäftskonzeptes (inkl. Arbeitsabläufe, Schulungen und Marke/Name der Praxis) gegen Entgelt an (Prozentsatz vom Praxisumsatz). Der Franchisegeber übernimmt u. a. das Marketing (z. B. Erstellung von Flyern, Werbung für die Praxis etc.), sodass sich Praxisinhaber ganz auf ihre Therapie konzentrieren können.

Dies ist für einige Praxisinhaber sicher ein Vorteil, andere sehen darin den Nachteil, dass man abhängig ist vom Geschäftskonzept des Franchisegebers und eigene Konzepte dann nicht umgesetzt werden können. Die unternehmerische Freiheit wird eingeschränkt. Ein mögliches Risiko stellt auch das Verhalten einzelner Franchisenehmer dar, das sich im schlechtesten Fall negativ auf die anderen Franchisenehmer auswirken kann. Jeder Praxisinhaber muss für sich bewerten, ob die Vorteile oder die Nachteile des Franchising überwiegen. In Niedersachsen gibt es einen ersten Franchisegeber im Bereich der Physiotherapie.

Wer sich jedoch darauf einlassen möchte, das Marketing für seine Praxis selbst zu betreiben, wird im Laufe der Zeit ein Gespür für seinen Markt und für neue Märkte und Arbeitsfelder bekommen. Die Entwicklungsmöglichkeiten für Praxen sind vielfältig, und der Gesundheitsmarkt bietet viele Chancen, die nur ergriffen werden müssen. Dieses Buch soll dazu beitragen, die Chancen zu erkennen und in Praxiswachstum umzusetzen, idealerweise einhergehend mit einer Erhöhung der Wirtschaftlichkeit.

Literatur

Ansoff I (1957) Strategies for diversification. Harvard Business Review, Sept–Oct 1957:113–124

Barz H (2003) Lernen Erwachsener. Hauptseminar Einführung in die Erwachsenenbildung. Philosophische Fakultät der Universität Düsseldorf. ► http://www.lt.phil-fak. uni-duesseldorf.de/ew/bf/bf_veranstaltungen/ss03/Lernen%20Erwachsener%20komplett.dat.ppt. Zugegriffen: 26.10.2013

Betz B (2009) Professionell auf sich aufmerksam machen. ergopraxis 6/09: 32–35

Betz B (2010a) Marketingbudget optimal nutzen. ergopraxis 11–12/10:11–15

Betz B (2010b) Entwicklung einer Therapiebetriebslehre (Spezielle BWL) als Teil einer Gesundheitsbetriebslehre unter besonderer Berücksichtigung der Gesundheitsfachberufe Ergotherapie, Logopädie und Physiotherapie. Unveröffentlichte Ergebnisse eines empirischen Forschungsprojektes auf Basis von Leitfadeninterviews mit PraxisinhaberInnen von ergotherapeutischen, logopädischen und physiotherapeutischen Praxen, durchgeführt an der HAWK Hochschule für angewandte Wissenschaft und Kunst, Hildesheim

Betz B (2012) Unveröffentlichtes Skript zur Lehrveranstaltung Marketing. Hildesheim

Boxberg E (2000) Legale Werbung für Ihre Praxis. Physiotherapie, Massage, Sporttherapie, Logopädie, Ergotherapie, Heilpraktiker, 2., bearb. u. erg. Aufl. Urban & Fischer, München

Brandt K (2004) Wozu Strategien? Optimiertes Therapie- und Praxismanagement. Unveröffentlichtes Impulsreferat im Tagungsworkshop des Multiprofessionellen Forums @ Hildesheim am 13.11.2004, HAWK Hochschule für angewandte Wissenschaft und Kunst. Hildesheim

Bundesministerium für Gesundheit (BMG) (2012) Gesundheitswirtschaft im Überblick. ► http://www.bmg.bund. de/gesundheitssystem/gesundheitswirtschaft/gesundheitswirtschaft-im-ueberblick.html. Zugegriffen: 16.10.12

Deutscher Verband für Physiotherapie (ZVK) e. V. (2008) ZVK-VdAK Rahmenvertrag in der Fassung vom 01. Januar 2008. Köln

Dierks ML, Siebeneick S, Röseler S (2001) Patienten, Versicherte, Kunden – eine neue Definition des Patienten? In: Dierks ML, Bitzer EM, Lerch M, Martin S, Röseler S, Schienkiewitz A, Siebeneick S, Schwartz FW (2001) Patientensouveränität. Der autonome Patient im Mittelpunkt. Arbeitsbericht der Akademie für Technikfolgenabschätzung in Baden-Württemberg, Nr. 195, Stuttgart, S 4–26

DIHK Deutscher Industrie und Handelskammertag (Hrsg) (2010) Wachstumsmarkt Gesundheit – Stellschrauben und sinnvolle Rahmenbedingungen zur Entfaltung des zweiten Gesundheitsmarktes. Berlin

Elfes K (1994) Dienstleistungsmarketing für das »Produkt« Krankenhaus. In: Krezeminski M, Neck, C (Hrsg) (1994) Praxis des Social Marketing: Erfolgreiche Kommunikation für öffentliche Einrichtungen, Vereine, Kirchen, Unternehmen. Verlagsgrupp FAZ, Frankfurt, S 37–60

Gabler (Hrsg) (2004) Wirtschaftslexikon, 16., vollst. überarb. u. akt. Aufl. Gabler, Wiesbaden

Gesetz gegen den unlauteren Wettbewerb (UWG) ▶ http://bundesrecht.juris.de/uwg_2004/index.html. Zugegriffen: 27.05.2009

Gesetz über die Werbung auf dem Gebiete des Heilwesens (HWG) in der Fassung vom 26.04.2006 (BGBl. I 984)

Gesetz über die Werbung auf dem Gebiete des Heilwesens (HWG) in der Fassung vom 19.10.2012 (BGBl. I 2192)

Gesundheitsberichterstattung des Bundes (2012a) ▶ http://www.gbe-bund.de/gbe10/ergebnisse.prc_tab?fid=1149&suchstring=&query_id=&sprache=D&fund_typ=TXT&methode=&vt=&verwandte=1&page_ret=0&seite=1&p_lfd_nr=10&p_news=&p_sprachkz=D&p_uid=gast&p_aid=59094716&hlp_nr=2&p_janein=J. Zugegriffen: 14.10.12

Gesundheitsberichterstattung des Bundes (2012b) ▶ http://www.gbe-bund.de/oowa921-install/servlet/oowa/aw92/WS0100/_XWD_FORMPROC?TARGET=&PAGE=_XWD_2&OPINDEX=3&HANDLER=_XWD_CUBE.SETPGS&DATACUBE=_XWD_30&D.734=4520&D.733=34188. Zugegriffen: 16.10.12

Herbst D (2003) Praxishandbuch Unternehmenskommunikation. Cornelsen, Berlin

Herzberg F (1968) One more time: how do you motivate employees? Harvard Business Review 46:53–63

Huber D (2012) Arzneimittelwerbung: Gesetzliche Lockerungen durch HWG-Novelle. ▶ http://www.it-recht-kanzlei.de/1/II_Arzneimittel_mit_psychotropen_Wirkstoffen/werbung-arzneimittel-hwg-novelle.html. Zugegriffen: 16.1.13

Kaspers U (2000) Betriebswirtschaft für Sozialarbeiter und Sozialpädagogen. Basiswissen speziell für soziale Dienstleister. Walhalla, Regensburg

Kotler P, Bliemel F (1999) Marketing-Management. Analyse, Planung, Umsetzung und Steuerung, 9. Aufl. Schäffer-Poeschel, Stuttgart

Kotler P, Bliemel F, Keller KL (2007) Marketing-Management. Strategien für wertschaffendes Handeln. 12., akt. Aufl. Pearson, München

Luthe D (1995) Öffentlichkeitsarbeit für Nonprofit-Organisationen, 2. Aufl. Maro, Augsburg

Meffert H (1998) Marketing. Grundlagen marktorientierter Unternehmensführung, 8. Aufl. Gabler, Wiesbaden

Meffert H, Bruhn M (2003) Dienstleistungsmarketing, 4. vollst. überarb. u. erw. Aufl. Gabler, Wiesbaden

Meffert H, Burmann CH, Kirchgeorg M (2012) Marketing. Grundlagen marktorientierter Unternehmensführung. Konzepte – Instrumente – Praxisbeispiele, 11. Aufl. Gabler, Wiesbaden. ▶ http://dx.doi.org/10.1007/978-3-8349-6916-3

Mitteldeutsches Presseportal ▶ www.newsropa.de

Paulmann R (2005) Double loop. Basiswissen Corporate Identity. Schmidt, Mainz

Pepels W (2000) Unternehmensführung. Kohlhammer, Stuttgart

Reisewitz P (2004) Public Relations (PR). In: Gabler Wirtschaftslexikon, 16. Aufl. Gabler, Wiesbaden, S 2455–2459

Seifert JW (2001) Visualisieren, Präsentieren, Moderieren, 16. Aufl. Gabal, Offenbach

Sozialgesetzbuch V (SGB V) in der Fassung vom 21.07.2004 (BGBl. I 1791)

Trill R (2000) Krankenhaus-Management. Aktionsfelder und Erfolgspotentiale, 2., erw. u. überarb. Aufl. Luchterhand, Neuwied-Kriftel

Venon R (1966) International investment and international trade in the product cycle. QJE:190 ff.

Zillesen A, Hein R (2005) Marketing für die Physiotherapie. Thieme, Stuttgart

Personalmanagement

Praxisinhaber A. hat schon seit vielen Jahren ein gutes Team von Mitarbeiterinnen. Die Fluktuation ist niedrig, und die Praxis hat viele Stammpatienten. Inhaber A. trifft bei einer Fortbildung Praxisinhaber B. Der klagt ihm in der Pause sein Leid und berichtet, dass im letzten Jahr drei seiner Mitarbeiter die Praxis verlassen haben. Er musste jedes Mal ein Zeugnis schreiben, die Stellen neu ausschreiben und Bewerbungsgespräche führen. Es war nicht einfach, neue Mitarbeiter einzustellen und sie immer wieder neu einzuarbeiten. B. fragt A., was alles zu beachten ist, wenn man Mitarbeiter langfristig motivieren, aber auch fordern und die Fluktuation niedrig halten will. Anregungen hierzu gibt dieses Kapitel.

Wie die anderen Kapitel dieses Buches hat auch ► Kap. 4 neben Aspekten zur Gesundheit und Förderung von Mitarbeitern die Wirtschaftlichkeit im Fokus. Der Aspekt der Wirtschaftlichkeit wird auch auf das Personalmanagement angewendet, da Personalveränderungen immer auch Einfluss auf die Wirtschaftlichkeit haben. Während die Ausführungen in ► Kap. 2 »Unternehmensführung« und ► Kap. 3 »Marketing« für alle Praxisinhaber relevant sind – unabhängig davon, ob sie Mitarbeiter haben oder nicht – richtet sich ► Kap. 4 primär an Inhaber, die bereits Mitarbeiter angestellt haben. Aber auch für Inhaber, die sich mit dem Gedanken tragen, ihre Praxis zu vergrößern und erstmalig Mitarbeiter einzustellen, sind die folgenden Ausführungen eine gute Basis für das Personalmanagement. So sollen hier Inhaber von Praxen beim Prozess von der Planung, der Auswahl, Einstellung und Einarbeitung über den Erhalt der Leistungsfähigkeit der Mitarbeiter bis zur Entlassung von Mitarbeitern begleitet werden. Der Einstieg in das Kapitel erfolgt über die Herausforderungen, die in den nächsten Jahren von Verantwortlichen im Gesundheitsmarkt an das Personalmanagement gestellt werden.

4.1   Herausforderungen an das Personalmanagement

Ausgangssituation
Vor 3 Monaten hat in der Praxis H. eine langjährige Mitarbeiterin gekündigt, weil sie wegen Heirat in einen anderen Ort gezogen ist. Seither sucht Frau

H. eine fähige Ergotherapeutin. Sie hat das Gefühl, dass es zunehmend schwieriger wird, gutes Personal zu gewinnen. Sie fragt sich, wie sich zukünftig der Arbeitsmarkt im Hinblick auf den prognostizierten Fachkräftemangel im Gesundheitswesen entwickeln wird. Was muss sie tun, um Mitarbeiter langfristig zu halten oder neue Mitarbeiter zu gewinnen? Was wird ihr in Bezug auf Personalmanagement abverlangt?

Diese und andere Fragen von Frau H. werden im Folgenden beantwortet.

4.1.1   Neuere Tendenzen und Entwicklungen im Personalmanagement

Führungskräfte im Gesundheitswesen müssen die zukünftigen Veränderungen im Gesundheitswesen kennen, um sich und ihre Praxisstrategie darauf einstellen zu können, aber auch, um ihre Mitarbeiter auf die veränderungsbedingten Herausforderungen vorzubereiten. Ohne die tatkräftige Unterstützung der Mitarbeiter können diese Herausforderungen nicht bewältigt werden.

Veränderte Rahmenbedingungen im Gesundheitswesen
Das deutsche Gesundheitswesen befindet sich in einem grundlegenden Veränderungsprozess (nicht zuletzt durch die Gesundheitsreform). Verdrängungswettbewerb zwischen den Einrichtungen, Kampf um Patienten, wachsender Kostendruck und zunehmende Leistungskomplexität charakterisieren das Spannungsfeld der Führungskräfte im Gesundheitswesen. Ihre Hauptaufgabe in der Zukunft wird das Management von Veränderungen sein (auch Change Management genannt). Hierauf sind die meisten Führungskräfte nicht oder nicht ausreichend vorbereitet, und die Mitarbeiter stehen diesen Veränderungsprozessen skeptisch gegenüber, sodass die Führungskräfte unter erschwerten Bedingungen arbeiten müssen. ◘ Abb. 4.1 zeigt am Beispiel des Krankenhauses, welchen Anforderungen sich Führungskräfte im Gesundheitswesen stellen müssen. Dies betrifft gleichermaßen auch therapeutische Praxen.

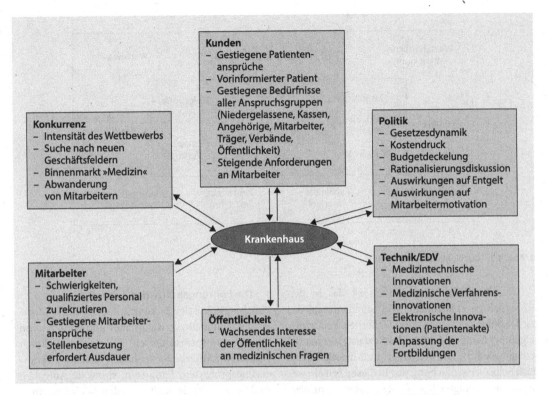

Kunden
- Gestiegene Patienten-
  ansprüche
- Vorinformierter Patient
- Gestiegene Bedürfnisse
  aller Anspruchsgruppen
  (Niedergelassene, Kassen,
  Angehörige, Mitarbeiter,
  Träger, Verbände,
  Öffentlichkeit)
- Steigende Anforderungen
  an Mitarbeiter

Konkurrenz
- Intensität des Wettbewerbs
- Suche nach neuen
  Geschäftsfeldern
- Binnenmarkt »Medizin«
- Abwanderung
  von Mitarbeitern

Politik
- Gesetzesdynamik
- Kostendruck
- Budgetdeckelung
- Rationalisierungsdiskussion
- Auswirkungen auf Entgelt
- Auswirkungen auf
  Mitarbeitermotivation

Krankenhaus

Mitarbeiter
- Schwierigkeiten,
  qualifiziertes Personal
  zu rekrutieren
- Gestiegene Mitarbeiter-
  ansprüche
- Stellenbesetzung
  erfordert Ausdauer

Öffentlichkeit
- Wachsendes Interesse
  der Öffentlichkeit
  an medizinischen Fragen

Technik/EDV
- Medizintechnische
  Innovationen
- Medizinische Verfahrens-
  innovationen
- Elektronische Innova-
  tionen (Patientenakte)
- Anpassung der
  Fortbildungen

Abb. 4.1   Anforderungen an Führungskräfte im Gesundheitswesen. (Adaptiert nach von Eiff 2000)

Allgemeine Veränderungen (unabhängig vom Gesundheitswesen)

Neben den speziellen Veränderungen im Gesundheitswesen haben einige weitere Veränderungen Einfluss auf die Entwicklungen des Personalmanagements: umfeldbedingte Veränderungen wie Kultur- und Wertewandel, wirtschaftliche und politische Entwicklung, demografische und technologische Entwicklung. Daneben haben bestimmte Trends Einfluss: Flexibilisierung, Individualisierung, Multitasking, die veränderte Rolle der Frau und steigendes Gesundheitsbewusstsein, die steigende Bedeutung betrieblicher Gesundheitsförderung (BGF) und des betrieblichen Gesundheitsmanagement (BGM), in therapeutischen Praxen eine überwiegend unausgeglichene Work-Life-Balance (Betz 2010), die einhergeht mit der zunehmenden Komplexität der Arbeitsaufgaben und hoher Belastung. ◗ Abb. 4.2 gibt einen Überblick über die Veränderungen, auf die sich Praxisinhaber einstellen müssen.

Nach Meinung von Experten wird der Wertewandel zukünftig eine große Bedeutung für die Führung und das Personalmanagement haben. Damit verbunden sind auch veränderte Ansprüche an die Arbeit und die Arbeitssituation. Darüber hinaus wird in den nächsten Jahren die Erhaltung der Gesundheit der Mitarbeiter vor dem Hintergrund des Fachkräftemangels an Bedeutung gewinnen (▶ Abschn. 4.4.4). Nachfolgend wird der Einflussfaktor »Wertewandel« näher erläutert. Dieser Einflussfaktor ist insbesondere von Bedeutung bei einer Belegschaft, die sowohl aus jüngeren als auch aus älteren Mitarbeitern besteht.

▪ Wertewandel

Seit den 1960er Jahren hat sich in der Bevölkerung ein grundlegender Wertewandel vollzogen: Pflichtwerte wie Disziplin und Gehorsam haben kontinuierlich an Bedeutung verloren, während der Wunsch nach Selbstentfaltung und Partizipation ständig an Bedeutung gewonnen hat.

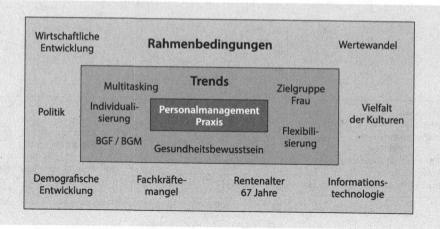

Abb. 4.2 Umfeldeinflüsse und Trends

Ursache dieses Wertewandels ist das in den 1970er Jahren entstandene Wohlstandsniveau, das zur Deckung der Grund- und Sicherheitsbedürfnisse geführt hat. Der Ausbau des Sozialstaates hat die sozialen Bedürfnisse befriedigt, und das Bedürfnis nach Selbstverwirklichung war in dieser Zeit am wenigsten ausgeprägt. Diese Situation führte zum Wertewandel. Menschen, die in materiellem Wohlstand aufwachsen, orientieren sich an nichtmateriellen Werten (Mitbestimmung und Einfluss am Arbeitsplatz, Ideen sind wichtiger als Geld, freie Meinungsäußerung, freie Entfaltung der Mitarbeiter). Folglich werden Leistungsmotivation und Arbeitszufriedenheit der Arbeitnehmer durch 5 Hauptmerkmale bestimmt (nach Opaschowski 1989):

- Spaß (Wohlfühlen am Arbeitsplatz),
- Geld (Einkommen als Spiegelbild der eigenen Stellung im Betrieb),
- Sinn (Befriedigung in der Arbeit, Stolz auf die Arbeitsleistung),
- Zeit (flexiblere Arbeitszeiten, Teilzeitmodelle) und
- Status (besonders bei leitenden Angestellten wichtig).

Das Bedürfnis, in der Arbeit etwas zu leisten, ist größer denn je. Diese Möglichkeit, am Arbeitsplatz individuelle Leistung zu erbringen, ist einer der Hauptgründe für Mitarbeiterzufriedenheit (▶ Abschn. 4.4.2).

▪ Die Führungskräfte der Zukunft

Führungskräfte der Zukunft müssen primär Organisator, Unterstützer, Katalysator und Förderer von Organisationsprozessen sein. Sie müssen Visionen vermitteln, Mitarbeiter teilhaben lassen an Veränderungsprozessen, fähig sein, sinnvolle Aufgaben zu delegieren, Gelassenheit an den Tag legen, einen offenen Kommunikationsstil pflegen und in der Lage sein, ganzheitlich und vernetzt zu denken. Der Flexibilisierung der Arbeitszeit müssen sie offen gegenüber stehen.

▶ Abb. 4.3 veranschaulicht die unterschiedlichen Aufgaben einer Führungskraft im Gesundheitswesen.

❯ Der Erfolg von Einrichtungen im Gesundheitswesen wird zukünftig sehr stark davon abhängen, wie es gelingt, den Faktor »Personal« mental, methodisch und fachlich auf die veränderungsbedingten Herausforderungen vorzubereiten.

4.1.2 Rechtliche Rahmenbedingungen

Neben den Herausforderungen, die von Führungskräften in den nächsten Jahren bewältigt werden müssen, ist Personalmanagement eingebettet in einen umfangreichen arbeitsrechtlichen Rahmen. Die strengen Gesetze zum Schutz der Arbeitnehmer in Deutschland können aus Arbeitnehmer-

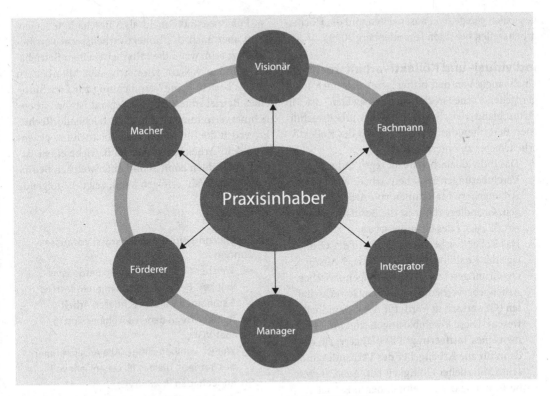

■ **Abb. 4.3** Rollen einer Führungskraft im Gesundheitswesen. (Nach von Eiff 2000)

sicht im internationalen Vergleich als sehr gut angesehen werden. Aus Arbeitgebersicht schränken sie die Autonomie z. T. deutlich ein.

Bedeutende Gesetze zum Schutz der Arbeitnehmer sind

- das Kündigungsschutzgesetz (regelt die ungerechtfertigte Entlassung von Mitarbeitern),
- Arbeitsschutzgesetze (regeln die Sicherheit am Arbeitsplatz und die Rechte bestimmter Arbeitnehmergruppen, z. B. von Schwangeren (Mutterschutzgesetz) und Jugendlichen (Jugendschutzgesetz)),
- das Betriebsverfassungsgesetz (regelt die Mitbestimmung von Arbeitnehmern in Praxen und Kliniken, z. B. durch einen Betriebsrat).

Arbeitsrechtlich ungeklärte Aspekte

Während viele arbeitsrechtliche Aspekte in Deutschland seit Jahren geregelt sind (z. B. Kündigungsschutz, Befristung von Arbeitsverträgen, Arbeitszeiten, Pausenregelungen etc.), gibt es noch keine Regelungen im Zusammenhang mit Multi-

tasking und ständiger Erreichbarkeit der Mitarbeiter. So gibt es z. B. arbeitsrechtlich noch keine Regelungen zur Privatnutzung dienstlicher Kommunikationsmittel (z. B. Mitarbeiter nutzt PC der Praxis auch für private Zwecke wie Internetrecherche oder das Praxishandy für private Telefonate) und die damit verbundenen Rechtsfolgen. Auch die dienstliche Nutzung privater Kommunikationsmittel ist arbeitsrechtlich noch offen (z. B. Mitarbeiter benutzt eigenes Handy für Praxistelefonate oder eigenen PC für Dokumentation). Hier sind Fragen der Freiwilligkeit und der Bezahlung solcher Nutzungen zu klären, genauso wie die Datensicherheit und datenschutzrechtliche Wahrung der Interessen. Solche Fragen sollten vom Praxisinhaber aufgegriffen und geregelt werden (Geissler 2012). Doch die ständige Verfügbarkeit und Einsatzbereitschaft der Mitarbeiter hat arbeitsrechtliche Folgen. Wird sie vom Praxisinhaber gefordert, dann handelt es sich ggf. um Rufbereitschaft des Mitarbeiters, und damit handelt es sich um Arbeitszeit. Hier greift das Arbeitszeitgesetz, und der Praxisinhaber muss die

gesetzlich geregelten Pausenzeiten und die Höchst-
arbeitszeiten beachten (Freudenberg 2009).

Individual- und Kollektivarbeitsrecht

Unabhängig von den bisher gesetzlich noch nicht
geregelten arbeitsrechtlichen Aspekten ist in
Deutschland zwischen den beiden arbeitsrechtlichen Bereichen des Individual- und des Kollektiv-
arbeitsrechts zu unterscheiden.

- Das Individualarbeitsrecht regelt individuelle
  Vereinbarungen zwischen Arbeitnehmern und
  Arbeitgebern im Rahmen von Arbeitsverträgen. Grundlage dafür ist die Berufsfreiheit des
  Art. 12 Abs. 1 des Grundgesetzes.
- Das Kollektivarbeitsrecht trifft auf der Grundlage der Koalitionsfreiheit des Art. 9 Abs. 3
  des Grundgesetzes Vereinbarungen zwischen
  Arbeitgeberverbänden und den Gewerkschaf-
  ten (Gewerkschaft Verdi für das Gesundheitswesen). Diese Vereinbarungen sind im Rahmen eines Tarifvertrags (TVöD) geregelt, der
  dann für alle Arbeitgeber des Verbandes und
  seine Mitarbeiter Gültigkeit hat. Auch die Mitbestimmung der Arbeitnehmer in Betrieben
  fällt unter das Kollektivarbeitsrecht.

Für Praxisinhaber ist primär das Individualarbeitsrecht relevant, da sie i. d. R. keinen Arbeitgeberverbänden angehören. Das bedeutet, dass jeder Praxisinhaber individuell mit seinen Mitarbeitern einen
Arbeitsvertrag schließen kann. Er kann individuelle
Vereinbarungen treffen, sofern sie nicht gegen gül-
tiges Gesetz verstoßen. Die wichtigste Rechtsquelle
für das Arbeitsverhältnis ist das Bürgerliche Gesetzbuch (BGB). Es regelt u. a. die Arbeitspflicht für den
Arbeitnehmer und die Vergütungspflicht für den
Arbeitgeber. Es gibt eine Vielzahl weiterer Gesetze,
die sich mit dem Arbeitsverhältnis und dem Schutz
der Arbeitnehmer beschäftigen, auf die im Einzelnen nicht eingegangen werden kann. Dazu gehören
u. a. die Gewerbeordnung, die Arbeitsschutzgesetze, das Handelsgesetzbuch, das Allgemeine Gleich-
behandlungsgesetz, das Teilzeit- und Befristungsgesetz, das Bundesurlaubsgesetz, das Entgeltfortzahlungsgesetz, das Kündigungsschutzgesetz, das
Mutterschutz- und das Jugendarbeitsschutzgesetz.
Zur Vertiefung dieser Gesetze werden die Arbeitsgesetze in der aktuellen Ausgabe empfohlen.

Für Praxen, die mehr als 5 Beschäftigte haben,
kann aber auch das Kollektivarbeitsrecht von Bedeutung sein, wenn die Mitarbeiter einen Betriebsrat gründen wollen. Dies steht den Mitarbeitern
frei. Es besteht keine Verpflichtung zur Errichtung
eines Betriebsrates. Der Betriebsrat ist die Arbeit-
nehmervertretung und hat weitreichende Rechte.
Er vertritt die Interessen der Arbeitnehmer gegenüber dem Arbeitgeber. Welche Betriebe einen Betriebsrat wählen können und unter welchen Bedingungen die Wahl erfolgen kann, zeigt die folgende
Übersicht.

> **Etablierung eines Betriebsrats: Vorausset-
> zungen**
> - Welcher Betrieb kann einen Betriebsrat
>   wählen? Betriebe/Praxen mit mindestens
>   5 ständigen wahlberechtigten Arbeit-
>   nehmern, von denen 3 wählbar sind (§
>   1BetrVG)
> - Wer ist wahlberechtigt? Alle Arbeitnehmer
>   des Betriebs, die das 18. Lebensjahr voll-
>   endet haben (§ 7 BetrVG)
> - Wer ist wählbar? Alle Arbeitnehmer des
>   Betriebs, die das 18. Lebensjahr vollendet
>   haben und 6 Monate dem Betrieb angehö-
>   ren (§ 8 BetrVG)
> - Für welchen Zeitraum wird der Betriebsrat
>   gewählt? Auf 4 Jahre (§ 21 BetrVG)

Die Anzahl der Beschäftigten bezieht auch die Mitarbeiter in Zweit- oder Drittpraxen sowie Teilzeitbeschäftigte mit ein. Ehegatten, Lebenspartner und
Verwandte zählen nach § 5 Abs. 2 Ziff. 5 BetrVG
nicht zu den Arbeitnehmern.

Betriebsratsmitglieder genießen nach § 15
KSchG besonderen Kündigungsschutz. Sie sind
vom Arbeitgeber unter Fortzahlung ihrer Bezüge
für die Betriebsratstätigkeit freizustellen (z. B. für
die Sichtung von Bewerbungsunterlagen). Diese
Tätigkeit wie auch die Betriebsratssitzungen finden
während der Arbeitszeit statt (§ 30 BetrVG). Die
Kosten der Betriebsratswahl sowie die durch die
Tätigkeit des Betriebsrates entstehenden Kosten
trägt der Arbeitgeber (§ 20 und § 40 BetrVG).

Die Anzahl der Betriebsratsmitglieder richtet sich nach der Größe der Praxis, d. h., nach der

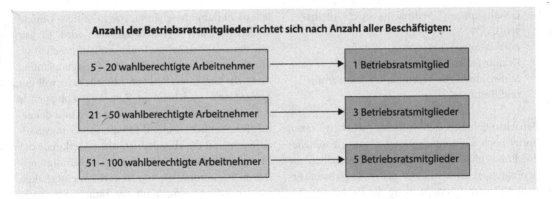

Abb. 4.4 Anzahl der Betriebsratsmitglieder nach § 9 BetrVG

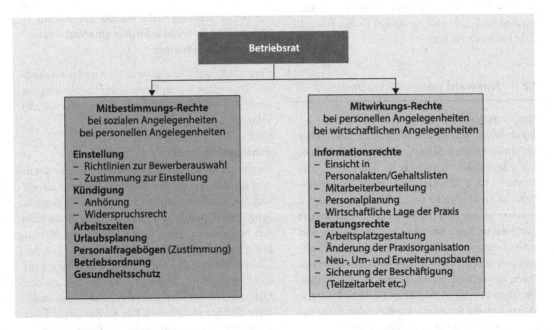

Abb. 4.5 Rechte des Betriebsrates

Anzahl der insgesamt wahlberechtigten Beschäftigten (inkl. der Beschäftigten in Zweit- und Drittpraxen). ◘ Abb. 4.4 gibt einen Überblick.

Der Betriebsrat hat weitgehende Rechte. Die wichtigsten werden in ◘ Abb. 4.5 erläutert (§§ 81–103 BetrVG).

Neben den Rechten hat der Betriebsrat auch Pflichten. Besonders hervorzuheben ist die Geheimhaltungspflicht nach § 79 BetrVG.

Betriebsräte können mit dem Arbeitgeber Betriebsvereinbarungen treffen. Betriebsvereinbarungen sind Verträge, die zwischen dem Arbeitgeber und dem zuständigen Betriebsrat zustande kommen. Sie gelten für alle Arbeitnehmer eines Betriebes, zusätzlich zu den Regelungen im Arbeitsvertrag. Betriebsvereinbarungen können z. B. folgende Inhalte regeln:

- Maßnahmen zur Gesundheitsförderung und zur Verhinderung von Berufskrankheiten,
- Arbeitszeiten (Beginn und Ende der Arbeitszeit, flexible Arbeitszeiten, Kernzeiten),
- Überstunden,

— Gehaltszulagen (Weihnachts- oder Urlaubs-
  geld),
— Fortbildungen,
— Urlaubszeiten,
— Maßnahmen zur Vereinbarkeit von Familie
  und Beruf.

Betriebsräte haben sich in therapeutischen Praxen
bisher noch nicht durchgesetzt. Dennoch sollte jeder Praxisinhaber mit mehreren Angestellten die
Bedingungen kennen, unter denen Betriebsräte er-
richtet werden können, sowie die Rechte der Betriebsräte. Die prognostizierten Entwicklungen am
Arbeitsmarkt werden insgesamt die Arbeitneh-
merseite stärken. Im Rahmen dieser Entwicklung
können auch Betriebsräte stärker in den Fokus der
Arbeitnehmer rücken.

4.2   Auswahl neuer Mitarbeiter

Ausgangssituation
Ergotherapeut Max S. hat sich vor einem Jahr in einer
kleinen Gemeinde auf dem Land niedergelassen. Die
Praxisräumlichkeiten hatte er so ausgewählt, dass
er noch 1 bis 2 Mitarbeiter einstellen kann. Seine
Praxis ist die einzige im Ort. Er hatte bereits nach 2
Monaten seinen Terminkalender gut gefüllt. Im Ort
wurde ein größeres Neubaugebiet erschlossen, und
inzwischen sind viele Familien mit Kindern dort eingezogen. Max S. hat sehr viele Terminanfragen von
Eltern, kann aber nicht alle Termine annehmen bzw.
hat schon eine lange Warteliste. Da nicht absehbar
ist, dass sich die Situation verändern wird, hat er beschlossen, einen Mitarbeiter einzustellen.

Hätte Max S. sein Umfeld aufmerksam beobachtet,
hätte er damit rechnen können, dass mehr neue Patienten zu ihm in die Praxis kommen. Er hat gewartet, bis er eine lange Warteliste hat, und muss jetzt
relativ schnell einen Mitarbeiter finden. Die Einstellung von Mitarbeitern will aber gut geplant sein.

4.2.1   Personalplanung

Planung ist die gedankliche Vorwegnahme dessen,
was in der Zukunft passiert. Max S. hat sich gedank-

lich nicht damit beschäftigt, was in seinem Umfeld
in den nächsten Monaten passieren wird. Er war
mit dem Aufbau seiner Praxis vollauf beschäftigt.
Hier wird ein Hauptproblem der Personalplanung
deutlich: Das Einstellen von Mitarbeitern will gut
geplant sein und benötigt Zeit. Die schleppende
Anpassung an die Marktgegebenheiten und der er-
hebliche zeitliche Vorlauf für die Steuerungsmaß-
nahmen sind die charakteristischen Merkmale der
Planung von Personal. Dies hängt mit Kündigungsfristen zusammen, die von Bewerbern eingehalten
werden müssen, sowie mit der aktuellen Arbeitsmarktsituation.

> **Die Einstellung neuer Mitarbeiter will gut
> geplant sein und erfordert eine Vorlaufzeit
> von ca. 3 Monaten.**

Doch nicht nur Kündigungsfristen und die Arbeitsmarktsituation haben Einfluss auf die Personalplanung. Die weiteren Faktoren werden im Folgenden
erläutert.

Einflussfaktoren

Es gibt mehrere interne und externe Einflussfaktoren, die sich auf die Planung von Personal auswirken. Bei Max S. hat ein externer Faktor, die Besiede-
lung des Neubaugebietes, die Planung beeinflusst.
Ein weiterer externer Faktor, der seine Planung
beeinflusst, ist sein Standort. Da er sich auf dem
Land niedergelassen hat, wird er die Stelle voraussichtlich nicht mit einem Ergotherapeuten aus dem
Ort besetzen können, da der örtliche Arbeitsmarkt
diese Chance nicht bietet. Die nachfolgende Übersicht zeigt externe und interne Faktoren auf, die die
Personalplanung beeinflussen können.

Einflussfaktoren im Überblick
Externe Faktoren
— Arbeitsmarktsituation
  – Angebot an qualifizierten Arbeitskräf-
    ten
  – Entwicklung der Absolventen von Be-
    rufsfachschulen für Ergotherapie
  – Gehaltsniveau und -entwicklungen
— Marktsituation
  – Nachfrage

- Konkurrenz
- Diagnosehäufigkeiten
- Entwicklung von Störungsbildern
- Entwicklung der Heilmittelerbringer insgesamt
- Zweiter Gesundheitsmarkt
- Rechtslage
  - Arbeitsrecht/Arbeitsschutzrechte: Kündigungsfristen, Zeitverträge, Kündigungsschutzgesetz, Teilzeit-und Befristungsgesetz, Entgeltfortzahlungsgesetz, Gewerbeordnung, Arbeitszeitgesetz, Arbeitsschutzgesetz, Arbeitsstättenverordnung
  - Sondervorschriften: u. a. Jugendarbeitsgesetz, Mutterschutzgesetz, Schwerbehindertengesetz
  - Gesundheitspolitik
  - Sozialgesetzgebung (SGB)

Interne Faktoren

- Situation der Praxis
  - Wirtschaftliche Situation
  - Image/Ruf
  - Bekanntheitsgrad
  - Vorteile/Nachteile gegenüber Wettbewerbern
- Arbeitsbedingungen
  - Attraktivität gegenüber anderen Praxen
  - Betriebsklima
  - Arbeitsweise
  - Qualitätsstandards
- Personelle Faktoren
  - Qualifikationsstruktur der Mitarbeiter
  - Altersstruktur
  - Motivation/Zufriedenheit
  - Fluktuation
- Unternehmensstrategie
  - Leistungsangebot
  - Erschließung neuer Arbeitsfelder
  - Interdisziplinäre Kooperationen

Aufgrund der vielen möglichen Einflussfaktoren und der großen Unsicherheit der Entwicklung der externen und internen Einflussfaktoren gehen Personalplanungen selten über einen Zeitraum von 3 Jahren und fast nie über einen Zeitraum von

5 Jahren hinaus. Die Personalplanung hat, betriebswirtschaftlich betrachtet, die Aufgabe, den Produktionsfaktor »menschliche Arbeitsleistung« zu planen, damit die Erbringung der Dienstleistungen sichergestellt werden kann. Diese Planung erfolgt eher kurzfristig (unter 1 Jahr) bis mittelfristig (1–3 Jahre). Max S. sollte versuchen einzuschätzen, wie sich die Nachfragesituation in den nächsten 2–3 Jahren entwickeln wird und ob seine Personalplanung darauf abgestimmt werden kann.

Die aufgezeigten Einflussfaktoren gilt es bei der Planung, der gedanklichen Vorwegnahme zukünftigen Handelns, zu berücksichtigen. Krieg u. Ehrlich (1998) bringen dies in ihrer Definition gut zum Ausdruck. Danach ist Personalplanung »ein gezieltes und prozesshaftes Vorgehen, bei dem zukünftige Trends, Entwicklungen und Vorhaben hinsichtlich ihrer Auswirkung auf Menge, Zusammensetzung und Qualifikation des Personals bewertet und in Handlungsmaximen zur Deckung des qualitativen und quantitativen Personalbedarfs umgesetzt werden.«

In dieser Definition werden die zwei Bereiche der Personalplanung angesprochen: die quantitative Planung (Anzahl der Mitarbeiter) und die qualitative Planung (Qualifikationen). Dies ist eine weitere Besonderheit der Planung von Personal – im Gegensatz zur Planung von Material oder Behandlungseinheiten.

Quantitative Personalplanung

Die quantitative Personalplanung bezieht sich auf die Anzahl der »Köpfe« des Teams. Sie erfolgt nach dem Prinzip der Bedarfsdeckung (wie viele Mitarbeiter sind zur Bewältigung der geplanten Aufgaben erforderlich, und wie viel Über- bzw. Unterdeckung ergibt sich aus dem Soll-Ist-Vergleich?). Max S. muss sich in Bezug auf die quantitative Personalplanung fragen, ob er aufgrund der starken Nachfrage statt einen sogar zwei Mitarbeiter einstellen sollte.

Ausgangspunkt für die Ermittlung des Personalbedarfs ist die Ermittlung des Arbeitszeitbedarfes, der für die Erledigung der Aufgaben erforderlich ist. Dieser basiert auf Erfahrungswerten oder wird geschätzt. Daraus ergibt sich die Anzahl der Mitarbeiter oder die Anzahl der Arbeitsplatzeinheiten (eine Arbeitsplatzeinheit ist

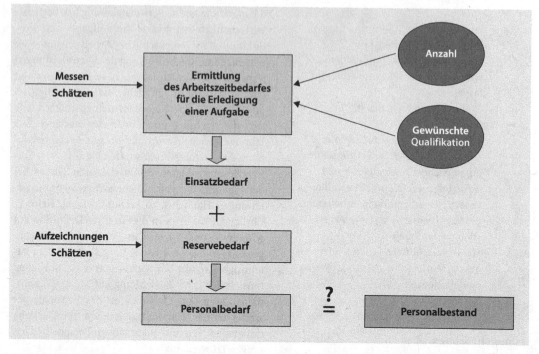

Abb. 4.6 Ermittlung des Personalbedarfs

zum Beispiel ein Vollzeitarbeitsplatz). Es ist genau zu überlegen, ob Mitarbeiter in Vollzeit- oder Teilzeitbeschäftigung eingestellt werden sollen (▸ Abschn. 1.2.4, »Praxistipp«).Darüber hinaus muss geprüft werden, welche Qualifikationen für die Erledigung der geplanten Aufgaben erforderlich sind. Daraufhin kann dann der Einsatzbedarf, also die benötigte Anzahl der Mitarbeiter und die erwünschte Qualifikation, ermittelt werden. Dann ist zu fragen, ob noch Mitarbeiter oder Arbeitsplatzeinheiten in Reserve geplant werden müssen. Diese Planung basiert i. d. R. auf Erfahrungswerten oder Einschätzungen der Praxisinhaber. Wenn Mitarbeiter häufig krank sind oder wenn bestimmte Ausfall-/Fehlzeiten bekannt sind, sollte Reservebedarf eingeplant werden. Aus dem Einsatzbedarf und dem Reservebedarf ergibt sich dann der Personalbedarf (Soll), der mit dem Personalbestand (Ist) verglichen wird. Dazu muss der Ist-Bestand ermittelt werden. ▸ Abb. 4.6 zeigt das Vorgehen bei der Personalplanung auf.

▪ Wie ermittelt man den Personalbestand (Ist)?
Der Personalbestand kann entweder auf Basis der Kopfzahl oder auf Basis der Arbeitsplatzeinheiten

berechnet werden (Teilzeitkräfte werden dann entsprechend mit dem Anteil ihrer Stunden berücksichtigt, z. B. Halbtagskräfte=0,5 Arbeitsplatzeinheit).

Der Personalbestand auf Basis der Vergangenheitswerte ist nur dann aussagekräftig, wenn er um die Veränderungen in der nächsten Planungsperiode, die bekannt sind, berichtigt wird. Veränderungen können durch Erweiterung oder durch Reduzierung des Personals entstehen (vgl. Krieg u. Ehrlich 1998):

Eine **Erweiterung** kann sich ergeben durch
- Neueinstellung,
- Wechsel von Teilzeit in Vollzeit,
- Ausweitung der Arbeitszeit oder
- Rückkehr aus Elternzeit.

Eine **Reduzierung** kann sich ergeben durch
- Eigenkündigung durch Mitarbeiter,
- Kündigung durch Praxis,
- Ruhestand,
- Tod des Mitarbeiters,
- Wechsel in Teilzeit/Altersteilzeit,
- Arbeitszeitreduzierung (halbtags statt ganztags),
- Eintritt in Mutterschutz/Elternzeit,
- langfristige Krankheit,

- Erwerbsunfähigkeit,
- Vorruhestand oder
- Ausscheiden mit Aufhebungsvertrag.

■ Wie ermittelt man den Personalbedarf (Soll)?
Der so festgestellte voraussichtliche Personalbestand ist die Größe, die dem geplanten Personalbedarf gegenübergestellt wird.

Es gibt verschiedene Faktoren, die die Planung des Personalbedarfs beeinflussen: Unternehmensziele, interne und externe Faktoren (siehe oben) sowie Fehlzeiten, die i. d. R. nur ungenügend vorausgesagt werden können (aber es liegen i. d. R. Erfahrungswerte über Fehlzeiten vor).

Fehlzeiten entstehen überwiegend durch:
- Urlaub/Beurlaubung,
- Krankheit/Unfall/Kuren,
- Mutterschutzzeiten,
- Fortbildungen/betriebliche Weiterbildung,
- staatsbürgerliche Pflichten (öffentliche Ämter, Schöffen, Militär-/Zivildienst) und
- unentschuldigtes Fehlen.

Beim Personalbedarf wird unterschieden in
- Bruttopersonalbedarf und
- Nettopersonalbedarf.

Der Bruttopersonalbedarf oder Soll-Personalbestand für die nächste Planungsperiode ist der gesamte Personalbedarf zu einem bestimmten Zeitpunkt. Der Nettopersonalbedarf umfasst lediglich die zusätzlich zum vorhandenen Personalbestand notwendigen Mitarbeiter unter Berücksichtigung der Zu- und Abgänge. In der Ergotherapiepraxis Max S. entspricht der Bruttopersonalbedarf dem Nettopersonalbedarf, da der Inhaber noch keine Angestellten hat.

Weichen Soll- und Ist-Personalbestand voneinander ab, kommt es entweder zu einer Überdeckung (mehr Mitarbeiter als Arbeitsplätze) oder zu einer Unterdeckung (mehr Arbeitsplätze als Mitarbeiter). Der Idealfall ist die personelle Deckung. Praxis Max S. hat also eine personelle Unterdeckung. Ergotherapiepraxis Max S. trifft die Entscheidung, zunächst erst einmal einen Mitarbeiter einzustellen, um nicht gleich ein zu großes finanzielles Risiko (Gehaltszahlungen) einzugehen.

Nachdem die Anzahl der benötigten Mitarbeiter ermittelt ist, muss überprüft werden, welche Qualifikationen für die zu besetzenden Stellen erforderlich sind. Dazu wird die qualitative Personalplanung durchgeführt.

Qualitative Personalplanung

Nicht nur die Anzahl, sondern auch die Qualifikation der Mitarbeiter ist eine wichtige und eigenständige Planungsgröße. Deshalb muss Max S. jetzt die Qualifikationen des gesuchten Mitarbeiters festlegen, d. h., die Fähigkeiten, die Fertigkeiten und das Wissen, über das der gesuchte Mitarbeiter verfügen soll. Das könnte z. B. wegen der vielen Verordnungen für Kinder eine mindestens 1-jährige Berufserfahrung im Bereich Pädiatrie sein.

Die für die Planungsperiode (i. d. R. das Folgejahr) erforderlichen Qualifikationen werden im Fall von angestellten Mitarbeitern der vorhandenen Qualifikationsstruktur gegenübergestellt. Wenn z. B. eine Praxis aufgrund ihrer vielen neurologischen Patienten viele Rezepte hat, die mit Bobath oder PNF abgerechnet werden, dann ist besonders wichtig, dass möglichst alle Mitarbeiter eine entsprechende Fortbildung haben. Wenn Mitarbeiter diese Fortbildung nicht haben und auch deshalb die Rezepte nicht entsprechend abgerechnet werden können, sollte der Praxisinhaber überlegen, welche Maßnahmen zur Bedarfsdeckung getroffen werden müssen. Er kann die Mitarbeiter dann zu entsprechenden Bobath- und PNF-Fortbildungen schicken. Und bei der nächsten zu besetzenden Stelle kann er gleich darauf achten, dass die Bewerber diese Fortbildung gemacht haben.

Qualitative Personalplanung kann nicht durch einfaches »Zählen« erfolgen, Qualifikationen müssen genauer analysiert werden und sind schwieriger zu planen als quantitative Größen. Für die genaue Planung ist die genaue Analyse der Arbeitsplätze wichtig, ebenso sind Veränderungen im Markt (Störungsbilder, Diagnosen etc.) zu berücksichtigen. Aber hilfreich ist auch eine Stellenbeschreibung, aus der die benötigten Qualifikationen hervorgehen (▶ Abschn. 4.2.1).

❯❯ **»Unter Qualifikation verstehen wir die Summe der Fähigkeiten, Fertigkeiten und des Wissens eines Mitarbeiters, soweit diese zur Wahrnehmung von Aufgaben im Unternehmen relevant sind« (Krieg u. Ehrlich 1998).**

Der Begriff **Qualifikation** beinhaltet folgende Dimensionen:

- Formale Qualifikationen:
  - Ausbildungs-, Schul-, Studienabschluss,
  - Lizenzen, Zertifikate, Erlaubnisse,
  - Fortbildungsprüfungen.
- Nicht-formale Qualifikation:
  - Erfahrung aus bisherigem Werdegang,
  - erworbene Kenntnisse, Fähigkeiten (z. B. Fremdsprachen),
  - persönliche Eignung (z. B. Teamfähigkeit).
- Vermutete Qualifikationen:
  - eingeschätztes Potenzial (z. B. Führungseigenschaften).

Bewerber mit Studienabschluss werden von manchen Praxen gern genommen, was das Zitat einer Praxisinhaberin/eines Praxisinhabers widerspiegelt:

» Ich nehme gern Therapeuten mit Bachelor-Abschluss, weil sie die Qualität der Arbeit langfristig sichern und weil sie sich neue berufliche Handlungsfelder erschließen können. «
(Betz 2010)

Die qualitative Personalplanung erfolgt in gleichen Schritten wie die quantitative Personalplanung:

- Ermittlung des Bedarfes an Qualifikationen (Soll),
- Ermittlung der Ist-Qualifikationen,
- Soll-/Ist-Vergleich,
- Ermittlung der Über- oder Unterdeckung,
- Einleitung von Maßnahmen.

Hat man eine **Unterdeckung** festgestellt, können folgende Maßnahmen für Mitarbeiter ergriffen werden: Fort- und Weiterbildungen oder Coaching, Hospitationen. Wenn diese Maßnahmen nicht möglich sind, dann muss eventuell ein neuer Mitarbeiter mit den entsprechenden Qualifikationen eingestellt werden.

Bei **Überdeckung**, d. h., bei Überqualifikation von Mitarbeitern kann man versuchen, den Mitarbeitern verantwortungsvolle Zusatzaufgaben zu geben, damit sie ihre Qualifikationen auch anwenden können. Das motiviert Mitarbeiter. Gibt man den überqualifizierten Mitarbeitern diese Chance nicht, dann führt das nach Herzberg (1968) zur Unzufriedenheit (▶ Abschn. 4.4.2).

Zur gezielten Ermittlung der Qualifikationen hat es sich bewährt, für die zu besetzenden Stellen Beschreibungen der zu erledigenden Aufgaben und Tätigkeiten zu entwickeln, sog. Stellenbeschreibungen. Solche Stellenbeschreibungen beinhalten auch die benötigten Qualifikationen, die der Mitarbeiter mitbringen muss, der eine bestimmte Stelle ausüben soll.

Stellenbeschreibung

Die Stellenbeschreibung ist als Ausgangspunkt für die Personalplanung sehr gut geeignet. Sie wird im Unternehmen für eine bestimmte Stelle erstellt. Die Führungskraft, der die Stelle unterstellt ist, kann der Stellenbeschreibung die erforderlichen Qualifikationen entnehmen. Jeder Mitarbeiter, der auf diese Stelle eingestellt wird, kann sich an den beschriebenen Aufgaben und Anforderungen orientieren, bereits im Bewerbungsgespräch und natürlich nach der Einstellung.

Das hat den Vorteil, dass die Aufgaben und Verantwortungsbereiche klar abgegrenzt sind und somit konfliktträchtige Diskussionen um Zuständigkeiten und gegenseitige Vertretungen vermieden werden können.

Neben den Aufgaben und Verantwortungsbereichen sowie den Regelungen zur Vertretung im Krankheits- oder Urlaubsfall beinhalten Stellenbeschreibungen auch die Pflichten des Stelleninhabers. Das kann z. B. die Teilnahme an der wöchentlichen Teamsitzung sein oder die Erstellung von Arztberichten und deren Weitergabe. Es können auch Routine- und Sonderaufgaben beschrieben werden, z. B. die Organisation eines jährlichen Tages der offenen Tür.

Wie eine Stellenbeschreibung aufgebaut sein kann, zeigt ◘ Abb. 4.7.

Musterstellenbeschreibungen für angestellte Ergotherapeuten und Logopäden können Sie unter ▶ http://extras.springer.com herunterladen.

Die Inhalte der einzelnen Felder innerhalb der Stellenbeschreibung werden im Folgenden nochmals erläutert.

- **Stellenbezeichnung/Funktion:** genaue Bezeichnung; so wird die Stelle später im Internet oder in der Tageszeitung inseriert.
- **Vorgesetzte Stelle:** Praxisinhaberin oder leitende Therapeutin.

Stellenbeschreibung   Name der Einrichtung:

Stellenbezeichnung/Funktion: **Physiotherapeutin, Vollzeit, 38 Std./Woche**	Vorgesetzte Stelle: (Stellenbezeichnung) **Praxisinhaberin**
Einsatzbereich: **Praxis, Hausbesuch**	Gleichgestellte Stellen: **Physiotherapeutinnen und -therapeuten**
StelleninhaberIn (Name): **Maike Fröhlich**	Unterstellte Stellen: **Praktikantinnen und Praktikanten**
StelleninhaberIn vertritt: **Praxisinhaberin**	StelleninhaberIn wird vertreten von: **Juliane Lustig**

Ziele: (knappe Beschreibung der Funktion und Ziele)
Die Stelleninhaberin/der Stelleninhaber hat seine Aufgaben so wahrzunehmen, dass die Einhaltung der Praxisphilosophie und der übergeordneten Praxisziele gewährleistet sind. Rahmenbedingungen für das physiotherapeutische Handeln bilden die Behandlungsstandards und –grundsätze der Praxis, aber auch übergeordnete Standards der Berufsgruppe. Verantwortlicher und reflektierter Umgang mit eigenen Kompetenzen und Grenzen zum Wohl des Patienten.

Befugnisse/Verantwortung: (Auflistung der Befugnisse und Verantwortungsbereiche, z.B. Unterschriften, Entscheidungen, Weisungen)
Bestellen von Therapiematerialien
Betreuung und Anleitung von Praktikantinnen und Praktikanten

Pflichten: (Auflistung der Pflichten, z. B. Weitergabe von Berichten, Teilnahme an Teamsitzungen)
Verfassen von Patientenberichten und Weitergabe, Protokolle von Teamsitzungen anfertigen, Einhaltung von Datenschutzrichtlinien und Hygienevorschriften, Instandhaltung des Behandlungsplatzes, patientenbezogene Kommunikation mit Ärzten und Angehörigen, Teilnahme an internen Fortbildungen

Hauptaufgaben und damit verbundene Zuständigkeiten: (Auflistung der Haupttätigkeiten, die der Stelleninhaber selbständig durchführt)
Befunderhebung, Planung und Behandlung aller Störungsbilder aus dem physiotherapeutischen Bereich, Dokumentation der Ergebnisse, Angehörigenberatung, Terminplanung, Hilfsmittelversorgung

Sondertätigkeiten: (Auflistung der Sondertätigkeiten)
1 x pro Monat alle Therapieräume gründlich aufräumen und Therapiematerialien kontrollieren, QM-Beauftragte (Ansprechpartner(in) in allen Fragen des Qualitätsmanagements)

Anforderungen: (Auflistung der für diese Stelle notwendigen Anforderungen/ Kenntnisse/ Qualifikationen und Fähigkeiten)
Abgeschlossene Berufsausbildung als staatl. gepr. Physiotherapeut(in), mind. 2 Jahre Berufserfahrung. Geforderte Fortbildungen: Bobath, MT, erwünschte Fortbildungen: Voijta, PNF. Führerschein, Zuverlässigkeit, Empathie, Selbstständigkeit

Sonstiges:
Tragen praxistypischer Arbeitskleidung, die von der Praxis gestellt wird

Ort, Datum: **Hildesheim, 18.09.2013**	Unterschrift StelleninhaberIn: M. Fröhlich Unterschrift Vorgesetzte(r)/Leitung: **K. Musterfrau**

☐ **Abb. 4.7**   Musterstellenbeschreibung für eine angestellte Physiotherapeutin. (Struktur in Anlehnung an Deutscher Verband der Ergotherapeuten 2008: Stellenbeschreibung für die Ergotherapie)

- **Einsatzbereich:** z. B. nur in der Praxis, oder auch Hausbesuche oder auch Therapie im Seniorenheim. Hier können auch Fachbereiche angegeben werden wie Neurologie, Pädiatrie etc.
- **Gleichgestellte Stellen:** Hier kann allgemein »Ergotherapeuten«, »Physiotherapeuten« oder »Logopäden« genannt werden.
- **Name des Stelleninhabers:** wird bei Neubesetzung eingetragen.
- **Unterstellte Stellen:** Das können Berufsfachschülerinnen, Praktikanten, Ausübende eines freiwilligen sozialen Jahres (FSJ) sein.
- **Stelleninhaber vertritt:** Hier kann angegeben werden, welcher Kollege oder welche Kollegin den Stelleninhaber im Urlaubs- oder Krankheitsfall vertritt. Mit diesem Kollegen muss er sich später in der Ferienzeit abstimmen.
- **Stelleninhaber wird vertreten:** Hier wird die Person eingetragen, die den Stelleninhaber vertritt, wenn er krank oder im Urlaub ist. Das kann ein Kollege oder der Praxisinhaber sein.
- **Ziele:** z. B. optimale Behandlung aller Patienten, Gewährleistung eines reibungslosen Arbeitsablaufs, Klientenzentrierung, Orientierung am Leitbild der Praxis, evidenzbasiertes Arbeiten.
- **Befugnis/Verantwortung:** Erwähnung besonderer Befugnisse/Rechte/Verantwortung, z. B. Anleiten von Praktikanten, Einhaltung von Datenschutzrichtlinien, QM-Beauftragte, Bestellen von Materialien, Unterschriftenberechtigung, Verantwortung für fehlerlose Rezepte etc.
- **Pflichten:** Hier werden nicht die normalen Tätigkeiten beschrieben, sondern besondere Aufgaben, zu denen der Stelleninhaber verpflichtet ist wie Einhaltung von Hygienestandards, Schreiben von Berichten, Teilnahme an bestimmten Fortbildungen, Verantwortung für den Materialbestand.
- **Hauptaufgaben:** Hier werden alle Aufgaben beschrieben, die hauptsächlich vom Stelleninhaber selbständig durchgeführt werden wie Behandlungen, Terminplanung, Diagnostik (Logopädie), Training bestimmter Fähigkeiten bei Patienten, Angehörigenberatung, Durchführung von Assessments etc. Hier können auch Routinetätigkeiten aufgeführt werden wie z. B. die Pflege des Wartebereichs oder Desinfektion der Therapiematerialien.
- **Sondertätigkeiten:** Sondertätigkeiten können die Organisation von besonderen Events sein (Tag der offenen Tür) oder Samstagsdienste in regelmäßigen Abständen, das Führen des Kassenbuchs oder Marketingaufgaben.
- **Anforderungen:** Hier sollten alle erforderlichen Qualifikationen genau aufgeführt werden, die formalen (Schul-/Berufs-/Studienabschlüsse, Fortbildungen, Führerschein etc.), die nicht formalen (Berufserfahrung, PC-Kenntnisse, Sprachkenntnisse, Softskills wie Empathie, Teamfähigkeit etc.). Diese Beschreibung dient als Basis für das Anforderungsprofil und die Stellensuche!
- **Sonstiges:** Hier können z. B. das Tragen spezieller Berufskleidung oder Anforderungen an Körperhygiene aufgeführt werden.
- **Ort/Datum/Unterschrift:** Es ist wichtig, dass die Stellenbeschreibung sowohl vom Stelleninhaber als auch von seinem Vorgesetzten unterschrieben wird. Damit wird dokumentiert, dass sowohl der Mitarbeiter als auch sein Vorgesetzter die Inhalte kennt, und die Stellenbeschreibung hat arbeitsrechtliche Relevanz. Das kann in Streitfällen wichtig sein, wo es z. B. um die Frage geht, ob der Mitarbeiter die Therapieräume aufräumen muss oder nicht und Mitarbeiter und Vorgesetzter unterschiedlicher Auffassung sind.

Merkmale von Stellenbeschreibungen
Ziele:
- Schaffung von Orientierung, Information, Transparenz für alle Mitarbeiter
- Festlegung von Aufgaben, Befugnissen, Verantwortung
- Erleichterung bei der Einarbeitung von neuen Mitarbeitern
- Optimierung der Ablauforganisation (Klärung von Handlungsspielräumen und Zuständigkeiten, insbesondere an Schnittstellen)
- Konfliktprävention

Aufgaben:

- Strukturelle Einordnung innerhalb einer Organisation/Einrichtung
- Klärung von Aufgabenbereichen, Schnittstellen, Verantwortungsbereichen
- Grundlage für Personalplanung/Bedarfsplanung/Stellenausschreibung/Bewerbungsgespräche
- Basis für Vergütung und tarifliche Eingruppierungen
- Verwendung im Rahmen von Qualitätsmanagement

Formale Bedeutung:

- Bestandteil von Arbeitsverträgen (rechtliche Verbindlichkeit bei Streitfällen)
- Grundlage für Leistungsbeurteilungen/Personalbeurteilungsgespräche

Mögliche Probleme:

- Einengung von Handlungsspielräumen
- Leistungsdruck (durch die Möglichkeit, dass der Vorgesetzte die Erledigung der dokumentierten Aufgaben jederzeit überprüfen kann)
- Dienst nach Vorschrift
- Hoher zeitlicher Aufwand bei der Erstellung
- Ggf. behindernd bei Weiterentwicklung der Stelle

Die Erstellung von Stellenbeschreibungen erfordert zwar Zeit, aber wenn die einmal investiert worden ist, erspart es später langwierige Streit- oder Konfliktgespräche, sowohl zwischen Mitarbeiter und Vorgesetztem als auch unter den Kollegen. Praxisinhaber können sich an den in den meisten Fällen vorliegenden Musterstellenbeschreibungen der Berufsverbände orientieren oder eigene Stellenbeschreibungen erstellen. Praxisinhabern kann zur Erstellung ihrer eigenen, individuell auf die Praxisstellen ausgerichteten Stellenbeschreibungen folgendes Vorgehen empfohlen werden: Man gibt den Mitarbeitern ein Formblatt für eine Stellenbeschreibung und bittet sie, über einen Zeitraum von einem Monat die Tätigkeiten und Verantwortungsbereiche aufzuschreiben. Parallel kann der Praxis-

inhaber ebenfalls das Formblatt aus seiner Sicht ausfüllen. Dann führt man ein Gespräch mit dem Mitarbeiter und klärt, ob alles enthalten ist, ob alle Aufgaben erforderlich sind und ob Aufgaben fehlen, die sinnvoll für die Tätigkeit wären. Abschließend entscheidet der Praxisinhaber, was genau die Stellenbeschreibung beinhalten soll.

Ein Formblatt für eine Stellenbeschreibung können Sie mit Eingabe der ISBN dieses Buches unter ▶ http://extras.springer.com herunterladen.

> Eine Stellenbeschreibung wird für eine Stelle erstellt, nicht für die ausübende Person. Sie gilt für alle nachfolgenden Stelleninhaber, unabhängig von den Personen.

Zur Abgrenzung der Aufgaben des Praxisinhabers zu den Aufgaben seiner Mitarbeiter kann er auch eine Stellenbeschreibung für sich selbst erstellen. Ein Beispiel für eine Stellenbeschreibung für einen Mitinhaber einer Praxis für Ergotherapie können Sie mit Eingabe der ISBN dieses Buches unter ▶ http://extras.springer.com herunterladen.

Max S. kann zur Erstellung einer eigenen, individuell auf die Praxisstelle ausgerichteten Stellenbeschreibung empfohlen werden, sich an der hier vorgestellten oder an einer online zur Verfügung stehenden Vorlage zu orientieren.

4.2.2 Personalgewinnung

Personalgewinnung zielt darauf ab, »die festgestellte Unterdeckung nach Anzahl (quantitativ), Art (qualitativ), Zeitpunkt und Dauer (zeitlich) sowie Einsatzort (örtlich) zu decken« (Thommen u. Achleitner 1999).

Hauptaufgabe der Personalgewinnung ist die Personalwerbung. Sie kann sowohl unternehmensintern als auch unternehmensextern erfolgen. Basis für die Personalgewinnung ist die Stellenbeschreibung der zu besetzenden Stelle/Position, aus der sich das Anforderungsprofil für die gesuchte Person ergibt.

Anforderungsprofil

Das Anforderungsprofil beinhaltet alle formalen und nicht formalen Qualifikationen, die für die Erfüllung der Aufgaben erforderlich sind. Liegt keine Stellenbeschreibung vor, der die Qualifikationen entnommen werden können, muss spätestens jetzt ein Anforderungsprofil erstellt werden. Ziel eines Anforderungsprofils ist ein Vergleich des Anforderungsprofils mit dem Eignungsprofil (auch Fähigkeits-, Leistungs- oder Qualifikationsprofil) der jeweiligen Bewerber.

Kriterien für Anforderungsprofile können sein:

- Fachliche Anforderungen: Ausbildung, Studium, Kenntnisse, Berufserfahrung, Zusatzqualifikationen, Sprachkenntnisse etc.
- Persönliche Anforderungen: Teamfähigkeit, Initiative, Zuverlässigkeit, Durchsetzungsfähigkeit, Belastbarkeit, Einfühlungsvermögen, Führungsstil, Kontaktfreudigkeit etc.
- Notwendige Voraussetzungen: Studium, Spezialisierung, Führerschein, Spezialkenntnisse, Festlegung der max. Gehaltsforderungen, spätester Eintrittstermin etc.
- Erwünschte Voraussetzungen: PC-Kenntnisse, Erfahrungen in ähnlicher Organisation etc.
- Persönliche Fähigkeiten und ihre Gewichtung (»Wichtigkeit«), z. B. geistige Flexibilität, Belastbarkeit, Teamfähigkeit, Freundlichkeit im Umgang mit Patienten, Arbeitsplanung etc.
- Kenntnisse: Bobath, Vojta, manuelle Therapie, Aachener Aphasie Test (AAT), motorisch-funktionelles Training.

Die Gewichtung (oder auch Anforderungshöhe) der einzelnen Kriterien muss ebenfalls im Anforderungsprofil festgelegt werden.

Personalwerbung

Wie findet man den perfekten Mitarbeiter? Es gibt verschiedene Wege, wie man Mitarbeiter gewinnen kann. Personal kann grundsätzlich entweder intern (in größeren Einrichtungen) oder extern gewonnen werden.

▪ Interne Personalgewinnung

Zunächst einmal sollte versucht werden, eine frei gewordene Stelle intern, d. h., aus dem bestehenden Team oder »aus den eigenen Reihen« zu besetzen (Kostenvorteil, Selektionsvorteil, Einarbeitungsvorteil, zeitlicher Vorteil). Erst wenn intern kein Bewerber zur Verfügung steht oder eine interne

Besetzung unzweckmäßig wäre, sollte extern gesucht werden.

Die interne Personalgewinnung kann erfolgen durch

- eine innerbetriebliche Stellenausschreibung,
- Personalentwicklung,
- Versetzung oder
- Mehrarbeit.

Eine **innerbetriebliche Stellenausschreibung** kann durch Aushang, Intranet oder Mitarbeiter-/Hauszeitschrift erfolgen. Sie kann durch Betriebsverfassungsgesetz sogar vorgeschrieben sein. Jeder Interessent kann sich darauf bewerben.

Im Rahmen von **Personalentwicklungsplanungen** kann die frei werdende Stelle Mitarbeitern angeboten werden, für die die neue Stelle einen Entwicklungsschritt darstellt.

Stellenbesetzung durch **Versetzung** wird i. d. R. dann vorgenommen, wenn bestimmte Arbeitsplätze abgebaut und andere aufgebaut werden müssen (z. B. bei Zweit- oder Drittpraxen). Auch in Fällen von fachlicher oder sozialer Nichteignung (Ärger mit Kollegen oder Vorgesetzten) können Mitarbeiter auf andere Stellen versetzt werden. Eine Versetzung erfolgt entweder per Weisung (wenn das neue Arbeitsgebiet in etwa dem alten entspricht) oder per Änderungskündigung (wenn das neue Arbeitsgebiet inhaltlich oder örtlich von den Tätigkeiten im Arbeitsvertrag abweicht).

Mehrarbeit bietet sich bei kurzzeitigen Leistungsspitzen (z. B. Saisonhöhepunkte) an. Hierbei sind Arbeitgeberschutzgesetze und andere rechtliche Rahmenbedingungen einzuhalten. Eine interne Besetzung ist auch dann möglich, wenn Mitarbeiter von Teilzeit auf Vollzeit wechseln oder ihren Teilzeitanteil erhöhen. Der Vorteil besteht darin, dass eine solche Änderung kurzfristig realisierbar ist und keine Erhöhung des Personalbestandes notwendig wird.

▪ Externe Personalgewinnung

Externe Personalgewinnung bezieht sich auf den Teil des Arbeitsmarktes, der außerhalb des eigenen Unternehmens/der eigenen Einrichtung liegt. Die externe Personalgewinnung kann auf folgenden Wegen erfolgen:

- Stellenanzeige,

- Internet,
- Personalberater,
- Arbeitsamt,
- Personalmarketing,
- Personalleasing,
- über sonstige Gewinnungswege.

Häufigste Art der externen Personalgewinnung ist die **Stellenanzeige.** Sie kann nur dann erfolgreich sein, wenn die potenziellen Bewerber auch die Möglichkeit haben, das entsprechende Stellenangebot zu lesen. Es stehen grundsätzlich folgende Anzeigenträger zur Verfügung:

- regionale Tageszeitungen,
- überregionale Tageszeitungen (z. B. *FAZ, Die Welt*),
- überregionale Wochenzeitungen (z. B. *Die Zeit*),
- Fachzeitschriften (z. B. *L.O.G.O.S., Physiopraxis, Ergotherapie & Rehabilitation*),
- Internet (z. B. auf Seiten der Berufsverbände unter »Stellenmarkt«),
- schwarze Bretter von Berufsfachschulen, Fachhochschulen.

Je nach gesuchter Stelle und hierarchischer Einordnung werden nicht leitende Arbeitskräfte eher in regionalen, Leitende eher in überregionalen Tageszeitungen gesucht. Arbeitskräfte mit Spezialkenntnissen werden eher in Fachzeitschriften und Mitarbeiter für Forschung und Lehre eher in der Wochenzeitung *Die Zeit* gesucht. Internet und schwarze Bretter sollten nicht ausschließlich, sondern zusätzlich genutzt werden. Ein Beispiel für eine gute Stellenanzeige einer Ergotherapiepraxis können Sie mit Eingabe der ISBN dieses Buches unter ► http://extras.springer.com herunterladen.

Die Stellenanzeige sollte die in ◘ Abb. 4.8 aufgeführten Punkte beinhalten.

Die Festlegung des Anzeigeninhalts sollte so gewählt werden, dass sich qualifizierte Stellensuchende angesprochen fühlen, nicht qualifizierte von einer Bewerbung Abstand nehmen.

> **Besonders wichtig bei einer Stellenanzeige ist die genaue und umfassende Beschreibung der Anforderungen und Qualifikationen, die erwartet werden.**

Je unpräziser die Beschreibungen sind, desto mehr Bewerber fühlen sich angesprochen und desto mehr Bewerbungen müssen durchgesehen werden. Das erfordert dann deutlich mehr Zeit für die Bewerberauswahl.

Stellenanzeige: Praxistipp

Sie möchten mit Ihrer Anzeige Interesse wecken? Das muss nicht mit bunten poppigen Farben geschehen (Farben sind Zusatzkosten!). Es kann schon genügen, das hervorzuheben, worauf es Ihnen bei der ausgeschriebenen Stelle ankommt. Haben Sie ein Praxislogo oder andere Symbole, dann stellen Sie die heraus. Wenn Ihnen die Praxisfarben wichtig sind, dann verwenden Sie sie. Fragen Sie aber vorher nach dem Preis.

Interesse für Ihre Praxis können Sie außerdem wecken, wenn Sie folgende Aspekte hervorheben:

- Tätigkeitsfeld der Praxis,
- geografischer Raum,
- besondere Aufgaben, Position,
- Zukunftsträchtigkeit der Position.

Die Größe der Anzeige sollte der Bedeutung Ihrer Praxis, der Bedeutung der ausgeschriebenen Position und der Dringlichkeit der Stellenbesetzung entsprechend und unter Einhaltung Ihres Budgets gewählt werden. Je größer, desto wichtiger. Die kleinen Anzeigen in der Zeitung finden weniger Beachtung und können den Eindruck erwecken, dass schon bei der Anzeige an Geld gespart wurde. Eine optisch ansprechende und prominente Anzeige zeigt: Uns sind unsere Mitarbeiter wichtig, und wir sind bereit, etwas dafür zu investieren.

Erscheinungstermine sollten wegen der Vorlaufzeiten durch Kündigungsfristen ca. 6 Wochen vor den nächsten Kündigungsterminen liegen (üblicherweise das jeweilige Quartalsende).

Die Platzierung der Anzeige in der Zeitung kann durch Kaufen bestimmter, vorteilhafter Plätze beeinflusst werden. Platzierungen oben rechts werden eher wahrgenommen als andere Stellen einer Seite.

4

1	Die Praxis:	**Aussagen über die Praxis (Beispiele)** Name der Praxis Praxis-Logo/Markenzeichen Standort der Praxis Größe (Mitarbeiter, Behandlungsräume) Betriebsklima Führungsstil Öffnungszeiten
2	Die Stelle:	**Aussagen über die freie Stelle (Beispiele)** Zeitpunkt der Besetzung der Stelle Vollzeit-/Teilzeitstelle Befristeter/unbefristeter Arbeitsvertrag Grund der Stellenausschreibung Aufgabenbeschreibung Zu behandelnde Störungsbilder Hausbesuche durchzuführen Entwicklungschancen
3	Die Anforderungen:	**Aussagen zum Anforderungsprofil (Beispiele)** Berufsbezeichnung (staatl. geprüfter …) Berufserfahrung (z. B. im Bereich Neurologie) Erfahrung mit bestimmten Störungsbildern Erwünschte Fortbildungen Kenntnisse, Fähigkeiten Persönliche Eigenschaften (Empathie) Führerschein
4	Unsere Leistungen:	**Aussagen über die Leistungen der Praxis (Beispiele)** Gehalt, z. B. nach TVöD Fahrgeldzuschuss Betriebliche Gesundheitsförderung Eigener Behandlungsraum Umfangreiche Therapiematerialien Arbeitskleidung gestellt Bezahlte Fortbildungen Praxisauto für Hausbesuche Modelle flexibler Arbeitszeit
5	Die Bewerbungs- unterlagen:	**Auflistung der gewünschten Unterlagen (Beispiele)** Bewerbungs-/Motivationsschreiben Lebenslauf Schulzeugnisse Arbeitszeugnisse Foto Nachweis bestimmter Fortbildungen Kontaktdaten und ggf. Ansprechpartner für Rückfragen nennen Bewerbung per E-Mail erwünscht/nicht erwünscht Bewerbungsschluss (Termin)

Aus Stellen-
beschreibung
und
Anforderungs-
profil
entnehmen

☐ **Abb. 4.8**   Inhalte für eine Stellenanzeige. (Nach Olfert 2012)

Ein heute gängiges, preisgünstiges und schnelles Medium ist das **Internet**. Gerade für jüngere Bewerber ist das oft die erste Anlaufstelle. Es bieten sich 2 Wege der Internetnutzung an:

- die eigene Homepage und
- Jobbörsen bzw. Stellenmarktportale oder die Jobbörsen/Stellenmärkte auf den Internetseiten der Berufsverbände, die i. d. R. für Mitglieder die kostenlose Nutzung anbieten.

Personalberater beraten Unternehmen bei der Personalgewinnung. Von Unternehmen werden sie meistens dann hinzugezogen, wenn man nicht im eigenen Namen suchen will. Gründe dafür können sein: Die Stelle ist intern noch besetzt und der Stelleninhaber soll nicht aufmerksam werden; Wettbewerber sollen nicht aufmerksam werden.

Personalberater haben meistens gute Kenntnisse über die Branche. Ihr Tätigkeitsfeld kann sehr vielfältig sein: von der Entwicklung der Stellenbeschreibung über die Führung der Bewerbungsgespräche bis zur Beratung bei der Einstellungsentscheidung. Sie berechnen für ihre Tätigkeit ein Honorar, das sich am Bruttojahresgehalt des gesuchten Mitarbeiters orientiert und zwischen 15 und 30 % liegt.

Die regionalen **Arbeitsämter**, die Landesstellen für Arbeitsvermittlung und die Zentralstellen für Arbeitsvermittlung verfügen über einen Pool von Arbeitssuchenden, die sie an suchende Praxen vermitteln können. Ein enger Kontakt zu den örtlichen Arbeitsämtern bietet sich an, da u. a. die Arbeitsämter den Unternehmen eine Vielzahl von Fördermöglichkeiten nach dem Arbeitsförderungsgesetz (AFG) zur Eingliederung Arbeitsloser anbieten können.

Personalmarketing umfasst alles, was ein Unternehmen zu seiner positiven Außendarstellung als Arbeitgeber gegenüber potenziellen Bewerbern unternimmt. Die Vorzüge einer Praxis als Arbeitgeber müssen herausgestellt werden. Dies wird vor dem Hintergrund des demografischen Wandels an Bedeutung gewinnen. Der Konkurrenzkampf um die besten Mitarbeiter hat schon begonnen. Personalmarketing muss regelmäßig betrieben werden, d. h., auch in Zeiten, wenn keine Stellen zu besetzen sind. Häufig werden zielgruppenspezifische »Informationspakete« zusammengestellt: für Fachhochschulabsolventen, für Absolventen von Berufsfachschulen, für Praktikanten. Die Maßnahmen können vielfältig sein: z. B. Flyer, Broschüren, CD-ROM, Internetauftritt, Messestände, Vorstellung der Einrichtung/des Inhabers in Berufsfach- oder Hochschulen.

Personalleasing ist keine Personalvermittlung, sondern die kurzfristige Entleihung von Personal durch einen Arbeitnehmerüberlassungsvertrag (zwischen Leasingfirma und dem entleihenden Unternehmen). Die Leasingfirma schließt mit dem Zeitarbeitnehmer einen Dienstvertrag, zahlt den Nettolohn und führt Steuern und Sozialabgaben ab. Das entleihende Unternehmen zahlt die Leasinggebühr und hat weiter keine Verwaltungsarbeit. Personalleasing bietet sich insbesondere für Rezeptionskräfte an. Therapeuten werden kaum über Leasingfirmen entliehen, da für die Arbeit am Patienten Kontinuität und aufgebautes Vertrauen wichtig ist.

Weitere externe Gewinnungswege sind z. B. regelmäßige Kontakte zu Bildungseinrichtungen (Berufsfachschulen, Hochschulen), die gern Aushänge machen, sowie Tage der offenen Tür, falls diese in Praxen durchgeführt werden. Aber auch regionale Messen oder Gesundheitsevents sind für Personalwerbung geeignet, falls die Praxis dort einen Messestand hat. Weiterhin eignen sich die Kongresse, die jährlich von den Berufsverbänden organisiert werden, zur Personalakquise.

4.2.3 Bewerberauswahl

Die Bewerberauswahl umfasst den Prozess von der Analyse und Auswertung der Bewerbungsunterlagen über das Führen von Bewerbungsgesprächen bis hin zur Auswahl der Bewerber. Dieser Abschnitt soll dazu beitragen, diesen Prozess möglichst wenig nervenaufreibend und zeitintensiv zu gestalten.

Analyse der Bewerbungsunterlagen

Je präziser und umfassender die zu besetzende Stelle und die Anforderungen bei der Personalwerbung beschrieben waren, desto weniger Arbeit hat man mit der Bewerberauswahl. Je unpräziser die Beschreibungen waren, desto mehr Bewerbungen erhält man. Da die Bewerbungsunterlagen mit Ausnahme des Anschreibens das Eigentum der Bewerber sind, sind Praxisinhaber verpflichtet, die Unterlagen wieder zurückzuschicken. Je mehr Bewerbungen also auf dem Tisch liegen, desto mehr Verwaltungsaufwand entsteht. Je gezielter die Bewerbungen eingegangen sind, desto effizienter ist die Auswahl, desto geringer der Verwaltungsaufwand.

Im 1. Schritt werden alle Bewerbungsmappen gesichtet. Die Bewerbungsmappen bestehen üblicherweise aus folgenden Unterlagen:

- Anschreiben,
- Foto,
- Lebenslauf,
- Schulzeugnisse,
- Arbeitszeugnisse,
- Referenzen (wenn vorhanden),
- Arbeitsproben (wenn sinnvoll).

Diese Unterlagen sollten einzeln und sorgfältig analysiert werden.

Für das **Anschreiben** gelten folgende Bewertungskriterien:

- Gliederung/Strukturierung (klar, logisch),
- Gestaltung (ordentlich, anschaulich),
- Ausdrucksweise (verständlich, gut formuliert),
- Inhalte: Bewerbungsgrund, bestehendes Arbeitsverhältnis, gekündigt/ungekündigt, wo beschäftigt, besondere Fähigkeiten, bisher ähnliche Aufgaben gelöst?, ggf. letztes Einkommen bzw. Einkommenserwartungen, frühester Eintrittstermin.

Das **Bewerbungsfoto** soll einen unmittelbaren ersten Eindruck vom Bewerber vermitteln. Gerade bei Therapeuten mit direktem Patientenkontakt kann das Foto eine besondere Bedeutung haben. Auch für die Beurteilung, ob der neue Bewerber ins Team passt, kann das Foto einen ersten Hinweis geben.

Der **Lebenslauf** soll in angemessener Form einen nicht zu knappen, aber auch nicht zu langatmigen Aufschluss über die persönliche, schulische und berufliche Entwicklung des Bewerbers geben. Die tabellarische Form hat sich heute wegen der Übersichtlichkeit und der schnelleren Auswertung weitestgehend durchgesetzt.

Als Bewertungskriterien haben sich neben der übersichtlichen Gestaltung/Aufteilung des Lebenslaufes bewährt:

- Zeitfolgenanalyse: Häufigkeit des Arbeitsplatzwechsels und sog. »Lücken«, d. h., ausbildungs- und beschäftigungslose Zeiten und
- Positionsanalyse: beruflicher Auf-/Abstieg, Wechsel des Berufs oder Aufgabenbereichs.

Diese beiden Aspekte sollten sorgfältig analysiert werden. Sie liefern Anhaltspunkte für Fragen, die während eines persönlichen Bewerbungsgespräches gestellt werden können. Bewerber, die häufig (alle 1 bis 2 Jahre) die Stelle gewechselt haben, sollte man nach dem Grund fragen. So kann man sich persönlich einen Eindruck über die potenzielle Betriebszugehörigkeit verschaffen. Ebenfalls hinterfragt werden sollten auch berufliche Entwicklungen und ausgeübte Positionen, die zunächst erst einmal nicht logisch erscheinen. Oftmals gibt es plausible Erklärungen dafür, manchmal spielt aber auch Unzufriedenheit des Stelleninhabers mit dem gewählten Beruf eine Rolle. Mithilfe der Positionsanalyse kann man letztlich auch eine Über- oder Unterqualifizierung feststellen.

Die Bedeutung von **Schulzeugnissen** steht eher bei jüngeren Bewerbern im Vordergrund (zeitliche Nähe zum Schulabschluss) als bei älteren Bewerbern, bei denen die mehrjährige berufliche Tätigkeit größere Bedeutung hat. Die Aussagekraft von Schulzeugnissen wird vielfach infrage gestellt, da die Noten oft vielfältigen Einflüssen unterliegen. Gute Noten können eher auf Interessengebiete hinweisen, schlechte eher auf Desinteresse oder mangelnden Willen.

Schulzeugnisse sollen Auskunft über die Eignung von Bewerbern geben, insbesondere vor dem Hintergrund, dass für die ausgeschriebene Stelle bestimmte Abschlüsse erforderlich sind (z. B. staatlich geprüfter Ergotherapeut).

Arbeitszeugnisse sollen Auskunft darüber geben, in welchen Praxen oder anderen Gesundheitseinrichtungen der Bewerber wie lange beschäftigt war, welche Tätigkeiten er durchgeführt hat, wie seine Leistungen bewertet wurden und warum er aus dem Unternehmen ausgeschieden ist. Man unterscheidet zwischen einfachem (auch Arbeitsbescheinigung genannt) und qualifiziertem Zeugnis (◻ Abb. 4.9).

Zeugnisse müssen der Wahrheit entsprechen und dürfen keine negativen Beurteilungen enthal-

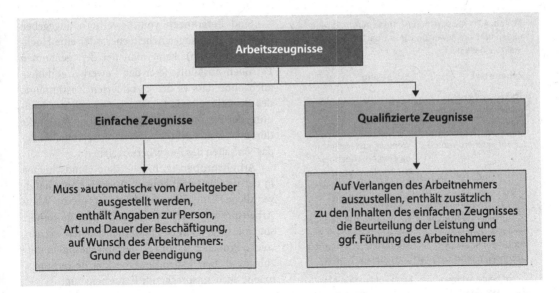

Abb. 4.9   Arten von Arbeitszeugnissen

ten, weil sie den Arbeitnehmer bei der Stellensuche nicht behindern dürfen. Dies hat dazu geführt, dass Zeugnisse indirekte Beurteilungen enthalten, die aber interpretationsbedürftig sind. ◘ Tab. 4.1 enthält Interpretationsbeispiele für qualifizierte Arbeitszeugnisse, die zwar in großen Gesundheitseinrichtungen wie Kliniken bekannt sind, in kleineren und mittleren Praxen aber überhaupt nicht bekannt sein müssen.

Qualifizierte Zeugnisse sollten immer auch den Grund des Ausscheidens des Arbeitnehmers nennen. ◘ Tab. 4.2 nennt Beispiele und Interpretationsmöglichkeiten.

Letztlich sollten Zeugnisse mit guten Wünschen enden, die man dem Mitarbeiter mit auf den Weg gibt. Fehlen solche Wünsche, könnte es so interpretiert werden, dass man froh war, dass der Mitarbeiter die Praxis verlassen hat.

Formulierungen für gute Wünsche können sein:

- … wünschen wir Frau Musterfrau für die Zukunft alles Gute.
- … wünschen wir Herrn Mustermann für die berufliche Entwicklung viel Erfolg.
- … wünschen wir Frau Musterfrau für ihr Studium viel Erfolg.

Hat man von einem Bewerber qualifizierte Arbeitszeugnisse von verschiedenen Arbeitgebern vorlie-

◘ **Tab. 4.1**   Beurteilungen in Arbeitszeugnissen und ihre Bewertung: Formulierungen der Arbeitsgemeinschaft selbständiger Unternehmer. (Mod. nach Olfert u. Steinbuch 1995)

Zeugnistext	Bewertung
Therapeutin Musterfrau hat die ihr übertragenen Arbeiten …	
… stets zu unserer vollsten Zufriedenheit erledigt	Sehr gute Leistungen
… stets zu unserer vollen Zufriedenheit erledigt	Gute Leistungen
… zu unserer vollen Zufriedenheit erledigt	Befriedigende Leistungen
… zu unserer Zufriedenheit erledigt	Ausreichende Leistungen
… im Großen und Ganzen zu unserer Zufriedenheit erledigt	Mangelhafte Leistungen
… hat sich bemüht	Sehr mangelhafte Leistungen

gen, bei denen er in der Vergangenheit tätig war, dann liefern die Zeugnisse aufschlussreiche Informationen. Wenn z. B. alle Arbeitgeber in den Zeugnissen bescheinigen, dass der Bewerber sehr selbst-

◪ Tab. 4.2 Ausscheidungsgründe in Arbeitszeugnissen und ihre Bewertung. (Mod. nach Olfert u. Steinbuch 1995)

Zeugnistext	Bewertung
Therapeut Mustermann verlässt unsere Praxis …	
… auf eigenen Wunsch	Weniger aussagekräftig, da dem Arbeitnehmer bei Problemen häufig Gelegenheit gegeben wird, selbst zu kündigen
… auf eigenen Wunsch, weil er ein weiterführendes Studium absolvieren möchte	Wenn Gründe angegeben werden, ist diese Formulierung unproblematisch und empfehlenswert
… im beiderseitigen Einständnis	Kann auf Probleme hindeuten, weshalb gegebenenfalls Nachforschungen angestellt werden sollten
… aus organisatorischen/betrieblichen Gründen/wegen interner Reorganisation	Können vorgeschobene oder wahrheitsgemäße Gründe sein, weshalb gegebenenfalls Nachforschungen angestellt werden sollten

ständig arbeitet und sehr gut auf die Bedürfnisse unterschiedlicher Patienten eingegangen ist, oder dass er sehr daran interessiert war, Fortbildungen durchzuführen, dann kann man davon ausgehen, dass dies tatsächlich die wesentlichen Merkmale des Bewerbers sind. Werden bestimmte Verhaltensweisen nur in einzelnen Arbeitszeugnissen bescheinigt, dann kann es auf den Bewerber zutreffen, muss es aber nicht. Hier kann die selektive Wahrnehmung des Zeugnisschreibers eine Rolle spielen.

> ❯ Je häufiger bestimmte Verhaltensweisen in verschiedenen Zeugnissen erwähnt werden, desto eher treffen sie auf den Bewerber zu.

Werden aber typische, für die Tätigkeit des Bewerbers erforderliche Eigenschaften oder Kenntnisse nicht erwähnt, dann kann man evtl. schlussfolgern, dass der Bewerber in diesen Bereichen keine zufrieden stellende Arbeit geleistet hat.

Sind **Referenzen** von Bewerbern angegeben (z. B. ein ehemaliger Arbeitgeber oder eine Hochschulprofessorin), kann man bei den genannten Personen Auskünfte über den Bewerber einholen, auch ohne dass es der gesonderten Zustimmung des Bewerbers bedarf. Diese hat er mit der Nennung der Personen bereits gegeben. Die Auskünfte dürfen sich nur auf die Arbeitsweise, -inhalte oder das Verhalten des Bewerbers beziehen.

Arbeitsproben (z. B. gefertigte Handschienen in der Ergotherapie) können Auskunft über handwerkliche Fertigkeiten des Bewerbers geben. Wenn Arbeitsproben zur Beurteilung des Bewerbers sinnvoll sind, kann der Bewerber gebeten werden, solche Proben z. B. zum Bewerbungsgespräch mitzubringen. Evtl. haben Bewerber der Bewerbungsmappe auch entsprechende Fotos beigefügt.

Auswertung der Bewerbungsunterlagen
Praxisinhaber/in B:

> ❯❯ Ganz wichtig, eigentlich das Wichtigste, ist das Foto für die Auswahl der Bewerberinnen. Mit dem Foto kommt etwas rüber oder nicht. ❮❮
> (Betz 2010)

Im 1. Schritt werden die eingegangenen Bewerbungen grob durchgesehen und auf fachliche und persönliche Eignung geprüft. Nicht qualifizierte oder überqualifizierte Bewerbungen werden aussortiert. Die verbleibenden Bewerbungen können mithilfe eines Auswertungsbogens, der die wichtigsten Kenndaten enthält, miteinander verglichen werden. Der Auswertungsbogen erleichtert den Überblick. ◪ Abb. 4.10 bietet eine Entscheidungshilfe zur Auswahl der Bewerber, die zum Gespräch eingeladen werden sollen.

Aufgrund des Auswertungsbogens in ◪ Abb. 4.10 können folgende Entscheidungen getroffen werden: Bewerber 1 erhält eine Absage, da er das Kriterium der 2-jährigen Berufserfahrung nicht erfüllt. Bewerber 2 bekommt einen Zwischenbescheid, da er nicht zum gewünschten Eintrittstermin verfügbar ist und Einstellungstermine oberste Priorität haben. Der beste Mitarbeiter zum falschen Zeitpunkt ist nicht zielführend. Bewerber 3 und 4 erfüllen bis auf die Bobath-Fortbildung alle geforderten Kriterien, wobei der »Jobhopper« im Bewerbungsgespräch ausführlich zu seinen Arbeitsplatzwechseln befragt werden muss. Mit beiden Bewerbern

Auswertungsblatt für Bewerbungen				
Stelle: Ergotherapeutin	**Abteilung: Therapie**	**Kennziffer:**		**Datum:**

Anforderungen	Bewerber 1	Bewerber 2	Bewerber 3	Bewerber 4
Beruf: **Staatl. gepr. Ergotherapeutin**	X	X	X	X
Berufliche Erfahrung: **Mindestens 2 Jahre (Bedingung)**	1 Jahr	5 Jahre	2 Jahre	4 Jahre
Zusatzqualifikationen/ Spezialkenntnisse: **Bobath**	---	X	---	X
Gehaltswunsch: **max. 2.200,– €**	2.000 €	2.100 €	1.700 €	2.200 €
frühester Eintritt: **1.6.**	1.6.	1.9.	sofort	1.6.
Umzug notwendig?	ja	nein	nein	nein
Bemerkungen			Job hopper	Studium B.Sc.

Entscheidung

	Bewerber 1	Bewerber 2	Bewerber 3	Bewerber 4
Vorstellungsgespräch	☐	☐	☒	☒
Zwischenbescheid	☐	☒	☐	☐
Absage	☒	☐	☐	☐

◘ Abb. 4.10 Beispiel für einen ausgefüllten Auswertungsbogen. (Mod. nach Krieg u. Ehrlich 1998 mit freundl. Genehmigung)

muss die Bereitschaft zu einer Bobath-Fortbildung hinterfragt werden.

Ein **Personalfragebogen** wird i. d. R. nur den Bewerbern geschickt, die auch zu einem Vorstellungsgespräch eingeladen werden, zu dem der Fragebogen dann ausgefüllt vom Bewerber mitgebracht wird. Der Fragebogen soll die persönlichen und beruflichen Daten des Bewerbers in einer für die Praxis übersichtlichen Form darstellen (z. B. für Vergleiche der Bewerber untereinander) und ist rein rechtlich Eigentum der Praxis, im Gegensatz zu den Bewerbungsunterlagen. Letztere sind Eigentum der jeweiligen Bewerber und müssen von der Praxis wieder zurückgegeben werden (ausgenommen das Anschreiben).

Die Inhalte des Personalfragebogens sind von Praxis zu Praxis und von Unternehmen zu Unternehmen unterschiedlich, je nach individuellem Erfordernis. Der Bogen sollte nur die arbeitsrechtlich zulässigen Fragen beinhalten (wenn diese vom Bewerber falsch beantwortet werden, muss er mit fristloser Kündigung oder Schadenersatz rechnen). Andererseits darf der Bewerber auf unzulässige Fragen auch mit einer Lüge antworten, ohne dass es rechtliche Konsequenzen hat. Wenn eine schwangere Bewerberin im Bewerbungsgespräch oder im Personalfragebogen nach einer bestehenden Schwangerschaft gefragt wird und diese Frage verneint, dann kann der Praxisinhaber ihr nach einer erfolgten Einstellung nicht mit der Begründung kündigen, dass sie ja nicht wahrheitsgemäß geantwortet habe.

Arbeitsrechtlich **zulässig** im Therapiebereich sind Fragen nach:
- beruflichen Fähigkeiten, Fertigkeiten, Kenntnissen,
- beruflichem und schulischem Werdegang inkl. Noten,
- bisherigem Gehalt, wenn vergleichbare Tätigkeit,
- chronischen Krankheiten, wenn sie relevant sind in Bezug auf die Tätigkeit, z. B. chronisches Rückenleiden beeinträchtigt die Ausübung der Tätigkeit,
- Schwerbehinderung, jede Beeinträchtigung,
- Vorstrafen, wenn sie mit der Tätigkeit in Zusammenhang stehen (z. B. Vorstrafe wegen Verkehrsdelikts, denn die zukünftige Tätigkeit sieht auch Hausbesuche mit dem PKW vor),
- Verfügbarkeit des Bewerbers,
- Nebenbeschäftigung.

Arbeitsrechtlich **nicht zulässig** sind Fragen nach
- Schwangerschaft,
- Zugehörigkeit zu einer politischen Vereinigung,
- Zugehörigkeit zu einer Religionsgemeinschaft,
- Vermögensverhältnissen,
- Heiratsabsicht,
- Kinderwunsch.

Nach einem Urteil des Bundesarbeitsgerichts (BAG) gilt als Faustregel: Rechtlich zulässig sind nur sachliche Fragen, die nicht unverhältnismäßig in die Privatsphäre eingreifen und in einem direkten Zusammenhang mit der künftigen Arbeitsstelle stehen (BAG, Az. 2 AZR 467/93).

Führen von Bewerbungsgesprächen

Die Bewerber, die am ehesten dem Anforderungsprofil entsprechen, werden zu einem persönlichen Gespräch eingeladen. Nun geht es in erster Linie darum, zu sehen, ob die »Chemie« stimmt. Ziel ist, sich einen persönlichen Eindruck zu verschaffen, der den Eindruck aus den schriftlichen Bewerbungsunterlagen bestätigen, ergänzen oder gar entkräften kann. Es sollte nicht unterschätzt werden, wie groß die Abweichungen zwischen den schriftlichen Bewerbungsunterlagen und dem persönlichen Gespräch sein können.

Die Gespräche werden in Praxen i. d. R. von den Inhabern geführt, in größeren Praxen können Bewerbungsgespräche auch auf die Fachleitung delegiert werden. In Kliniken sind neben dem zukünftigen Vorgesetzten, dem sog. Fachvorgesetzten, auch Personalfachleute beim Bewerbungsgespräch anwesend, die Fragen in rechtlichen oder tarifrechtlichen Angelegenheiten beantworten können und formale Dinge wie Fahrtkostenerstattung etc. mit den Bewerbern regeln. Oftmals haben sie auch die größere Routine, die für Therapeuten mit wenig Gesprächserfahrung hilfreich sein kann.

> **Fahrtkosten der Bewerber müssen nur dann von der Praxis bezahlt werden, wenn sie den Bewerber eingeladen und in der Einladung nicht explizit die Fahrtkostenerstattung ausgeschlossen hat. Die Erstattung ist unabhängig vom Ergebnis des Bewerbungsgesprächs.**

Zur Vorbereitung und Durchführung von Bewerbungsgesprächen wird das in ◻ Abb. 4.11 dargestellte 8-phasige Vorgehen empfohlen.

Der Grund, warum man den Bewerber trotz der schriftlich vorliegenden Bewerbungsunter-

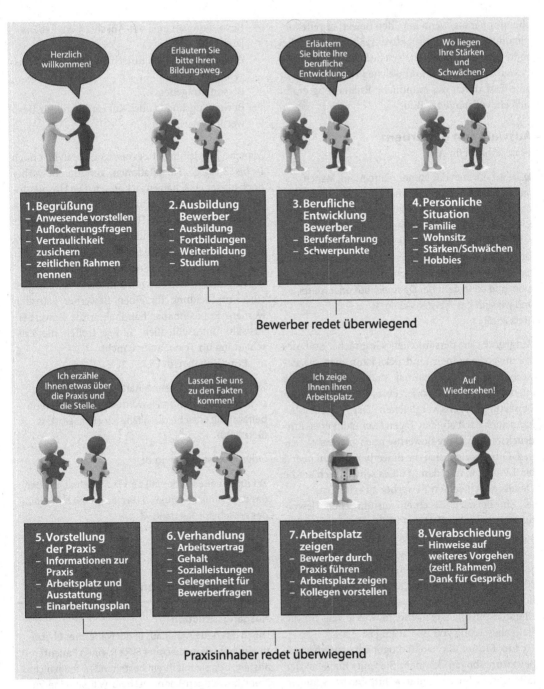

lagen nochmals seinen schulischen und beruflichen Werdegang erläutern lässt, ist folgender: Im tabellarischen Lebenslauf sind alle Positionen nur kurz und stichwortartig beschrieben und meistens in ähnlicher Textlänge. Das führt dazu, dass alle Positionen, die der Bewerber bisher ausgeübt hat, in etwa gleichgewichtig wirken. Die Unterschiede zwischen den einzelnen Arbeitsstellen findet man

4

aber nur heraus, wenn man den Bewerber reflektieren und aus seiner Perspektive erzählen lässt. Dabei sollte man darauf achten, welche Schwerpunkte der Bewerber selbst setzt und welche Begründungen er gibt. Erst durch die mündliche Erläuterung ergibt sich ein vollständiges Bild.

Auswahl von Bewerbern

Praxisinhaber/in A:

» Ja, wir machen das immer gemeinsam. Manchmal wähle ich auch erst einmal welche aus, die überhaupt geeignet erscheinen. Manchmal weiß ich schon beim Hereinkommen, ja, das ist die richtige Mitarbeiterin. Aber einige neue Bewerber laden wir zu einer halbtägigen Hospitation ein, ein halber Tag reicht. Danach kommen wir alle zusammen, und dann geht der Daumen rauf oder runter, und wir sind uns meistens einig. «
(Betz 2010)

Aufgrund der persönlichen Gespräche und des jeweils gewonnenen Eindrucks kann man die Bewerber jetzt noch einmal unter Zuhilfenahme eines Kurzprotokolls oder eines umfangreicheren Bewertungsbogens vergleichen. Der Vorteil: Man kann auch nach einigen Tagen (wenn der erste Eindruck nachlässt) die Bewerber noch gut unterscheiden. Oftmals zieht sich die Bewerberauswahl über 2 bis 3 Wochen, und dann fällt es schwer, sich an die Details der einzelnen Bewerber zu erinnern.

Ein Beispiel für einen ausführlichen Bewertungsbogen zeigt ◻ Abb. 4.12. Der Bogen entstand auf Basis einer Gruppenarbeit Studierender im Studiengang Ergotherapie, Logopädie, Physiotherapie an der HAWK Hildesheim im Sommersemester 2013. Welche Beurteilungskriterien ein solcher Bogen enthält, ist von Praxis zu Praxis individuell unterschiedlich, je nachdem, was jeweils für die Stellenbesetzung von Bedeutung ist.

Ein Muster für einen Logopädie-spezifischen Bewertungsbogen können Sie mit Eingabe der ISBN dieses Buches unter ▶ http://extras.springer.com herunterladen.

Am Ende der Bewerbungsgespräche hat man dann folgende Unterlagen, die es ermöglichen, das Leistungsprofil des jeweiligen Bewerbers zu ermitteln und mit dem Anforderungsprofil der zu besetzenden Stelle zu vergleichen:

- Bewerbungsmappe mit Anschreiben, Lebenslauf etc.,
- Auswertungsbogen für schriftliche Bewerbungen,
- Personalfragebogen,
- Bewertungsbogen oder Kurzprotokoll für Bewerbungsgespräch.

Manche Praxisinhaber bevorzugen zusätzlich noch 1- bis 2-tägige Hospitationen, um die Bewerber noch besser einschätzen zu können. Die Hospitationen kann man ebenfalls in einem Bewertungsbogen festhalten (◻ Abb. 4.13). Der Bogen ist das Ergebnis einer Gruppenarbeit Studierender im Studiengang Ergotherapie, Logopädie, Physiotherapie an der HAWK Hildesheim im Sommersemester 2013.

Auf dieser Grundlage kann dann im Idealfall eine Entscheidung für einen Bewerber getroffen werden. Praxisinhaber handhaben die Bewerberauswahl unterschiedlich. Einige treffen die Entscheidung im Team, andere nicht.

Praxisinhaber/in D:

» Ich wähle selbst neue Mitarbeiter aus. Die angestellten Mitarbeiterinnen werden zu ihrer Meinung befragt. Die Entscheidung fälle ich aber selbst. «
(Betz 2010)

Oder Praxisinhaber/in B:

» Früher habe ich das alles im Team gemacht, aber das dauert mir zu lange … Das macht mich nervös, das entscheide ich dann. «
(Betz 2010)

4.3   Einstellen von Mitarbeitern

Ausgangssituation

Durch das neue Ärztehaus in der Nähe ihrer Physiotherapiepraxis verzeichnet Silke R. einen Patientenanstieg, den sie mit ihrem bestehenden Team nicht mehr bewältigen kann. Deshalb will sie eine zusätzliche Physiotherapeutin (Vollzeit) einstellen. Sie möchte zunächst einen befristeten Arbeitsvertrag abschließen für den Fall, dass der Patientenanstieg nicht dauerhaft anhält. Im neuen Arbeitsvertrag will sie erstmalig auch eine Regelung zum Umgang mit abgesagten Terminen und zur Dokumentation

Therapiepraxis ....

Ausführlicher Bewertungsbogen für Bewerbergespräche

Name des Bewerbers(in): _____ Datum: _____

zu besetztende Position: _____ Teilnehmer (Intern): _____

Merkmal	++	+	+	++	Merkmal
Unpünktlich					Pünktlich
Äußeres Erscheinungsbild					
Nachlässiges Äußeres					Penibel gepflegtes Äußeres
Unsympathisches Auftreten					Sympathisches Auftreten
Körpersprache					
Schlaffe Haltung					Gespannt-verkrampfte Haltung
Schwache Gestik					Ausgeprägte Gestik
Sprachliche Fähigkeiten					
Unlebendige Reaktionsweise					Lebendige Reaktionsweise
Betonungslose Sprechweise					Akzentuierte Sprechweise
Stockende Sprechweise					Flüssige Sprechweise
Chaotischer Satzbau					Kompliziert-korrekter Satzbau
Wortkarg					Redselig
Kalte, metallische Stimme					Warme, weiche Stimme
Flüsternd					Schreiend
Träges Sprechtempo					Hastiges Sprechtempo
Manieren/Umgangsformen					
Nicht vorhanden/unangemessen					Angemessen
Selbstsicherheit					
Unsicheres Auftreten					Betontes Auftreten
Eigensinnig					Anpassungsbereit
Aufmerksamkeit während des Gesprächs					
Unkonzentriert					Konzentriert
Schweift ab					Lässt sich nie ablenken
Soziale Kompetenz					
Hört nicht zu					Hört aufmerksam zu
Kein Blickkontakt					Blickkontakt
Nicht empathisch					Empathisch
Unbedarft					Reflektiert
Inhalt der Aussagen					
Unglaubwürdig					Glaubwürdig
Weicht Fragen aus					Beantwortet jede Frage
Unbeholfenes Denken					Geschickte Gedankenverknüpfung
Einseitiges Denken					Vielseitiges Denken
Enges Fachwissen					Vielseitiges Fachwissen
Enge fachliche Unterhaltung					Weite kulturelle Unterhaltung
Zielstrebigkeit					
Weiß nicht was er/sie will					Hat klare Ziele
Gesamteindruck					
Negativ					Positiv
Eindruck der Kollegen					
Negativ					Positiv
Sonstige Bemerkungen:					

++ = trifft zu   + = trifft weniger zu

Unterschrift Beurteiler(in) ....

Abb. 4.12 Muster für einen ausführlichen Bewertungsbogen

4

Therapeutische Praxis ....

Bewertungsbogen für Probearbeiten / Hospitationen

Name des Bewerbers/der Bewerberin:

....

Probearbeit / Hospitation am: ....

Merkmal	Ja	Nein	Notizen
Pünktlichkeit			
Vor- und Nacharbeit			
Körpersprache (Gesamteindruck)			
Sprachliche Fähigkeiten			
Struktur der Behandlungen			
Patienenkommunikation			
Äußeres Erscheinungsbild			
Selbstsicherheit			
Beachten der Vorschriften (z.B. Hygienevorschriften)			
Umgang mit dem Team			
Nervosität			
Umgang mit auftretenden Problemen			

Sonstige Bemerkungen ....

Unterschrift Beurteiler(in) ....

◻ **Abb. 4.13**   Bewertungsbogen für Probearbeiten

aufnehmen. Hier gab es immer wieder Diskussionen mit ihren Mitarbeiterinnen, ob abgesagte Termine zu Lasten der Mitarbeiter gehen oder die Dokumentation nach Feierabend gemacht werden soll. Diese Inhalte können im Arbeitsvertrag geregelt werden. Silke R. macht sich auch Gedanken über die Einarbeitung der neuen Mitarbeiterin und möchte dafür einen Einarbeitungsplan aufstellen.

Ist die Entscheidung für einen Bewerber getroffen, ist der eigentliche Personalgewinnungsprozess abgeschlossen. Es erfolgt die Einstellung des neuen

Mitarbeiters durch Abschluss eines Arbeitsvertrages zwischen Praxis und Mitarbeiter. Zu diesem Zeitpunkt steht bereits fest, ob es sich um einen festangestellten Voll- oder Teilzeitmitarbeiter (▶ Abschn. 1.2.4, »Praxistipp«) und um einen unbefristeten oder befristeten Arbeitsvertrag handelt.

4.3.1 Arbeitsvertrag

Der Arbeitsvertrag ist grundsätzlich an keine besondere Form gebunden. Er kann sowohl mündlich als auch schriftlich erfolgen, mit einer Ausnahme:

> **Bei befristeten Arbeitsverhältnissen ist für die Wirksamkeit die Schriftform vorgeschrieben.**

Im Hinblick auf evtl. entstehende Streitigkeiten/ Arbeitsgerichtsverfahren ist auch für unbefristete Arbeitsverhältnisse zu empfehlen, den Vertrag in der Schriftform abzuschließen.

Beim Abschluss eines Arbeitsvertrags sind eine Vielzahl gesetzlicher Vorschriften zu beachten, u. a.: Tarifvertragsgesetz, Bundesurlaubsgesetz, Schwerbehindertengesetz, Kündigungsschutzgesetz, Betriebsverfassungsgesetz, Arbeitszeitgesetz, Gewerbeordnung, Mutterschutzgesetz.

Man unterscheidet zwischen Zeit- und Dauerarbeitsverhältnissen.

Zeitarbeitsverträge (befristete Verträge) enden mit Ablauf der vereinbarten Vertragslaufzeit ohne vorherige Kündigung oder mit Abschluss eines Projektes, auf das sich die zeitliche Befristung bezieht. Die Befristung ist ohne Grund möglich auf max. 2 Jahre (3-malige Verlängerung innerhalb von 2 Jahren möglich). Bei Praxisneugründungen ist eine Befristung ohne Sachgrund auf max. 4 Jahre möglich.

Das **Dauerarbeitsverhältnis** (unbefristeter Arbeitsvertrag) kann durch Kündigung des Arbeitnehmers oder durch Kündigung des Arbeitgebers (unter Berücksichtigung der rechtlichen Grundlagen, z. B. Kündigungsschutzgesetz) beendet werden. Auch Dauerarbeitsverhältnisse können eine Begrenzung haben, nämlich den Eintritt des Rentenalters.

Inhalte eines Arbeitsvertrages

Der Arbeitsvertrag sollte folgende allgemeine Arbeitsbedingungen vertraglich regeln:
- Eintrittstermin
- Probezeit
- Arbeitszeit
- Kündigungsfrist (ist nichts vereinbart, gilt die gesetzliche Mindestkündigungsfrist von 1 Monat zum Monatsende)
- Urlaubstage (mind. 24 Werktage/Jahr inkl. Samstage)
- Art der Tätigkeit (Obliegenheiten)
- Höhe des monatlichen Verdienstes (in Kliniken Einstufung in die Tarifgruppe)
- Weihnachtsgeld oder 13. Gehalt
- Urlaubsgeld
- Prämien, Überstunden, Wochenend- und Feiertagsregelungen sowie Nachtarbeit (in Kliniken)

Darüber hinaus sollten folgende, für Therapeuten spezifische Inhalte in den Arbeitsvertrag aufgenommen werden:
- Regelung von Therapieausfällen aufgrund kurzfristig abgesagter Termine (müssen i. d. R. vom Arbeitgeber bezahlt werden)
- zeitliche Regelung von Therapie- und Dokumentationszeiten (Dokumentationszeiten fallen arbeitsrechtlich in die Arbeitszeit)

Ein gutes Beispiel für einen Musterarbeitsvertrag für Therapeuten bietet der Deutsche Bundesverband für Logopädie e. V. (dbl) seinen Mitgliedern an. Dort sind Therapieausfälle und Dokumentationszeiten klar geregelt.

Über die genannten Inhalte hinaus können auch Vereinbarungen zu Sozialleistungen getroffen werden, z. B. Umzugskosten, vermögensbildende Leistungen, Firmenrente/Altersversorgung, Dienstkleidung, Kosten für Fortbildungen oder Bildungsurlaub.

Die Vereinbarung einer **Probezeit**, die dem Kennenlernen von Arbeitnehmer und Arbeitgeber dient, ist sinnvoll. Sie ist gesetzlich auf max. 6 Monate begrenzt. In dieser Zeit findet das Kündigungsschutzgesetz keine Anwendung. Es gilt die vereinbarte Kündigungsfrist in der Probezeit.

4

4.3.2   Einarbeitung neuer Mitarbeiter

Neue Mitarbeiter gut einzuarbeiten ist das A und O – oft geht dies in der Hektik des Berufsalltags unter. Man möchte den Mitarbeiter sofort voll einsetzen und verzichtet deshalb auf eine Einarbeitung. Aber von einer guten Einarbeitung profitieren beide Seiten, denn

» ... das ist sehr hilfreich. Aber ich habe eine ganz geringe Fluktuation bei den Mitarbeitern, ... Das spart enorm Zeit, die niedrige Fluktuation, da muss nur selten einer eingearbeitet werden. Fluktuation verschleißt Patienten, die gehen einfach weg. Das habe ich ein paar Mal erlebt bei Personalwechsel, die Patienten gehen woanders hin. **«**
(Betz 2010)

Der Einarbeitung neuer Mitarbeiter wird im Arbeitsalltag oftmals zu wenig Beachtung geschenkt. Während in der Literatur (z. B. Amstutz et al. 2007; Bröckermann 2009; Becker 2009) Einarbeitungskonzepte entwickelt worden sind, existieren nach den Erfahrungen der Therapeutinnen Dehning et al. (2010) im Alltag »... diese Einarbeitungspläne und Konzepte nur selten und die Einarbeitung findet nach bestem Wissen und Gewissen statt«. Sie erfolge nach Angaben von Praxisinhabern »... meist ohne eine festgelegte Struktur«, was bei neuen Mitarbeitern zu Demotivation, Stress und Unsicherheiten führe. Daraus kann nach Bröckermann (2009) wiederum ein Gefühl der Über- bzw. Unterforderung entstehen.

Auf Basis von Grundlagenwissen aus der Literatur, verknüpft mit der empirischen Ermittlung von Einarbeitungsbedarfen in therapeutischen Praxen, wurde unter Leitung der Autorin an der HAWK gemeinsam mit Studierenden des Studiengangs Ergotherapie, Logopädie und Physiotherapie und Praktikern ein Einarbeitungskonzept für therapeutische Praxen entwickelt. Dieses Konzept wurde anschließend in therapeutischen Praxen evaluiert (Kehr u. Scholles 2011) nach Nützlichkeit, Durchführbarkeit, Fairness und Genauigkeit, den Standards der Deutschen Gesellschaft für Evaluation (DeGEval 2008). Die Ergebnisse der Evaluationen sind in das hier vorgestellte Einarbeitungskonzept eingeflossen.

Die Ziele und Inhalte dieses erprobten Einarbeitungskonzeptes werden nachfolgend erläutert. Zur Ergänzung steht im Internet eine Beispiel-Checkliste für die Einarbeitung bereit (Dehning et al. 2010), die Sie mit Eingabe der ISBN dieses Buches unter ▶ http://extras.springer.com herunterladen können. Dieses Einarbeitungskonzept gehört zu den sozial-integrierenden Strategien der Einarbeitung und ist für therapeutische Praxen sehr zu empfehlen. Vermieden werden sollten sog. »Extremstrategien«, wie sie Becker (2009) bezeichnet. Er spricht u. a. von einer »Wirf-ins-kalte-Wasser-Strategie«.

Ziele von Einarbeitungsplänen

Praxisinhaber versprechen sich von Einarbeitungsplänen, »... einen Mitarbeiter innerhalb von zwei Arbeitswochen so einzuarbeiten, dass er weitestgehend selbständig seinen Aufgaben nachgehen kann« (Dehning et al. 2010).

Mitarbeiter haben nach Böhmer et al. (2010) in Bezug auf ihre Einarbeitung folgende Wünsche: »den Arbeitsplatz schnellstmöglich kennen zu lernen«, »viel Zeit zum Eingewöhnen und Zurechtfinden«, »Zeit für Gespräche«. Erwartet werden »steigende Verantwortung, die Übernahme von Abrechnungsaufgaben, selbstständiges Arbeiten, Verlässlichkeit der Praxisleitung und eine offene, annehmende Verhaltensweise der Kolleginnen«.

Diese Ziele waren Ausgangspunkt für die Entwicklung eines spezifischen Einarbeitungskonzeptes für therapeutische Praxen. In der Literatur des Personalmanagements werden die Ziele weniger konkret beschrieben: das Entstehen einer erfolgreichen Partnerschaft zwischen Mitarbeiter und Praxis, wobei als »Erfolg« i. d. R. die langfristige Bindung der Mitarbeiter, Vorbeugung von Unzufriedenheit, selbstständiges Arbeiten, qualitativ hochwertige Arbeitsleistung, effiziente Abläufe und Kosteneinsparungen genannt werden (Bröckermann 2009; Kieser 2009; Becker 2002).

Damit die vorgenannten Ziele erreicht werden können, sieht der gewählte Ansatz der sozial-integrierenden Strategie neben dem neuen Mitarbeiter und dem Praxisinhaber auch den Einbezug von Paten vor. Deren Funktion wird weiter unten näher erläutert.

Inhalte von Einarbeitungsplänen

Oft herrscht bei Praxisinhabern »Unklarheit darüber …, was genau einem Mitarbeiter vermittelt werden muss«. Der Einarbeitungsplan soll sicherstellen, »… dass relevante Informationen vermittelt und Zuständigkeiten geklärt werden« (Dehning et al. 2010).

Um hier Klarheit zu schaffen, wurden die Anforderungen von Praxisinhabern und Mitarbeitern ermittelt und unter Hinzuziehung von theoretischen Einarbeitungskonzepten der Literatur zum Thema Personalmanagement zu einem praxisgerechten Einarbeitungskonzept entwickelt. Das Ergebnis des erprobten und evaluierten Konzeptes ist die Kombination eines systematischen Einarbeitungsplans (Checkliste s. Internet-Download, ▶ Abschn. 4.3.2) über einen Zeitraum von 11 Arbeitstagen mit festgelegten Feedbackgesprächen. Der Zeitraum von 11 Arbeitstagen ist auch im Hinblick auf die Probezeit und Kündigungsfrist sinnvoll, da die gesetzliche Kündigungsfrist 2 Wochen zum 15. oder zum Ende eines Kalendermonats beträgt. So könnte man im Falle einer Unzufriedenheit mit dem neuen Mitarbeiter am Ende der Einarbeitungszeit die Kündigung aussprechen.

- **Inhalte und Stationen einer Checkliste zur Einarbeitung**

Die Einarbeitung sollte nach Empfehlung von Böhmer et al. (2010) schon vor dem 1. Arbeitstag des neuen Mitarbeiters beginnen, mit einer Checkliste für den Praxisinhaber, zur Vorbereitung und zum Überblick über alle wichtigen Unterlagen. Die Checkliste Dehning et al. (2010) (s. Internet-Download, ▶ Abschn. 4.3.2) beinhaltet in chronologischer Reihenfolge zu jedem Tag die entsprechenden Inhalte, die vermittelt werden sollen. Dazu wurden die Inhalte unterteilt in
- einen organisatorischen/theoretischen Teil und
- die Klientenarbeit.

Der organisatorisch/theoretische Teil beinhaltet administrative Tätigkeiten, Dokumentation, Therapiemittel und -medien. Die Klientenarbeit sieht die schrittweise Übernahme von Behandlungen vor, um den neuen Mitarbeiter nicht zu überfordern. Die Anforderungen und die Übertragung von Verantwortung werden langsam gesteigert. In den ersten beiden Tagen werden die Klienten erst einmal kennengelernt und beobachtet. Ab dem 3. und 4. Arbeitstag übernimmt der neue Mitarbeiter selbst Anteile an der Behandlung. Gegen Ende der Einarbeitungszeit soll er selbständig einige Behandlungen durchführen können.

Die Checkliste nach Dehning et al. (2010) ist im organisatorisch/theoretischen Teil wie folgt aufgebaut:
- Vorbereitende Arbeiten vor Antritt des neuen Mitarbeiters: Bewerbungsunterlagen sichten, fehlende Dokumente (z. B. Mitgliedschaft Krankenkasse, Gesundheitszeugnis), Arbeitsvertrag, Paten und Team informieren
- Grundlegende Informationen: Besprechen des Arbeitsvertrags, Verhalten im Krankheitsfall, Schweigepflichtregelungen, Orientierung in den Praxisräumen, Schlüsselübergabe, Urlaubs- und Fortbildungsanträge etc.
- Erläuterung der technischen Geräte und administrative Aufgaben: Umgang mit PC und Kopierer, Terminplanung, Ablagesystem, Akten- und Rezeptmanagement, Wochenplan
- Befundsysteme, Dokumentation und Arztberichte
- Mittel, Medien und deren Funktionalität sowie der Umgang damit: Lagerung, Ausleihe, Desinfektion, Materialbeschaffung
- Erläuterungen zum Arbeitsschutz

Ergänzt werden diese Bereiche jeweils um die Klientenarbeit.

Böhmer et al. (2010) schlagen folgende Bereiche der Einarbeitung vor:
- Vorbereitende Arbeiten: Information des Teams, Pate festlegen, Formalitäten klären (Bewerbungsunterlagen, fehlende Dokumente, z. B. Sozialversicherungsnachweis, Arbeitsvertrag, Informationsblätter, Stellenbeschreibung), Blumenstrauß
- Einführung in die Praxisgegebenheiten: Praxisziele, Leitbild, Selbstverständnis, Einarbeitungsplan, Patenkonzept, Arbeitszeit-, Pausen- und Urlaubsregelungen, Sicherheitsvorschriften, Schweigepflicht, Kennenlernrunde
- Interne Gepflogenheiten erläutern: Hygienevorschriften, Teamsitzungen, Barfußgebot

- Inhaltliche Einarbeitung: Stellenbeschreibung, Arbeitsunterlagen, Aufteilung Therapieräume
- Anmeldebereich erklären: Terminkalender, Anrufbeantworter, Karteischrank, Kasse, Rezeptmanagement
- Räumlichkeiten erklären: Behandlungsräume (Materialien, Geräte, Umgang, Ordnungssystem), Wartebereich, WC, Garage

Ergänzt werden diese Bereiche jeweils um die Klientenarbeit, die zu Beginn bis zur schrittweisen selbstständigen Behandlung von Patienten am Ende der Einarbeitungszeit begleitet wird. Die Einarbeitung wird zu Beginn unterstützt durch einen Erwartungsfragebogen (für den neuen Mitarbeiter und den Praxisinhaber zu Aufgaben, Verantwortung, Führungsstil und Team) mit anschließendem Abgleich und ggf. Anpassung des Einarbeitungsplans. Im 2. Drittel der Einarbeitungszeit erfolgt ein Austausch über die Einarbeitungsfortschritte und ein Feedbackgespräch am Ende der Einarbeitungszeit. Die Feedbackgespräche können nach erfolgter Einarbeitung in regelmäßigen Abständen fortgesetzt werden. Böhmer et al. (2010) empfehlen, nach Ablauf der Einarbeitungszeit eine Beurteilung des neuen Mitarbeiters anhand eines Personalbeurteilungsbogens durchzuführen (▶ Abschn. 4.4.6). Gemeinsam mit den Ergebnissen des Feedbackgesprächs sei das eine gute Basis für die Entscheidung, den neuen Mitarbeiter über die Probezeit hinaus einzustellen oder die Zusammenarbeit zu beenden.

- **Feedbackgespräche**

Ausführliche Gespräche finden zwischen Praxisinhaber, Paten und Mitarbeiter statt. Sie können sowohl am Ende der 1. als auch am Ende der 2. Woche (Dehning et al. 2010) oder aber nur am Ende der Einarbeitungszeit (Böhmer et al. 2010) durchgeführt werden. Sie sollen ermöglichen, dass ein gegenseitiges Feedback stattfinden kann. Sowohl der Arbeitgeber als auch der neue Mitarbeiter geben Feedback aus ihrer jeweiligen Sicht. Das bedeutet nicht, dass zwischendurch keine Rückmeldungen gegeben werden können. Je nach Bedarf, kann es kurzes Feedback auch an einzelnen Arbeitstagen geben.

- **Aufgabe des Paten**

Der Pate übernimmt in Abstimmung mit der Praxisleitung die praxisspezifische, inhaltliche Einarbeitung über alle 11 Einarbeitungstage, die individuelle Ausgestaltung des Einarbeitungsplans, die Auswertung der Erwartungsfragebögen und den Abgleich sowie die Planung der Feedbackgespräche. Er nimmt an der Durchführung der Feedbackgespräche teil (Böhmer et al. 2010). Ein Pate wird aus dem Kreis der Mitarbeiter festgelegt und kann den Praxisinhaber entlasten. Für den neuen Mitarbeiter ist er die zentrale Ansprechperson, Mittler und Vertrauter. Der Pate sollte mit den Praxisgepflogenheiten sehr gut vertraut sein und die Patenrolle gern ausüben.

Vorteile von Einarbeitungsplänen

Jeder neue Mitarbeiter sollte nach dem vorgestellten Einarbeitungskonzept eingearbeitet werden. Er sollte auch selbst einen Einarbeitungsplan erhalten. Sein Aufbau gewährleistet, dass alle wichtigen Bereiche durchlaufen werden und die erforderlichen Kontakte zu Teammitgliedern oder anderen Bereichen erfolgen können. Weiterhin ist sichergestellt, dass der neue Mitarbeiter von vornherein einen Überblick über die Bereiche erhält, in die er eingearbeitet wird. Er kann darüber hinaus die ihm vorgestellten Informationen jederzeit anhand der schriftlichen Unterlagen nachvollziehen.

Böhmer et al. (2010) empfehlen, die Checkliste für die einzelnen Arbeitstage in einer Mitarbeitermappe zu ordnen. Die Checkliste könne ergänzt werden um praxisinterne Informationen wie z. B. das Leitbild, Hygiene- und Sicherheitsvorschriften, Vorschriften zur Schweigepflicht und Telefonlisten bis hin zum Personalbeurteilungsbogen. Je nach individuellem Umfang kann aus der Mappe auch ein Ordner für den neuen Mitarbeiter werden.

> ❯ **In der Einarbeitungszeit ist der Mitarbeiter noch nicht im vollen Stundenumfang einplanbar.**

Einarbeitungen, die auf Basis der vorgenannten Konzepte erfolgen, sind sowohl für Arbeitnehmer als auch Arbeitgeber vorteilhaft. Der Therapeut hat »… durch eine stressfreie Einarbeitung … Zeit, sich auf die Patienten einzustellen« (Böhmer et al. 2010). Die genannten Ziele der Mitarbeiter können erreicht werden, und das Ziel der Praxisinhaber, »… einen Mitarbeiter innerhalb von zwei Arbeitswochen so einzuarbeiten, dass er weitestgehend selbständig seinen Aufgaben nachgehen kann« (Dehning et al. 2010), wird ebenfalls erfüllt. Gleichzeitig ist die geplante und strukturierte Einarbeitung von Mitarbeitern eine Maßnahme des Qualitätsmanagements, sowohl in Bezug auf die Strukturqualität (Rahmenbedingungen der Leistungserbringung) als auch auf die Ergebnisqualität (stressfreie Einarbeitung ermöglicht qualitativ hochwertige Patientenarbeit).

Das Einarbeitungskonzept sowie die im Internet verfügbare Checkliste zur Einarbeitung sind auf jede therapeutische Praxis übertragbar. Aufgrund individueller Gegebenheiten in den Praxen ist die Checkliste auf die Bedürfnisse der Praxis anzupassen. Ist z. B. eine Bürokraft vorhanden, entfallen bestimmte Teile des Rezeptmanagements.

4.4 Leistungserhalt und Förderung von Mitarbeitern

Ausgangssituation

Sabine M. hat vor 2 Jahren eine ergotherapeutische Praxis eröffnet, die inzwischen am Ort gut eingeführt ist und eine lange Warteliste hat. Vor einem halben Jahr hat Frau M. die erste Mitarbeiterin eingestellt und im letzten Monat eine weitere Vollzeitmitarbeiterin. Sie möchte, dass beide Mitarbeiterinnen sie langfristig unterstützen und motiviert und gesund ihre Therapien durchführen können. Sie hat aber auch bemerkt, dass sie seit der Einstellung der Mitarbeiterinnen zusätzliche Führungsaufgaben wahrnehmen muss.

Welche Führungsaufgaben dies genau sind, welchen Einfluss der jeweilige Führungsstil hat und wie Mitarbeiter motiviert und gesund bleiben, wird in diesem Abschnitt erläutert.

4.4.1 Führung von Mitarbeitern

Im Folgenden wird der personenbezogene Aspekt der Unternehmensführung wieder aufgegriffen, der schon in ▶ Abschn. 2.1.3 von der sachbezogenen Unternehmensführung abgegrenzt wurde.

Rosenstiel (1995) bezeichnet Führung als »zielbezogene Einflussnahme«. Damit meint er, dass Mitarbeiter dazu bewogen werden sollen, bestimmte Ziele, die sich i. d. R. aus den Praxiszielen ableiten, zu erreichen (z. B. Umsatzerhöhung, Einhaltung von Qualitätsstandards etc.).

Führung ist interaktiv, d. h., Vorgesetzter und Mitarbeiter beeinflussen sich gegenseitig. Darüber hinaus ist Führung eingebettet in einen inneren Rahmen (internes Beziehungsgeflecht zwischen Mitarbeitern, Vorgesetzten, Kollegen) und einen äußeren Rahmen (Umwelt, Gesellschaft, Kultur, Branche, Wettbewerbssituation, Besonderheiten des Absatz-, Beschaffungs- und Personalmarktes, ökonomische Gegebenheiten, Staat, politische Verhältnisse etc.).

Führungskompetenzen und Führungsaufgaben

Die **Führungskompetenzen** wurden bereits in ▶ Abschn. 2.1.3 erläutert und sind für die personenbezogene Führung ebenfalls unerlässlich. Je nach konkreter Situation in einer Praxis werden diese Schlüsselkompetenzen in unterschiedlicher Gewichtung benötigt. Bei einem Praxisinhaber mit 10 Mitarbeitern ist Sozialkompetenz eventuell deutlich stärker gefordert als bei einen Inhaber mit 2 Angestellten.

Aus den in ▶ Kap. 2 dargestellten Aufgaben, die Praxisinhaber im Rahmen des Managementregelkreises wahrnehmen müssen, ergeben sich weitere **Führungsaufgaben**, wenn Mitarbeiter angestellt sind.

Konkret handelt es sich bei diesen 8 Führungsaufgaben um
- Zielvereinbarung,
- Delegation von Aufgaben und Kompetenzen,
- Weisungserteilung,
- Problemlösung,
- Information,
- Mitarbeiterkontrolle, Supervision,
- Anerkennung und Kritik sowie
- Konfliktsteuerung.

▪ Zielvereinbarung

Praxisinhaber sollten versuchen, die übergeordneten Ziele der Praxis herunterzubrechen auf jeden einzelnen Mitarbeiter. Ist z. B. das Oberziel, Kosten einzusparen, dann kann mit jedem Mitarbeiter ein individuelles Kostensenkungsziel vereinbart werden (s. auch ▶ Abschn. 4.4.1, »Management by Objectives«), das bei Erreichen entsprechend »belohnt« wird (z. B. über nichtmonetäre Anreize). Gleiches gilt für Therapieziele: Möchte ein Praxisinhaber die Klientenzentrierung in den Vordergrund stellen, kann er auch hier mit jedem einzelnen Mitarbeiter vereinbaren, wie der Mitarbeiter die Klientenzentrierung umsetzen soll. Allerdings müssen die Ziele messbar sein (▶ Abschn. 2.3.1, »SMART«). Dazu sollten entsprechende Kriterien festgelegt werden.

▪ Delegation

Führungskräfte können sowohl Aufgaben als auch Kompetenzen und Verantwortung an ihre Mitarbeiter delegieren. Bei der Delegation von Aufgaben ist es beliebt, solche Aufgaben zu delegieren, die Führungskräfte selbst nicht gerne ausführen. Hier sollte eine gesunde Mischung aus vielleicht weniger interessanten Routineaufgaben und interessanten anderen Aufgaben angestrebt werden, um die Arbeitszufriedenheit nicht zu gefährden. Mitarbeiter übernehmen oftmals gern Verantwortung und auch Kompetenzen. Die Führungskraft sollte mit dem Mitarbeiter gemeinsam überlegen, für welchen Bereich er Verantwortung übernehmen könnte und auch möchte. So kann Mitarbeitern die Verantwortung für die Umsetzung der Qualitätsstandards übertragen werden, verbunden mit der Kompetenz des Qualitätsbeauftragten. Andere Mitarbeiter können die Verantwortung z. B. für das Materialmanagement übernehmen und wieder andere die Verantwortung für die Rezeptkontrolle.

▪ Weisungserteilung

Der Praxisinhaber ist als Arbeitgeber weisungsbefugt seinen Mitarbeitern gegenüber und darf ihnen Anweisungen erteilen. Hier unterscheidet man verschiedene Formen der Weisungserteilung, vom Auftrag über die Anweisung bis zum Kommando oder Befehl. Während beim Auftrag ein grober Rahmen vorgegeben wird und die Ausgestaltung in der Verantwortung der Mitarbeiter liegt, ist die Anweisung schon deutlich konkreter. Sie beinhaltet die Art und Weise, wie eine Arbeit erledigt werden soll. Kommando und Befehl sind in therapeutischen Praxen ungeeignet und ggf. nur in Notsituationen erforderlich.

▪ Problemlösung

Treten Probleme bei der Erfüllung der Arbeitsaufgabe bei Mitarbeitern auf, nehmen sie oftmals die Hilfe der Führungskräfte in Anspruch. Die Aufgabe der Führungskraft ist es, die Probleme zu erkennen, ihre Ursachen zu analysieren und gemeinsam mit dem Mitarbeiter eine Lösung zu finden. Je mehr Angestellte eine Praxis hat, desto häufiger wird die Führungskraft von den Mitarbeitern zur Problemlösung herangezogen. Deshalb müssen Praxisinhaber für diese Tätigkeit Zeitfenster einplanen und als Ansprechpartner zur Verfügung stehen. Wer als Inhaber einen vollen Terminkalender für Behandlungen hat, der hat keine Zeit mehr für die Fragen seiner Mitarbeiter. Das führt langfristig zur Unzufriedenheit der Mitarbeiter.

▪ Information

Eine weitere wichtige Führungsaufgabe ist die Information der Mitarbeiter. Informationen können sich einerseits auf die Erledigung der Aufgaben beziehen. Andererseits können auch Informationen wichtig sein, die nicht primär für die Aufgabenerfüllung erforderlich sind. Das können Informationen sein zu allgemeinen Entwicklungen in der Praxis, zur strategischen und wirtschaftlichen Entwicklung oder zu personellen Veränderungen. Werden solche Informationen, die über die Aufgabenerfüllung hinausgehen, den Mitarbeitern vorenthalten, entstehen schnell Gerüchte. Um solchen Gerüchten vorzubeugen, ist regelmäßige Information erforderlich. Diese kann z. B. in wöchentlichen Teamsitzungen gegeben werden. Keinesfalls sollten Informationen als Machtinstrument missbraucht werden (z. B. bei gezielter Information der »Lieblingsmitarbeiter« und bewusster Vorenthaltung für andere Mitarbeiter).

▪ Mitarbeiterkontrolle, Supervision

Ein Kriterium für die Zufriedenheit von Mitarbeitern ist die Kontrolle durch den Vorgesetzten. Dies haben verschiedene empirische Untersuchungen aufgezeigt (u. a. Herzberg 1968; s. auch ▶ Abschn. 4.4.2). Mitarbeiter legen Wert darauf, dass Vorgesetzte ihr Engagement und ihre

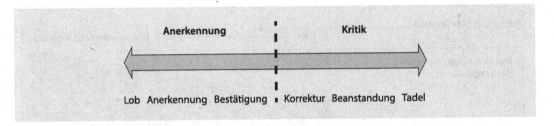

Abb. 4.14 Spannbreite zwischen Anerkennung und Kritik

Fähigkeiten wahrnehmen. Die Kontrolle kann sich auf das Arbeitsergebnis beziehen, aber auch auf den Behandlungsprozess bzw. die Anwendung verschiedener Behandlungsmethoden. Das Ausmaß der Kontrolle sollte sich individuell auf den Mitarbeiter beziehen. Unerfahrene Mitarbeiter erwarten eher mehr, berufserfahrene Mitarbeiter eher weniger Kontrolle. Das Arbeitsergebnis kann gut anhand der Dokumentationen der Mitarbeiter kontrolliert werden. Die Verfahrens- und Handlungskontrolle kann mithilfe von Supervision erfolgen.

- **Anerkennung und Kritik**

Anerkennung und Kritik werden oftmals nicht in gleichem Maße zur Personalführung eingesetzt. Meist überwiegt die Kritik. Sobald sich etwas nicht so entwickelt, wie es erwartet wurde, wird schnell Kritik geäußert. Entwickelt sich aber alles so, wie erwartet, dann wird es als selbstverständlich hingenommen, ohne anerkennende Worte. Anerkennung der erbrachten Leistung der Mitarbeiter ist ein wichtiges, kostenloses und hoch motivierendes Instrument der Personalführung. Man unterscheidet verschiedene Ausprägungen von Anerkennung und Kritik (❑ Abb. 4.14).

Anerkennung und Kritik sollten immer so sachlich wie möglich erfolgen, bezogen auf die Arbeitsleistung. Anerkennung sollte darüber hinaus regelmäßig erfolgen, nicht nur bei besonders anerkennungswürdigen Ereignissen. Sind die Leistungen eines Mitarbeiters zu kritisieren, darf nicht zu lange damit gewartet werden, sonst wird Kritik schnell nicht mehr ernst genommen. Die Fehlleistungen sollten so sachlich wie möglich unter vier Augen angesprochen werden, nicht im Affekt oder aus einer Emotion heraus und möglichst nicht am Wochenbeginn (wirkt sich evtl. nachteilig auf die

Arbeitsleistung der ganzen Woche aus). Im Kritikgespräch sollte der Praxisinhaber nie persönlich werden, und das Gespräch sollte Raum bieten, dem Mitarbeiter zuzuhören und seine Fehlleistungen zu erläutern.

- **Konfliktsteuerung**

Konflikte sind unvermeidbar und entstehen dort, wo Menschen zusammenkommen. Konflikte können interpersonell oder intrapersonell entstehen. Von interpersonellen Konflikten spricht man, wenn es sich um Konflikte zwischen Mitarbeitern, Mitarbeitern und Vorgesetzten oder auch zwischen Mitarbeitern und Patienten/Angehörigen handelt. Intrapersonelle Konflikte entstehen im Mitarbeiter selbst, wenn er sich z. B. nicht mit den Praxiszielen identifizieren kann und selbst andere Ziele verfolgt. Die Führungskraft hat die Aufgabe, Konflikte zu analysieren, die Ursachen zu ermitteln und Lösungsvorschläge mit den Beteiligten zu erarbeiten oder selbst Vorschläge zu machen. Weiterhin gehört zur Steuerung von Konflikten, Maßnahmen zu erarbeiten, um Konflikten vorzubeugen. Weiß man als Praxisinhaber z. B., dass es in jedem Jahr Konflikte bei der Urlaubsplanung gibt, weil Vertretungsregeln nicht klar sind, dann ist die Führungskraft gehalten, Lösungen zu erarbeiten, die diesem Konflikt vorbeugen.

Die vorgenannten 8 Führungsaufgaben erfordern zeitliche Ressourcen, die auf jeden Fall in den Tages- oder Wochenablauf eingeplant werden müssen. Wird darauf verzichtet, können die erforderlichen Führungsaufgaben nicht ausreichend wahrgenommen werden, was sich nachhaltig negativ auf das Betriebsklima und die Mitarbeiterzufriedenheit auswirkt.

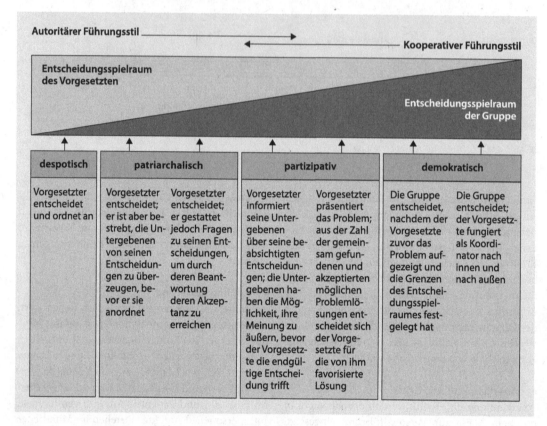

◘ Abb. 4.15   Kontinuum nach Tannenbaum u. Schmidt. (Mod. nach Thommen u. Achleitner 1999)

Führungsstile

Führungsstile beschreiben Verhaltensgrundsätze von Vorgesetzten zur Gestaltung der Beziehungen zu ihren Mitarbeitern. Ein Führungsstil ist das Ergebnis der Ausgestaltung der Führungsfunktionen des Managementregelkreises: Zielsetzung, Planung, Entscheidung, Aufgabenübertragung/Realisation und Kontrolle, d. h., in welcher Weise Führungskräfte ihre Führungs- und Leitungsfunktionen ausüben. Dies kann individuell sehr unterschiedlich sein, z. B. in einer interdisziplinären Praxis mit mehreren Führungskräften. Dort kann es sein, dass kein einheitlicher Führungsstil vorherrscht und im Extremfall die Führungssituation durch verschiedene Führungsstile beeinflusst wird.

Der Führungsstil wird geprägt durch
– die an der Führung beteiligten Personen,
– die Gestaltung der Führungsprozesse und -instrumente,
– die Gestaltung der Vorgesetzten-Untergebenen-Beziehung,
– die Berücksichtigung der individuellen Bedürfnisse der Mitarbeiter im Führungsprozess,
– die Berücksichtigung sozialer und kultureller Normen.

In Literatur und Praxis findet man verschiedene Führungsstile. Die in der Literatur bekannteste Klassifikation ist das Kontinuum von Tannenbaum u. Schmidt aus dem Jahr 1958 (◘ Abb. 4.15).

Dieser Ansatz basiert auf dem Beteiligungsgrad der unterstellten Mitarbeiter am Entscheidungsprozess. Auf der linken Seite des Kontinuums werden die Mitarbeiter nicht am Entscheidungsprozess beteiligt. Entscheidungen werden in Form von Befehlen weiter gegeben (wie beim Militär). Dieser Führungsstil wird »autoritär« oder »despotisch« genannt. Auf der rechten Seite geht die Beteiligung der Mitarbeiter so weit, dass die Gruppe entscheidet und der Vorgesetzte nur noch Koordinationsfunktion hat. Die Mitarbeiter sollen durch Einbindung in den Entscheidungs- und Führungsprozess motiviert werden. Dieser Führungsstil wird »kooperativ« oder »demokratisch« genannt.

Am Tannenbaum/Schmidt-Kontinuum wird zum einen die vereinfachte Darstellung auf Basis nur eines einzigen Kriteriums kritisiert: der Beteiligung am Entscheidungsprozess. Realistischer scheint eine mehrdimensionale Betrachtung (z. B. unter Einbeziehung von Kontaktqualität und -häufigkeit zwischen Mitarbeiter und Vorgesetztem, Handlungsmotive etc.). Zum anderen wird im Kontinuum die konkrete (Führungs-)Situation nicht berücksichtigt. Jedoch kann je nach Situation ein unterschiedlicher Führungsstil erforderlich sein.

Als wichtigste Faktoren eines solchen **situativen Führungsstils** werden in der Literatur genannt:
- Eigenschaften des Vorgesetzten (Führungsqualitäten, Erfahrung, Menschenbild),
- Eigenschaften des Mitarbeiters (Fachwissen, Bedürfnis nach persönlicher Entfaltung, Interessen) sowie
- die Art der Problemstellung, die zu bewältigen ist.

Auch weitere situative Gegebenheiten wie Gruppenstrukturen, Zeitfaktor und Organisationsform können den Führungsstil beeinflussen. Der situative Führungsstil kann zwischen autoritärem und demokratischem Verhalten ständig schwanken, was wiederum zu Unruhe und Missverständnissen bei den Mitarbeitern führen kann.

Verantwortliche Praxisinhaber sollten ihr Führungsverhalten einmal kritisch reflektieren und überlegen, welcher Stil in welchen Situationen angemessen ist.

Führungsprinzipien

Führungsprinzipien beschreiben das Führungssystem einer Praxis, im Gegensatz zu den Führungsstilen, die die Art der Personalführung darstellen. Führungsprinzipien werden in der Literatur auch als Managementtechniken oder -konzepte bezeichnet.

Führungsprinzipien: Praxisbeispiel

Thomas M. leitet eine logopädische Praxis mit 6 Mitarbeitern. Im Team haben sie neue Angebote für Selbstzahler entwickelt. Die Einführung der neuen Angebote plant Herr M. ab Januar des neuen Jahres. Er möchte, dass seine Mitarbeiter ihn dabei voll und ganz unterstützen, damit die Umsätze sich gut entwickeln. Er verfolgt folgendes Prinzip: Er setzt sich mit jedem seiner Mitarbeiter zusammen und legt gemeinsam mit jedem einzelnen fest, wie viele Angebote die Mitarbeiter im nächsten Jahr verkaufen sollen. Dabei konnten sowohl die Mitarbeiter und auch Herr M. ihre Argumente einbringen. Am Ende haben sie ein konkretes Umsatzziel vereinbart. Wird das Ziel erreicht, dann wird der Mitarbeiter mit 10 % am Umsatz beteiligt. Auf die Frage von Mitarbeiter A., auf welche Art er die Umsätze erzielen soll, sagt Herr M.: »Das überlasse ich Ihnen. Mir ist nur wichtig, dass Sie den vereinbarten Umsatz erreichen, und das werde ich am Jahresende überprüfen.«

Führungsprinzipien bieten in erster Linie Lösungen für die im Rahmen der Führungsaufgabe entstehenden organisatorischen Probleme an. Sie sollen u. a. Führungskräfte von Routinearbeiten entlasten und den Mitarbeitern mehr Kompetenzen und Selbständigkeit zugestehen.

Die bekanntesten Prinzipien, die sich nicht gegenseitig ausschließen, sondern auch in Kombination in einer Praxis nebeneinander angewendet werden können, werden nachfolgend erläutert.

■ Management by Objectives (MbO)

Management by Objectives meint die Mitarbeiterführung auf der Grundlage von Zielen, die von Mitarbeitern und Führungskräften gemeinsam erarbeitet und festgelegt werden. Wie die Ziele erreicht werden sollen, liegt in der Entscheidungskompetenz des Mitarbeiters. Der Vorgesetzte kontrolliert den Grad der Zielerreichung, nicht die Art und Weise, wie sie erreicht worden sind.

Nun wird deutlich, dass Herr M. im genannten Beispiel nach dem Prinzip des Management by Objectives gehandelt hat. Dieses Führungsprinzip ist weit verbreitet und wird zunehmend auch im Gesundheitswesen angewendet.

> ❯ Es bietet sich an, gemeinsame Zielverein-
> barungen mit den jährlichen Personalbe-
> urteilungsgesprächen zu verbinden und
> die Ziele im Beurteilungsbogen zu doku-
> mentieren.

Vorteile des MbO sind die Förderung der Eigenin-
itiative und die Motivation zur Erreichung der Ziele. Selbständigkeit und Verantwortungsbereitschaft
werden gefördert. Nachteilig ist der hohe Zeitauf-
wand. Sind die Ziele jedoch realistisch vereinbart,
überwiegen die Vorteile.

■ **Management by Exception (MbE)**
Beim Management by Exception können die Mitarbeiter innerhalb eines ihnen vorgegebenen Rah-
mens selbständig Entscheidungen treffen. Der Vorgesetzte greift nur dann ein, wenn Abweichungen
von den vereinbarten Zielen drohen.

■ **Management by Delegation (MbD)**
Management by Delegation beinhaltet die Übertragung eindeutig abgegrenzter Aufgabenbereiche auf
die Mitarbeiter. Innerhalb dieser Bereiche kann der
Mitarbeiter selbstständig Entscheidungen treffen
und diese dann auch realisieren. MbD wird auch als
»Führung im Mitarbeiterverhältnis« oder »Harz-
burger Modell« bezeichnet. Initiative und Mitver-
antwortung sollen gefördert werden.

4.4.2 Motivation von Mitarbeitern

Praxisinhaber/in B:

❯❯ Wenn Mitarbeiter nicht zufrieden sind, kriege
ich auch eine Krise … Wenn die Mitarbeiter anfangen, maulig zu werden, dann muss ich mir sofort
Gedanken machen, wie ich das löse. ❮❮
(Betz 2010)

Damit Mitarbeiter an ihrem Arbeitsplatz zufrieden sind, müssen sie motiviert sein, ihre Arbeit
gern auszuführen. Arbeitszufriedenheit und Mitarbeitermotivation tragen nicht nur entscheidend
zur erfolgreichen Umsetzung des Praxisleitbildes/
der Vision bei, sondern auch sehr zur Zufriedenheit der Patienten. Frustrierte Mitarbeiter können
erheblichen Schaden bei Patienten anrichten. Der

Zusammenhang zwischen Personalführung und
Betriebserfolg (im Gesundheitswesen heißt Betriebserfolg auch in hohem Maße Heilungserfolg
der Patienten) ist empirisch unbestritten.

Die Motivation von Mitarbeitern kann also verschiedene Ziele verfolgen, u. a.:

- Aktivierung der Mitarbeiterleistungen dahingehend, dass die betrieblichen Erwartungen
  und Pläne und die mit dem Mitarbeiter vereinbarten Ziele erreicht werden,
- Bindung vorhandener Mitarbeiter an die
  Praxis und Vorbeugung von Austrittsentschei-
  dungen,
- zufriedene Patienten (speziell im Gesundheitswesen),
- gutes Praxisklima.

Motivation, Motive, Bedürfnisse und Anreize

In der Literatur findet man verschiedene Definitionen von **Motivation,** die aber alle nicht so aussagekräftig sind wie ein Zitat von Saint-Exupéry (1951):
»Wenn Du ein Schiff bauen willst, so trommle
nicht Männer zusammen, um Holz zu beschaffen,
Aufgaben zu vergeben und die Arbeit einzuteilen,
sondern lehre die Männer die Sehnsucht nach dem
weiten, endlosen Meer.«

Menschen, die eine Vision haben, braucht man
nicht zu motivieren. Hier steht der selbstbewusste
und verantwortungsvolle Mensch im Vordergrund,
der auf der Suche nach Sinnhaftigkeit in seinem
Leben ist.

Motivation ist die Frage nach dem »Warum«
des menschlichen Verhaltens. Den Ausgangspunkt
zur Beantwortung dieser Frage bildet das Grund-
modell menschlichen Verhaltens, das sich aus der
Verhaltenspsychologie ableitet (❒ Abb. 4.16).

Gemäß Mayer u. Walter (1996) ist Motivation
»das Bestreben des Individuums, durch sein Verhalten positive Verstärkungen zu erlangen (Zu-
wendungsmotivation) und negative Verstärkungen
abzuwenden (Abwendungsmotivation).«

Motive sind Beweggründe für menschliches
Verhalten. Nach Thommen u. Achleitner (1999) ist
ein Motiv (auch Wunsch, Verlangen, Lust) eine iso-
lierte Verhaltensbereitschaft, die latent vorhanden
ist. Motive sind gegenüber Bedürfnissen abzugren-

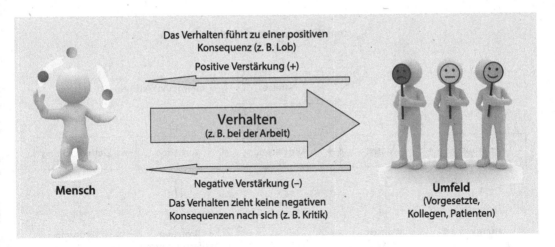

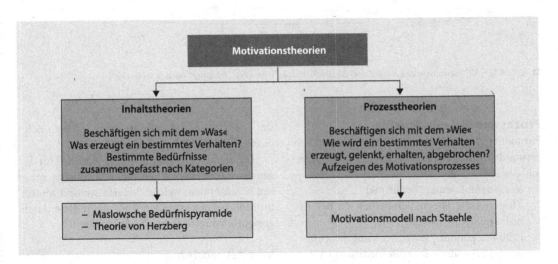

■ **Abb. 4.17**   Motivationstheorien

zen: **Bedürfnisse** bezeichnen ein allgemeines Mangelempfinden und stehen rangmäßig vor den Motiven. Motive sind bereits inhaltliche Ausprägungen eines Bedürfnisses im Hinblick auf ein bestimmtes Ziel (z. B. ist Hunger ein Bedürfnis, während das Verlangen nach einem bestimmten Nahrungsmittel (z. B. Brötchen) ein Motiv darstellt).

In der Wissenschaft geht man davon aus, dass Bedürfnisse bereits angeboren und später dauernd latent vorhanden sind. Motive bilden sich erst im Laufe der Sozialisation und etablieren sich mit der Zeit als relativ stabile Werte. Um diese Motive zu aktivieren, ist Motivation erforderlich. Dazu sind wiederum **Anreize** (Aktivierungsmaßnahmen) notwendig.

Motivationstheorien

Für das Verhalten des Menschen sind jedoch nur solche Anreize bestimmend, die eine Befriedigung der aktuellen Bedürfnisse versprechen. Hier setzen die Motivationstheorien an. ■ Abb. 4.17 gibt einen Überblick über die Obergruppen.

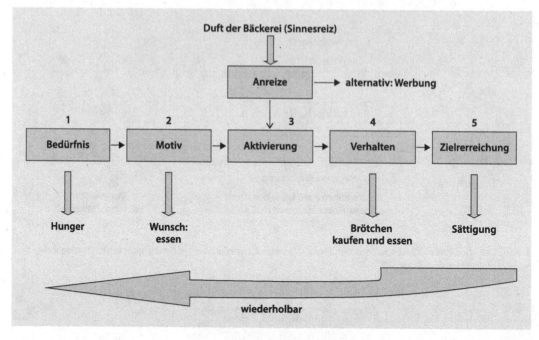

▢ Abb. 4.18   Motivationsmodell am Beispiel des Bedürfnisses »Hunger«. (Adaptiert nach Staehle 1994)

Prozessmodell von Staehle

Für motiviertes Verhalten lässt sich nach dem Prozessmodell von Staehle (1994) folgender Ablauf beschreiben:

1. Mangelempfindung (Bedürfnis)
2. Zielgerichtete, latente Bereitschaft zur Bedürfnisbefriedigung (Motiv)
3. Erhöhte Spannung zwischen Mangelempfinden und Bereitschaft zur Befriedigung (Aktivierung)
4. Spannung (Aktivierung) wird so stark, dass sie zu bestimmten Verhalten führt
5. Das Resultat des Verhaltens (Ziel) ist erreicht: die Bedürfnisbefriedigung. Je nach Grad der Befriedigung tritt eine Korrektur des Motivs und eine erneute Aktivierung ein, die zu neuem Verhalten führt

▢ Abb. 4.18 verdeutlicht dieses Prozessmodell an einem konkreten Beispiel.

Nach diesem Modell ist eine bestimmte Erwartungshaltung gegeben (an der sich die Bedürfnisbefriedigung orientiert) und ein sog. Endzustand (Mangelbefriedigung) tritt ein. Nach Beendigung des Bedürfnisses tritt dann zu einem späteren Zeitpunkt erneut der Mangelzustand wieder ein.

Die Schlussfolgerung aus diesem Modell für die Mitarbeitermotivation lautet: Praxisinhaber müssen herausfinden, welche Bedürfnisse und Motive im Mitarbeiter vorhanden sind, damit diese durch geeignete Anreize aktiviert werden können.

Inhaltstheorien

Die beiden bekanntesten Inhaltstheorien sollen nachfolgend kurz erläutert werden.

▪ Theorie von Maslow

Ausgangspunkt für Maslows Theorie sind die hinter den Motiven stehenden Bedürfnisse, die wiederum Motive und damit bestimmte Verhaltensweisen auslösen. Maslow (1948) führt alle beim Menschen auftretenden Verlangen auf 5 Bedürfnisgruppen (auch: Motivationsgruppen) zurück. Aufgrund ihrer unterschiedlichen Dringlichkeit lassen sie sich in eine hierarchische Ordnung bringen: die Bedürfnispyramide (▢ Abb. 4.19).

Die Befriedigung niedrigerer Bedürfnisse bildet jeweils die Voraussetzung für die Befriedigung

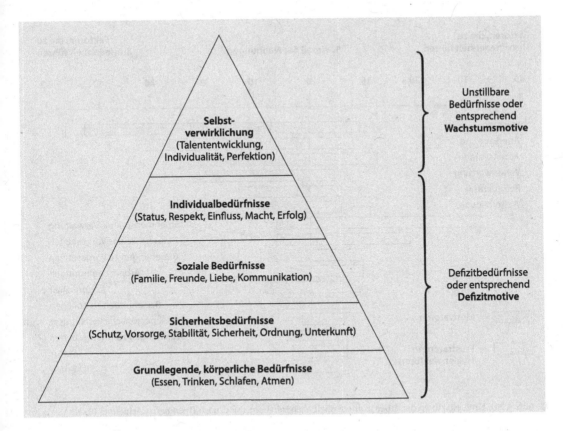

Abb. 4.19   Bedürfnispyramide von Maslow

höherer Bedürfnisse. Wenn ein Bedürfnis befriedigt ist, tritt an seine Stellen ein anderes, i. d. R. höheres Bedürfnis.

Die Befriedigung verschiedener Bedürfnisse zeigt unterschiedliche Wirkung: Während Defizitbedürfnisse (-motive) in dem Maße an Stärke abnehmen, wie sie befriedigt werden, nehmen Wachstumsbedürfnisse (-motive) in dem Maße an Stärke zu, in dem sie befriedigt werden. Der nach Selbstverwirklichung strebende Mensch strebt nach persönlichem Wachstum als Selbstzweck. Dies trifft insbesondere auf die westliche Zivilisation zu, in der die Stufen 1–4 der Bedürfnispyramide weitestgehend erfüllt sind.

■ **Theorie von Herzberg**

Im Gegensatz zu Maslow ist die Theorie von Herzberg empirisch überprüft. Herzberg (1968) hat in seinen Studien schon in den 1960er Jahren herausgefunden, dass es bestimmte Faktoren am Arbeitsplatz gibt, die zu Unzufriedenheit führen, und Faktoren, die zu Zufriedenheit führen. Ähnliche Ergebnisse wurden in verschiedenen Studien bis heute immer wieder erzielt. Herzberg unterteilt die Faktoren in Hygienefaktoren (auch Frustratoren genannt) und Motivatoren, wie ■ Abb. 4.20 zeigt.

Die Kriterien, die zu Unzufriedenheit führen, sind andere als die, die zu Zufriedenheit am Arbeitsplatz führen.

Sind die **Hygienefaktoren** nicht vorhanden, dann rufen sie beim Mitarbeiter Unzufriedenheit hervor. Das kann dann der Fall sein, wenn der Praxisinhaber den Mitarbeiter nicht kontrolliert oder der Mitarbeiter das Gefühl hat, nicht kontrolliert zu werden. Sind die Hygienefaktoren vorhanden, d. h., der Chef überprüft regelmäßig die Arbeitsweise, besteht zwar keine Unzufriedenheit, aber der Mitarbeiter kann auch bewusst erlebte Zufriedenheit nicht aufbauen. Die Hygienefaktoren berühren den eigentlichen Arbeitsinhalt nicht zentral, sondern sind Randbedingungen.

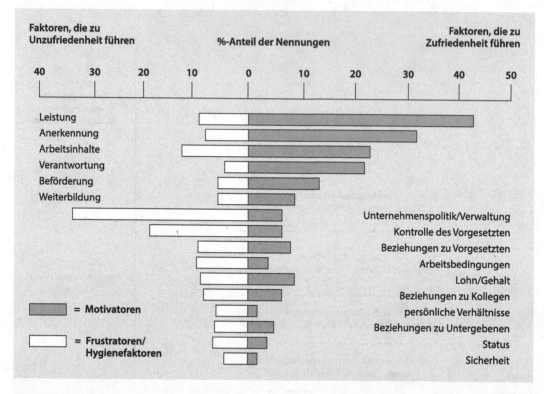

● **Abb. 4.20** Einflussfaktoren der Arbeitszufriedenheit nach Herzberg. (Mod. nach Thommen u. Achleitner 1999)

Die **Motivatoren** hingegen beziehen sich zentral auf den Arbeitsinhalt und können die Leistungsbereitschaft längerfristig positiv beeinflussen.

Welche Bedeutung der Arbeitsinhalt auch heute noch hat, zeigen Ergebnisse von europa- und weltweiten Studien aus dem Jahr 2009. Nach Schönfeld (zit. nach Meinert 2009) ist »eine befriedigende Aufgabe, die die persönlichen Fähigkeiten und das Selbstbewusstsein fördert, ... für viele Arbeitnehmer heute das Wichtigste.« Laut Meinert motiviert die persönliche Leistung im Job die Mitarbeiter am meisten. Das Gehalt rangiere erst an zweiter, die Anerkennung von Vorgesetzten und Kollegen erst an dritter Stelle. Nach Bertoli (zit. nach Meinert 2009) liegt hier gerade die Chance für kleinere Unternehmen, zu denen auch die Praxen gehören: »So haben auch kleinere Unternehmen, die vergleichsweise weniger Gehalt, dafür aber mehr Eigenverantwortung und ein spannendes Aufgabenspektrum bieten können, hervorragende Chancen, hochkarätiges Personal für sich zu gewinnen.«

Als Schlussfolgerungen aus dieser Theorie für die Mitarbeitermotivation ergibt sich: Die bei Herzberg genannten Motivatoren, z. B. eine Tätigkeit, die die Mitarbeiter ausfüllt, oder Anerkennung, können, wenn sie in das betriebliche Anreizsystem integriert werden, gleichzeitig die Zufriedenheit mit der Arbeit und die Leistungsbereitschaft steigern.

Als Fazit aus den dargestellten Motivationstheorien kann festgehalten werden, dass weder Inhaltstheorien (was bestimmt das Verhalten) noch Prozesstheorien (wie wird Verhalten erzeugt) allein ausreichend sind, das Verhalten der Mitarbeiter zu erklären. Erst die Kombination verschiedener theoretischer Ansätze kann menschliches Verhalten erklären.

Kennzeichen einer motivierenden Arbeitssituation

Eine gute und motivierende Arbeitssituation ist nach Rosenstiel (1995) durch folgende Merkmale gekennzeichnet:

- Autonomie: Selbst- und Mitbestimmung, Entscheidungsfreiheit, z. B. wenn Mitarbeiter bei der Entwicklung von Selbstzahlerangeboten mitbestimmen dürfen
- Komplexität und Lernchancen: Qualifizierungsangebote, z. B. Mitarbeitern ermöglichen, sich weiterzubilden, neue Therapiemethoden zu erlernen
- Variabilität und Aktivität: Reichhaltigkeit der Tätigkeit, z. B. Mitarbeitern ermöglichen, verschiedene Krankheitsbilder zu therapieren
- Kooperationserfordernisse und soziale Unterstützung, z. B. Kooperationen mit anderen Berufsgruppen, Unterstützung durch den Vorgesetzten in privaten sozialen Belangen (z. B. späterer Arbeitsbeginn, um Kinder vorher in Tagesstätte zu bringen)
- Kommunikationsmöglichkeiten: informelle Beziehungen, z. B. Möglichkeiten schaffen, dass Mitarbeiter sich untereinander austauschen können, ohne dass der Chef dabei ist
- »Ganzheitlichkeit« und »Sinnhaftigkeit«: Transparenz, z. B. frühzeitig die Mitarbeiter in Veränderungsprozesse einbinden und Hintergründe erläutern

Grundsätzlich gilt jedoch: Jeder Mitarbeiter sollte individuell motiviert werden. Dazu muss bekannt sein, welche Mitarbeiter auf welche Anreize reagieren, was sich aus dem täglichen Umgang mit den Mitarbeitern schließen lässt. Daran orientiert kann ein betriebliches Anreizsystem erarbeitet werden.

4.4.3 Betriebliche Anreizsysteme

Generell kann man die Anreize in materielle (monetäre) und immaterielle (nichtmonetäre) Anreize unterteilen (◗ Abb. 4.21).

Anreize mit nicht monetärem Schwerpunkt

Da in Praxen oftmals gerade monetäre Anreize aufgrund fehlender finanzieller Ressourcen nur schwer realisierbar sind, wurde von Loth (2003) im Rahmen einer unveröffentlichten Bachelorarbeit an der HAWK speziell für physiotherapeutische Praxen ein Anreizsystem erarbeitet, das die finanziellen Mög-

lichkeiten der Praxen berücksichtigt (◗ Abb. 4.22). Zielsetzung war, Anreize zu entwickeln, die auch bei einem niedrigen Praxisbudget realisierbar sind.

Wenn für Gehaltserhöhungen keine Spielräume existieren, aber die Mitarbeiter dennoch motiviert werden sollen, hat ein/e Praxisinhaber/in für sich einen Weg gefunden:

>> Ich zahle manchmal auch statt Gehaltserhöhung eine Fortbildung. Das hat für mich den Vorteil, dass ich dafür keine Lohnnebenkosten bezahlen muss und für die Mitarbeiterin ist es motivierend. «
(Betz 2010)

Ein/e andere/r Praxisinhaber/in motiviert die Mitarbeiter über

>> regelmäßige Teamsitzungen á 45 Minuten und Mitarbeiterbesprechungen … Betriebsausflüge sind ganz wichtig. «
(Betz 2010)

Einige Praxisinhaber setzen auch im Rahmen des Qualitätsmanagements Mitarbeiterzufriedenheitsbögen ein. Die Auswertung wird im Team besprochen, und bei Unzufriedenheit werden gemeinsam Lösungen erarbeitet (Betz 2010).

Da das Gehaltsniveau in den Therapieberufen eher niedrig ist, sind monetäre Anreize aus Sicht der Mitarbeiter attraktiv.

Monetäre Anreize

Nachfolgend werden die monetären Anreize erläutert:

- **Arbeitsentgelt/Personalentlohnung**

Zur Kategorie der Entlohnung zählen die Gehälter. Eine gerechte Entlohnung ist nicht immer ganz einfach. Kriterien für eine gerechte Entlohnung können sein:

- Marktgerechtigkeit,
- Anforderungsgerechtigkeit,
- Leistungsgerechtigkeit,
- Qualifikationsgerechtigkeit,
- Sozialgerechtigkeit.

Eine **marktgerechte Entlohnung** orientiert sich am Angebot und an der Nachfrage nach Arbeitskräften am Arbeitsmarkt. So sind z. B. bei hoher Arbeitslosigkeit die Gehälter eher niedriger, und

4

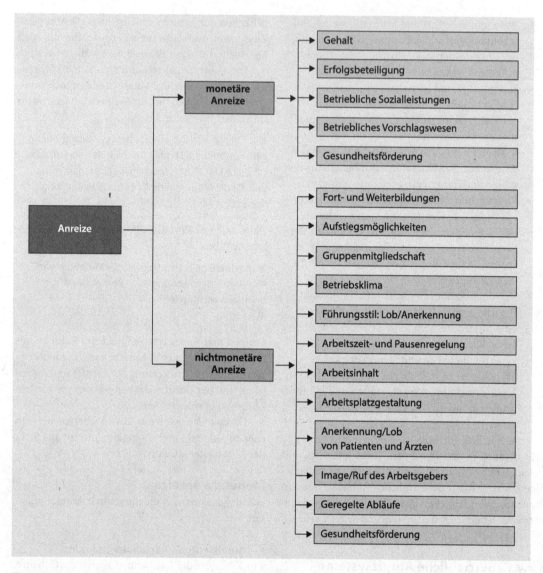

monetäre Anreize
- Gehalt
- Erfolgsbeteiligung
- Betriebliche Sozialleistungen
- Betriebliches Vorschlagswesen
- Gesundheitsförderung

Anreize

nichtmonetäre Anreize
- Fort- und Weiterbildungen
- Aufstiegsmöglichkeiten
- Gruppenmitgliedschaft
- Betriebsklima
- Führungsstil: Lob/Anerkennung
- Arbeitszeit- und Pausenregelung
- Arbeitsinhalt
- Arbeitsplatzgestaltung
- Anerkennung/Lob von Patienten und Ärzten
- Image/Ruf des Arbeitsgebers
- Geregelte Abläufe
- Gesundheitsförderung

◻ **Abb. 4.21** Individuelle Mitarbeitermotivation durch Anreize. (Mod. nach Thommen u. Achleitner 1999)

bei Arbeitskräftemangel können Arbeitnehmer eher höhere Gehälter erzielen.

Basiert die Entlohnung auf den **Anforderungen**, die an den jeweiligen Arbeitsplatz gestellt werden, oder auf den Herausforderungen und Schwierigkeiten des Arbeitsplatzes, dann lagen der Gehaltsfestlegung bestimmte erwartete Leistungen zu Grunde. Solche Anforderungen lassen sich auch einem sog. Anforderungsprofil und einer Stellenbeschreibung, so sie denn vorliegen, entnehmen.

Die aktuelle Diskussion um gerechte Entlohnung stellt die Arbeitsleistung des Arbeitnehmers in den Fokus. Bei der **leistungsgerechten Entlohnung** orientiert man sich an der vom Arbeitnehmer erbrachten Arbeitsleistung, im Gegensatz zur erwarteten Leistung. Arbeit ist die Tätigkeit eines Menschen zur Erfüllung einer Aufgabe. Leistung ist das bewertete Ergebnis, das aus der menschlichen Arbeit resultiert, und umfasst die Qualität, die Quantität und die benötigte Zeit.

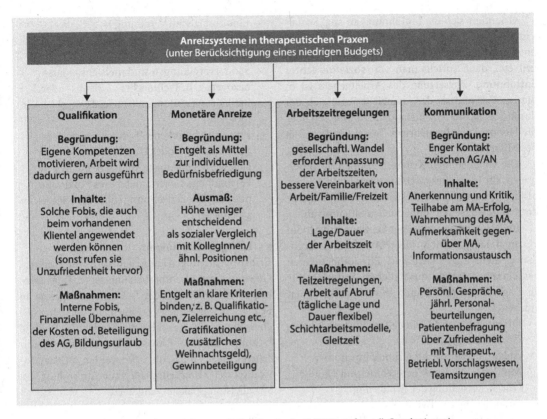

◘ Abb. 4.22 Anreize für Mitarbeiter in therapeutischen Praxen. (Loth 2003 mit freundl. Genehmigung)

Die Arbeitsleistung wird bestimmt durch die Leistungsfähigkeit (Ausbildung, Fortbildungen, Fähigkeiten, Fertigkeiten, Erfahrungen, Gesundheit) und die Leistungsbereitschaft (abhängig vom Gehalt und von den Arbeitsbedingungen).

Die Gewerkschaft verdi strebt die Leistungs- und/oder erfolgsorientierte Bezahlung (LOB) an und hat das im Tarifvertrag im § 18 geregelt. Sie soll in Form von Leistungsentgelten oder Leistungszulagen erfolgen. Hierfür müssen die Arbeitgeber Entgeltsysteme entwickeln, um gerechte Regelungen zu treffen. Hierin liegt die Schwierigkeit, denn es muss genau festgelegt werden, welche Leistung und wie differenziert diese Leistung beurteilt werden soll. Welche Leistungsmerkmale werden herangezogen, und wer soll sie beurteilen? Diese und viele weitere Fragen muss jeder einzelne Arbeitgeber beantworten und entsprechende Konzepte zur Leistungsbeurteilung entwickeln. Die leistungs- oder erfolgsorientierten Entgelte sollen dann zu-sätzlich zum sog. Tabellengehalt gezahlt werden (Tabellengehalt ist das Gehalt, das sich aufgrund der tariflichen Einstufung in eine Gehaltstabelle ergibt).

Die Entwicklung, die verdi damit angestoßen hat, wird im Gesundheitswesen zunächst erst einmal für Kliniken Relevanz haben. Aber mittel- bis langfristig wird sich diese Entwicklung auch auf den Bereich der therapeutischen Praxen ausweiten. Spätestens dann werden zur Leistungsbeurteilung auch Konzepte zur Personalbeurteilung erforderlich sein (► Abschn. 4.4.6).

Die **qualifikationsgerechte Entlohnung** orientiert sich an den Qualifikationen der Arbeitnehmer. Dies können die vom Arbeitgeber geforderten Qualifikationen (z. B. bestimmte Fortbildungen, Sprachkenntnisse, Führerschein etc.) sein, aber auch die vom Arbeitnehmer mitgebrachten Qualifikationen (z. B. Bachelorabschluss) und vielseitigen Einsatzmöglichkeiten.

Orientiert sich die Entlohnung an sog. Sozial-kriterien wie Lebensalter, Familienstand, Anzahl unterhaltspflichtiger Kinder, Betriebszugehörig-keit etc., dann spricht man von **sozialgerechter Entlohnung.** Zielsetzung des Arbeitgebers ist in diesem Fall oftmals der finanzielle Ausgleich der durch Sozialkriterien entstandenen Einbußen oder die Honorierung langjähriger Treue und Loyalität des Mitarbeiters.

Die vorgenannten Kriterien können dazu bei-tragen, ein »gerechtes« Gehalt zu ermitteln. Ob der Mitarbeiter das Gehalt für sich als gerecht empfin-det, hängt von seiner individuellen Situation ab.

Im Rahmen verschiedener Seminare im Modul Personalmanagement an der HAWK haben Ergo-therapeuten, Logopäden und Physiotherapeuten gemeinsam folgende **zusätzlichen Kriterien** für eine »gerechte« Entlohnung ihrer Berufsgruppen erarbeitet:

- Orientierung an EU-Gehältern, insbesondere Großbritannien,
- Abkoppelung von der Grundlohnsumme,
- Mindestgehalt für Arbeitnehmer mit Familie (zur Sicherstellung der Ernährung),
- Orientierung am TVöD,
- keine finanzielle Belastung der Therapeuten durch Patientenausfälle.

In den großen Einrichtungen im Gesundheitswe-sen ist die Entlohnung z. B. in Tarifverträgen oder Betriebsvereinbarungen für einzelne Unternehmen (zwischen Betriebsrat und Unternehmen) geregelt. In Praxen ist sie in den Einzelarbeitsverträgen (formfrei zwischen Praxis und Arbeitnehmer) ver-einbart. Die Entgeltzahlung im Gesundheitswesen ist häufig am Tarifvertrag im öffentlichen Dienst (TVöD) orientiert.

Tarifverträge unterscheidet man inhaltlich nach Manteltarif (regelt allgemeine Entlohnungsbestim-mungen, Einstufungen etc.), der über mehrere Jahre gültig ist, und nach Lohn- oder Gehaltstarif (regelt Lohn- und Gehaltssätze, Ortsklassen, Leistungszu-lagen etc.), der jedes Jahr neu abgeschlossen wird.

■ **Zusätzliche Vergütungen/ Sondervergütungen/Zuschläge**

Bei diesen Formen handelt es sich um ergänzende Gehälter.

- Eine zusätzliche Vergütung ist z. B. das 13. Monatsgehalt (anteiliger Anspruch bei Kündi-gung).
- Sondervergütungen sind meistens anlass-bezogen, z. B. Weihnachts-, Urlaubs- oder Jubiläumsvergütungen (Rückzahlungsklauseln möglich).
- Zuschläge betreffen z. B. Nacht-, Feiertags-, Sonntagsarbeit oder Überstunden.
- Geldwerte Leistungen sind z. B. finanzierte Fortbildungen, privat nutzbares Praxisauto, mietfreie Dienstwohnung (eher für Klinik-arbeitgeber).

■ **Erfolgsbeteiligungen**

Erfolgsbeteiligungen können in Form von Umsatz-, Gewinn- oder Leistungsbeteiligung (z. B. Kosten-ersparnisbeteiligung oder Leistungsbeteiligung an Selbstzahlerleistungen) erfolgen. In der betriebli-chen Praxis gibt es zahlreiche Modelle, z. B. 80 % Grundgehalt, 20 % Provision in vielen therapeuti-schen Praxen (Betz 2010). Sie werden oft zur Mo-tivation der Mitarbeiter oder zur Abrundung des Sozialleistungspaketes eingesetzt.

■ **Sozialleistungen**

Sozialleistungen können auf gesetzlicher, tarif-licher oder freiwilliger Basis vom Arbeitgeber er-bracht werden. Freiwillige Sozialleistungen können in den meisten Fällen vom Arbeitgeber widerrufen werden.

Die **gesetzliche Sozialversicherung** steht in Deutschland auf folgenden 5 Säulen:

- Unfallversicherung,
- Krankenversicherung,
- Pflegeversicherung,
- Arbeitslosenversicherung,
- Rentenversicherung.

Während die Beiträge für die Unfallversicherung der Arbeitgeber zu 100 % trägt, beteiligt er sich bei den Beiträgen für Kranken-, Pflege-, Arbeitslosen- und Rentenversicherung nur zu knapp 50 %. Die Differenz zum vollen Beitrag trägt der Arbeitneh-mer selbst. Sein Anteil an den Beiträgen zur So-zialversicherung wird ihm vom Arbeitgeber direkt vom Gehalt abgezogen und an die Sozialversiche-rungsträger abgeführt.

Zu den gesetzlichen Sozialversicherungen gehören auch die Umlageversicherungen U1 (Umlageversicherung für Lohnfortzahlung im Krankheitsfall) und U2 (Umlageversicherung für Kosten für Mutterschutz und schwangerschaftsbedingten Beschäftigungsverboten). Diese Sozialversicherungen sind gerade für kleine Unternehmen mit bis zu 30 Mitarbeitern und damit für Praxen besonders wichtig, da diese für den Fall der Krankheit oder des Mutterschutzes/Elternzeit einen Großteil der entstehenden Lohnkosten von den gesetzlichen Krankenkassen ersetzt bekommen. Dafür müssen Arbeitgeber für jeden weiblichen und männlichen Mitarbeiter einen Beitrag abführen. Details dazu siehe ▶ Abschn. 5.5.7 (Beitrags- und Erstattungssätze).

Tarifliche Sozialleistungen sind z. B. vermögenswirksame Leistungen, Urlaubs- und Arbeitszeitregelungen.

Während die gesetzlichen und tariflichen Sozialleistungen dem Arbeitgeber per Gesetz oder Tarifvertrag vorgeschrieben sind, ist er in der Gestaltung der **freiwilligen Sozialleistungen** frei. Sie steigern die Leistung, motivieren, binden den Arbeitnehmer ans Unternehmen und sind oftmals die einzige Möglichkeit, dem Mitarbeiter individuelle Leistungen anzubieten. Hierzu zählen für Praxen z. B. Fort- und Weiterbildung, Arbeitskleidung, Fahrtkostenzuschuss, Beteiligung an Kinderbetreuungskosten, freie Nutzung des angeschlossenen Fitnessstudios, Nutzung des Praxisautos für private Zwecke, Weihnachts- und Urlaubsgeld. Größere Gesundheitseinrichtungen können darüber hinaus auch Zuschüsse zum Kantinenessen, zinsgünstige Darlehen, zusätzliche Altersversorgung, Mietzuschuss oder günstige Versicherung in der Betriebskrankenkasse gewähren. Auf diese Leistungen hat der Arbeitnehmer keinen Rechtsanspruch. Diese Vorteile, die größere Gesundheitseinrichtungen bieten, können sich für kleine Praxen vor dem Hintergrund des bevorstehenden Fachkräftemangels nachteilig auf die Gewinnung von Mitarbeitern auswirken. Dies muss von Praxen durch andere Anreize (▶ Abschn. 4.4.3) kompensiert werden, z. B. durch gezielte Maßnahmen der betrieblichen Gesundheitsförderung.

4.4.4 Betriebliche Gesundheitsförderung

Praxisinhaber/in B:

» … die Rolle als Chefin hat so viele unterschiedliche Ebenen … Ich bin Kollegin, Therapeutin, Chefin, Betriebswirtin, ich bin hier die Putzfrau, ich bin der Einkaufsdienst, Telefonseelsorge. «
(Betz 2010)

Betriebliche Gesundheitsförderung fängt zunächst einmal beim Praxisinhaber selbst an. Schließlich ist die eigene Gesundheit für das langfristige Betreiben einer Praxis unerlässlich. Forschungsergebnisse in therapeutischen Praxen haben deutlich aufgezeigt, dass die meisten Inhaber keine ausgewogene Work-Life-Balance haben.

Die meisten Therapeuten haben ihren Beruf gewählt, um die Gesundheit ihrer Patienten zu erhalten, wiederherzustellen oder Krankheiten zu lindern. Aber auch ihrer eigenen Gesundheit sowie der Gesundheit ihrer Mitarbeiter sollten leitende Therapeuten besondere Aufmerksamkeit widmen. Man spricht in diesem Zusammenhang auch von betrieblicher Gesundheitsförderung (BGF). Sie ist zum Erhalt der eigenen Gesundheit und Leistungsfähigkeit sowie zum Erhalt der Gesundheit und Leistungsfähigkeit der Mitarbeiter von großer Bedeutung. Bevor man sich um die Gesundheit der Patienten kümmert, sollte man bei der Gesundheit der Therapeuten beginnen.

Dass die Gesundheit auch im Berufsleben eine große Rolle spielt, zeigt schon die Definition der Weltgesundheitsorganisation (WHO 1946). Danach ist Gesundheit »ein Zustand vollständigen körperlichen, psychischen und sozialen Wohlbefindens und nicht nur das Freisein von Beschwerden und Krankheit.«

Sowohl das körperliche, psychische und soziale Wohlbefinden wird nicht nur durch das private Umfeld, sondern auch in hohem Maße durch den Arbeitsplatz beeinflusst.

Einflussfaktoren auf die Gesundheit

Die Gesundheit wird beeinflusst vom Mitarbeiter selbst (z. B. Verhalten, genetische Dispositionen, Erwartungen), von seinem Arbeitsumfeld (z. B.

Arbeitsumfeld	Mensch	Soziales Umfeld
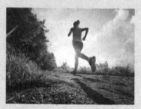		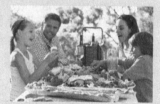

– Art der Tätigkeit
– Ausstattung des
  Arbeitsplatzes
  Umgebung (Lärm, Klima)
– Arbeitsorganisation
– Beziehungen
  zu Kollegen/Vorgesetzten
	– Verhalten
	– Erwartungen
	– Genetische Veranlagungen
		– Familiäre Situation
		– Soziale Beziehungen
		– Wohnsituation

◘ **Abb. 4.23**   Einflussfaktoren auf die Gesundheit. (Mit freundl. Genehmigung, von links nach rechts: © Dudarev Mikhail/ Fotolia, © contrastwerkstatt/Fotolia, © Monkey Business/Fotolia)

Tätigkeit, Arbeitsbedingungen, Arbeitsplatz, Einbindung seines Arbeitsplatzes in die Organisation, Vorgesetzte und Kollegen) sowie von seinem sozialen Umfeld/seinem sozialen Netzwerk (privat und beruflich) (◘ Abb. 4.23).

Gesundheitsförderung und Gesundheitsmanagement

Im Sinne der Definition der WHO ist der Arbeitgeber für die Gesundheit seiner Mitarbeiter mit verantwortlich. Er ist sogar gesetzlich verpflichtet, ihre Gesundheit zu schützen (z. B. nach Arbeitsschutzgesetz, Arbeitssicherheitsgesetz, Arbeitsstättenverordnung). Darüber hinaus ist er nach § 84 Abs. 2 SGB IX verpflichtet, betriebliches Eingliederungsmanagement (BEM) durchzuführen, wenn ein Beschäftigter mehr als 42 Tage im Jahr arbeitsunfähig ist. Aber auch nach dem Arbeitsvertragsrecht § 241 Abs. 2, 617–619 Bürgerliches Gesetzbuch (BGB) hat der Arbeitgeber eine Fürsorgepflicht.

Diese Verantwortung wird noch nicht von allen Arbeitgebern wahrgenommen (weder im noch außerhalb des Gesundheitswesens). Verantwortungsbewusste Arbeitgeber verfügen aber bereits über ein betriebliches Gesundheitsmanagement, wobei man aktuell noch nicht von einem einheitlichen Verständnis von betrieblichem Gesundheitsmanagement sprechen kann. Forschungsergebnisse (Betz 2010) zeigen, dass gerade in Wirtschaftsunternehmen andere Inhalte mit betrieblicher Gesundheitsförderung verbunden werden als in den Gesundheitswissenschaften. Aber es sind zunehmend mehr Betriebe und Praxen bereit, sich aktiv für die Gesundheit ihrer Mitarbeiter einzusetzen.

Hier setzt die betriebliche Gesundheitsförderung an. Gesunde Mitarbeiter führen zu einer gesunden Praxis. Damit ist der Gesundheitsfaktor gleichzeitig auch ein Wettbewerbsfaktor. Gesunde Praxen mit gesunden Mitarbeitern sind attraktiv für Bewerber und Patienten. Langfristig betrachtet zählen sich Interventionen im Bereich der betrieblichen Gesundheitsförderung aus. Informierte, geschulte und gesundheitsbewusste Vorgesetzte und Mitarbeiter sind arbeits- und leistungsfähig bis ins Rentenalter und verfügen über gestärkte persönliche Kompetenzen (Luxemburger Deklaration 2007). Der leitenden Kraft kommt die Aufgabe des Gesundheitsmanagers zu. Seine Aufgaben sind, das gesundheitliche Ziel gemeinsam mit dem einzelnen Mitarbeiter festzulegen, die Interventionen zu planen, zu organisieren, durchzuführen und zu kontrollieren. Dies sind die klassischen Aufgaben des betrieblichen Gesundheitsmanagements (BGM).

Laut Badura (2003) geht es beim betrieblichen Gesundheitsmanagement (BGM) um die »Entwicklung betrieblicher Rahmenbedingungen, betrieblicher Strukturen und Prozesse, die die gesundheitsförderliche Gestaltung von Arbeit und Organisation und die Befähigung zum gesundheitsfördernden Verhalten der Mitarbeiterinnen und Mitarbeiter zum Ziel haben.«

Betriebliches Gesundheitsmanagement (BGM) und betriebliche Gesundheitsförderung (BGF) unterscheiden sich insofern, als das BGM für die Schaffung der Rahmenbedingungen sowie das Managen der gesundheitsbezogenen Interventionen zuständig ist, während mit BGF die Interventionen im Bereich Gesundheit selbst bezeichnet werden.

BGF soll Gesundheitsressourcen der Mitarbeiter unterstützen. Dies kann auf 2 Arten erfolgen:
- durch effektive Ressourcenausschöpfung (materiell, organisational, personal) und
- durch Stärkung der Ressourcen der Mitarbeiter (präventiv oder vorausschauend, Gefahren und das Auftreten pathogener Faktoren vermeiden).

Die Interventionen der BGF können in verschiedenen Bereichen ansetzen:
- beim Verhalten des Mitarbeiters (verhaltensbezogene Maßnahmen, z. B. Bewegung, Ernährung, Stressabbau, Kurse zur Tabakentwöhnung, etc.) oder
- bei den Arbeitsbedingungen (verhältnisbezogene Maßnahmen, z. B. Arbeitsplatzgestaltung/Ergonomie am Arbeitsplatz, Arbeitsorganisation/Abläufe, flexible Arbeitszeiten, Führungskultur, rauchfreie Praxis etc.).

Nach Angaben des Bundesministeriums für Gesundheit (2011) ergeben sich aus der Implementierung der betrieblichen Gesundheitsförderung Vorteile sowohl für den Arbeitgeber als auch für den Arbeitnehmer.

Vorteile für Arbeitgeber:
- Sicherung der Leistungsfähigkeit aller Mitarbeiter
- Erhöhung der Motivation durch Stärkung der Identifikation mit der Praxis
- Kostensenkung durch weniger Krankheits- und Behandlungsausfälle
- Steigerung der Produktivität der Praxis und Qualität der Therapie
- Imageaufwertung der Praxis
- Stärkung der Wettbewerbsfähigkeit

Vorteile für den Arbeitnehmer:
- Verbesserung des Gesundheitszustandes und Senkung gesundheitlicher Risiken
- Verbesserung der gesundheitlichen Bedingungen in der Praxis
- Verringerung von Belastungen
- Verbesserung der Lebensqualität
- Erhaltung/Zunahme der eigenen Leistungsfähigkeit
- Erhöhung der Arbeitszufriedenheit und Verbesserung des Betriebsklimas
- Mitgestaltung des Arbeitsplatzes und des Arbeitsablaufs
- Reduzierung der Arztbesuche

Im Folgenden werden die Schritte genannt, die eine Praxis zur Umsetzung der betrieblichen Gesundheitsförderung durchlaufen sollte.

Umsetzung von BGF: Praxistipp

Bedarfsanalyse
- Arbeitsunfähigkeitstage (AU-Tage), Gesundheitszustand der Mitarbeiter
- Arbeitsplatzanalysen
- Mitarbeiterbefragung (u. a. Zufriedenheit)
- Produktivitätskennzahlen

Planung der Maßnahmen
- Einbeziehung der Gesetzlichen Krankenkassen (Finanzierung)
- Einbeziehung des Praxisteams
- Evtl. Ernennung eines Gesundheitsbeauftragten
- Einbeziehung des Betriebsrates (wenn vorhanden)

Umsetzung der Maßnahmen
- Maßnahmen der Verhältnisprävention (Arbeitsumfeld)
- Maßnahmen der Verhaltensprävention (Verhalten der Mitarbeiter)
- Durchführung von Gesundheitstagen
- Schulung der Mitarbeiter

Evaluation der Maßnahmen
- AU-Analyse
- Mitarbeiterbefragung
- Produktivitätskennzahlen

4

Finanzierung betrieblicher Gesundheitsförderung

An der Finanzierung der Kosten für betriebliche Gesundheitsförderung beteiligen sich schon heute die **gesetzlichen Krankenkassen.** Sie sind nach § 20 a Sozialgesetzbuch V dazu verpflichtet, Leistungen der betrieblichen Gesundheitsförderung zu erbringen und einen festgelegten Anteil ihrer Einnahmen aus Mitgliedsbeiträgen für präventive Maßnahmen ihrer Mitglieder wieder zu verausgaben. Solche Finanzmittel können dann den Arbeitgebern wieder für Maßnahmen der betrieblichen Gesundheitsförderung zufließen. Praxisinhaber sollten Gespräche mit den örtlichen Krankenkassen führen, um Finanzierungsmöglichkeiten und Kooperationen zu prüfen. Dort kann man sich an den zuständigen Verantwortlichen für die betriebliche Gesundheitsförderung wenden. Gefördert werden Maßnahmen aus folgenden Handlungsfeldern:

- arbeitsbedingte körperliche Belastungen,
- Rückengesundheit,
- psychosoziale Belastungen am Arbeitsplatz,
- gesundheitsgerechte Mitarbeiterführung,
- Suchtmittelkonsum.

Alle weiteren Maßnahmen sind individuell auszuhandeln.

Darüber hinaus wurden **steuerliche Erleichterungen** für Arbeitgeber und Arbeitnehmer geschaffen, die oftmals nicht bekannt sind. Maßnahmen, die den allgemeinen Gesundheitszustand verbessern und der Gesundheitsförderung dienen, sind pro Arbeitnehmer und pro Arbeitgeber bis zu 500 EUR von der Einkommensteuer befreit. Das bedeutet für den Praxisinhaber, dass er für jeden Mitarbeiter Maßnahmen bis zu einer Höhe von 500 EUR pro Jahr für Gesundheitsmaßnahmen ausgeben kann, ohne dass sie mit der Lohnsteuer versteuert werden müssen. Sie unterliegen auch nicht der Sozialversicherungspflicht, d. h., für diese 500 EUR muss der Inhaber keine Lohnnebenkosten abführen.

Maßnahmen der Gesundheitsförderung sind also für den Arbeitgeber mit weniger Kosten verbunden als eine normale Gehaltserhöhung, weil die Lohnnebenkosten entfallen. Auch der Mitarbeiter muss die erhaltenen Maßnahmen im Wert von 500 EUR nicht als Einkommen versteuern. Es handelt sich also um ein steuerfreies »Geschenk« des Arbeitgebers. Dies betrifft alle Maßnahmen, die den Anforderungen der §§ 20 und 20 a SGB V genügen. Nicht hierunter fällt die Übernahme der Beiträge für einen Sportverein oder ein Fitnessstudio durch den Arbeitgeber. Wenn z. B. der Inhaber einer logopädischen Praxis für die Gesundheit seiner Mitarbeiter Maßnahmen ergreifen, diese aber nicht selbst in der Praxis durchführen möchte, dann kann er auch die Dienstleistungen externer Anbieter dafür in Anspruch nehmen und sich finanziell an den Kosten des externen Dienstleisters beteiligen. So können die logopädischen Mitarbeiter z. B. in einer benachbarten Physiotherapiepraxis an einem Rückenschulkurs teilnehmen, der pro Mitarbeiter 75 EUR kostet. Diese Kosten kann der Praxisinhaber bezuschussen, oder er übernimmt sie komplett. Sowohl der Zuschuss als auch die komplette Übernahme der Kosten sind lohnsteuer- und sozialversicherungsfrei.

> **BGM-Maßnahmen: Praxistipp**
>
> Praxisinhaber sollten im Rahmen des betrieblichen Gesundheitsmanagements folgende Maßnahmen ergreifen:
> - Entwicklung betrieblicher Rahmenbedingungen: gesundheitsförderliche Arbeitszeiten, Umgang mit Krankheit, Anwendung von Führungsprinzipien etc.
> - Strukturen schaffen: Gesundheitskonzepte entwickeln, Nutzung praxiseigener Fitness-/Gerätebereiche durch Mitarbeiter unterstützen oder Kooperationen mit Fitnesscentern eingehen
> - Prozesse: Optimierung der Arbeitsprozesse unter Gesundheitsaspekten (Rückengesundheit, psychosoziale Gesundheit)

Wichtig ist, dass ein Konzept entwickelt wird, das individuell auf die Möglichkeiten und Bedürfnisse der Beschäftigten der Praxis zugeschnitten ist. Die Verantwortlichen in den Therapieberufen sollten als Experten für Gesundheit mit gutem Beispiel vorangehen. Dies sollte sich auch auf die Gesundheit der Praxisinhaber beziehen.

■ **Tab. 4.3**	Arten von Fortbildungen im Überblick	
Fortbildungsart	**Hintergrund**	**Mögliche Fortbildung**
Erhaltungsfortbildung	Ausgleich von Kenntnis- und Fähigkeitsverlusten/Auffrischung von Kenntnissen	Anatomie-Refresher, erste Hilfe, Bobath-Refresher
Erweiterungsfortbildung	Zusätzliche Berufsfähigkeiten	Neue Therapiemethode, Fremdsprache
Anpassungsfortbildung	Anpassung an veränderte Anforderungen des Arbeitsplatzes (PC-Kenntnisse)	Neue Dokumentationssysteme, elektronische Patientenakte
Aufstiegsfortbildung	Vermittlung von Managementwissen	Training von Führungsverhalten (Teamleitung und -bildung)

4.4.5 Personalentwicklung

Eine Praxis ist oft so gut wie die Ausbildung ihrer Mitarbeiter. Gut ausgebildete Mitarbeiter sind immer willkommen – am besten, sie bringen schon zertifizierte Fortbildungen mit, damit der Arbeitgeber davon profitieren kann und selbst die Kosten nicht tragen muss. Wer ist für die Weiterbildung von Mitarbeitern verantwortlich und wie viel Anspruch auf Förderung hat ein Arbeitnehmer?

> ❯ Personalentwicklung beinhaltet Personalbildung und Personalförderung. Personalbildung beinhaltet die Ausbildung und die Fortbildung/Weiterqualifizierung. Personalförderung betrifft die persönliche Entwicklung der Mitarbeiter.

Verantwortlich für Personalentwicklung sind i. d. R. Praxisleitungen, Fachleitungen und in Kliniken auch die Klinikleitung.

Personalbildung

Physiotherapeuten, Ergotherapeuten und Logopäden gelten als fortbildungsfreudig – einerseits, weil es für manche Anstellungen zwingend ist, andererseits, weil sich diese Berufsgruppe durch ein hohes Interesse an Fortbildungen auszeichnet.

Im Folgenden sollen Gründe und Arten der Fortbildungsmöglichkeiten aufgezeigt werden.

Gründe für Fortbildungen sind u. a.:

- Spezialisierung auf einen bestimmten Fachbereich,
- Vermittlung neuen Wissens und neuer Erfahrungen (durch neue Therapieverfahren/-methoden, aber auch durch zunehmende Dynamik in Wirtschaft, Forschung und Technik),
- Abrechnungsmöglichkeiten mit den GKVen,
- Forderungen von GKVen oder Gesetzgeber (Fortbildungspunkte),
- Verminderung der Fluktuation,
- Mitarbeitermotivation,
- für Führungskräfte/Vorgesetzte: Verbesserung des Führungsverhaltens von Vorgesetzten.

Fortbildungen lassen sich, je nach Hintergrund, nach Arten zusammenfassen (■ Tab. 4.3).

Um **Fortbildungsbedarfe** der Mitarbeiter zu ermitteln, empfiehlt sich folgende Vorgehensweise:

- **Bedarfsermittlung**
1. Ermittlung der Anforderungen an die Mitarbeiter im Hinblick auf die Arbeitsaufgabe
2. Ermittlung der Mitarbeiterqualifikation (Leistungs- und Potenzialbeurteilung)
3. Ermittlung der Mitarbeiterinteressen zwecks Identifikation mit der Fortbildung
4. Vergleich Anforderungs- mit Qualifikationsprofil (Über- oder Unterforderung)
5. Einleitung entsprechender Maßnahmen zur Weiterentwicklung des Mitarbeiters

> ❯ Ganz besonders wichtig für die Personalentwicklung ist die Abstimmung der Fortbildungen mit dem jeweiligen Mitarbeiter. Die Interessen der Mitarbeiter und des Unternehmens sollten möglichst im Einklang stehen. »Verordnete« Fortbildungen werden nicht fruchtbar sein, wenn der Mitarbeiter selbst nicht motiviert dazu ist oder seine Interessen ganz woanders liegen.

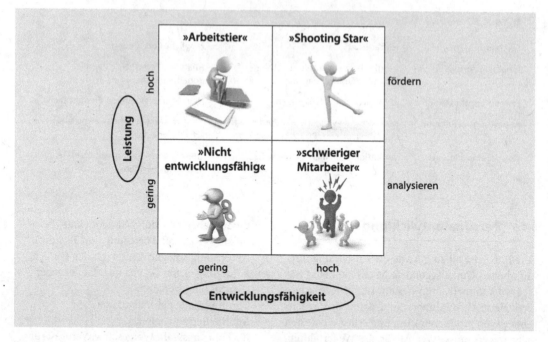

◘ Abb. 4.24   Mitarbeiterportfolio. (Mit freundl. Genehmigung: Shooting Star © nasir1164/Fotolia, Arbeitstier © kanchokostov/Fotolia, Nicht entwicklungsfähig © ullrich/Fotolia, Schwieriger Mitarbeiter © kharlamova_lv/Fotolia)

- **Erstellung eines Mitarbeiterportfolios**

Eine gute Möglichkeit, sich einen Überblick über die Entwicklungsfähigkeit seiner Mitarbeiter zu verschaffen, ist die Aufstellung eines Mitarbeiterportfolios (Vahs et al. 2000). Das Portfolio beinhaltet die Kriterien »Leistungsfähigkeit« und »Entwicklungsfähigkeit« der einzelnen Mitarbeiter. Diese beiden Kriterien können unterschiedlich ausgeprägt sein: entweder »gering« und »hoch«. ◘ Abb. 4.24 zeigt ein Beispiel für ein solches Mitarbeiterportfolio.

Mitarbeiter, die in die oberen beiden Quadranten eingeordnet werden, sind als förderungswürdig zu bezeichnen. Mit ihnen sollten Gespräche über Art, Umfang und Zeitpunkt einer Fortbildung geführt werden.

Mitarbeiter, die in die unteren beiden Quadranten eingeordnet werden, sollten sorgfältig analysiert werden. Hier muss geklärt werden, warum die Leistungsfähigkeit gering ausgeprägt ist und ob entweder die Entwicklungs- oder die Leistungsfähigkeit unter bestimmten Bedingungen gesteigert werden kann. Wenn weder die Leistungs- noch die Entwicklungsfähigkeit aktuell verbessert werden

kann, sollte man den Mitarbeiter zunächst entsprechend seiner Stärken, die jeder Mitarbeiter hat, einsetzen. Das motiviert in den meisten Fällen. Zu einem späteren Zeitpunkt sollten dann erneut Gespräche über seine Entwicklungs- oder Leistungsfähigkeit geführt werden.

- **Interne und externe Fortbildungen**

Wenn die Fortbildungsbedarfe für Mitarbeiter ermittelt worden sind, können sie entweder durch interne oder durch externe Fortbildungen gedeckt werden.

- Interne Fortbildungen finden am oder außerhalb des Arbeitsplatzes, durch die Praxis selbst statt.
- Externe Fortbildungen erfolgen durch außenstehende Institutionen oder Trainer.

Interne Fortbildungen sind meist kostengünstiger, aber Qualitätsniveau und Angebotspalette sind oft unzureichend und ermöglichen i. d. R. keinen Zertifikatserwerb.

Je nach finanzieller Lage der Arbeitgeber und den Erfordernissen für die Mitarbeitermotivation können interne Fortbildungen während der regulären Arbeitszeit erfolgen oder aber auf freiwilliger Basis außerhalb der Arbeitszeit. Wenn Arbeitgeber eine interne Fortbildung für die Mitarbeiter verpflichtend machen, dann sollte sie auf jeden Fall während der Arbeitszeit stattfinden, d. h., in Form einer bezahlten Fortbildung.

Interne Fortbildungen »on the job« sind z. B. Anleitung durch Vorgesetzten, Übertragung von Sonderaufgaben, »job rotation« (Wechsel verschiedener Arbeitsplätze/Fachbereiche innerhalb der Gesundheitseinrichtung; dies bietet sich aber patientenbedingt nur für große Einrichtungen an, z. B. 3 Monate Behandlung von pädiatrischen Patienten, 3 Monate Behandlung von neurologischen Patienten). Interne Fortbildungen »off the job« sind z. B. Seminare, Fallmethoden oder Rollenspiele.

Externe Fortbildungen haben ein hohes Qualitätsniveau und eine hohe Professionalität, sie sind motivierender, die Angebotspalette ist breiter und es besteht die Möglichkeit zum Zertifikatserwerb. Dafür sind sie aber meistens teurer (Fortbildung und Reisekosten).

Möglichkeiten externer Fortbildung sind die Teilnahme an Berufsseminaren, Fachkursen, Workshops, Lehrgängen, der Besuch von Messen, die Teilnahme an Kongressen und Foren, der Besuch einer Akademie oder Fachschule und das Studium an einer Fern- oder Präsenzhochschule. Hierbei kann der Arbeitgeber, je nach Finanzsituation, die Kosten ganz oder teilweise übernehmen und den Mitarbeiter für die Dauer der Fortbildung von der Arbeit freistellen oder beurlauben (u. a. Bildungsurlaub). Eine Verpflichtung zur Bezahlung von Fortbildungen gibt es nicht, aber eine Verpflichtung zur Gewährung von Bildungsurlaub.

Fortbildung im Rahmen von Bildungsurlaub bietet sich dort an, wo zeitliche und finanzielle Möglichkeiten nicht in ausreichendem Maße gegeben sind. Arbeitnehmer haben in den meisten Bundesländern (mit Ausnahme u. a. von Bayern und Baden-Württemberg) einen gesetzlichen Anspruch von 5 Arbeitstagen pro Jahr auf Bildungsurlaub (jedes Bundesland hat eigene Gesetze zum Bildungsurlaub, der in jedem Bundesland an andere Voraussetzungen gebunden ist). Bildungsurlaub kann nur in rechtzeitiger Absprache (mind. 4 Wochen im Voraus) mit dem Arbeitgeber genommen werden und darf nur dann abgelehnt werden, wenn betriebliche Belange entgegenstehen. Andererseits ist der Arbeitgeber verpflichtet, innerhalb eines Jahres den zustehenden Bildungsurlaub zu gewähren, unter Fortzahlung des Gehalts des Mitarbeiters. Die Fortbildung muss als Maßnahme des Bildungsurlaubs anerkannt sein. Das muss der Mitarbeiter nachweisen. Solche Nachweise werden von den Bildungsanbietern erbracht, die ihre Bildungsangebote von entsprechenden Anerkennungsstellen anerkennen lassen müssen. Diese Anerkennungsstellen werden von den jeweiligen Landesministerien festgelegt.

Personalförderung

Die persönliche und individuelle Förderung von Mitarbeitern geht über die normale Fortbildung hinaus. Sie kann dann sinnvoll sein, wenn der Arbeitgeber aufgrund längerer Zusammenarbeit bestimmte Qualifikationen bei seinen Mitarbeitern vermutet und diese fördern möchte. Sie kann aber auch dann sinnvoll sein, wenn bestimmte Interessen und Motivationen auf Seiten des Mitarbeiters in Einklang stehen mit Interessen auf Seiten des Arbeitgebers und mit den Zielen der Einrichtung. Dies könnte z. B. dann der Fall sein, wenn eine Ergotherapeutin gern mit Diabetespatientinnen arbeitet, in diesem Bereich an speziellen Fortbildungen bereits teilgenommen hat und der Arbeitgeber die Praxis zu einer Diabetes-Schwerpunktpraxis ausbauen möchte. Er könnte dann in Abstimmung mit der Mitarbeiterin weitere sinnvolle Fortbildungen gewähren und finanzieren. Er könnte darüber hinaus auch die Mitarbeiterin zu einer Fachleiterin für Diabetes befördern und eine zusätzliche Führungsfortbildung gewähren. Aber auch in diesem Fall gilt: Individuelle Förderung von Mitarbeitern nur in enger Absprache mit diesen.

Eine gute Möglichkeit, Entwicklungspotenziale der Mitarbeiter zu erkennen, sind regelmäßige Mitarbeitergespräche und Personalbeurteilungen.

4.4.6 Personalbeurteilung

Professionelle Personalbeurteilung, auch Mitarbeiterbeurteilung genannt, wird in den Gesundheitsfachberufen im Bereich der Praxen kaum durchge-

führt, es sei denn, es handelt sich um qualitätszerti-
fizierte Praxen. Die QM-Zertifizierer im Gesundheitswesen verlangen für die Zertifizierung und die
Rezertifizierung, dass alle Mitarbeiter i. d. R. einmal
pro Jahr anhand eines vorgegebenen Beurteilungsbogens beurteilt werden. Im Bereich der Kliniken
wird die professionelle Personalbeurteilung zwar
bereits in vielen Einrichtungen durchgeführt, aber
in der fachspezifischen Literatur sucht man vergeb-
lich nach Beispielen für Personalbeurteilungsbögen, die speziell für Therapeuten einsetzbar sind.
Massow (2011) kommt nach einer systematischen
Literaturrecherche zu der Erkenntnis, dass es »keine berufsgruppenspezifischen Beurteilungskriterien speziell für Physiotherapeuten gibt.« Gleiches
gilt auch für Ergotherapeuten und Logopäden. Vor
diesem Hintergrund wurden an der HAWK im
Rahmen von Bachelor- und Hausarbeiten sowie
in mehreren Studienprojekten Beurteilungsbögen
entwickelt, die die therapiespezifischen Belange in
Ergotherapie, Logopädie und Physiotherapie berücksichtigen und insbesondere im Bereich der
Praxen eingesetzt werden können. Erste Evaluationen der Beurteilungsbögen in therapeutischen
Praxen sind erfolgt, und die Ergebnisse sind in die
Weiterentwicklung eingeflossen.

Definition

Doch was genau ist eine Personal- oder Mitarbeiterbeurteilung? Nach Wunderer (2007) handelt es
sich dabei um »eine innerbetriebliche, systematische Urteilsbildung über Mitglieder von Organisationen hinsichtlich ihrer Potenziale und Leistungen
(Verhalten und Ergebnisse).«

> **Potenzialbeurteilungen sind auf die
> Zukunft gerichtet und im Rahmen der
> Personalentwicklung sinnvoll. Leistungs-
> beurteilungen beziehen sich rückwirkend
> auf die Arbeitsleistung, die bereits in der
> Vergangenheit erbracht worden ist.**

Üblicherweise betrachtet man im Rahmen der Leistungsbeurteilung das abgelaufene Kalenderjahr.

Personalbeurteilungen können für Mitarbeiter,
Vorgesetzte oder Kollegen durchgeführt werden.

Sie können einerseits Beurteilte, andererseits Beurteiler sein. Darüber hinaus können im Gesundheitswesen auch Patienten die Beurteilerrolle einnehmen und ihre Therapeuten beurteilen. Man
spricht in dann auch von einer sog. 360-Grad-Be-
urteilung.

Der häufigste Fall der Personalbeurteilung ist
jedoch die Beurteilung eines Mitarbeiters durch
seinen Vorgesetzten. Die nachfolgenden Ausführungen beziehen sich deshalb ausschließlich auf
diesen Fall.

Ziele und Funktionen

Warum sollte man seine Mitarbeiter einmal im Jahr
professionell beurteilen? Menschen brauchen Ziele
und Motivation, um sich weiterzuentwickeln. Ein
Chef kann seine Mitarbeiter dann am besten motivieren, wenn er weiß, worauf es bei jedem einzelnen ankommt. Das fördert das Vertrauen und das
Arbeitsverhältnis zwischen Chef und Mitarbeiter.
Die professionelle Beurteilung ist die Grundlage
für ein konstruktives Miteinander und für die Beziehungspflege zwischen Vorgesetztem und Mitarbeiter und ist somit auch ein Instrument des
Qualitätsmanagements. Der Arbeitgeber kann aus
seiner Sicht die Stärken und Schwächen des Mitarbeiters aufzeigen, der Mitarbeiter kann sich mit
seiner Sichtweise und seinen individuellen Ent-
wicklungswünschen einbringen. Diese Möglichkeiten sollte eine professionelle Beurteilung sowohl aus Sicht des Arbeitgebers als auch aus Sicht
des Arbeitnehmers bieten (Ernst u. Lücking 2013;
Brückmann et al. 2013).

Werden Praxisinhaber nach ihren Erwartungen
an professionelle Personalbeurteilungen gefragt
(Deppe et al. 2012), dann besteht der Wunsch, dass
folgende **Ziele** erreicht werden:
- die positive Entwicklung, Motivation der MA
  (Mitarbeiter, Anm. der Autorin) und das »He-
  rausholen« von Ressourcen und Potentialen
  der MA
- das Erarbeiten von gemeinsamen Zielen
- die genaue Erfassung von Entwicklungsmöglichkeiten…, um eine differenzierte Entwicklung der MA zu garantieren
- geübte MA sollen ihre eigenen Stärken und
  Schwächen erkennen…

In der Literatur zum Thema Personalmanagement werden übereinstimmend folgende Ziele der Personalbeurteilung genannt:

- Motivation der Mitarbeiter durch gezielte immaterielle und – wenn möglich – materielle Belohnung des positiven Leistungsverhaltens,
- Entwicklung der Mitarbeiter, d. h., optimale Ausschöpfung ihrer Begabungs- und Leistungsreserven durch gezielte Schulung ihrer Fähigkeiten und ihres Verhaltens.

Als **Funktionen** der Personalbeurteilung werden genannt:

- individuelle Orientierung der Mitarbeiter durch Beratung,
- Feedback für beide Seiten,
- Förderung der Mitarbeiter,
- Basis für personalpolitische Entscheidungen,
- Basis für Entgeltfestlegung und -differenzierung,
- Leistungsstimulation,
- Basis für Zeugniserstellung,
- Teil des Qualitätsmanagements (Zertifizierung und Rezertifizierung).

Beurteilungskriterien

Welche Kriterien sollten zur Beurteilung von Mitarbeitern herangezogen werden? Werden Praxisinhaber nach den aus ihrer Sicht wichtigen Themenbereichen gefragt, die Personalbeurteilungsbögen beinhalten sollten, werden die folgenden genannt (Deppe et al. 2012):

- Interessen und Motivation des Mitarbeiters,
- die fachliche Kompetenz (in Einzelgesprächen über die Patienten bewertbar),
- die Behandlungskompetenz (über die Rückmeldung der Patienten einschätzbar),
- die Sozialkompetenz (durch die Bewältigung schwerer Aufgaben bewertbar),
- Selbstkompetenzen (z. B. Zeitmanagement, Flexibilität, Engagement und berufliche Weiterentwicklung).

Auf Basis empirischer Forschungen in physiotherapeutischen, ergotherapeutischen und logopädischen Praxen wurden an der HAWK die für therapeutische Praxen relevanten Beurteilungskriterien für die folgenden 4 Kompetenzbereiche entwickelt (Massow 2011):

- Fachwissen,
- Fertigkeiten,
- Sozialkompetenzen,
- Selbstkompetenzen.

Diese Kriterien sind in mehrere Einzelaspekte untergliedert, wie die folgende Übersicht zeigt.

Beurteilungskriterien für therapeutische Praxen

Fachwissen

- Medizinisches Fachwissen
- Physiotherapeutisches/ergotherapeutisches/logopädisches Fachwissen
- Kenntnis bezüglich des Verordnungs- und Abrechnungswesens, Abrechnungsprogramme
- Kenntnis im Umgang mit dem eigenen Kompetenzbereich
- Kenntnis im Umgang mit Hygienevorschriften

Fertigkeiten

- Selbstständige Erstellung von fachgerechten physiotherapeutischen /ergotherapeutischen/logopädischen Therapieplänen und Übungsprogrammen
- ICF-basierte Dokumentation der physiotherapeutischen/ergotherapeutischen/logopädischen Befunderhebung und des Behandlungsverlaufes sowie Verfassen von Therapieberichten
- Zeitmanagement
- Arbeitsmanagement
- Problemlösungsfähigkeit
- Mitarbeit hinsichtlich einer Qualitätssicherung im therapeutischen Prozess

Sozialkompetenzen

- Kommunikation und Zusammenarbeit mit Patienten und deren Angehörigen
- Kommunikation und Zusammenarbeit im Team
- Kommunikation und Zusammenarbeit mit dem Vorgesetzten

4

— Kommunikation und Zusammenarbeit mit
anderen Professionen (Physiotherapeuten,
Ergotherapeuten, Logopäden, Ärzte etc.)
— Konfliktfähigkeit

Selbstkompetenzen
— Reflexion des eigenen Handelns und des
eigenen Verhaltens
— Flexibilität im Praxisalltag
— Motivation zur beruflichen Weiterentwick-
lung
— Verantwortungsbewusstsein
— Kritikfähigkeit
— Engagement

Beurteilungsbögen

Diese speziell für therapeutische Praxen entwickelten Kompetenzbereiche mit den jeweiligen Unter-
kriterien sind in einen Personalbeurteilungsbogen
eingeflossen, der ausschließlich für therapeutische
Praxen entwickelt worden ist. Den Beurteilungsbogen können Sie mit Eingabe der ISBN dieses Buches
unter ▶ http://extras.springer.com herunterladen.
Jedes einzelne Unterkriterium wird im Beurteilungsbogen erläutert, z. B. wird das Kriterium »phy-
siotherapeutisches Fachwissen« wie folgt erläutert:
— Fachwissen über physiotherapeutische Techniken und Methoden sowie Fachkenntnis über
Maßnahmen aus der physikalischen Therapie,
Kenntnisse aus der evidenzbasierten Physiotherapie
— Aktualität des Wissens, erforderliche Breite
und Tiefe für Tätigkeit in der physiotherapeutischen Praxis
— Bei akademisch ausgebildeten Physiotherapeuten: Kenntnis wissenschaftlicher Grundlagen
der Physiotherapie und der Bedeutung für die
therapeutische Praxis

Am Ende des Beurteilungsbogens ist noch Platz
vorgesehen für
— Bemerkungen zum Mitarbeitergespräch
— Fortbildungsplanung
— Zielvereinbarung
— Stellungnahme des Mitarbeiters
— Unterschriften von Vorgesetztem und Mit-
arbeiter

Dieser Beurteilungsbogen für ambulante Therapeuten wurde an der HAWK seit 2012 mehrmals
evaluiert und optimiert, sodass inzwischen für jede
Berufsgruppe ein separater Beurteilungsbogen vorliegt. Die Bögen für alle 3 Berufsgruppen können
mit Eingabe der ISBN dieses Buches unter ▶ http://
extras.springer.com heruntergeladen werden. Diese
spezifischen Personalbeurteilungsbögen können
von Praxisinhabern so übernommen werden. Wer
aber nicht mit einem standardisierten Fragebogen
arbeiten möchte, kann die für Praxen entwickelten
Beurteilungskriterien heranziehen und in einem individuell gestalteten Mitarbeitergespräch anwenden.

■ **Zufriedenheit mit dem für Therapiepraxen
entwickelten Personalbeurteilungsbogen**
Die Beurteilungsbögen wurden durch die HAWK
in physiotherapeutischen, ergotherapeutischen
und logopädischen Praxen evaluiert, sowohl bei
Beurteilern (Praxisinhabern) als auch bei Mitarbeitern. Nach Vorliegen der Ergebnisse der Evaluationen des Beurteilungsbogens können folgende
Schlussfolgerungen gezogen werden (Deppe et al.
2012; Bohle et al. 2012; Bögel et al. 2012; Brückmann
et al. 2013; Ernst u. Lücking 2013):
— Alle 3 Bögen sind gut anwendbar. Die meisten
Praxisinhaber, die an der Evaluation teilgenommen haben, können sich vorstellen, den
Beurteilungsbogen für ihre Praxis zu überneh-
men und ihn 1- bis 2mal pro Jahr anzuwenden.
— Die Beurteilungskriterien sind aussagekräftig:
Vorgesetzte sind in der Lage, anhand dieser
Kriterien ihre Mitarbeiter umfassend zu beurteilen. Mitarbeiter fühlen sich umfassend
beurteilt.
— Befürchtungen, die Beziehungen zwischen
Mitarbeiter und Vorgesetzten könnten sich
verschlechtern, wurden nicht bestätigt.
— Bei der Verwendung unterschiedlicher Be-
wertungsskalen besteht die Tendenz, keine
Schulnoten, sondern eine Nominalskala zu
verwenden (s. »Beurteilungsmaßstäbe«).
— Der Nutzen einer Mitarbeiterbeurteilung anhand eines standardisierten Beurteilungsbogens wird nicht einheitlich beurteilt: Teilweise
wird ein Mitarbeitergespräch ohne Beurteilungsbogen bevorzugt, teilweise wird es be-
grüßt, ein standardisiertes Instrument verwen-

den zu können, zumal sowohl die Mitarbeiter als auch die Vorgesetzten den Bogen ausfüllen und so Abweichungen in den Beurteilungen erkennen können.

- Vorgesetzte sehen den konkreten Nutzen des Beurteilungsbogens darin, ein geeignetes Feedbackinstrument für die Mitarbeiter zu haben und einen guten Überblick bei neuen Mitarbeitern zu erhalten. Kritikpunkte könnten direkt angesprochen werden. Auch eine mögliche Qualitätsverbesserung in der Arbeit ihrer Mitarbeiter wird von den Inhabern gesehen.

- Einige Praxisinhaber sehen in dem Beurteilungsbogen auch ein Instrument zur Personalentwicklung. In diesem Fall wäre aus ihrer Sicht eine Beurteilungsskala nicht erforderlich (Ernst u. Lücking 2013).

- Mitarbeiter sehen den Nutzen in der Dokumentation des Beurteilungsergebnisses (dass es »schwarz auf weiß festgehalten ist und ein sich Nach-dem-Mund-Reden ausgeschlossen ist«, Deppe et al. 2012), was ohne einen Beurteilungsbogen i. d. R. nicht erfolgt. Der Beurteilungsbogen wird als fair empfunden, aber vereinzelt auch als unpersönlich.

- Die Dauer der Mitarbeiterbeurteilungen schwankte zwischen 20 und 60 min und wurde insgesamt als angemessen bezeichnet.

- **Beurteilungsmaßstäbe**

Als Maßstäbe für die Beurteilung der einzelnen Kriterien haben sich Skalenverfahren bewährt, häufig numerische Skalen mit Skalenwerten z. B. von 1–10 oder 1–6 (Schulnoten) oder Nominalskalen (sehr gut/gut/zufriedenstellend/schlecht oder stets/häufig/manchmal/selten/nie). Empirische Untersuchungen in therapeutischen Praxen haben ergeben, dass Notenskalen Leistungsdruck beim Mitarbeiter erzeugen und deshalb nicht bevorzugt werden (Deppe et al. 2012). Stattdessen wird den Nominalskalen der Vorzug gegeben. Die Skalierung kann z. B. in Anlehnung an die »Goal Attainment Scale« (Schädler 2006) erfolgen. Danach würden die 5 Skalierungen wie folgt lauten: Der Mitarbeiter hat seine Leistungen erbracht wie erwartet, mehr als erwartet, viel mehr als erwartet, weniger als erwartet, viel weniger als erwartet. Diese Skalierung trifft aber nicht überall auf Zustimmung.

Durchführung

»Frau Meier, haben Sie nachher mal kurz Zeit?« – Dieser Satz löst bei den meisten Arbeitnehmern eher Ängste als Zuversicht aus. Die wenigsten Chefs rufen Mitarbeiter zu sich, um ihnen mitzuteilen, dass sie mit ihrer Arbeit sehr zufrieden sind. Doch wie kann man ein Mitarbeitergespräch oder eine Beurteilung am besten in den Praxisalltag integrieren, ohne dass es zu unnötigem Stress kommt? Ein regelmäßiges und für alle geltendes Mitarbeitergespräch baut solchen Ängsten vor und fördert einen entspannteren Austausch. Wichtig ist hier, dass auch der Mitarbeiter die Möglichkeit bekommen soll, seine Wünsche, Sorgen oder Ideen einzubringen.

In vielen nicht zertifizierten Praxen werden bereits Mitarbeitergespräche geführt, mehr oder weniger regelmäßig. Dazu wird meist kein standardisierter Beurteilungsbogen verwendet, sondern man setzt sich in Zweiergesprächen »locker« zusammen. Personalbeurteilungen sollten nicht nur einmalig, sondern **regelmäßig** durchgeführt werden, um Mitarbeitern ein regelmäßiges Feedback zu geben und Veränderungen im Zeitablauf zu erfassen. Die Regelmäßigkeit kann durch eine halbjährliche, jährliche oder 2-jährliche Beurteilung erfolgen, je nachdem, welche zeitlichen Ressourcen dem Beurteiler für die Mitarbeiterbeurteilung zur Verfügung stehen. In einer Praxis mit vielen Mitarbeitern wird eine regelmäßige Beurteilung eher nur 1mal pro Jahr oder alle 2 Jahre möglich sein, bei geringer Mitarbeiterzahl könnte auch eine Beurteilung in kürzeren Abständen vertretbar sein.

Darüber hinaus können **anlassbezogene Beurteilungen** durchgeführt werden, z. B. nach Ablauf der Einarbeitungs- oder Probezeit, bei Wechsel des Vorgesetzten oder aufgrund der Anforderung eines Zwischenzeugnisses durch einen Mitarbeiter. Aber auch bei Gesprächsbedarf seitens der Mitarbeiter oder des Arbeitgebers kann eine Personalbeurteilung erfolgen.

Die Beurteilung der Leistungen und Potenziale der Mitarbeiter sollte anhand eines **standardisierten Beurteilungsbogens** mit festgelegten Beurteilungskriterien erfolgen. Dieser Beurteilungsbogen sollte für alle Mitarbeiter einer Berufsgruppe und einer Statusgruppe gleich sein (z. B. alle Logopäden, die keine Mitarbeiter haben). Für Leitungskräfte mit Führungsverantwortung kann ein separater Beurteilungsbogen verwendet werden, der weitere Beurteilungskriterien in Bezug auf die Führungsaufgaben enthält.

Die zu beurteilenden Kriterien und die Skalierungen sind bei einem professionellen Beurteilungsbogen genau erläutert, meistens in Form eines Anhangs. In diese Erläuterungen muss sich der Beurteiler vor der ersten Beurteilung genau einarbeiten. Bei einer erneuten Beurteilung der Mitarbeiter im Folgejahr sollten die Erläuterungen erneut durchgelesen und die Vorgehensweise wieder aufgefrischt werden.

Der Beurteilungsbogen sollte inklusive der Erläuterungen auch dem zu beurteilenden Mitarbeiter ausgehändigt werden. Dies ermöglicht ihm, sich selbst zu beurteilen und seine Ergebnisse später mit denen des Vorgesetzten zu vergleichen. Eventuelle Differenzen können dann im Rahmen des Beurteilungsgesprächs mit dem Beurteiler besprochen werden.

Der Beurteiler sollte sich ausreichend **Zeit** nehmen, den Beurteilungsbogen auszufüllen. Gleichzeitig sollte er sich Begründungen für das Ergebnis seiner jeweiligen Beurteilung notieren. Dies spart später im Gespräch mit dem Mitarbeiter Zeit und hinterlässt beim Mitarbeiter den Eindruck eines gut vorbereiteten Vorgesetzten. Der Mitarbeiter fühlt sich wertgeschätzt und ernst genommen.

Das Gespräch mit dem Mitarbeiter kann am gleichen Tag stattfinden, wenn die zeitlichen Ressourcen das erlauben. Andererseits sollte das Gespräch zeitnah geführt werden (möglichst in der gleichen Woche), damit sich der Beurteiler nicht erneut in das Thema einarbeiten muss. Als realistischer Zeitbedarf für das Gespräch sind ca. 60 min einzuplanen. Der Beurteiler sollte die einzelnen Beurteilungskriterien erläutern und seine Beurteilung begründen. Dann sollte er dem Mitarbeiter Gelegenheit geben, Stellung zu nehmen und ggf. Differenzen aufzuzeigen. Je nachdem, ob der Beurteilungsbogen es vorsieht, sollten im Anschluss gemeinsam Ziele und Maßnahmen (z. B. bestimmte Fortbildungen) für den nächsten Beurteilungszeitraum vereinbart werden (s. auch

Management by Objectives, ▶ Abschn. 4.4.1). Das Gespräch sollte möglichst konfliktfrei beendet und der Beurteilungsbogen sowohl vom Beurteiler als auch vom Mitarbeiter unterschrieben werden. Dies hat arbeitsrechtliche Bedeutung, da die dokumentierten Inhalte der Personalbeurteilungsbögen die Grundlage für die Erstellung von Arbeitszeugnissen darstellen. Das bedeutet konkret, dass der Arbeitgeber bei durchschnittlich guten Personalbeurteilungen auch dem Mitarbeiter im Arbeitszeugnis eine gute Arbeitsleistung bescheinigen muss. Diese Bewertung ist dann rechtlich einklagbar.

Personalbeurteilung: Praxistipp

Im Zusammenhang mit Personalbeurteilungen sind folgende Aspekte zu beachten:

- Arbeitsbelastung (ca. 2–3 h pro Mitarbeiter: ca. 1,5–2 h Beurteilungsbogen, 1 h Gespräch inkl. Vor- und Nachbereitung)
- Konfliktauslösung (latente Konflikte und unterdrückte Frustrationen können im Verlauf eines Kalenderjahres zu erheblichen Auseinandersetzungen führen)

Das Instrumentarium zur Personalbeurteilung sollte folgende Elemente umfassen:

- Beurteilungsbogen
- Beurteilungsgespräch (Mitarbeiter und Vorgesetzter besprechen gemeinsam die Beurteilung). Einarbeitung des Beurteilers in den Beurteilungsbogen erforderlich!
- Aktionspläne (Maßnahmenpläne, die sich aus dem Ergebnis der Personalbeurteilungen aller Mitarbeiter ergeben)

Für Mitarbeitergespräche empfiehlt sich folgendes Vorgehen:

- Regelmäßig durchführen (mind. 1mal/Jahr)
- Mitarbeiter vorher über den Zeitpunkt informieren
- Beurteilungsbogen einige Tage vorher dem Mitarbeiter aushändigen
- Mitarbeiter bitten, den ausgefüllten Bogen zum Gespräch mitzubringen
- Als Beurteiler den Beurteilungsbogen inkl. der Erläuterungen vorher durchlesen und mit dem Bogen vertraut machen

- Beurteilungsbogen in Ruhe ausfüllen
- Begründungen erarbeiten und notieren
- Angenehme, ungestörte Atmosphäre schaffen
- Ca. 1 h Gesprächszeit einplanen
- Positiver Gesprächseinstieg (Lob/Anerkennung mit aktuellem Bezug)
- Kritische Aspekte konstruktiv und wertschätzend einbringen und begründen
- Dem Mitarbeiter Gelegenheit zur Darstellung seiner Sicht geben
- Verständnis für Probleme zeigen
- Gemeinsam Lösungen erarbeiten
- Gemeinsam Ziele für das nächste Jahr festlegen
- Positive Beendigung des Gesprächs

Wenn Personalbeurteilungen mittels Beurteilungsbögen durchgeführt werden sollen, dann hat der Betriebsrat, sofern vorhanden, ein Mitspracherecht. Deshalb sollten Betriebsratsmitglieder von Anfang an in die Entwicklung von Personalbeurteilungsbögen einbezogen werden.

4.5   Ausscheiden von Mitarbeitern

Ausgangssituation

Die Physiotherapiepraxis von Martin Z. hat 3 Mitarbeiterinnen und liegt in einer ländlichen Gemeinde, aus der in den letzten Jahren viele Bewohner weggezogen sind. Dies bekommt die Praxis seit 1½ Jahren zu spüren. Die Patientenanzahl entwickelt sich kontinuierlich rückläufig. 3 Mitarbeiter sind für diese Situation zu viel. Martin Z. muss handeln und möchte Personal abbauen. Er würde am liebsten alle Mitarbeiterinnen weiter beschäftigen, was aber nicht möglich ist. Er ist sich nicht sicher, was er tun soll.

Bevor Mitarbeiter entlassen werden, sollten alle anderen Möglichkeiten der Personalfreisetzung, also des Abbaus von Personal, geprüft worden sein. Eine Personalfreisetzung ist nicht gleichzusetzen mit einer Kündigung. Eine Kündigung ist die letzte Möglichkeit, Personal abzubauen, wenn andere Möglichkeiten ausgeschlossen werden können.

4.5.1   Personalfreisetzung

Personalfreisetzung umfasst alle Maßnahmen, um eine personelle Überdeckung abzubauen (quantitativ, qualitativ, zeitlich und örtlich).

Die Ursachen für den Abbau von Personal können sehr unterschiedlich sein. Die häufigsten sind Umsatz-/Patientenrückgang z. B. als Folge von Veränderungen im Gesundheitswesen, saisonal bedingte Beschäftigungsschwankungen (z. B. PT-Praxis im Skigebiet), neue Wettbewerber, Reorganisation durch z. B. Kooperationen/Fusionen (Praxiszusammenlegung) oder Outplacement von Leistungsbereichen (z. B. Schließung des an die Praxis angegliederten Fitnessbereichs).

Arten der Freisetzung

Es gibt verschiedene Möglichkeiten, Mitarbeiter freizusetzen. Dabei wird grundsätzlich zwischen interner und externer Freisetzung unterschieden.

Bei der internen Freisetzung wird im Gegensatz zur externen kein Personal abgebaut. Es werden bestehende Arbeitsverhältnisse geändert. Bei der externen Freistellung werden bestehende Arbeitsverhältnisse beendet.

Interne Freisetzung durch Versetzung von Mitarbeitern kann in Praxen mit Zweit- oder Drittniederlassungen, z. B. in verschiedenen Stadtteilen oder Gemeinden, erfolgen. In anderen Praxen können Mitarbeiter freigesetzt werden durch Arbeitszeitverkürzung, z. B. kann mit Vollzeitmitarbeitern vereinbart werden, dass sie für eine bestimmte Zeit in Teilzeit arbeiten. Zu einem späteren Zeitpunkt, wenn die Rahmenbedingungen wieder besser sind, kann dann wieder auf Vollzeit aufgestockt werden. Kurzarbeit ist die vorübergehende Reduzierung der regelmäßigen wöchentlichen Arbeitszeit (abweichend vom Arbeitsvertrag) aufgrund erheblichen Arbeitsausfalls, der unvermeidbar ist. Das könnte z. B. dann der Fall sein, wenn die Praxis in einer kleinen Gemeinde ihre Hauptumsätze mit Behandlungen im benachbarten Seniorenheim tätigt und das Seniorenheim wegen Insolvenz geschlossen wird. Vermeidbar hingegen wäre saisonal bedingter Arbeitsausfall (Praxis im Urlaubs- oder Skigebiet). Der Mitarbeiter hat unter bestimmten Voraussetzungen Anspruch auf Kurzarbeitergeld, das er von der Bundesagentur für Arbeit erhält. Dies ist eine

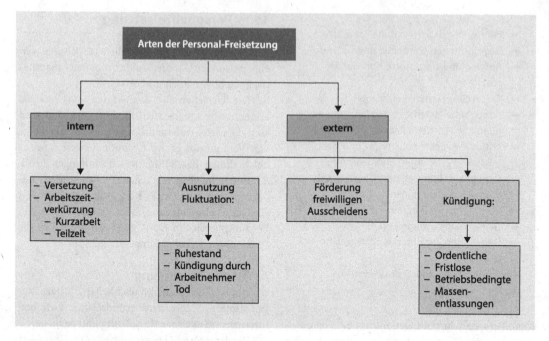

◘ Abb. 4.25   Arten der Personalfreisetzung

Entgeltersatzleistung. Der Arbeitgeber ist dann nicht mehr zur Zahlung des Gehalts verpflichtet. Nach §§ 95 ff. SGB III muss der Arbeitgeber den Arbeitsausfall der Agentur für Arbeit anzeigen und mindestens einen Mitarbeiter beschäftigen, der durch den Arbeitsausfall betroffen ist. Darüber hinaus muss Kurzarbeit im Arbeitsvertrag vereinbart worden sein. Bei Kurzarbeit arbeitet der Mitarbeiter dann weniger oder auch gar nicht. Das Kurzarbeitergeld ist grundsätzlich auf 6 Monate begrenzt. In dieser Zeit kann der Arbeitgeber versuchen, den Arbeitsausfall durch andere Maßnahmen zu kompensieren. Kurzarbeit ist dann sinnvoll, wenn der Mitarbeiter keine Kündigung erhalten und nach Wegfall des Arbeitsausfalls weiter beschäftigt werden soll.

Externe Freisetzung kann erfolgen durch Ausnutzung natürlicher Fluktuation (Ruhestand, Mitarbeiter kündigt), Förderung des freiwilligen Ausscheidens (Unterstützung bei der Suche nach einem neuem Arbeitsplatz, auch Outplacement genannt, finanzielle Abfindung, vorzeitiger Ruhestand) oder durch Kündigung durch den Arbeitgeber. Unter sozialen Aspekten sollten die Freisetzungsmaßnahmen in dieser Reihenfolge erfolgen. Die Kündigung sollte als allerletzte Maßnahme ergriffen werden, da sie für den Arbeitnehmer eine besondere Härte bedeutet und schwerwiegende Konsequenzen nach sich ziehen kann.

◘ Abb. 4.25 zeigt die Möglichkeiten der Freisetzung nochmals im Überblick.

Kündigung durch den Arbeitgeber

Bleibt als letzte Möglichkeit nur noch die Kündigung des Mitarbeiters, muss diese schriftlich erfolgen. Sie wird rechtswirksam, wenn sie dem Mitarbeiter zugegangen ist. Dort, wo ein Betriebsrat vorhanden ist, müssen die Mitbestimmungsrechte des Betriebsrates berücksichtigt werden, d. h., der Betriebsrat muss vor der Kündigung angehört werden. Ansonsten ist sie nicht wirksam (§ 102 BetrVG).

> **Eine Kündigung ist eine einseitige empfangsbedürftige Willenserklärung.**

■   **Kündigungsarten**

Bei der **ordentlichen Kündigung** muss zunächst geprüft werden, wie viele Arbeitnehmer dem Betrieb angehören. Bei weniger als 10 Arbeitnehmern gilt das Kündigungsschutzgesetzt (KSchG) nicht,

◨ Tab. 4.4 Massenentlassung nach KSchG

Größe des Betriebes (Anzahl der Arbeitnehmer)	Anzahl der entlassenen Arbeitnehmer innerhalb von 30 Kalendertagen
Mehr als 20 und weniger als 60	Mehr als 5
Mind. 60 bis weniger als 500	10 % der regelmäßig beschäftigten Arbeitnehmer oder aber mehr als 25
Mind. 500	Mind. 30

und es müssen die Kündigungsbedingungen nach dem Arbeitsvertrag eingehalten werden. Liegt kein schriftlicher Arbeitsvertrag vor, dann gelten die gesetzlichen Kündigungsbedingungen (BGB § 622): Kündigungsfristen 4 Wochen zum 15. oder zum Ende eines Kalendermonats; in der Probezeit 2 Wochen zu jedem beliebigen Tag.

Wenn dem Betrieb mehr als 10 Arbeitnehmer angehören (Teilzeitbeschäftigte werden addiert), dann gilt das KSchG. In diesem Fall kann eine Kündigung nur ausgesprochen werden, wenn ein Grund vorliegt, der in der Person (z. B. Langzeiterkrankung ohne Perspektive der Rückkehr an den Arbeitsplatz) oder im Verhalten (z. B. unentschuldigtes Fehlen) des Arbeitnehmers liegt. Eine weitere Bedingung ist, dass der Arbeitnehmer vor einer Kündigung eine Abmahnung erhält, in der sein Fehlverhalten genau bezeichnet wird (z. B. ständiges Zuspätkommen). Weiterhin muss die Abmahnung darauf hinweisen, dass das Verhalten nicht gebilligt wird und dass im Wiederholungsfall das Arbeitsverhältnis gefährdet ist. Bei leichtem Fehlverhalten sollte man 2mal, bei schwerwiegenderem Fehlverhalten 1mal abmahnen. Erst wenn der Arbeitnehmer 1- bis 2mal wegen des gleichen Fehlverhaltens abgemahnt worden ist und der Arbeitnehmer sein Verhalten weiterhin nicht ändert, kann eine wirksame Kündigung ausgesprochen werden.

Die **außerordentliche (fristlose) Kündigung** kann aus wichtigem Grund erfolgen (z. B. Betrug, beharrliche Arbeitsverweigerung, Diebstahl etc.) und muss innerhalb von 14 Tagen nach Kenntnis des Grundes ausgesprochen werden.

Die **Änderungskündigung** strebt nicht die Beendigung des Arbeitsverhältnisses an, sondern ist ein Angebot, das Arbeitsverhältnis unter anderen Bedingungen fortzusetzen. Akzeptiert der Arbeitnehmer die veränderten Bedingungen nicht, kommt die Kündigung zum Tragen.

Die Regelungen zu **Massenentlassungen** gelten nur für Praxen und Betriebe mit mehr als 20 Mitarbeitern. In diesen Betrieben gilt das Kündigungsschutzgesetz (KSchG). Von Massenentlassungen spricht man nach § 17 Abs. 1 KSchG dann, wenn die in ◨ Tab. 4.4 genannten Bedingungen gegeben sind.

Massenentlassungen müssen dem Arbeitsamt schriftlich angezeigt werden und werden nur mit Zustimmung des Landesarbeitsamtes wirksam. Zwischen der Praxis und dem Betriebsrat, sofern vorhanden, kann ein Sozialplan abgeschlossen werden, der z. B. folgende Inhalte haben kann: Abfindungszahlungen, Freistellung von der Arbeit zur Arbeitsplatzsuche, Übernahme von Kosten der Arbeitsplatzsuche, Bezahlung von Umzugskosten etc. Darüber hinaus muss der Betriebsrat informiert werden, und die Massenentlassungen müssen begründet werden.

Eine **betriebsbedingte Kündigung** wird dann ausgesprochen, wenn ein Mitarbeiter aus dringenden betrieblichen Gründen (Arbeitsmangel, Rationalisierung, Stilllegung von Teilen der Praxis) weder auf demselben noch auf einem anderen zumutbaren Arbeitsplatz weiterbeschäftigt werden kann. Die Kriterien der Sozialauswahl nach § 1, Abs. 3 KSchG sind bei der Auswahl der zu entlassenden Mitarbeiter anzuwenden: Betriebszugehörigkeit, Lebensalter, Unterhaltsverpflichtungen, Schwerbehinderung.

Das folgende Beispiel soll das Vorgehen bei der Sozialauswahl verdeutlichen.

Praxis Musterfrau hat 4 Mitarbeiterinnen: Frau Hahn, Frau Schmidt, Frau Friedlich und Frau Binse. Frau Schmidt und Frau Binse arbeiten schon seit vielen Jahren in der Praxis, Frau Hahn ist seit 2 Jahren und Frau Friedlich ist erst seit 1 Jahr in der Praxis tätig. Frau Hahn und Frau Schmidt haben Kinder zu versorgen, Frau Friedlich und Frau Binse haben keine Kinder. Frau Friedlich ist die Jüngste im Team, Frau Schmidt ist die älteste Mitarbeiterin. Frau Hahn weist eine Schwerbehinderung von 10 % auf. Praxisinhaberin Musterfrau ist mit der Leistung aller Mitarbeiterinnen sehr zufrieden. Aber seit 2 Jahren hat die Praxis einen stetigen Patientenrückgang zu verzeichnen. Hinzu kommt, dass vor

◻ Tab. 4.5   Arbeitshilfe für die Sozialauswahl

Sozialkriterien	Frau Hahn	Frau Schmidt	Frau Friedlich	Frau Binse
Betriebszugehörigkeit (Jahre)	2	12	1	6
Lebensalter	36	48	24	31
Unterhaltspflichten	1 Kind	2 Kinder	Keine Kinder	Keine Kinder
Schwerbehinderung	10 %	–	–	–

einem Jahr eine neue Praxis in der Nähe eröffnet hat, zu der viele Patienten der Praxis Musterfrau jetzt gehen. Frau Musterfrau kann nicht mehr alle vier Mitarbeiterinnen bezahlen und hat alle Möglichkeiten der Freisetzung ihrer Mitarbeiterinnen geprüft. Niemand ist bereit, sich von Vollzeit- auf Teilzeittätigkeit zu verändern, niemand möchte kündigen, und die Wettbewerbspraxis würde auch keine Mitarbeiterin übernehmen. Letztlich muss sie eine Mitarbeiterin entlassen, aber welche?

Sie hat beschlossen, eine sozial gerechtfertigte Kündigung auszusprechen, und stellt in einer Tabelle die Sozialkriterien für jede Mitarbeiterin auf (◻ Tab. 4.5). Für welche Mitarbeiterin wäre die Kündigung sozial gerechtfertigt, welche soll sie entlassen?

Das Ergebnis der tabellarischen Übersicht zeigt, dass auf Frau Friedlich die wenigsten Kriterien zutreffen und Frau Schmidt am schutzwürdigsten ist. Deshalb wäre eine Entlassung von Frau Friedlich zu empfehlen.

Bevor eine Kündigung ausgesprochen wird ist zu prüfen, ob Kündigungsverbote vorliegen.

▪ **Kündigungsverbote und unwirksame Kündigung**

Kündigungsverbote gibt es ausschließlich für Arbeitgeber, nicht für Arbeitnehmer. Kündigungsverbote bestehen für besonders schutzbedürftige Arbeitnehmer wie werdende Mütter, Eltern in Elternzeit, Schwerbehinderte, pflegende Angehörige, Betriebs-, Personalräte und Jugendvertreter sowie für Mitarbeiter mit befristeten Arbeitsverträgen.

Für das Beispiel der Praxis Musterfrau bedeutet dies, dass z. B. zu prüfen ist, ob für Frau Friedlich ein Kündigungsverbot aufgrund des Mutterschutzgesetzes vorliegt. Ist dem Arbeitgeber eine Schwangerschaft nicht bekannt, kann die Kündigung ausgesprochen werden.

Die Kündigung eines Arbeitgebers ist unwirksam, wenn sie sozial ungerechtfertigt ist. Das ist sie dann, wenn sie nicht in der Person oder im Verhalten des Arbeitnehmers begründet oder nicht durch dringende betriebliche Erfordernisse bedingt ist. Sie ist auch sozial ungerechtfertigt, wenn der Arbeitnehmer an einem anderen Arbeitsplatz im Betrieb beschäftigt werden könnte und wenn bei der Auswahl der zu kündigenden Mitarbeiter soziale Gesichtspunkte nicht oder nicht ausreichend berücksichtigt worden sind (Sozialkriterien, zusätzlich ggf. auch Kriterien wie Allein- oder Doppelverdiener, pflegender Angehöriger etc.).

Arbeitgeber und Arbeitnehmer sollten die möglichen Vorgehensweisen kennen, die der Arbeitnehmer im Kündigungsfall hat. Wenn der Arbeitnehmer gegen die Kündigung rechtlich vorgehen möchte, muss er eine Kündigungsschutzklage einreichen. Welchen Weg die Klage dann nehmen kann, zeigt ◻ Abb. 4.26.

▪ **Abwicklung der Kündigung**

Eine Kündigung ist für beide Seiten keine schöne Angelegenheit, aber der Arbeitnehmer ist i. d. R. stärker betroffen als der Arbeitgeber. Deshalb sollte man dem Arbeitnehmer das Ausscheiden so angenehm wie möglich gestalten und eine ordentliche Abwicklung gewährleisten.

Kündigungsabwicklung: Praxistipp

Bei einer Kündigung durch den Arbeitgeber empfiehlt sich folgendes Vorgehen:
- Ausspruch der Kündigung (schriftlich erforderlich) unter Einhaltung der Kündigungsfrist laut Arbeitsvertrag oder Gesetz (§ 622 BGB)

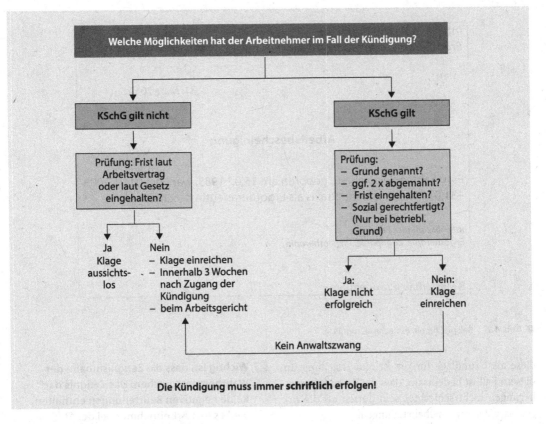

Die Kündigung muss immer schriftlich erfolgen!

☐ **Abb. 4.26** Vorgehensweise bei Kündigungen

- Freizeitgewährung für Vorstellungsgespräche
- Abschlussinterview
- Zeugnis (einfaches Zeugnis, auch Arbeitsbescheinigung genannt, oder qualifiziertes Zeugnis), das zeitnah erstellt wird
- Aushändigung der Arbeitspapiere (elektronische Lohnsteuerkarte, Sozialversicherungsheft, Zeugnis, Urlaubsbescheinigung)
- Auf Anfrage des neuen Arbeitgebers: Auskunftserteilung über den Arbeitnehmer, mündlich oder schriftlich (dann Kopie an Arbeitnehmer)

4.5.2 Erstellen von Arbeitszeugnissen

Der Arbeitgeber ist bei Ausscheiden eines Mitarbeiters verpflichtet, unaufgefordert ein einfaches Arbeitszeugnis auszustellen. Dies gilt sowohl für den Fall, dass der Mitarbeiter gekündigt hat, als auch bei Aussprache der Kündigung durch den Arbeitgeber. Auf Verlangen des Mitarbeiters muss der Arbeitgeber ein qualifiziertes Zeugnis ausstellen, das zusätzlich zu den Inhalten des einfachen Zeugnisses eine Leistungsbeurteilung enthält. Im Zweifelsfall kann der Arbeitnehmer ein qualifiziertes Zeugnis beim Arbeitsgericht einklagen. Unterschiede und Inhalte von qualifizierten Arbeitszeugnissen werden weiter unten erläutert. Praxisinhaber, die wenig Erfahrung mit der Erstellung qualifizierter Zeugnisse haben, sollten sich an den »Formulierungen der Arbeitsgemeinschaft selbstständiger Unternehmer« orientieren (▶ Abschn. 4.2.3).

Weiterhin sollten Ausscheidungsgründe und gute Wünsche für die Zukunft in den Zeugnistext mit aufgenommen werden. In Praxen, in denen Personalbeurteilungen durchgeführt oder Mitarbeitergespräche dokumentiert werden, dienen

> ### Interdisziplinäre Praxis für
> ### Ergotherapie, Logopädie, Physiotherapie
>
> Musterstraße 25
> 90000 Musterstadt
>
> 31. März 2011
>
> ### Arbeitsbescheinigung
>
> Frau Sabine Beispielfrau, geboren am 15.02.1983, war vom 01.01.2008
> –31.03.2011 in unserer Praxis als Ergotherapeutin beschäftigt.
>
> *Interdisziplinäre Praxis für*
> *Ergotherapie, Logopädie, Physiotherapie*
>
> B Musterfrau (Praxisleitung)

◻ **Abb. 4.27**   Beispiel für ein einfaches Zeugnis

diese als Grundlage für die Zeugniserstellung. In diesem Fall ist bedeutsam, dass die Zeugnisformulierungen nicht schlechter sein dürfen als die Ergebnisse der Personalbeurteilungen.

Oftmals schieben Arbeitgeber das Schreiben eines Zeugnisses immer weiter auf, da die Zeit fehlt und die meisten Praxisinhaber wenig Erfahrung mit der professionellen Erstellung qualifizierter Zeugnisse haben. In diesen Fällen besteht auch die Möglichkeit, dass Mitarbeiter einen ersten Entwurf ihres Zeugnisses selbst anfertigen, den der Arbeitgeber dann noch entsprechend ändern oder ergänzen kann. In der Wortwahl ist der Arbeitgeber autonom. Eventuellen Wunschformulierungen des Arbeitnehmers muss der Arbeitgeber nicht entsprechen.

Der Vorteil eines Entwurfs durch den Mitarbeiter liegt zum einen darin, dass der Mitarbeiter sehr genau weiß, was alles zu seinem Aufgabengebiet gehört, welche Fortbildungen er in der Zeit durchgeführt hat und innerhalb welcher Zeiten er bestimmte Tätigkeiten ausgeführt hat. Zum anderen ist dieser Weg zeitsparender, da der Arbeitgeber nur noch Änderungen, Streichungen oder Ergänzungen vornehmen muss.

> ❯ **Wichtig ist, dass die Zeugnisinhalte der Wahrheit entsprechen. Das Zeugnis darf keine negativen Beurteilungen enthalten, weil es den Arbeitnehmer bei der Stellensuche nicht behindern darf.**

- **Einfaches Arbeitszeugnis**

Einfache Zeugnisse, auch Arbeitsbescheinigungen genannt, müssen beinhalten:
  — Personalien und
  — Dauer der Tätigkeit,
  — Art der Tätigkeit.

Ein Beispiel zeigt ◻ Abb. 4.27.

- **Qualifiziertes Arbeitszeugnis**

Ein qualifiziertes Zeugnis sollte folgenden Inhalt haben:
  — Personalien (Name, Geburtsdatum, Anschrift),
  — Ein- und Austrittsdatum,
  — Beschreibung der ausgeübten Tätigkeit,
  — organisatorische Zuordnung (in größeren Einrichtungen),
  — fachliche Kenntnisse und Erfahrungen,
  — Wertung der Leistungen,

- Grund des Ausscheidens,
- Verhalten gegenüber Vorgesetzten, Kollegen, Mitarbeitern,
- gute Wünsche für die Zukunft.

Die Zeugnisformulierung obliegt ausschließlich dem Arbeitgeber. Der Arbeitnehmer hat keinen Anspruch auf bestimmte Formulierungen. Die Verwendung indirekter Formulierungen ist zulässig.

Literatur

Amstutz D, Küng S, Stern Y (2007) Einarbeitung neuer Mitarbeiterinnen und Mitarbeiter. Umfrage unter den öffentlichen sozialen Diensten im deutschsprachigen Teil des Kantons Bern zu deren Einarbeitungspraxis. Edition Soziothek, Bern

Badura B (2003) Betriebliche Gesundheitspolitik: Der Weg zur gesunden Organisation. Springer, Berlin Heidelberg

Becker M (2009) Personalentwicklung. Bildung, Förderung und Organisationsentwicklung in Theorie und Praxis. 5., akt. u. erw. Aufl. Schäffer-Poeschel, Stuttgart

Berthel J (1995) Personal-Management: Grundzüge für Konzeptionen betrieblicher Personalarbeit, 4. Aufl. Schäffer-Poeschel, Stuttgart

Betriebsverfassungsgesetz (BetrVG) in der Fassung der Bekanntmachung vom 25. September 2001 (BGBl. I S. 2518), FNA 801-7, zuletzt geändert durch Ar. 9 G zur Errichtung eines Bundesaufsichtsamtes für Flugsicherung zur Änderung und Anpassung weiterer Vorschriften vom 29.07.2009 (BGBl. I S. 2424)

Betz B (2010) Entwicklung einer Therapiebetriebslehre (Spezielle BWL) als Teil einer Gesundheitsbetriebslehre unter besonderer Berücksichtigung der Gesundheitsfachberufe Ergotherapie, Logopädie und Physiotherapie. Unveröffentlichte Ergebnisse eines empirischen Forschungsprojektes auf Basis von Leitfadeninterviews mit PraxisinhaberInnen von ergotherapeutischen, logopädischen und physiotherapeutischen Praxen, durchgeführt an der HAWK Hochschule für angewandte Wissenschaft und Kunst, Hildesheim

Bögel K, Götz SA, Harer S, Riefkogel A (2012) Adaption eines Personalbeurteilungsbogens für Angestellte in physiotherapeutischen Praxen auf Praxen der Ergotherapie und Logopädie. Unveröffentlichtes Studienprojekt an der HAWK, Hochschule für angewandte Wissenschaft und Kunst, Hildesheim, Studiengang Ergotherapie, Logopädie, Physiotherapie. Hildesheim

Bohle T, Brunke J, Czekay S, Otto J, Stelljes D (2012) Zweite Evaluation des Personalbeurteilungsbogens nach I. Massow (PT). Unveröffentlichtes Studienprojekt an der HAWK, Hochschule für angewandte Wissenschaft und Kunst, Hildesheim, Studiengang Ergotherapie, Logopädie, Physiotherapie. Hildesheim

Böhmer K, Klemm AC, Wächter M (2010) Einarbeitungskonzept für eine Physiotherapiepraxis. Unveröffentlichtes Studienprojekt an der HAWK, Hochschule für angewandte Wissenschaft und Kunst, Hildesheim, Studiengang Ergotherapie, Logopädie, Physiotherapie. Hildesheim

Bröckermann R (2009) Personalwirtschaft: Lehr- und Übungsbuch für Human Ressource Management, 5. Aufl. Schäffer-Poeschel, Stuttgart

Brückmann S, Conradi H, Schwochow N (2013) Erste Evaluation eines Personalbeurteilungsbogens für logopädische Praxen. Unveröffentlichtes Studienprojekt an der HAWK, Hochschule für angewandte Wissenschaft und Kunst, Hildesheim, Studiengang Ergotherapie, Logopädie, Physiotherapie. Hildesheim

Bühner R (1997) Personalmanagement, 2., überarb. Aufl. Moderne Industrie Landsberg/Lech

Bundesministerium für Gesundheit (2011) Unternehmen unternehmen Gesundheit. Betriebliche Gesundheitsförderung in kleinen und mittleren Unternehmen, 2. Aufl. Berlin

Bürgerliches Gesetzbuch (BGB) in der Fassung der Bekanntmachung vom 2. Januar 2002 (BGBl. I S. 42, ber. S. 2909 und BGBl. 2003 I S. 738. FNA 400–2

Dehning C, Küster L, Peter M (2010) Einarbeitungskonzept für neue MitarbeiterInnen in Praxen am Beispiel einer ergotherapeutischen Praxis. Unveröffentlichtes Studienprojekt an der HAWK, Hochschule für angewandte Wissenschaft und Kunst, Hildesheim, Studiengang Ergotherapie, Logopädie, Physiotherapie. Hildesheim

Deppe K, Kipp J, Noak, B (2012) Evaluation eines Personalbeurteilungsbogens für angestellte Physiotherapeut/innen in PT-Praxen. Unveröffentlichtes Studienprojekt an der HAWK, Hochschule für angewandte Wissenschaft und Kunst, Hildesheim, Studiengang Ergotherapie, Logopädie, Physiotherapie. Hildesheim

Deutsche Gesellschaft für Evaluation (DeGEval) (Hrsg) (2008) Standards für Evaluation, 4. Aufl. Mainz

Dorfmeister G (1999) PflegeManagement: Personalmanagement im Kontext der Betriebsorganisation von Spitals- und Gesundheitseinrichtungen. Theoretische Grundlagen und Beispiele aus der Praxis. Maudrich, Wien

Eiff W von (2000) Führung und Motivation in Krankenhäusern: Perspektiven und Empfehlungen für Personalmanagement und Organisation. Kohlhammer, Stuttgart

Ernst A, Lücking R (2013) Dritte Evaluation des Personalbeurteilungsbogens nach I. Massow. Unveröffentlichtes Studienprojekt an der HAWK, Hochschule für angewandte Wissenschaft und Kunst, Hildesheim, Studiengang Ergotherapie, Logopädie, Physiotherapie. Hildesheim

Finke J, Serowy F, Steffen A (2013) Projektbericht zweite Evaluation eines Personalbeurteilungsbogens für logopädische Praxen. Unveröffentlichtes Studienprojekt an der HAWK, Hochschule für angewandte Wissenschaft und Kunst, Hildesheim, Studiengang Ergotherapie, Logopädie, Physiotherapie. Hildesheim

Freudenberg T (2009) Die Schattenseite ständiger Erreichbarkeit. In: Handelsblatt. 24.09.2009. Online-Ausgabe.
   ▶ http://www.handelsblatt.com/finanzen/recht-steu-
   ern/arbeitsrecht/risiken-fuer-firmen-die-schattenseite-
   staendiger-erreichbarkeit/3265604.html. Zugegriffen:
   04.06.2013
Geissler K (2012) Man traut sich was. Arbeitsrecht in guten
   Zeiten. Personalwirtschaft – Magazin für Human Re-
   sources, Sonderheft 10/2012:11 f
Herzberg F (1968) One more time: how do you motivate
   employees? In: Harvard Business Review 46:53–63
Hohmeister F (2002) Grundzüge des Arbeitsrechts. Schäffer-
   Poeschel, Stuttgart
Sanders JR (2006) Handbuch der Evaluationsstandards.
   Die Standards des Joint Committee on Standards for
   Educational Evaluation, 3., erw. u. akt. Aufl. Verlag für
   Sozialwissenschaften, Wiesbaden
Jung H (1999) Personalwirtschaft, 3., überarb. Aufl. Olden-
   bourg, München
Kehr F, Scholles S (2011) Evaluation des Einarbeitungs-
   konzeptes für eine Ergotherapiepraxis in Hildesheim.
   Unveröffentlichtes Studienprojekt an der HAWK,
   Hochschule für angewandte Wissenschaft und Kunst,
   Hildesheim, Studiengang Ergotherapie, Logopädie,
   Physiotherapie. Hildesheim
Kieser A (1990) Die Einführung neuer Mitarbeiter in das
   Unternehmen, 2. Aufl. Kommentator, Frankfurt
Kieser A (2009) Einarbeitung neuer Mitarbeiter. In: Rosen-
   stiel L von, Regnet E, Domsch ME (Hrsg) Führung von
   Mitarbeitern. Handbuch für erfolgreiches Personalman-
   gement, 6., überarb. Aufl. Schäffer-Poeschel, Stuttgart,
   S 148–157
Koch G (1998) Personalführung in der Arztpraxis: motivierte
   Mitarbeiterinnen – zufriedene Patienten. pmi, Frankfurt
Krieg HJ, Ehrlich H (1998) Personal: Lehrbuch mit Beispielen
   und Kontrollfragen. Schäffer-Poeschel, Stuttgart
Kündigungsschutzgesetz (KSchG) in der Fassung der
   Bekanntmachung vom 25. August 1969 (BGBl. I S. 1317),
   FNA 800-2, zuletzt geändert durch Art 3 G zur Änderung
   des SozialgerichtsG und ArbeitsgerichtsG vom 26.3.2008
   (BGBl. I S. 444)
Liebig C, Schäfer Y (2013) Musterbeispiel einer Stellenanzei-
   ge für Ergotherapeuten. Unveröffentlichte Gruppen-
   arbeit an der HAWK Hochschule für angewandte
   Wissenschaft und Kunst, Hildesheim, Studiengang Ergotherapie, Logopädie, Physiotherapie. Hildesheim
Loth A (2003) Mitarbeitermotivation durch Anreizsysteme
   in physiotherapeutischen Praxen. Unveröffentlichte Bachelorarbeit an der HAWK, Hochschule für angewandte
   Wissenschaft und Kunst, Hildesheim, Studiengang Ergotherapie, Logopädie, Physiotherapie. Hildesheim
Luxemburger Deklaration zur betrieblichen Gesundheitsförderung in der Europäischen Union (2007) in der Fassung
   von Januar 2007. Europäisches Netzwerk zur betrieblichen Gesundheitsförderung, BKK Bundesverband Essen.
   ▶ http://www.luxemburger-deklaration.de/fileadmin/
   rs-dokumente/dateien/LuxDekl/Luxemburger_Deklara-
   tion_09-12.pdf. Zugegriffen: 16.09.2013

Maslow AH (1948) Motivation and personality. Psychol Rev
   50:370–396
Massow I (2011) Mitarbeiterbeurteilung in der physiothera-
   peutischen Praxis. Unveröffentlichte Bachelorarbeit an
   der HAWK, Hochschule für angewandte Wissenschaft
   und Kunst, Hildesheim, Studiengang Ergotherapie,
   Logopädie, Physiotherapie. Hildesheim
Mayer E, Walter B (1996) Management und Controlling im
   Krankenhaus. Schäffer-Poeschel, Stuttgart
Meinert S (2009) Eigene Leistung spornt am meisten an.
   Ergebnisse einer Studie des Karriereportals Monster.
   Financial Times Deutschland 31.05.2009 (Online-Zugriff)
Nakajima H, Grant J, Sommer A (Hrsg) (1992) WHO Verfas-
   sung von 1946. 75. Jubilees der John Hopkins School of
   Hygiene and Public Health Baltimore. ▶ www.api.or.at/
   sp/download/whodoc. Zugegriffen: 18.09.2013
Niederberger J, Rohn L, Theiner S (2013) 4. Evaluation eines
   Personalbeurteilungsbogens für angestellte Physio-
   therapeut/innen/en in physiotherapeutischen Praxen.
   Unveröffentlichtes Studienprojekt an der HAWK,
   Hochschule für angewandte Wissenschaft und Kunst,
   Hildesheim, Studiengang Ergotherapie, Logopädie,
   Physiotherapie. Hildesheim
Ölfert K (2012) Personalwirtschaft, 15. Aufl. NWB, Herne
Olfert K, Steinbuch PA (1995) Personalwirtschaft, 6. akt. Aufl.
   Kiehl, Ludwigshafen
Opaschowski HW (1989) Arbeiten nach dem Jahr 2000: Frei-
   zeitwerte verändern das Arbeitsleben. Freizeit aktuell
   84(10), 13.09.89. ▶ www.stiftungfuerzukunftsfragen.de/
   de/newsletter-forschung-aktuell/084.html. Zugegriffen:
   17.09.2013
Richardi R (2013) Einführung. In: Arbeitsgesetze. 82., neu
   bearb. Aufl. München, S XIII–XLII
Rosenstiel L (1995) Führung von Mitarbeitern. Handbuch für
   erfolgreiches Personalmanagement, 3. Aufl. Schäffer-
   Poeschel, Stuttgart
Saint-Exupéry A de (1951) Die Stadt in der Wüste. Rauch, Bad
   Salzig
Schädler S (2006) Assessment goal attainment scale. Physiopraxis 9:34 f
Scholz C (2000) Personalmanagement: Informationstheore-
   tische und verhaltenstheoretische Grundlagen, 5. Aufl.
   Vahlen, München
Sozialgesetzbuch (SGB) IX Neuntes Buch (IX). Rehabilitation
   und Teilhabe behinderter Menschen. In der Fassung
   vom 19. Juni 2001 (BGBl. I S. 1046). FNA 860-9, zuletzt
   geändert durch Art. 3 G zur Änderung personenbe-
   förderungsrechtlicher Vorschriften v. 14.12.2012 (BGBl. I
   S. 2598)
Sozialgesetzbuch (SGB) V Fünftes Buch (V). Gesetzliche
   Krankenversicherung. In der Fassung vom 20. Dezember
   1988 (BGBl. I S. 2477). FNA 860–5
Staehle WH (1994) Management. Eine verhaltenswissenschaftliche Perspektive, 7. Aufl. Vahlen, München
Tannenbaum R, Schmidt WH (1958) How to choose a
   leadership pattern. Harvard Business Review March/
   April:95–101

Thommen P, Achleitner AK (1998) Allgemeine Betriebswirtschaftslehre. Umfassende Einführung aus managementorientierter Sicht, 2., vollst. überarb. u. erw. Aufl. Gabler,
Wiesbaden

Trill R (2000) Krankenhaus-Management. Aktionsfelder und
Erfolgspotentiale, 2., erw. u. überarb. Aufl. Luchterhand,
Neuwied-Kriftel

vnr Verlag für die Deutsche Wirtschaft (2008) ▶ http://
www.vnr.de/vnr/nonprofit/schulekindergarten/praxis-
tipp_16463.html. Zugegriffen: 18.02.2008

Weltgesundheitsorganisation (WHO) (1946) WHO definition
of health. ▶ http://www.who.int/about/definition/en/
print.html. Zugegriffen: 18.09.2013

▶ https://www.google.de/search?q=who ± 1946 - # Wunderer R (2007) Führung und Zusammenarbeit. Eine
unternehmerische Führungslehre. 7., überarb. Aufl.
Luchterhand, Köln

Kostenmanagement

Die Praxis von Inhaberin L. ist gut ausgelastet und Frau L. selbst auch. Doch wenn sie am Monatsende schaut, was nach Abzug der Kosten von den Einnahmen übrigbleibt, dann fragt sie sich, was sie noch tun kann, damit »unter dem Strich« mehr Geld zur Verfügung steht. Sie würde auch gerne Selbstzahlerangebote machen, ist aber nicht sicher, wie sie die kalkulieren muss. Momentan hat sie wenig Zeit, sich darüber Gedanken zu machen, da das Finanzamt eine Betriebsprüfung angekündigt hat und Frau L. ihre Zeit, in der sie nicht therapiert, für die Zusammenstellung der Unterlagen für die Betriebsprüfung benötigt. Sie ist unsicher, welche Unterlagen der Prüfer sehen möchte. Die Fragen, die Frau L. bewegen, werden in diesem Kapitel beantwortet. Sie bekommt Anhaltspunkte, wie sie aktives Kostenmanagement betreiben kann. Darüber hinaus findet sie Beispiele, wie man Selbstzahlerangebote kalkuliert, und sie erfährt, welche Unterlagen erforderlich sind, um dem Finanzamt gegenüber Rechenschaft über ihre betriebliche Tätigkeit zu geben. Zu diesem Zweck wird zunächst erläutert, welche Bedeutung das Kostenmanagement insbesondere für Therapieberufe hat.

5.1   Bedeutung des Kostenmanagements in Therapieberufen

Ausgangssituation
Praxisinhaber K. bekommt von seinem Steuerberater monatlich Auswertungen zugeschickt. Sie zeigen auf, welche Kosten in dem entsprechenden Monat entstanden sind und welche Einnahmen seine Praxis erzielt hat. Die Übersichten sind sehr detailliert, und Praxisinhaber K. kann mit den Unterlagen nicht viel anfangen. Er nimmt sie zur Kenntnis und legt sie im Ordner ab.

Warum es sinnvoll ist, die Auswertungen des Steuerberaters genauer zu betrachten, und wie man diese Auswertungen nutzen kann, wird in diesem Abschnitt verdeutlicht.

Unter dem Aspekt der Sicherstellung der Wirtschaftlichkeit einer Praxis ist aktives Kostenmanagement unerlässlich. Die Ausführungen in ► Abschn. 1.3.1 zeigen, dass der Bereich »Kosten« neben dem Bereich »Einnahmen« einen der Einflussfaktoren auf die Wirtschaftlichkeit einer Praxis darstellt.

Den permanenten Kostensteigerungen der letzten Jahre, insbesondere im Energiesektor, und der künftigen Steigerung bei den Personalkosten aufgrund des bevorstehenden Fachkräftemangels stehen nahezu gleichbleibende Vergütungssätze der Gesetzlichen Krankenversicherungen gegenüber. Zwar sind die Vergütungen in den letzten Jahren marginal gestiegen; diese Steigerung liegt aber deutlich unter dem Inflationssatz der Eurozone, was einer Senkung der Vergütungssätze gleichkommt. Dies verdeutlicht ◻ Abb. 5.1.

Es ist davon auszugehen, dass die Lücke zwischen den Kosten einer Praxis und den Vergütungen der GKVen auch in den nächsten Jahren bestehen bleibt, ja sogar größer wird. Diese Lücke muss allerdings von den Praxisinhabern geschlossen werden, wenn die Praxis am Markt bestehen bleiben soll. Da Praxisinhaber keinen Einfluss auf die Entwicklung der Vergütungen nehmen können, sind andere Maßnahmen zur Schließung dieser Lücke erforderlich. Diese Maßnahmen sind überschaubar, wie ◻ Abb. 5.2 zeigt.

Aktives Kostenmanagement bedeutet, dass man sich gezielt und bewusst mit den Kosten, die in einer Praxis entstehen, auseinandersetzt. Auch die aktive monatliche Kontrolle der Kostenentwicklung gehört dazu und gewinnt zunehmend an Bedeutung. Wer Unterlagen vom Steuerberater nach kurzer Sichtung in einem Ordner ablegt, der betreibt kein aktives, sondern bestenfalls passives Kostenmanagement. Dies ist vor dem Hintergrund der Entwicklung der Rahmenbedingungen im Gesundheitsmarkt nicht zu verantworten. Deshalb gehört zu einem aktiven Kostenmanagement auch, dass man alle Kostenpositionen daraufhin überprüft, ob Möglichkeiten bestehen, Kosten zu vermeiden oder Kosten zu senken (Beispiele für Kostensenkungsmöglichkeiten s. ► Abschn. 1.3.2). Um dies zu ermöglichen, muss bekannt sein, welche Kosten entstehen und in welcher Höhe. Einen Überblick über den Kostenbegriff und die unterschiedlichen Kostenbereiche gibt ► Abschn. 5.2.1.

Kommt man zu dem Schluss, dass alles getan ist, um Kosten zu vermeiden und Kosten zu senken, dann sollte nach dem ökonomischen Maximalprinzip (▶ Kap. 1) gehandelt werden: Mit der gegebenen Kostensituation soll eine **maximale Praxisleistung**, d. h., ein maximaler Praxisertrag erzielt werden. Das bedeutet, dass z. B. im Bereich der Einnahmen darauf geachtet werden muss, dass mit den gegebenen Personalkosten (Anzahl der Mitarbeiter) und den gegebenen Kosten für Räumlichkeiten (Miete) die maximale Anzahl an Behandlungseinheiten erzielt wird. Das wiederum heißt, dass Mitarbeiter und Räumlichkeiten maximal ausgelastet werden sollten, also möglichst keine Terminausfälle stattfinden und die Behandlungsräume möglichst zu keiner Zeit leerstehen sollten.

Wie viele Patienten und Kunden man im Monat oder Jahr behandeln muss, damit die Kosten gedeckt, aber darüber hinaus auch Gewinne erwirtschaftet werden können, kann mithilfe der Break-Even-Analyse ermittelt werden. Dazu müssen Praxisinhaber ihre Kosten, Einnahmen und Behandlungskapazitäten kennen. Die Break-Even-Analyse ist ein Instrument des Kostenmanagements und wird in ▶ Abschn. 5.3 noch genau erläutert.

Im Kostenmanagement werden die in einer Praxis entstehenden Kosten den Leistungen, die eine Praxis erbringt, gegenübergestellt (internes Rechnungswesen). Die Kosten und die für die erbrachten Leistungen erzielten Einnahmen sind am Jahresende dem Finanzamt zu dokumentieren, z. B. in einer Einnahmenüberschussrechnung (externes Rechnungswesen). Der Praxisinhaber hat dem Finanzamt gegenüber eine Rechenschaftspflicht.

Die Begriffe »Kosten« und »Leistungen« werden im folgenden Abschnitt erläutert.

5.2 Kosten und Leistungen

Ausgangssituation

Inhaber N. möchte zur Verbesserung seiner Wirtschaftlichkeit und zur Schließung der Deckungslücke Selbstzahlerangebote entwickeln. Er weiß aber nicht, wie er solche Angebote kalkulieren kann und welchen Preis er letztlich dafür nehmen muss.

Woran sich der Preis für ein Selbstzahlerangebot orientiert und welche Bestandteile der Kalkula-

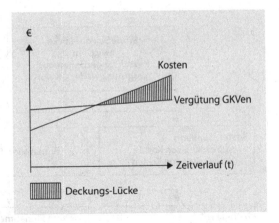

☐ **Abb. 5.1** Kostensteigerung in therapeutischen Praxen

tion berücksichtigt werden müssen, zeigt dieser Abschnitt auf. Darüber hinaus wird erläutert, wie man erkennen kann, ob die Kosten, die für eine bestimmte Behandlung entstehen, auch durch die Vergütung der GKV gedeckt sind oder nicht.

In der betriebswirtschaftlichen Literatur wird von einer sog. Kosten- und Leistungsrechnung gesprochen. In dieser internen Rechnung sollen die Kosten den erbrachten Leistungen einer Praxis verursachungsgerecht zugeordnet werden. Hier schaut man genau, welche Art der Leistungserbringung welche Kosten verursacht hat. Dann erst ist man in der Lage, die insgesamt für ein Leistungsangebot entstandenen Kosten (z. B. für das Heilmittel Krankengymnastik) den für dieses Heilmittel erzielten Einnahmen (GKV-Vergütung) gegenüberzustellen. Das Ergebnis dieser Gegenüberstellung ergibt dann entweder eine Kostendeckung, einen Gewinn oder einen Verlust für dieses Heilmittel. Dazu muss man aber zunächst seine Kosten ermitteln.

Ziel dieses Abschnitts ist nicht, die Grundlagen der Kosten- und Leistungsrechnung zu vermitteln. Dies würde für Praxen zu weit führen, und eine Kosten- und Leistungsrechnung ist, im Gegensatz zu Krankenhäusern, für Praxen nicht vorgeschrieben. Vielmehr soll ein Überblick über die verschiedenen Kostenarten und Kostenstellen einer Praxis gegeben werden. Als Basis für die Kalkulation von Selbstzahlerleistungen wird in die Kostenträgerrechnung eingeführt.

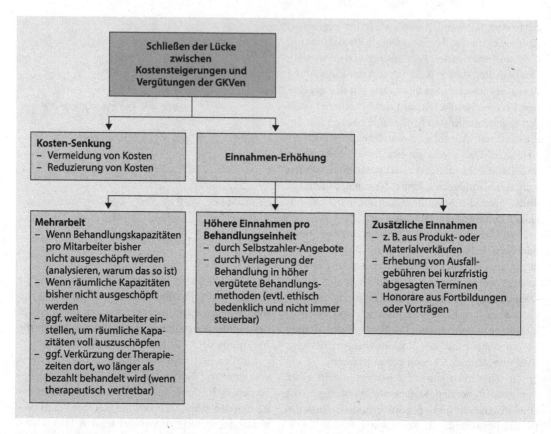

Abb. 5.2   Maßnahmen zur Schließung der Deckungslücke im Gesundheitswesen

5.2.1   Kosten

Als Kosten werden die betrieblichen Aufwendungen oder Ausgaben bezeichnet, die für die Erbringung der therapeutischen Dienstleistungen einer Praxis anfallen. Im Folgenden wird der Kostenbegriff erläutert, und es wird dargelegt, wie Kosten vermieden, reduziert und kalkuliert werden können.

Kostenbegriff und Kostenbezeichnungen

Kosten sind i. d. R. Aufwendungen für
- die Beschaffung der erforderlichen Materialien (z. B. Therapie- und Büromaterial),
- die Gewinnung von Personal (z. B. Stellenausschreibung, Führen von Bewerbungsgesprächen),

- die Durchführung der Behandlungen (z. B. Personal-, Material- und Raumkosten, Fahrtkosten für den Hausbesuch),
- die Kommunikation der Dienstleistungen (Marketing),
- die Abrechnung der Honorare mit den GKVen (z. B. Personal und Büromaterial).

Dies sind die Kosten der **betrieblichen Tätigkeit**. Als betriebliche Tätigkeit können hier alle Dienstleistungen bezeichnet werden, die in der Prävention, Kuration und Rehabilitation für Kassen- und Privatpatienten, aber auch für Selbstzahler erbracht werden.

Kosten, die im Zusammenhang mit **betriebsfremden Tätigkeiten** entstehen, z. B. Kosten für eine Zeitungsanzeige für die Vermietung von Behandlungsräumen an Freiberufler, zählen nicht zum engen Kostenbegriff. Der Grund dafür liegt in der »sauberen« Gegenüberstellung von Kosten für die erbrachten therapeutischen Dienstleistungen mit den Einnahmen aus diesen therapeutischen Dienstleistungen. Würde man noch die betriebsfremden Aufwendungen mit hinzuzählen, dann würde das die Gegenüberstellung verfälschen.

> Für die Dokumentation der Kosten gegenüber dem Finanzamt zählen alle Kosten, sowohl die der betrieblichen Tätigkeit als auch die betriebsfremden Kosten.

Man unterscheidet fixe und variable Kosten. Zu den **fixen Kosten** zählen alle Kosten, die unabhängig von der Anzahl der Patienten oder der Anzahl der durchgeführten Behandlungseinheiten anfallen. Dazu gehören insbesondere die Miete für die Praxis, die Gehälter für fest angestellte Mitarbeiter, Monatsraten für Telekommunikation, KFZ-Steuern, Versicherungsbeiträge, Pauschalabgaben für Energielieferanten. Diese Kosten fallen auf jeden Fall an, ob die Praxis Patienten behandelt oder nicht. Je mehr Patienten die Praxis behandelt, desto geringer sind die Fixkosten pro Behandlungseinheit, je weniger Patienten, desto höher die Fixkosten pro Behandlungseinheit.

Variable Kosten entstehen mit jedem Patienten bzw. jeder Behandlungseinheit, die die Praxis durchführt. Sie steigen in Abhängigkeit von der Anzahl der Patienten. Je mehr Patienten behandelt werden, desto höher die variablen Kosten. Zu den variablen Kosten gehören die Materialkosten, die für jede Behandlungseinheit benötigt werden, z. B. Massageöl in der Physiotherapie, Ton in der Ergotherapie und Spatel in der Logopädie. Aber auch Kosten für die Toilettenbenutzung der Patienten (Wasser, Seife, Handtücher), für das Waschen der Handtücher auf den Behandlungsbänken oder für Druckerpapier (Ausdrucken von Rechnungen oder Heimübungsprogrammen) entstehen mit jeder Behandlungseinheit und gehören zu den variablen Kosten.

Darüber hinaus gibt es noch **Investitionskosten**. Dies sind Kosten, die im Zusammenhang mit Investitionen anfallen, z. B. die Kosten für eine neue Behandlungsbank. Investitionen sind Anschaffungen von Gütern, die langfristig Kapital binden (Gabler 2004). I. d. R. sind das Güter, die einen Wert von 150 EUR netto (ohne Mehrwertsteuer) überschreiten. Investitionen können sich auf Neuanschaffungen oder Ersatzanschaffungen von Gütern beziehen (Einrichtungsgegenstände, Computer, Praxisauto etc.). Sie werden in der Einnahmenüberschussrechnung anteilig pro Jahr abgeschrieben, in Abhängigkeit von ihrer Nutzungsdauer. So hat z. B. ein PC eine Nutzungsdauer von 3 Jahren. Seine Kosten werden über 3 Jahre abgeschrieben, d. h., pro Jahr kann ein Drittel der Investitionskosten als Ausgaben von den Einnahmen abgezogen werden (s. auch ► Abschn. 5.5.6).

Bei der Einteilung in fixe und variable Kosten schaut man darauf, **wann** die Kosten entstehen. Die fixen Kosten entstehen permanent, auch ohne dass nur eine Behandlung durchgeführt wurde. Die variablen Kosten entstehen erst dann, wenn eine Behandlung durchgeführt wird. Eine andere Betrachtungsweise wirft den Blick darauf, **welche** Art von Kosten entstanden ist.

Es gibt verschiedene Kostenarten. **Kostenarten** geben Aufschluss darüber, welche Kosten in welchen Bereichen entstanden sind. Einen Überblick gibt die nachfolgende Übersicht.

Kostenarten in einer therapeutischen Praxis

Personalkosten:
- Gehälter von Mitarbeitern und Aushilfen
- Sozialversicherungsbeiträge (Arbeitgeberanteil)
- Kalkulatorischer Unternehmerlohn (Inhaber)

Sachkosten:
- Verwaltungskosten (Büromaterial, Porto, GEZ, Telekommunikation, Steuerberater, Abrechnungsfirma, Kontoführungsgebühren)
- Therapiematerial
- Miete und Nebenkosten (Energie, Wasser, Müll)
- KFZ-Kosten (Steuern, Versicherung, Benzin)
- Versicherungen (Berufshaftpflicht, Sozialversicherungen Inhaber, Inventarversicherung, Praxisausfallversicherung)

- Marketing (Werbematerial, Fotos, Home-page)
- Beiträge zu Berufsverbänden
- Finanzierungskosten (Zinsen, Leasing-raten)
- Fortbildungskosten
- Fachbücher
- Reise-/Fahrtkosten (für Fortbildungen, Hausbesuche)
- Reinigungskosten (Putzhilfe, Reinigungs-mittel, Seife, Handtücher)
- QM-Zertifizierung/Rezertifizierung
- Abschreibung (AfA)

Wenn die Kostenarten in einer Praxis erfasst wer-den (i. d. R. erfasst der Steuerberater die Kostenar-ten), hat jeder Praxisinhaber die Möglichkeit, diese Kosten zu analysieren. Die Analyse sollte sich auf 2 Kriterien beziehen:

- Vermeidung von Kosten und
- Reduzierung von Kosten.

Vermeidung von Kosten

Jeder Verantwortliche sollte bei jeder einzelnen Kostenart hinterfragen, ob diese Kosten vermeid-bar gewesen wären oder ob sie in Zukunft vermie-den werden können. Findet man solche Kosten-positionen, sollte man für das nächste Geschäfts-jahr einplanen, diese Kosten gar nicht mehr ent-stehen zu lassen.

Kostenvermeidung: Praxisbeispiele

Beispiel 1: In einer ergotherapeutischen Praxis sind Handwerkerkosten in Höhe von 79 EUR entstanden für eine Rohrreinigung, weil der Abfluss der Spüle in der Therapieküche verstopft war. Ursache für die Verstopfung war heißes Fett, das in den Abfluss ge-kippt worden und ausgehärtet war. Damit so etwas nicht noch einmal passiert, müssen klare Verhal-tensregeln aufgestellt werden, und Handwerker-kosten fallen in Zukunft für einen verstopften Ab-fluss nicht mehr an.

Beispiel 2: In einer physiotherapeutischen Pra-xis sind hohe Kosten für farbige Druckerpatronen entstanden. Ursache sind Hausaufgabenprogram-me für Patienten, die bei Bedarf mit einem Farbdru-cker ausgedruckt werden. Für andere Zwecke wer-den keine farbigen Ausdrucke erstellt. Damit diese Kostenposition in Zukunft vermieden werden kann, ist zu prüfen, ob die Hausaufgabenprogramme auch in schwarz/weiß ausgedruckt werden können, oder ob man den Patienten eine entsprechende Druckgebühr berechnet für farbige Ausdrucke. Die Gebühr sollte so bemessen sein, dass die Farbpat-ronen davon bezahlt werden können.

Reduzierung von Kosten

In den meisten Fällen wird man feststellen, dass eine Vermeidung der Kosten nicht möglich war oder ist. Oftmals ist aber eine Reduzierung von Kosten möglich. Welche Kostensenkungsmöglich-keiten es je nach individueller Situation einer Praxis gibt, zeigt die folgende Übersicht.

Kostensenkung: mögliche Ansatzpunkte
- **Betriebskosten:** Energiespargeräte bei Ersatzbeschaffung anschaffen; normale Glühlampen gegen Energiesparlampen austauschen; Energieversorger, Telekom-munikationsanbieter und Versicherungen ggf. wechseln; Heizkörper nicht mit Thera-piematerialien zustellen; Zeitschaltuhr für den Betrieb der Heizung (abends und am Wochenende abschalten); Synergieeffekte nutzen durch Praxisgemeinschaften oder gemeinsame Rezeptionskraft; Patienten bringen Handtücher selbst mit; Praxisauto durch ein Auto mit niedriger Steuer, nied-rigen Versicherungsbeiträgen und niedri-gem Verbrauch (z. B. Betrieb mit Autogas) ersetzen; Angebotspalette ändern bzw. Anbieter für Zeitschriften im Wartebereich wechseln; Mitarbeiter zum Energiesparen anhalten: Licht und Heizung bei Nicht-benutzung ausschalten; Wasserkasten mit Spartaste auf der Toilette; Software für Abrechnungen mit den gesetzlichen Kran-kenkassen anschaffen und Abrechnungs-firma kündigen
- **Personal:** Vollzeitkräfte statt Teilzeitmit-arbeiter oder 450 EUR-Kräfte
- **Hausbesuche:** gute Routenplanung

- **Material:** auf Mengenrabatte achten; Vielfalt der Materialien auf ein vertretbares Mindestmaß begrenzen; Materialverbräuche kritisch prüfen; Ausdrucke nur, wenn unvermeidbar (Kosten für Papier und Druckerpatronen senken); doppelseitig statt einseitig drucken; Praxisbedarf (Toilettenpapier, Seife, Reinigungsmittel) beim Discounter kaufen; Werbematerialien von Internetdruckereien drucken lassen statt in der Druckerei vor Ort
- **Fortbildungen:** praxisinterne statt externe Fortbildungen; Kooperationen mit anderen Praxen mit dem Ziel gemeinsamer Fortbildung zum niedrigeren Preis; Häufigkeit der Fortbildungen bei Teilzeitkräften am Teilzeitanteil orientieren
- **Sonstiges:** Zusammenarbeit mit örtlichen Hochschulen in Bezug auf Marketingprojekte und Internetauftritt spart Geld für professionelle Anbieter

Die Analyse der Kosten sollte mindestens einmal pro Jahr erfolgen, da sich i. d. R. immer wieder Möglichkeiten ergeben, Kosten zu vermeiden oder zu senken.

Kostenkalkulation
Damit man die Kosten, die in einer Praxis entstanden sind, den erbrachten Dienstleistungen zuordnen kann (dies ist z. B. bei der Kalkulation von Selbstzahlerleistungen und bei der Preisfindung wichtig), unterscheidet man in
- Einzelkosten und
- Gemeinkosten.

Bei dieser Einteilung richtet man den Blick darauf, ob entstandene Kosten einer erbrachten Dienstleistung direkt oder nur indirekt zugeordnet werden können.

Einzelkosten können auch als direkte Kosten bezeichnet werden, da sie einer Dienstleistung direkt zugerechnet werden können. Es besteht eine direkte Beziehung zwischen dem Erbringen einer Dienstleistung und z. B. dem Verbrauch von Material. Beispiele hierfür sind: Physiotherapeut

Schmidt wendet bei Patientin Meier eine Fangopackung an, Ergotherapeut Bauer wendet bei Patient Schulz eine Therapie unter Verwendung von Holzmaterial an, Logopädin Neumann verwendet Strohhalme zur Therapie.

Gemeinkosten können demgegenüber nicht einer einzelnen Dienstleistung direkt zugerechnet werden. Man bezeichnet sie auch als indirekte Kosten. Der Grund für die Nicht-Zurechenbarkeit kann darin liegen, dass die Kosten gemeinsam für mehrere Dienstleistungen anfallen oder dass eine Einzelverrechnung zu umständlich, d. h., zu zeit- oder kostenintensiv wäre. Beispiele für Gemeinkosten sind Verwaltungskosten (Miete, Strom, Wasser, Heizung, Arbeitskleidung etc.) oder Kosten für das Praxisauto (Steuern, Versicherung, Benzin).

Gemeinkosten müssen nach einem bestimmten **Umrechnungsschlüssel** oder Verrechnungssatz auf die einzelnen Patienten oder Behandlungseinheiten umgelegt werden. Dieser Verrechnungssatz kann z. B. nach Anzahl der Patienten oder Anzahl der Behandlungseinheiten oder nach Stundenzetteln umverteilt werden. So können z. B. die Kosten für Strom oder Heizung auf Basis der Behandlungseinheiten verrechnet werden, sodass jede Behandlungseinheit einen Teil der Gemeinkosten übernehmen muss. Ein weiteres Beispiel (aus dem privaten Bereich) für einen solchen Verrechnungssatz ist die Umlage der Müllkosten nach Anzahl der Hausbewohner oder die frühere Umlage der Heizkosten nach Quadratmetergröße der Wohnung. In bestehenden Organisationen hat man i. d. R. Erfahrungswerte, auf die man zurückgreifen kann.

Das folgende Beispiel zeigt, wie man errechnen kann, wie hoch die Gemeinkosten pro einzelner Behandlungseinheit sind (Wunderlich 2007).

Berechnung der Gemeinkosten: Praxisbeispiel
Eine physiotherapeutische Praxis mit einem Angestellten hat Ausgaben pro Monat in Höhe von 3.355,20 EUR. Im Jahr betragen die Ausgaben insgesamt 40.262,40 EUR. Die meisten Kostenpositionen sind Gemeinkosten. Geht man davon aus, dass die Praxis pro Tag max. 48 Behandlungseinheiten durchführen kann (3 Behandlungseinheiten pro Stunde×8 Stunden×2 Therapeuten pro Tag) und 11 Monate á 20 Arbeitstage im Jahr behandelt

5

(1 Monat keine Behandlungen wegen Urlaub), dann ergeben sich max. 10.560 Behandlungseinheiten pro Jahr. Teilt man die Gemeinkosten in Höhe von 40.262,40 EUR durch 10.560 Behandlungseinheiten, dann erhält man einen Gemeinkostenanteil von 3,81 EUR pro Behandlungseinheit.

> Mit jeder Behandlungseinheit, die abgesagt wird oder aus anderen Gründen ausfällt (Krankheit der Therapeuten, Dokumentation), steigt der Gemeinkostenanteil pro Behandlungseinheit. Je höher der Gemeinkostenanteil pro Behandlungseinheit ist, desto weniger Gewinn bleibt für das Gehalt des Praxisinhabers übrig.

Zu den Gemeinkosten müssen jetzt noch die Einzelkosten addiert werden, um die Gesamtkosten der Dienstleistung zu ermitteln. Die gesamten Kosten werden nun den Leistungen gegenübergestellt, die von der Praxis erbracht werden.

5.2.2 Leistungen

Im Folgenden wird der Leistungsbegriff geklärt, und es wird erläutert, wie man unausgeschöpfte Kapazitäten auslasten, die Einnahmen pro Behandlungseinheit steigern und zusätzliche Einnahmen generieren kann.

Leistungsbegriff und Leistungsbereiche

Als Leistungen werden die betrieblichen Erträge (Einnahmen) bezeichnet, die aufgrund der erbrachten therapeutischen Dienstleistung berechnet und bezahlt worden sind. Hierbei handelt es sich i. d. R. um die Zahlungen der GKVen an die Praxen. Betriebsfremde Einnahmen, z. B. Mieteinnahmen aus der Vermietung von Räumen an freiberufliche Therapeuten, werden dem engen Leistungsbegriff nicht zugeordnet. Sie werden als neutrale oder betriebsfremde Erträge bezeichnet, da diese Erträge nicht durch die in der Praxis (Betrieb) üblichen therapeutischen Tätigkeiten erzielt worden sind.

Die betrieblichen Einnahmen werden den betrieblichen Ausgaben (Kosten) gegenübergestellt. Jetzt kann ermittelt werden, ob es zu einer Kosten-

deckung, zu Gewinn oder zu einem Verlust gekommen ist. Durch diese Gegenüberstellung von Kosten und Leistungen können ggf. auch Möglichkeiten zur Kosteneinsparung erkannt oder Maßnahmen für das Praxismanagement abgeleitet werden (z. B. Verlagerung der therapeutischen Aktivitäten in höher dotierte Leistungsarten).

> Für die Dokumentation der Einnahmen aus Leistungserbringung gegenüber dem Finanzamt zählen alle Einnahmen, sowohl die der betrieblichen Tätigkeit, als auch die betriebsfremden Einnahmen.

Eine therapeutische Praxis kann in verschiedenen Bereichen Leistungen erbringen und aus diesen Leistungen Einnahmen erzielen, wie die folgende Übersicht zeigt.

Leistungsbereiche als Einnahmequellen

- Therapeutische Behandlungen für GKV- und PKV-Patienten
- Berechnung einer Ausfallgebühr für abgesagte Termine
- Selbstzahlerangebote, z. B. im Bereich Prävention (Einzel- oder Gruppenangebote)
- Angebote für Unternehmen, z. B. im Bereich betriebliche Gesundheitsförderung
- Betreuung von Sportmannschaften (Physiotherapie), Betreuung eines Seniorentreffs (Ergotherapie), Betreuung von Chören (Logopädie)
- Verkauf von Materialien, z. B. Therabänder, Igelbälle, Massageöl, Therapiesauger, Einhänder-Frühstücksbrettchen
- Verkauf von Produkten aus der Arbeitstherapie
- Verkauf von Hausaufgabenprogrammen
- Verkauf von Büchern, Videos
- Verkauf von Gutscheinen (z. B. zum Muttertag, Weihnachten etc.)
- Honorare für Vorträge, die Praxisinhaber oder Mitarbeiter z. B. in Kindertagesstätten halten
- Honorare für Fortbildungen, die der Praxisinhaber durchführt

Je nach individueller Situation einer Praxis gibt es verschiedene Möglichkeiten, die Einnahmen einer Praxis zu erhöhen:
- Mehrarbeit durch Kapazitätsauslastung,
- höhere Einnahmen pro Behandlungseinheit,
- zusätzliche Einnahmen.

Diese Möglichkeiten werden im Folgenden näher betrachtet.

Mehrarbeit durch Kapazitätsauslastung

Unter Mehrarbeit wird hier nicht verstanden, dass Praxisinhaber ihre Tätigkeit über die normale Arbeitszeit hinaus ausweiten. Das führt i. d. R. zu einer unausgewogenen Work-Life-Balance. Vielmehr ist gemeint, unausgeschöpfte Kapazitäten, sowohl räumlich als auch personell, auszulasten.

Was die **personellen Kapazitäten** betrifft, ist zu prüfen, ob die Mitarbeiter die Anzahl an Behandlungseinheiten erbringen, die sie laut Arbeitsvertrag erbringen sollen. Wenn diese nicht in vollem Umfang erbracht werden, ist zu prüfen, warum das so ist. Bei Krankheit sollte eine Vertretung die Behandlungen übernehmen. Wenn Patientenabsagen die Ursache sind, sollten Patienten von der Warteliste die Lücken füllen. Ist es aber die fehlende Nachfrage, die bei fest angestellten Mitarbeitern zur Unterauslastung führt, dann müssen Wege gefunden werden, die zusätzlichen Kapazitäten auszulasten (z. B. durch Zusatzangebote oder die Ansprache weiterer Zielgruppen, Kooperationen mit Ärzten etc.). Bis solche Zusatzangebote greifen, kann geprüft werden, ob Mitarbeiter bereit sind, für einen überschaubaren Zeitraum ihre Arbeitszeit zu reduzieren (von Vollzeit auf Teilzeit gehen),

um die Personalkosten der geringeren Nachfrage anzupassen.

Wenn die Mitarbeiter die vereinbarte Anzahl an Behandlungseinheiten erbringen, kann durch Verkürzung der Therapiezeiten auf die von den GKVen vorgegebenen Behandlungszeiten eine höhere Anzahl an Behandlungseinheiten erbracht werden (in der Physiotherapie z. B. die Verkürzung von 30 auf 20 min). Dies ist jedoch nur dort möglich, wo es therapeutisch vertretbar ist.

Sind die personellen Kapazitäten aber ausgeschöpft und sind dennoch **räumliche Kapazitäten** nicht ausgelastet, ist zu überlegen, ob weitere Mitarbeiter eingestellt werden können, um die räumlichen Kapazitäten auszulasten. Wenn z. B. nachmittags oft ein Behandlungsraum leer steht, dann sollte überlegt werden, ob nicht eine Teilzeitkraft zur Auslastung der freien Raumkapazitäten nachmittags eingestellt wird. Eine bessere Möglichkeit wäre, Teilzeitkräfte, die nur vormittags arbeiten, zur Aufstockung ihrer Stunden zu motivieren, um die Nachmittage zu füllen.

Höhere Einnahmen pro Behandlungseinheit

Die Struktur einer Praxis (Personal, Räumlichkeiten) gibt die maximale Behandlungskapazität vor. Wenn diese sowohl personell als auch räumlich ausgeschöpft ist, sollten Überlegungen angestellt werden, ob und wie die Einnahmen pro Behandlungseinheit erhöht werden können. Im GKV-Bereich ist das möglich, indem eine Umschichtung von niedriger vergüteten zu höher vergüteten Behandlungen erfolgt. Dort, wo es ethisch unbedenklich ist, kann so eine Umschichtung erfolgen. Sie muss aber auch aktiv steuerbar sein und darf nicht dazu führen, dass Patienten abgewiesen werden.

Außerhalb des GKV-Bereichs können höhere Einnahmen pro Behandlungseinheit dann erzielt werden, wenn Angebote für Selbstzahler durchgeführt werden. Voraussetzung ist natürlich, dass diese Angebote so kalkuliert sind, dass höhere Einnahmen als im GKV-Bereich erzielt werden.

Eine weitere Möglichkeit besteht darin, Angebote für Unternehmen zu entwickeln, z. B. im Bereich der betrieblichen Gesundheitsförderung. In der freien Wirtschaft können deutlich höhere

Stundensätze kalkuliert werden als im Gesundheitswesen.

Praxen, die diesen Weg gehen wollen, sollten festlegen, welchen Anteil solche Angebote am Gesamtumsatz der Praxis erreichen sollen. Die in diesem Bereich erzielten höheren Einnahmen können die geringeren Einnahmen im GKV-Bereich damit ausgleichen.

Zusätzliche Einnahmen

Zusätzliche Einnahmen können aus zusätzlichen Einnahmebereichen entstehen, die bisher von einer Praxis noch nicht ausgeschöpft wurden. Wer bisher noch keine Produkte oder Materialien verkauft hat, kann hier ein neues Feld erschließen. Gleiches gilt für Vortragstätigkeit oder die Durchführung von Fortbildungen. Wer seine Behandlungsräume z. B. vormittags nicht benötigt, da man überwiegend Kinder als Patienten hat und vormittags Hausbesuche durchführt, der kann überlegen, ob er vormittags die Räumlichkeiten an andere Freiberufler vermietet und so zusätzliche Mieteinnahmen erzielt. Dies führt gleichzeitig zur Reduzierung der eigenen Betriebskosten, da Kosten für Energie und Wasser anteilig auf den Untermieter umgelegt werden können. Weitere Möglichkeiten zusätzlicher Einnahmen s. »Leistungsbegriff«.

Um als Praxisinhaber und Verantwortlicher einen Überblick zu bekommen, welche der angebotenen Dienstleistungen wirtschaftlich, welche nicht wirtschaftlich sind, kann man sich anschauen,
- welche angebotene Dienstleistung welche Kosten (Höhe und Kostenart) verursacht hat und
- welche Einnahme für diese Dienstleistung erzielt worden ist.

Die Gegenüberstellung der Kosten und der Einnahmen zeigt deutlich auf, mit welchen Dienstleistungen ein Gewinn oder Verlust erzielt worden ist und welche Dienstleistungen gerade die Kosten decken. Diese Gegenüberstellung kann sowohl für GKV-Dienstleistungen als auch für Selbstzahlerangebote durchgeführt werden. Das entsprechende Datenmaterial liegt in den meisten Praxen vor. Solche Gegenüberstellungen sind der erste Schritt zu einer Verbesserung der Wirtschaftlichkeit. Sie können darüber hinaus die Grundlage für die strategische Ausrichtung der Praxis bilden.

5.2.3 Gegenüberstellung von Kosten und Leistungen: Kostenträgerrechnung

In ▶ Abschn. 5.2.2 wurde die Notwendigkeit der Gegenüberstellung von Kosten und Einnahmen aus Dienstleistungen erläutert. Damit dies möglich ist, muss die erbrachte Dienstleistung zunächst benannt oder beschrieben werden. Dann müssen die Kosten, die diese Dienstleistung verursacht hat, ermittelt und dieser Dienstleistung zugeordnet werden. Dieses Vorgehen nennt man Kostenträgerrechnung und soll am Beispiel einer physiotherapeutischen Praxis anhand der Dienstleistung »Heilmittel Krankengymnastik« erläutert werden.

Der Kostenträger ist in diesem Fall die Dienstleistung »Heilmittel Krankengymnastik«. Als Kostenträger wird nicht, wie im Gesundheitswesen üblich, die GKV bezeichnet, die das Heilmittel Krankengymnastik vergütet. Im Kostenmanagement wird als **Kostenträger** immer der Verursacher der Kosten bezeichnet, also entweder eine bestimmte Dienstleistung (Krankengymnastik), ein Patient oder im Krankenhaus ein Leistungsbündel, ein sog. DRG (Diagnosis Related Group).

Wittneben (2008) hat in ihrer Kostenträgerrechnung für eine physiotherapeutische Praxis die in ihrer Praxis tatsächlich angefallenen Kosten für das Heilmittel Krankengymnastik (KG) ermittelt. Dazu hat sie im 1. Schritt zunächst die insgesamt angefallenen Kosten unterteilt in die der KG direkt zurechenbaren Einzelkosten. Sie hat die Zeit des Therapeuten gerechnet und hat weiterhin genau ausgerechnet, wie viel Material für eine Behandlung in ihrer Praxis verbraucht worden ist. Im 2. Schritt hat sie dann die Gemeinkosten ihrer Praxis ermittelt und anteilig (nach der veranschlagten Arbeitszeit) der KG zugeordnet. Im 3. Schritt hat sie die so ermittelten Kosten (7,91 EUR Einzelkosten + 6,15 EUR Gemeinkostenanteil = 14,06 EUR Gesamtkosten) den Einnahmen (Erlösen) für KG gegenübergestellt. Bei den Einnahmen handelt es sich um den durchschnittlichen Vergütungssatz aller GKVen für KG, der für die Praxis über das EDV-System Theorg ausgewiesen wurde.

Dieses Vorgehen in 3 Schritten zeigen die Tabellen. In ◘ Tab. 5.1 werden zunächst die der KG zurechenbaren Einzelkosten aufgeführt und addiert.

◨ Tab. 5.1 Kostenträgerrechnung für das Heilmittel Krankengymnastik: Einzelkosten. (Nach Wittneben 2008)

Kostenart	Zeit	Personal	Material	Kosten/Einheit	Gesamt
Personal	25 min	1 Therapeut	–	0,29 EUR/min	7,25 EUR
Material	–	–	10 ml Massageöl	0,60 EUR/10 ml	0,60 EUR
	–	–	Seife	0,03 EUR/Wäsche	0,03 EUR
	–	–	3 Papiertücher	0,01 EUR/Stück	0,03 EUR
Gesamt	25 min	1 Therapeut	–	–	7,91 EUR

◨ Tab. 5.2 Kostenträgerrechnung für das Heilmittel Krankengymnastik: Gemeinkosten. (Nach Wittneben 2008)

Zuschlag	Verwendung	Kosten
Zuschlag A	Praxiseinrichtung, Geräte etc.	0,92 EUR
Zuschlag B	Verwaltung, Praxisgrundkosten	5,23 EUR
Gesamt	–	6,15 EUR

◨ Tab. 5.3 Erlösrechnung Krankengymnastik und Massage. (Nach Wittneben 2008)

Heilmittel	Kosten	Erlös/Einnahmen	Gewinn (+)/Verlust (–)
Krankengymnastik	14,06 EUR	14,31 EUR €	+ 0,25 EUR
Massage	14,06 EUR	9,89 EUR	– 4,17 EUR

In ◨ Tab. 5.2 werden dann die der KG nicht direkt zurechenbaren Gemeinkosten aufgeführt und addiert. Anschließend werden in ◨ Tab. 5.3 die so errechneten Gesamtkosten den Honoraren der GKV gegenübergestellt.

In ◨ Tab. 5.3 werden Einzelkosten (7,91 EUR) und Gemeinkosten (6,15 EUR) addiert zu Gesamtkosten von 14,06 EUR pro Behandlungseinheit. Die GKV honoriert KG mit 14,31 EUR. Damit führt die Leistung »KG« zu einem Gewinn von 0,25 EUR. Die Tabelle zeigt weiterhin, dass eine zweite Dienstleistung kalkuliert wurde: Massage. Da für Massage im Durchschnitt geringere Einnahmen (Erlöse) erzielt werden als für KG, aber die gleichen Kosten entstehen, sieht man sehr schön, dass die Leistung »Massage« zu Verlust und die Leistung »KG« zu einem leichten Gewinn führt.

Wittneben (2008) hat für dieselbe Praxis weitere Kostenträger kalkuliert: »KG mit Fango« und »Massage mit Fango«. Das Ergebnis ist sehr aufschlussreich: Sobald die Leistung »Fango« zusätz-

lich abgerechnet werden kann, verbessert sich sowohl für die KG als auch für die Massage die Wirtschaftlichkeit. »KG mit Fango« führt zu einem Gewinn von 6,28 EUR, »Massage mit Fango« führt zu einem Gewinn von 1,86 EUR (im Gegensatz zu einem Verlust von 4,17 EUR ohne Fango).

Der Praxisinhaber kann durch die Erstellung einer solchen Kostenträgerrechnung Überlegungen zur Verbesserung der wirtschaftlichen Situation der Leistung »Massage (ohne Fango)« anstellen. Da die zugrunde gelegte Behandlungszeit 25 min beträgt, ist zu überlegen, ob man die Behandlungszeit nicht auf 20 min bzw. auf die im Heilmittelkatalog vorgesehene Behandlungszeit anpasst. Eine derartige Anpassung würde die Personalkosten senken und damit die Wirtschaftlichkeit der Leistung »Massage« verbessern.

Eine Kostenträgerrechnung kann also Ansatzpunkte aufzeigen, um die Wirtschaftlichkeit zu verbessern. Ohne eine solche Berechnung wären die Verbesserungspotenziale kaum erkennbar. Wer diese detaillierte Rechnung nicht machen möchte, sollte auf jeden Fall eine Überschlagsrechnung machen.

5.2.4   Kalkulation von Selbstzahlerleistungen

Die Kalkulation von Selbstzahlerleistungen fällt Praxisinhabern nicht leicht – insbesondere, wenn bisher noch keine Angebote für Selbstzahler entwickelt worden sind. Als »Selbstzahler« sollen hier alle Nachfrager bezeichnet werden, die ihre in Anspruch genommene Dienstleistung nicht von einer GKV oder PKV bezahlt bekommen, sondern die Dienstleistung selbst bezahlen müssen. Das können Privatpersonen oder auch Firmen sein. Vor dem Hintergrund der zu erwartenden Kostensteigerungen und des zunehmenden Wettbewerbs im Gesundheitsmarkt werden Dienstleistungen, die nicht über die GKV abgerechnet werden, zunehmend an Bedeutung gewinnen. Damit diese Angebote die Wirtschaftlichkeit einer Praxis verbessern können, wird nachfolgend erläutert, was bei der Kalkulation von Angeboten für Selbstzahler zu berücksichtigen ist und welches Vorgehen wirtschaftlich sinnvoll ist.

Vorgehen

In ▶ Abschn. 3.4.3 wurden die grundsätzlichen Kriterien der Preisfindung erläutert: Kosten, Wettbewerber und Nachfrager (Kunden). Der Fokus dieses Abschnitts liegt in der Ermittlung der Kosten für ein Selbstzahlerangebot. Die so ermittelten Kosten bilden dann die Basis für die Preisfestlegung. Die Vorgehensweise ist z. T. ähnlich wie in ▶ Abschn. 5.2.3 (◼ Tab. 5.1 und ◼ Tab. 5.2) und umfasst folgende Schritte:

1. Beschreibung der Dienstleistung (was genau soll angeboten werden),
2. Ermittlung der direkt zurechenbaren Einzelkosten,
3. Ermittlung der nicht zurechenbaren Gemeinkosten,
4. Ermittlung der Investitionskosten für die neue Dienstleistung,
5. Gewinnaufschlag,
6. ggf. Aufschlag der Mehrwertsteuer,
7. Prüfung der Zahlungsbereitschaft der Nachfrager,
8. Prüfung von Wettbewerberangeboten und -preisen.

Kommt der Praxisinhaber nach diesem Vorgehen zu dem Schluss, dass sein ermittelter Preis marktfähig ist, dann sollte er überprüfen, ob die Einnahmen durch das neue Selbstzahlerangebot mindestens so hoch sind wie die Einnahmen, die in einer Stunde mit Behandlungen erzielt werden können, die von der GKV vergütet werden. Geht man davon aus, dass in einer Stunde max. 3 Patienten physiotherapeutisch behandelt werden können, sollten die Einnahmen, die im Durchschnitt pro Behandlung erzielt werden können, als Berechnungsbasis herangezogen werden. Geht man von ca. 14 EUR Einnahmen/KG aus, dann ergibt sich für 60 min eine Einnahme von 42 EUR. Diese Einnahme würde erzielt, wenn der Therapeut kein neues Selbstzahlerangebot durchführen und in dieser Zeit in der Praxis Patienten mit Verordnung behandeln würde.

Kommt der Praxisinhaber aber zu dem Schluss, dass sein ermittelter Preis nicht marktfähig ist (von den Nachfragern nicht akzeptiert oder von Wettbewerbern unterboten), dann sollte geprüft werden, ob die GKV sich an den Kosten beteiligt oder ob andere Sponsoren gefunden werden können. Weiterhin kann geprüft werden, ob die Kosten gesenkt werden können. Ist das nicht möglich, dann kann geprüft werden, ob ein geringerer Gewinnaufschlag das Problem lösen würde. Ist das ebenfalls nicht möglich, dann sollte die geplante Selbstzahlerleistung nicht angeboten werden. Auf keinen Fall sollte der Praxisinhaber komplett auf seinen Gewinn verzichten, da zur Erwirtschaftung seines eigenen Einkommens Gewinne erzielt werden müssen und über die Selbstzahlerleistungen die Wirtschaftlichkeit der Praxis verbessert werden soll.

Praxisbeispiel: Nordic-Walking-Kurs

Zur Veranschaulichung dieser Vorgehensweise soll eine Kalkulation am Beispiel des Selbstzahlerange-

Tab. 5.4 Kalkulation der Selbstzahlerleistung »Nordic-Walking-Kurs« pro Kursstunde á 60 min

Kalkulationsbestandteile	Berechnung	Ergebnis (EUR/h)
Einzelkosten insgesamt		24,82
– davon Personal + Fahrtzeit	14,47 EUR + 7,24 EUR = 21,71 EUR	
– davon Sachkosten	3,00 EUR + 0,11 EUR = 3,11 EUR	
Gemeinkosten	40.000 EUR : 3.520 h = 11,36 EUR/h	11,36
Investitionskosten insgesamt	287,78 EUR : 3 Kurse : 10 Wochen	9,59
– davon Nordic-Walking-Stöcke	229,90 EUR	
– davon Konzeption des Kurses	57,88 EUR	
Gewinnaufschlag insgesamt		10,80
– davon Investitionsrücklage	2.000 EUR : 3.520 h = 0,57 EUR/h	
– davon Gewinn für Einkommen des Inhabers	36.000 EUR : 3.520 h = 10,23 EUR/h	
Abgabepreis (netto) pro Stunde		56,57
+ MWSt (7 oder 19 %)	entfällt	–
Abgabepreis (brutto) pro Stunde		56,57

botes »Nordic-Walking-Kurs« durchgeführt werden. Die einzelnen Schritte werden nachfolgend erläutert und sind in **Tab. 5.4** nochmals übersichtlich zusammengefasst.

- **Schritt 1: Beschreibung der Dienstleistung (was genau soll angeboten werden)**

Die Hamburger Physiotherapiepraxis Neumann (Inhaber und eine angestellte Physiotherapeutin) möchte erstmalig einen Nordic-Walking-Kurs für Selbstzahler anbieten. Es soll ein Gruppenangebot für eine Gruppe von max. 10 Teilnehmern sein, da bei mehr als 10 Teilnehmern keine qualitativ gute Arbeit geleistet werden kann. Der Kurs soll einmal pro Woche stattfinden und über 10 Wochen laufen. Die Kurseinheit pro Woche beläuft sich auf 60 min. Nordic-Walking-Stöcke werden den Teilnehmern leihweise für die geplanten 10 Wochen zur Verfügung gestellt. Die Kursleitung besteht aus einer Physiotherapeutin.

- **Schritt 2: Ermittlung der direkt zurechenbaren Einzelkosten**

Die zurechenbaren Einzelkosten kann man zunächst einmal unterteilen nach

- Personalkosten und
- Sachkosten.

Die **Personalkosten** für 1 Therapeutin á 60 min lassen sich wie folgt berechnen:

Als Berechnungsbasis kann man zunächst einmal das Monatsgehalt der Physiotherapeutin heranziehen und durch die zu erbringenden Arbeitsstunden dividieren. Geht man von einem Gehalt inkl. der Lohnnebenkosten von 2.200 EUR bei einer 38-Stunden-Woche aus, kommt man auf einen Stundenlohn von 14,47 EUR (38 h × 4 Wochen = 152 h/Monat; 2200 EUR/Monat : 152 h/Monat = 14,47 EUR/h).

Es ist zu prüfen, ob die Therapeutin den Kurs direkt vor der Praxis starten lassen kann oder ob sie zu einem geeigneten Waldstück fahren muss. Die Fahrtzeit muss als Arbeitszeit berechnet werden, und die Fahrtkosten müssen ebenfalls hinzu addiert werden.

Es wird angenommen, dass sie ca. 15 min (5 km) von der Praxis entfernt den Kurs beginnen kann, sodass 2 × 15 min Arbeitszeit (Hin- und Rückweg) berechnet werden müssen, also 7,24 EUR pro halbe Stunde (14,47 EUR : 2).

Addiert man nun die Personalkosten für die Arbeitszeit und die Fahrtzeit, entstehen pro Einheit á 60 min 21,71 EUR Personalkosten insgesamt.

Die **Sachkosten** errechnen sich folgendermaßen:

Die Fahrtkosten für 5 km mit dem Praxisauto liegen bei ca. 0,30 EUR/km, ergibt 3,00 EUR für Hin- und Rückfahrt.

Dazu kommen die Kosten für ein 2-seitiges Angebotsblatt (Einleger), mit dem der Nordic-Walking-Kurs beworben wird: 27,62 EUR, Auflage 250 Stück, Kosten pro Stück 0,11 EUR. (▶ www. diedruckerei.de). Weitere Sachkosten fallen nicht an.

Addiert man alle Sachkosten, ergibt sich ein Betrag von 3,11 EUR. Da alle geplanten 10 Kursteilnehmer 1 Werbeblatt erhalten, müsste man eigentlich 10 × 0,11 EUR berechnen. Im konkreten Beispielfall wird aber an dieser Stelle darauf verzichtet, da die errechneten Kosten am Ende auf 10 Wochen Kurszeit hochgerechnet werden. Da jeder Teilnehmer aber nur 1 Werbeblatt für den gesamten Kurs erhält, ist das Werbeblatt am Ende dann in den Kosten enthalten.

Die Addition der Personal- und Sachkosten ergibt die direkt zurechenbaren Einzelkosten.

- **Schritt 3: Berechnung der nicht zurechenbaren Gemeinkosten**

Bei den nicht zurechenbaren Gemeinkosten handelt es sich überwiegend um **Fixkosten**, die in der Praxis entstehen (Miete, Energie, Versicherungen, Telekommunikation, Gehalt, Reinigung, Verwaltung, etc.). Jede Dienstleistung sollte anteilig die Gemeinkosten erwirtschaften. Zur Berechnung des Gemeinkostenanteils wird empfohlen, die Summe der in einem Jahr angefallenen Gemeinkosten/Fixkosten durch die Anzahl der behandelten Stunden pro Jahr zu dividieren, sodass man den Gemeinkostensatz pro Stunde errechnet.

Nehmen wir für die Praxis Neumann Gemeinkosten in Höhe von 40.000 EUR pro Jahr an, gehen von 220 Arbeitstagen aus (20 Arbeitstage pro Monat, 11 Monate, 1 Monat Urlaub) á 8 h × 2 Therapeuten (Inhaber und Angestellte), dann ergeben sich 3.520 Behandlungsstunden á 60 min. Auf die Stunde berechnet, bedeutet dies 40.000 EUR : 3.520 h = 11,36 EUR Gemeinkosten/h.

Die realen Kosten erhält jeder Praxisinhaber aus seinen eigenen Aufzeichnungen oder den Unterlagen seines Steuerberaters.

- **Schritt 4: Ermittlung der Investitionskosten für die neue Dienstleistung**

Nun ist zu prüfen, ob und ggf. welche Investitionen für die neue Dienstleistung erforderlich sind. Als Investitionen werden in diesem Zusammenhang solche Kosten bezeichnet, die einmalig anfallen, aber für mehrere Kurse genutzt werden können. In diesem Beispiel ist das auf jeden Fall die Investition in Nordic-Walking-Stöcke, die ja an die Kursteilnehmer ausgeliehen werden sollen und für mehrere Kurse genutzt werden können.

Die Stöcke müssen angeschafft werden. Sie sollten in der Höhe verstellbar sein, damit sie für viele verschiedene Teilnehmer genutzt werden können. Sie kosten pro Paar 22,99 EUR (▶ www. sportbanditen.de. Zugegriffen: 09.05.2013). 10 Stockpaare kosten dann 229,90 EUR.

Als weitere Investition kann man die Vorarbeiten zur Konzipierung des Nordic-Walking-Kurses berechnen. Dazu gehören die inhaltliche Konzeption des Kurses sowie die Konzeption des 2-seitigen Angebotsblattes, das in den Werbeflyer der Praxis eingelegt werden soll. Berechnen wir dafür einen halben Arbeitstag, also 4 Stunden á 14,47 EUR Stundenlohn, kommen wir auf 57,88 EUR.

Weitere Investitionskosten fallen nicht an.

Die Investitionskosten belaufen sich damit auf insgesamt 287,78 EUR. Diese Kosten sollten nicht direkt den Kurskosten zugeordnet werden, sondern über einen längeren Zeitraum bzw. über mehrere Nordic-Walking-Kurse verteilt werden. Es wird angenommen, dass der Kurs eher im Frühjahr/Sommer durchgeführt wird als im Herbst/Winter. Deshalb werden max. 3 Kurse pro Jahr angeboten. Wenn die Investitionskosten nach einem Jahr wieder erwirtschaftet worden sein sollen, dann müssen pro 10-Wochen-Kurs 95,93 EUR berechnet werden. Das bedeutet pro Woche 9,59 EUR. Üblich ist allerdings, dass sich Investitionen erst nach mehreren Jahren (z. B. nach 3 Jahren) amortisiert haben müssen. Es sollte eine Prognose abgegeben werden, über welchen Zeitraum Interesse an einem Nordic-Walking-Kurs bestehen wird und über welchen Zeitraum er durchgeführt werden kann. Dieser

Zeitraum sollte zur Berechnung der anteiligen Investitionskosten herangezogen werden.

- **Schritt 5: Gewinnaufschlag**

Der Gewinnaufschlag ist von folgenden Einflussgrößen abhängig:

- vom Umfang der regelmäßigen Ersatzinvestitionen für die Praxis (Geräte, Computer, Auto, Behandlungsbank etc.). Solche Ersatzinvestitionen müssen aus dem Gewinn finanziert werden. Dafür wird eine Investitionsrücklage gebildet. (Der Begriff »Investition« hat in diesem Zusammenhang eine andere Bedeutung als in Schritt 4. Hier sind Investitionen i. S. des Begriffs in ▶ Abschn. 5.2.1 gemeint, also Investitionen in den Erhalt der Praxisausstattung),
- von der Preisbereitschaft der Nachfrager (Preiselastizität),
- von der Wettbewerbssituation (Alleinanbieter?),
- von den eigenen Gewinnzielen (Gehalt des Praxisinhabers wird aus dem Gewinn finanziert!).

Für die Berechnung des Gewinnaufschlages werden herangezogen:

- die Höhe der erforderlichen Investitionsrücklage und
- die eigenen Gewinnziele des Praxisinhabers.

Die Höhe der erforderlichen Investitionsrücklage richtet sich nach den voraussichtlichen Ersatzinvestitionen für Geräte, Computer etc., die für die Praxen zu erwarten sind. Im Regelfall hat die Praxis im Blick, wann welche Geräte erneuert werden müssen.

Für die Praxis Neumann wird eine **Investitionsrücklage** von 2.000 EUR pro Jahr angenommen. Diese wird, wie bei den Gemeinkosten, auf die 3.520 Behandlungsstunden verteilt, sodass sich pro Behandlungsstunde eine Investitionsrücklage von 0,57 EUR ergibt.

Die Höhe des erforderlichen **Gewinns** richtet sich primär nach den Einkommenswünschen des Praxisinhabers. Geht man von 3.000 EUR Gewinnentnahme pro Monat aus (entspricht einem Bruttogehalt von 3.000 EUR), dann ist ein Praxisgewinn von 36.000 EUR pro Jahr erforderlich. Dieser erfor-

derliche Jahresgewinn wird, wie bei den Gemeinkosten, auf die 3.520 Behandlungsstunden verteilt, sodass sich pro Behandlungsstunde ein Gewinn von 10,23 EUR ergibt.

- **Schritt 6: ggf. Aufschlag der Mehrwertsteuer**

Auf diesen Abgabepreis muss im Fall des Nordic-Walking-Kurses keine Mehrwertsteuer (MWSt) aufgeschlagen werden, weil für die Praxis Neumann die **Sonderregel für Kleinunternehmen** (§ 19 Abs. 1 UStG) gilt. Nach dieser Regel ist eine Praxis dann nicht umsatzsteuerpflichtig, wenn ihre Umsätze mit solchen umsatzsteuerpflichtigen Leistungen im Vorjahr nicht höher als 17.500 EUR brutto waren und der Umsatz im laufenden Jahr nicht höher als 50.000 EUR inkl. Umsatzsteuer ist. Da die Praxis Neumann im Vorjahr noch keine umsatzsteuerpflichtigen Angebote gemacht hat und im laufenden Jahr max. 3 Kurse durchführen will, mit denen sie max. 1.698 EUR (3 × 566 EUR) Umsatz erwirtschaftet, greift die Sonderregel für Kleinunternehmen. Der Umsatz, der mit der Erbringung physiotherapeutischer Heilmittel erzielt wird, zählt nicht zu diesen Umsätzen.

Wenn aber die Umsätze mit Zusatzangeboten die vorgenannten Grenzen überschreiten und deshalb die Zusatzangebote **umsatzsteuerpflichtig** sind, dann ist mit dem Finanzamt zu klären, ob der reduzierte MWSt-Satz von 7 % aufgeschlagen werden kann oder ob der volle MWSt-Satz von 19 % aufgeschlagen werden muss. Der reduzierte MWSt-Satz von 7 % ist nach Meinung von Experten (IFK 2011; Ketteler-Eising 2012) dann anzusetzen, wenn es sich um Dienstleistungen handelt, die von den gesetzlichen Krankenkassen grundsätzlich als Heilmittel gemäß Heilmittelrichtlinien anerkannt sind und die von den GKVen nach § 20 SGB V bezuschusst werden. Für alle anderen Zusatzangebote muss der volle MWSt-Satz von 19 % aufgeschlagen werden.

Die therapeutisch heilkundlichen Leistungen der Heilmittelerbringer sind generell befreit von der Mehrwertsteuer, um die Sozialgemeinschaft (Mitglieder der Sozialversicherungen) nicht mit einer Steuer zu belasten (§ 4 UStG). Da Praxen zusätzlich zu den therapeutisch heilkundlichen Leistungen vermehrt auch Zusatzangebote machen, achten die Finanzämter inzwischen verstärkt darauf, welche Leistungen von Heilmittelerbringern genau erbracht werden. Seit 2011 gab es mehrere inhaltlich ähnlich lautende Anweisungen von Oberfinanzdirektionen, wie solche Zusatzangebote steuerlich zu behandeln sind. Auch das Bundesfinanzministerium (BMF) hat sich der Auffassung der Finanzverwaltungen angeschlossen (Ketteler-Eising 2012). Danach sind weiterhin alle Heilbehandlungen umsatzsteuerbefreit, die aufgrund einer ärztlichen Verordnung (Kassen- oder Privatrezept) oder einer Verordnung durch einen Heilpraktiker durchgeführt werden oder aber im Rahmen einer Vorsorge- oder Rehabilitationsmaßnahme erbracht werden. Handelt es sich jedoch um Leistungen, die nicht ärztlich verordnet wurden und die normalerweise von den GKVen nicht finanziert werden, dann wird bei Abgabe dieser Leistungen die Mehrwertsteuer fällig. Diese wird aber auch erst dann fällig, wenn mit solchen Leistungen die o. g. Umsatzgrenzen überschritten werden.

Für die Praxis ist die MWSt nur ein sog. durchlaufender Posten. Das bedeutet, dass sie die erhobene MWSt direkt ans Finanzamt abführen muss. Die Praxis hat sogar den Vorteil, dass die MWSt, die die Praxis selbst für bestimmte Waren (z. B. Büromaterial, Drucker, PC) bezahlt hat, gegen die MWSt, die sie ans Finanzamt abführen muss, gegenrechnen kann (Vorsteuerabzug). Die Praxis muss dann weniger MWSt ans Finanzamt abführen, als sie über die Selbstzahlerangebote eingenommen hat.

Für die Kunden führt der MWSt-Aufschlag zu einem um 7 bzw. 19 % erhöhten Preis. Im Beispiel des Nordic-Walking-Kurses würde sich der Abgabepreis (56,60 EUR) mit einem Aufschlag von 7 % MWSt auf 60,56 EUR, bei einem Aufschlag von 19 % MWSt auf 67,35 EUR erhöhen. Das kann bei bestimmten Selbstzahlerangeboten dazu führen, dass sie als zu teuer empfunden werden und die Angebote dann nicht nachgefragt werden. Im Beispiel wäre der MWSt-Aufschlag aufgrund der Möglichkeit des GKV-Zuschusses sicher unproblematisch.

■ **Schritt 7: Prüfung der Zahlungsbereitschaft der Nachfrager**

Der in ◻ Tab. 5.4 errechnete Abgabepreis von 56,57 EUR muss pro Stunde erzielt werden. Da der Kurs für 10 Teilnehmer konzipiert ist, entfallen pro Teilnehmer pro Kursstunde 5,66 EUR (56,57 EUR : 10). Da der Kurs über 10 Wochen läuft, fällt

pro Teilnehmer eine Kursgebühr von 56,60 EUR an. Nordic-Walking-Kurse werden von den GKVen i. d. R. bezuschusst, sodass mit den örtlichen GKVen eine Kooperation eingegangen werden kann. Da sie sich i. d. R. mit 80 % an den Kosten beteiligen, ist davon auszugehen, dass die GKVen 45,28 EUR übernehmen und die Teilnehmer den Restbetrag von 11,32 EUR für einen 10-wöchigen Kurs bezahlen müssen. Der Betrag, der den GKVen genannt wird, sollte 56,60 EUR pro Teilnehmer für den gesamten Kurs nicht unterschreiten.

Es wäre zu prüfen, welchen Preis die Nachfrager für einen Nordic-Walking-Kurs maximal zu zahlen bereit sind. Wenn noch »Luft nach oben« gegeben ist, dann ist zu prüfen, ob ein höherer Gewinnaufschlag möglich ist. Dies hängt aber auch davon ab, ob und ggf. zu welchen Preisen die Konkurrenz solche Kurse anbietet (s. Schritt 8).

Anhand der Beispielrechnung in Schritt 5 kann auch geprüft werden, wie viele Teilnehmer mindestens den Kurs belegen müssen, damit er stattfinden kann. Ausgangsbasis sind die 56,57 EUR pro Einzelstunde. Bei z. B. 5 Teilnehmern würde pro Teilnehmer eine Gebühr von 11,31 EUR anfallen × 10 Stunden = 113,10 EUR. Wenn sich die GKV daran mit 80 % beteiligt, dann wäre das für jeden Kursteilnehmer ein Restbetrag von 22,62 EUR, den er für den gesamten 10-wöchigen Kurs zu bezahlen hätte. Hier gilt es zu prüfen, ob die Nachfrager bereit wären, bis zu ca. 23 EUR selbst zu bezahlen. Die Bereitschaft kann man durch Befragung potenzieller Kursteilnehmer ermitteln.

■ **Schritt 8: Prüfung von Wettbewerberangeboten und -preisen**

Eine Internetrecherche in Hamburg (Standort der Praxis im Beispiel) hat ergeben, dass ein ähnlicher Kurs vom Universitätsklinikum Hamburg-Eppendorf im Mai 2013 für 135 EUR inkl. MWSt pro Teilnehmer angeboten wird (ohne Abzug des GKV-Zuschusses). Dies ist ein Hinweis darauf, dass der im Beispiel kalkulierte Abgabepreis zu niedrig angesetzt ist und der Gewinnaufschlag erhöht werden kann.

Legt man den Wettbewerbspreis von 135 EUR des Klinikums Eppendorf zugrunde, an dem sich die GKV mit 80 % beteiligt, dann wäre pro Teilnehmer ein Restbetrag von 27 EUR zu bezahlen. Es kann vor dem Hintergrund des Preisniveaus sowie der Wettbewerbssituation davon ausgegangen werden, dass die Bereitschaft zur Zahlung eines Eigenbeitrags von unter 30 EUR bei den Teilnehmern vorhanden ist und deshalb die Mindestteilnehmerzahl auf 5 Teilnehmer gesenkt werden könnte. Da solche Kurse i. d. R. mit mehr als 5 Teilnehmern durchgeführt werden, wäre im konkreten Beispielfall zu empfehlen, den Gewinnaufschlag und damit die Wirtschaftlichkeit zu erhöhen.

Im Praxisbeispiel dieses Abschnitts wurde die Mindestteilnehmerzahl an dem Nordic-Walking-Kurs durch Ausprobieren ermittelt. Man kann zur Berechnung der Mindestteilnehmerzahl auch die Break-Even-Analyse heranziehen. Wie man hierbei vorgeht, wird in ► Abschn. 5.3.3 erläutert. Zunächst wird jedoch die Break-Even-Analyse im Allgemeinen dargestellt.

5.3 Break-Even-Analyse als Entscheidungshilfe

Ausgangssituation

Praxisinhaber O. hat mehrere Mitarbeiterinnen, einige sind teilzeitbeschäftigt, andere arbeiten in Vollzeit. Er fragt sich schon seit längerer Zeit, was jede einzelne Mitarbeiterin erwirtschaften muss, damit sie die Personalkosten deckt.

Die Frage von Praxisinhaber O. beschäftigt auch viele seiner Kollegen, was die nachfolgenden Aussagen vermuten lassen.

Praxisinhaber/in C:

>> Also was bei uns fehlt ist im Grunde genommen die Verteilung, was darf Personal kosten, was darf Personal erwirtschaften, was darf Miete, also im Grunde die Aufteilung der Kosten im Bezug zum Umsatz. <<
(Betz 2010)

Praxisinhaber/in B:

>> ...wie muss das Verhältnis sein zwischen Gewinn und Ausgaben. Was gibt es für Möglichkeiten, das so optimal wie möglich zu führen... <<
(Betz 2010)

Die beiden Zitate zeigen Bedarfe nach Entscheidungshilfen auf, die auf Seiten der Inhaber gegeben sind. Die Break-Even-Analyse ist eine solche Entscheidungshilfe, die sowohl vor einer Praxisgründung zur Planung als auch in bestehenden Praxen zur Steuerung angewendet werden kann. Sie kann für eine komplette Praxis, aber auch für Selbstzahlerangebote und als Entscheidungshilfe für Personalentscheidungen herangezogen werden.

Zunächst wird die Break-Even-Analyse kurz vorgestellt, dann werden ihre Einsatzmöglichkeiten als Entscheidungshilfe aufgezeigt.

5.3.1 Definition

Mithilfe der Break-Even-Analyse ist es möglich, den Kostendeckungspunkt zu ermitteln. Laut Wöhe u. Döring (2000) bezeichnet der Break-Even-Point »jene kritische Ausbringungsmenge ..., bei deren Überschreiten ein Unternehmen die Verlustzone verlässt und in die Gewinnzone eintritt.«

Der Break-Even-Punkt gibt an, wo die Gesamtkosten durch den Umsatz/die Einnahmen gedeckt werden. An diesem Punkt beginnt die Gewinnzone. Übertragen auf die Gesundheitsfachberufe ist die sog. »kritische Ausbringungsmenge« die Anzahl an Patienten bzw. Behandlungseinheiten, die benötigt wird, um die Gesamtkosten zu decken. Mit jedem weiteren Patienten bzw. jeder weiteren Behandlungseinheit wird Gewinn erzielt.

Der Break-Even-Punkt gibt also die Anzahl der Patienten bzw. Behandlungseinheiten an, die benötigt wird, um die Gesamtkosten zu decken, und zeigt an, wie viele Patienten bzw. Behandlungseinheiten benötigt werden, um Gewinn zu erzielen. Soll ein bestimmter vorgegebener Gewinn erzielt werden, dann lässt sich entsprechend die Anzahl der Behandlungseinheiten errechnen, die dazu benötigt wird.

Voraussetzung für die Ermittlung des Break-Even-Punktes ist die Kenntnis der Gesamtkosten. Die Gesamtkosten setzen sich zusammen aus den fixen Kosten (Kf) und den variablen Kosten pro Patient bzw. pro Behandlungseinheit (Kv), auch Stückkosten genannt. Darüber hinaus muss bekannt sein, welche Einnahmen/Umsatz (P) pro Patient bzw. Behandlungseinheit erzielt werden, d. h., welche Honorare/Kassensätze abgerechnet werden können.

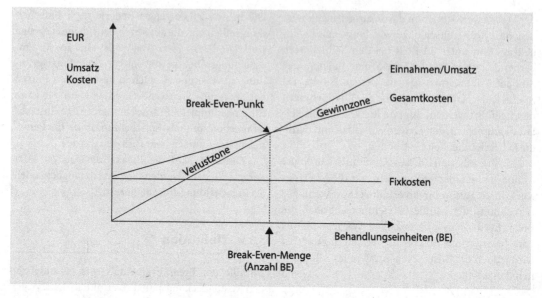

Abb. 5.3 Grafische Darstellung des Break-Even-Punktes

Nachdem diese Informationen vorliegen, kann der Break-Even-Punkt nach folgender Formel berechnet werden:

$$K_f + K_v \times x = P \times x$$

K_f = fixe Kosten, K_v = variable Kosten, P = Preis (Einnahmen, z. B. GKV-Honorar für eine Behandlungseinheit), x = kritische Ausbringungsmenge = kritische Anzahl an Behandlungseinheiten = Gewinnschwelle

$$\text{Gewinn} = \text{Umsatz} - \text{Gesamtkosten}$$

$$\text{Umsatz} = P \times x$$

$$\text{Gesamtkosten} = K_f + K_v \times x$$

Abb. 5.3 zeigt, wo der Break-Even-Point, also die Gewinnschwelle, liegt: an der Stelle, an der die Einnahmen (Umsatz) die Gesamtkosten decken. An diesem Punkt ist der Gewinn 0. Rechts dieses Punktes beginnt die Gewinnzone. Zieht man von diesem Punkt eine Gerade nach unten, kann man die Anzahl der Behandlungseinheiten ablesen, die erforderlich sind, um die Kosten zu decken und Gewinn zu erzielen. Das ist die Break-Even-Menge.

Bei der Break-Even-Rechnung ist auch die Kapazitätsgrenze der Praxis zu beachten, d. h., die maximale Anzahl an Behandlungseinheiten (BE), die in einem bestimmten Zeitraum (Jahr, Monat, Tag) abgeleistet werden kann. Sie kann für die Gesundheitsfachberufe wie folgt berechnet werden:

- z. B. in der Physiotherapie max. 24 BE/Vollzeittherapeut/Tag (8 h × 3 BE/h im 20-Minuten-Takt) oder 5.280 BE pro Jahr (bei 220 Arbeitstagen),
- z. B. in der Ergotherapie und Logopädie max. 8 BE/Vollzeittherapeut/Tag (8 h im 45-Minuten-Takt inkl. Vor- und Nachbereitung) oder 1.760 BE pro Jahr (bei 220 Arbeitstagen).

Zu bedenken ist, dass hier die maximal mögliche Kapazität einer Praxis errechnet wurde, in der nur ein Therapeut (Inhaber selbst) arbeitet. Durch Verlängerung der oben berechneten Behandlungszeiten oder längere Vor- und Nachbereitungszeiten reduziert sich die Kapazitätsgrenze. Sind in der Praxis Mitarbeiter angestellt, erhöht sich die Kapazitätsgrenze entsprechend der Arbeitsstunden der einzelnen Mitarbeiter.

Links des Break-Even-Punktes wird mit Verlust gearbeitet, rechts dieses Punktes wird mit Gewinn gearbeitet. Der Break-Even-Punkt gibt an, ab

☐ Tab. 5.5   Kosten- und Leistungstabelle Physiotherapiepraxis Zander (pro Monat)

Anzahl BE	Fixkosten (Kf)	Variable Kosten (Kv) (BE × 3,00 EUR)	Gesamtkosten (Kf+Kv)	Umsatz (BE × 13,53 EUR)	Gewinn (+) Verlust (−)
100	8.100	300	8.400	1.353	− 7.047
...					
700	8.100	2.100	10.200	9.471	− 729
900	8.100	2.700	10.800	12.177	+ 1.377

Alle Angaben in EUR (außer BE)

der wievielten Behandlungseinheit Gewinn erzielt wird. Jede weitere Behandlungseinheit trägt zur Erhöhung des Gewinns bei.

Der Gewinnpunkt (Break-Even-Punkt) kann durch die Verwendung der genannten Formel von jedem Praxisinhaber schnell berechnet werden. Dies wird im Folgenden an einem praktischen Beispiel verdeutlicht.

5.3.2 Praxisbeispiel: Entscheidungshilfe für die Gesamtsituation der Praxis

Eine physiotherapeutische Praxis auf dem Land hat neben der Inhaberin, Frau Zander, 3 Vollzeitmitarbeiterinnen. Die Praxis verfügt über 4 Behandlungsräume und 1 Büro. Frau Zander hat nach langer Krankheit beschlossen, selbst keine Behandlungen mehr durchzuführen. Sie hat aber Spaß an der Organisation der Praxis. Sie arbeitet noch 20 h die Woche, die restliche Zeit widmet sie ihrer Familie und ihren Hobbies. Frau Zander möchte nun wissen, wie viele Therapieeinheiten ihre Mitarbeiterinnen im Monat leisten müssen, damit sie monatlich Gewinn erwirtschaftet. Sie möchte auch gerne wissen, wie viel Gewinn am Jahresende erwirtschaftet worden ist, da sie von dem erwirtschafteten Gewinn ihren Lebensunterhalt finanzieren muss. Sie muss zunächst ihre Gesamtkosten ermitteln (z. B. aus den Unterlagen ihres Steuerberaters), dann ein Heilmittel, das häufig in ihrer Praxis erbracht wird (Krankengymnastik), und das Honorar, das von der GKV für Krankengymnastik bezahlt wird.
- Die **Fixkosten (Kf)** sind bekannt (8.100 EUR) und setzen sich wie folgt zusammen:
  - Miete und Nebenkosten: 1.050 EUR,

- Gehälter inkl. Lohnnebenkosten: 6.750 EUR (2.250 EUR pro Mitarbeiter),
- Sonstiges (300 EUR).
- Die **variablen Kosten (Kv)** betragen 3,00 EUR pro Behandlungseinheit (Therapie- und Büromaterial, Handtücher, Seife).
- Von der AOK (2013) erhält sie für eine Einzelbehandlung Krankengymnastik (KG) ein **Honorar (P)** von 13,53 EUR (12,30 EUR + Zuzahlung des Patienten von 1,23 EUR).

Für die Break-Even-Analyse musste Frau Zander eine Behandlungsart (KG) auswählen, die häufig in ihrer Praxis vorkommt, damit sie zunächst erst einmal nur eine Break-Even-Rechnung durchführen muss. Sie kann natürlich auch eine andere Leistungsart wählen, dann müsste sie dafür eine weitere Break-Even-Rechnung machen. Sie hat den Vergütungssatz der AOK verwendet, da dies im Vergleich zu anderen gesetzlichen Krankenkassen der niedrigste Satz ist. Sie geht also eher pessimistisch als optimistisch in die Break-Even-Analyse. Dies ist genau der richtige Weg.

Frau Zander kann einerseits aufgrund ihrer Erfahrungswerte und durch Ausprobieren (variieren bei der Anzahl der BE) versuchen, die Gewinnschwelle ohne Anwendung einer Formel zu ermitteln. Wie sie dabei vorgeht, zeigt ☐ Tab. 5.5.

Zieht Frau Zander nun jeweils vom Umsatz die Gesamtkosten ab, kann sie schrittweise berechnen, bei welcher Anzahl Behandlungseinheiten welcher Gewinn oder Verlust entsteht, bis sie die Schwelle ermittelt hat. Die Schwelle liegt im genannten Beispiel zwischen 700 und 900 BE, denn bei 700 BE wird noch ein Verlust von 729 EUR erzielt und bei 900 BE bereits ein Gewinn von 1.377 EUR. Damit Frau Zander ohne Ausprobieren die Gewinn-

◻ Tab. 5.6 Break-Even-Rechnung Physiotherapiepraxis Zander

Formelbestandteil	EUR
Fixkosten (Kf)/Monat	8.100,00
Variable Kosten (Kv)/BE	3,00
Einnahmen GKV (P)/BE	13,53
Gewinnschwelle (x)	769,23

schwelle schnell und exakt ermitteln kann, kann sie auch gleich die Formel zur Berechnung des Break-Even-Punktes anwenden und gelangt damit sehr schnell zur Gewinnschwelle.

Löst man die in ▶ Abschn. 5.3.1 genannte Formel nach x auf, dann ergibt sich folgende Formel zur Berechnung des Break-Even-Punktes (Gewinnschwelle):

$$x = K_f : (P - K_v)$$

◻ Tab. 5.6 zeigt, wie sich die Break-Even-Rechnung für die Physiotherapiepraxis Zander zusammensetzt.

Die Berechnung nach der Formel liefert Frau Zander folgende Informationen:

$$x = K_f : (P - K_v)$$

$$x = 8.100 \text{ EUR} : (13,53 \text{ EUR} - 3,00 \text{ EUR})$$

$$x = 8.100 \text{ EUR} : 10,53 \text{ EUR}$$

$$x = 769,23$$

Zunächst einmal erfährt sie die Gewinnschwelle, d. h., wie viele Behandlungseinheiten pro Monat von allen 3 Mitarbeiterinnen geleistet werden müssen, damit die Gesamtkosten (Kf + Kv) gedeckt sind. Das sind im Beispiel 769,23 BE, gerundet also 770 BE pro Monat. Wenn man diese BE durch die Anzahl der Arbeitstage pro Monat (20) teilt, dann erhält man die Anzahl der BE pro Tag. Das sind im Beispiel gerundet 39 BE.

Frau Zander hat nun erfahren, dass sie ab der 40. BE pro Tag einen Gewinn erwirtschaften wird. Nun muss sie prüfen, ob die erforderlichen Be-

handlungskapazitäten auch pro Tag zur Verfügung stehen und ob ihre Personal- und Praxisstruktur dies zulässt. Sie hat 3 Vollzeitmitarbeiterinnen, die am Tag 2–3 Patienten pro Stunde behandeln (16–24 Therapien pro Tag pro Mitarbeiterin). Jede Mitarbeiterin hat ihren eigenen Behandlungsraum. So kommt man zu einer Behandlungskapazität für die Praxis, die zwischen 48 und 72 BE pro Tag liegt. Da laut Break-Even-Rechnung nur 39 BE pro Tag geleistet werden müssen, damit die Gesamtkosten gedeckt sind, hat die Praxis Zander ausreichend Behandlungskapazitäten. Darüber hinaus können mindestens weitere 9 BE (48 BE – 39 BE) durchgeführt werden, die zu einem Gewinn von 94,77 EUR pro Tag führen:

13,53 EUR/BE Einnahmen – 3,00 EUR K_v/BE = 10,53 EUR Gewinn/BE

9 BE/Tag × 10,53 EUR Gewinn/BE = 94,77 EUR Gewinn/Tag

Das ist der Gewinn, der pro Tag mindestens erzielt wird, wenn die Behandlungskapazitäten im unteren Bereich (48 BE) ausgeschöpft werden. Würde man sie im oberen Bereich ausschöpfen, dann wären max. 72 BE pro Tag möglich. Zieht man davon die 39 BE ab, die zur Deckung der Kosten benötigt werden, dann könnten insgesamt weitere 33 BE geleistet werden, was zu einem Tagesgewinn von 347,49 EUR führen würde (33 BE × 10,53 EUR). Der erzielbare Tagesgewinn schwankt also, je nach Kapazitätsauslastung, zwischen 94,77 EUR und 347,49 EUR.

Rechnet man diese Gewinnmöglichkeiten auf einen Monat (20 Arbeitstage) hoch, dann ergäbe sich eine Gewinnspanne zwischen 1.895,40 EUR und 6.949,80 EUR. Rechnet man diese Spanne auf ein komplettes Jahr hoch (pessimistisch 10 Monate, da Ausfälle wegen Urlaub, Fortbildung und Krankheit eingeplant werden müssen), dann ergäbe sich eine Gewinnspanne zwischen 18.954 EUR und 69.498 EUR. Diese Spanne ist gleichzeitig die Einkommensspanne für Frau Zander.

Wichtig für diese Berechnung ist die Kenntnis der Fixkosten und der variablen Kosten. Für Inhaber bestehender Praxen ist die Kenntnis der Kosten möglich, da ausreichend Daten vom Steuerberater oder aus der Einnahmenüberschussrechnung vorliegen.

Potenzielle **Existenzgründer**, also Therapeuten, die noch keine eigene Praxis haben und sich mit dem Gedanken tragen, sich mit einer Praxis niederzulassen, können ebenfalls die Break-Even-Rechnung machen. Das sollten sie sogar, denn Break-Even-Rechnungen sind Bestandteil eines jeden Businessplans. Existenzgründer haben allerdings die Situation, dass sie ihre Kosten und Einnahmen noch nicht kennen. Deshalb müssen sie dazu bestimmte Annahmen treffen. Auch wenn Existenzgründer noch keine Miete bezahlen, kennen sie doch die Mietpreise für Praxen am Ort. Auch kann man Annahmen über die anderen Kostenpositionen treffen. Anhaltspunkte für variable Kosten pro BE liefert ▶ Abschn. 5.2. Die Vergütungssätze der GKVen kann man im Internet recherchieren. Existenzgründern ist auch zu empfehlen, für ihre eigene therapeutische Tätigkeit einen Unternehmerlohn zu kalkulieren. Sie müssen sich überlegen, welches Einkommen sie pro Monat mit der Praxis erzielen wollen. Das wird dann bei den Fixkosten als Gehalt eingesetzt. Auf diese Art und mit dieser einfachen Berechnung können Existenzgründer vorab, bevor sie Geld für eine Praxis ausgegeben haben, erkennen, ob die zu gründende Existenz eine gute oder eher eine schlechte wirtschaftliche Basis bietet. Diese Erfahrung muss man nicht in der Realität machen. Probleme kann man schon vorher in der Planung feststellen.

Die Break-Even-Analyse bietet aber nicht nur Entscheidungshilfe für die gesamte Praxis, sie kann auch bei einzelnen Fragestellungen als Entscheidungshilfe herangezogen werden, wie im Folgenden anhand weiterer Beispiele gezeigt wird.

5.3.3 Praxisbeispiel: Entscheidungshilfe für Selbstzahlerangebote

Wenn Praxisinhaber zur Verbesserung ihrer Wirtschaftlichkeit Zusatzangebote entwickeln, dann wollen sie oft im Voraus wissen, ob sich so ein Zusatzangebot auch »rechnet«, d. h. in erster Linie, ob es Gewinne erwirtschaftet. Auch hier ist die Frage von Bedeutung, **ab wann** dies der Fall ist. Diese Frage kann ebenfalls mithilfe der Break-Even-Rechnung beantwortet werden.

Die ergotherapeutische Praxis Wiese möchte für Schulanfänger ein Training für Linkshänder anbieten. Das Training soll als Gruppentraining durchgeführt werden und pro Einheit 45 min dauern. Insgesamt sind 6 Trainingseinheiten vorgesehen. Praxisinhaberin Wiese möchte wissen, wie viele Teilnehmer an dem Kurs mindestens teilnehmen müssen, damit Gewinn erwirtschaftet wird. Die Praxis ermittelt folgende Kalkulationsgrundlagen:

- **Fixkosten (Kf): 189,06 EUR,** die sich zusammensetzen aus
  - Personalkosten: 1 Therapeutin á 60 min (15 min Vor- und Nachbereitung). Gehalt der Therapeutin inkl. Lohnnebenkosten pro Monat 2.509,52 EUR. Arbeitsstunden laut Arbeitsvertrag 38 h/Woche=152 h/ Monat. Daraus ergibt sich ein Stundenlohn inkl. Lohnnebenkosten von 16,51 EUR. 16,51 EUR×6 Trainingseinheiten=99,06 EUR.
  - Gemeinkosten/Verwaltungskosten: Angenommen werden 15 EUR/h×6 Trainingseinheiten=90 EUR.
- **Variable Kosten (Kv) pro Teilnehmer: 6 EUR,** die sich aus den Sachkosten für Papier, Stift, Kopien für alle 6 Trainingseinheiten ergeben.
- **Einnahmen (P) pro Schulkind: max. 30 EUR für den gesamten Kurs.** Mehr sind Eltern am Standort der Praxis Wiese nicht bereit zu bezahlen. Wettbewerbspraxen verlangen ähnliche Preise.

Nun liegen für Praxis Wiese alle Informationen vor, die benötigt werden, um die Break-Even-Analyse durchzuführen und die entsprechende Formel anzuwenden:

$$x = K_f : (P - K_v)$$

$$x = 189,06 \, EUR : (30,00 \, EUR - 6,00 \, EUR)$$

$$x = 189,06 \, EUR : 24,00 \, EUR$$

$$x = 7,9$$

Frau Wiese kann dieser Rechnung entnehmen, dass sie mindestens 8 (gerundet) Schulanfänger für den Kurs benötigt, um die Gesamtkosten zu decken.

Mit jedem weiteren Schulanfänger erwirtschaftet sie Gewinn in Höhe von 24 EUR pro Kind (30 EUR - 6 EUR Sachkosten).

Frau Wiese muss nun prüfen, ob sie einen Kurs mit 9 Schulanfängern durchführen kann oder ob das unter qualitativen Aspekten zu viele Kinder sind. Auf jeden Fall sollte sie den Kurs nicht durchführen, wenn weniger als 8 Schulkinder angemeldet werden.

Hat Frau Wiese allerdings die Situation, dass ihre jährlichen Gemeinkosten bereits durch die GKV-Behandlungen gedeckt werden und sie noch räumliche Kapazitäten frei hat, kann sie die Gemeinkosten auch unberücksichtigt lassen. Dann hat sie als Fixkosten (Kf) nur die Personalkosten der Therapeutin in Höhe von 99,06 EUR. Hinzu rechnet sie die variablen Kosten (Kv) von 6,00 EUR und kommt auf Gesamtkosten von 105,06 EUR. Diese müssen dann durch das Angebot gedeckt werden.

In diesem Fall ergibt sich folgende Rechnung:

$$x = K_f : (P - K_v)$$

$$x = 99,06 \text{ EUR} : (30,00 \text{ EUR} - 6,00 \text{ EUR})$$

$$x = 99,06 \text{ EUR} : 24, \text{EUR}$$

$$x = 4,13$$

Das Ergebnis zeigt auf, dass zur reinen Auslastung von Räumlichkeiten dann nur noch 5 Schulanfänger benötigt werden, um die Kosten zu decken. Ab dem 6. Schulanfänger erzielt Frau Wiese dann pro Schüler einen Gewinn von 24 EUR.

Nicht nur bei Zusatzangeboten ist die Break-Even-Rechnung hilfreich, auch bei Personalentscheidungen kann sie herangezogen werden, wie das folgende Beispiel zeigt.

5.3.4 Praxisbeispiel: Entscheidungshilfe für Personalentscheidungen

Frau Zander (▶ Abschn. 5.3.2) hat in ihrer Praxis 4 Behandlungsräume, aber nur 3 Mitarbeiterinnen. Sie hat schon darüber nachgedacht, ob sie eine weitere Mitarbeiterin einstellen soll. Die neue Mitarbeiterin könnte den 4. Behandlungsraum nutzen. Frau Zander ist sich aber nicht sicher, ob sich eine 4. Mitarbeiterin finanziell rechnet. Auch hier kann die Break-Even-Rechnung Hilfestellung leisten. Sie kann Frau Zander aufzeigen, ob und unter welchen Bedingungen eine weitere Mitarbeiterin kostendeckend oder gar gewinnbringend arbeitet.

Zur Berechnung muss sie u. a. folgende Informationen haben bzw. Entscheidungen treffen:

- Vollzeit oder Teilzeit,
- Höhe des Gehalts,
- Behandlungsschwerpunkte,
- evtl. erforderliche Fortbildungen, um mit den GKVen abrechnen zu können,
- Anfängerin oder berufserfahrene Mitarbeiterin.

Die Frage nach der Einstellung einer weiteren Mitarbeiterin lässt sich allerdings nicht nur unter finanziellen Aspekten betrachten. Zunächst muss Frau Zander sicher sein, dass auch eine entsprechende Nachfrage im Umfeld der Praxis vorhanden ist, damit einer neuen Mitarbeiterin auch ein voller Terminkalender ermöglicht wird. Nehmen wir an, dass diese Voraussetzungen gegeben sind.

Der Einfachheit halber und unter pessimistischen Annahmen hat Frau Zander sich für eine Teilzeitmitarbeiterin mit einer Arbeitszeit von 20 h/Woche entschieden. Es kann eine Berufsanfängerin sein. Frau Zander möchte ein maximales Gehalt von 1.125 EUR inkl. Lohnnebenkosten/Monat bezahlen. Bestimmte Fortbildungen sind nicht erforderlich.

Um die Formel anwenden zu können, müssen die Fixkosten, die variablen Kosten und die Einnahmen bekannt sein.

- Die **Fixkosten (Kf)** sind in diesem Fall das Gehalt der neuen Mitarbeiterin.
- Die **variablen Kosten (Kv)** werden mit 3,00 EUR pro Therapieeinheit so berechnet, wie bereits in der Praxis bekannt.
- Die **Einnahmen (P)** werden pessimistisch für die Leistungsart »Klassische Massagetherapie KMT« angenommen. Die AOK (2013) vergütet diese Leistungsart mit 9,32 EUR (8,47 EUR + 0,85 EUR Zuzahlung).

Mit diesen Angaben ist Frau Zander in der Lage zu berechnen, wie viele Therapieeinheiten die neue Mitarbeiterin im Monat leisten muss, damit sie ihr Gehalt und die variablen Kosten pro Therapieeinheit erwirtschaftet.

$$x = K_f : (P - K_v)$$

$$Kf = 1.125,00\ EUR$$

$$Kv = 3,00\ EUR$$

$$P = 9,32\ EUR$$

$$x = 1.125,00\ EUR : (9,32\ EUR - 3,00\ EUR)$$

$$x = 1.125,00\ EUR : 6,32\ EUR$$

$$x = 178$$

Das Ergebnis zeigt, dass die neue Mitarbeiterin 178 BE im Monat leisten muss, um ihr Gehalt plus die variablen Kosten pro BE zu erwirtschaften. Ab der 179. BE wird Gewinn erwirtschaftet. Frau Zander muss nun prüfen, ob bei einem Teilzeitanteil von 20 Stunden pro Woche diese Menge an BE geleistet werden kann. Gehen wir wieder von 2–3 BE pro Stunde aus, dann sind das in der Woche (20 h) 40–60 BE und im Monat 160–240 BE.

Frau Zander kann aufgrund dieser schnellen und einfachen Rechnung erkennen, dass die neue Mitarbeiterin überwiegend 3 BE pro Stunde ableisten muss, damit sie die Kosten erwirtschaftet. Geht man von der maximalen monatlichen Kapazität von 240 BE aus, dann bleiben nach Abzug der 178 BE insgesamt 62 BE übrig, die zu einem Gewinn im Monat von 391,84 EUR (62 × 6,32 EUR) führen würden (das wäre pro Tag ein Gewinn von 19,59 EUR).

Wenn die Mitarbeiterin krank wird oder Termine von Patienten kurzfristig abgesagt werden, kommt Frau Zander sogar mit der neuen Mitarbeiterin in die Verlustzone. Das kann nicht das Ziel der Neueinstellung sein. Im Idealfall sollte eine neu eingestellte Mitarbeiterin dazu beitragen, den Gewinn der Praxis zu erhöhen. Da Frau Zander die Berechnung mit einer pessimistischen Einnahmesituation (niedrig honoriertes Heilmittel »KMT«)

durchgeführt hat, sollte sie prüfen, ob im Umfeld der Praxis Chancen bestehen, höher dotierte Leistungsarten abzurechnen. Dann ist eine Neueinstellung sinnvoller. Auch wenn Frau Zander gute Chancen für Zusatzangebote sieht, die zu höheren Einnahmen pro Behandlungseinheit führen, wäre es sinnvoll, eine neue Mitarbeiterin für die Zusatzangebote einzustellen. Unter den von Frau Zander angenommenen pessimistischen Bedingungen ist es risikoreich, eine neue Mitarbeiterin einzustellen.

Dieses Beispiel macht deutlich, dass solche Break-Even-Berechnungen von großer Bedeutung und sehr hilfreich sind. Die Berechnung kann aber auch nur so gut sein wie die ihr zugrunde gelegten Annahmen. Deshalb ist es sinnvoll, eher von pessimistischen als von allzu optimistischen Annahmen auszugehen.

Auch die Problematik der Deckungslücke wird anhand dieses Beispiels nochmals deutlich. Um die Wirtschaftlichkeit der Praxis zu erhöhen, muss Frau Zander entweder die Kosten senken (was kaum möglich ist) oder die Einnahmen auf eine der in ▶ Abschn. 5.1 dargestellten Arten erhöhen.

5.4 Bedeutung des Rechnungswesens im Gesundheitswesen

Ausgangssituation
Praxisinhaber L. hat seine logopädische Praxis vor 10 Jahren gegründet, um so arbeiten zu können, wie er es sich immer gewünscht hat. Er ist mit Leib und Seele Logopäde und geht in seinem Beruf auf. Alles, was keine therapeutische Arbeit ist, macht er ungern. Er schiebt solche Arbeiten häufig auf und fragt sich, warum der »Verwaltungskram« überhaupt erledigt werden muss.

Zur Frage von Praxisinhaber L. erläutert das Bundesministerium für Finanzen (BMF 2013), dass zu den Pflichten eines Unternehmers durchaus auch das Führen von Büchern und Aufzeichnungen gehört. Weiterhin heißt es: »Dies führt uns zum Thema des betrieblichen Rechnungswesens. Ausgangsgrößen bilden u. a. der erzielte Umsatz und vor allem der Gewinn, welcher starken Schwankungen unterliegen kann. Die Unternehmerin oder der

Unternehmer ist selbst für die Ermittlung jener Daten verantwortlich, von denen das Finanzamt in weiterer Folge die Steuern bemisst. Daher muss sie oder er sich für ein bestimmtes System des Rechnungswesens entscheiden.«

Es gibt zwei ganz bedeutende Gründe, warum sich Praxisinhaber mit Aufgaben des Rechnungswesens befassen müssen:

- **Rechtliche Gründe** in Form gesetzlicher Anforderungen, die nur durch ordnungsgemäßes Rechnungswesen erfüllt werden können. Für Praxisinhaber ist das primär die Rechenschaftslegung gegenüber dem Finanzamt. Dieser können sich Praxisinhaber nicht entziehen.
- **Betriebswirtschaftliche Gründe:** Das Rechnungswesen erfasst, überwacht und wertet betriebliche Vorgänge aus. Dies ist von Bedeutung, wenn Kosten gesenkt oder Selbstzahlerangebote kalkuliert werden müssen. Der Praxisinhaber ist aber nicht gesetzlich verpflichtet, die erfassten Daten auch zu überwachen oder auszuwerten. Das ist seine freie Entscheidung, im Gegensatz zu den gesetzlichen Anforderungen, denen er genügen muss.

Im Rechnungswesen unterscheidet man generell in
- externes Rechnungswesen: Finanzbuchhaltung/Jahresabschluss und
- internes Rechnungswesen: Betriebsbuchhaltung/Kosten- und Leistungsrechnung.

Während das externe Rechnungswesen Rechenschaft gegenüber Externen ablegt, z. B. gegenüber dem Finanzamt oder den Banken, dient das interne Rechnungswesen der internen Überwachung, Analyse und Steuerung der Praxis. Internes Rechnungswesen wird für das Praxismanagement benötigt.

Aufgrund der unterschiedlichen Ausrichtungen des Rechnungswesens (extern und intern) ergeben sich unterschiedliche Aufgaben und Gebiete des Rechnungswesens.

5.4.1 Aufgaben und Gebiete des Rechnungswesens

Das Rechnungswesen hat folgende Aufgaben:
- Dokumentation,
- Rechenschaftslegung und Information,
- Kontrolle und
- Disposition.

Die **Dokumentationsaufgabe** bezieht sich auf die zeitlich und sachlich geordnete Aufzeichnung aller Geschäftsvorfälle aufgrund von Belegen, die die Vermögenswerte, das Eigen- und Fremdkapital sowie den Jahreserfolg (Gewinn oder Verlust) der Praxis verändern.

Aufgrund gesetzlicher Vorschriften muss eine jährliche **Rechenschaftslegung und Information** der Unternehmenseigner, der Finanzbehörde und evtl. der Gläubiger (Kreditgeber) über die Vermögens-, Schulden- und Erfolgslage des Unternehmens (Jahresabschluss) erfolgen.

Das Rechnungswesen sollte so ausgestaltet sein, dass es ein aussagefähiges Informations- und **Kontrollsystem** darstellt, das der Praxisleitung jederzeit eine Überwachung der Wirtschaftlichkeit der betrieblichen Prozesse sowie der Zahlungsfähigkeit (Liquidität) der Praxis ermöglicht.

Die **Dispositionsaufgabe** betrifft die Bereitstellung des aufbereiteten Zahlenmaterials als Grundlage für alle unternehmerischen Planungen und Entscheidungen, z. B. über Investitionen u. a.

Die Verschiedenartigkeit der oben aufgeführten Aufgaben des Rechnungswesens bedingt eine Aufteilung des Rechnungswesens in 4 Gebiete:
- Buchführung,
- Kosten- und Leistungsrechnung,
- Statistik und
- Planung.

Die **Buchführung** (auch Finanz- oder Geschäftsbuchhaltung) ist die Zeitrechnung für eine Rechnungsperiode (Geschäftsjahr, Quartal, Monat). Sie erfasst die Höhe der Veränderungen der Vermögens- und Kapitalanteile der Praxis sowie alle Arten von Aufwendungen (Werteverbrauch) und Erträgen (Wertezuwachs). Sie zeichnet alle Geschäftsfälle auf (Dokumentation), erfasst alle Zahlen, die aufgrund von Belegen anfallen, und liefert Zahlenmaterial für die 3 anderen Bereiche des Rechnungswesens. Die Buchführung ermöglicht die Erstellung eines Jahresabschlusses (Rechenschaftslegung), entweder als Einnahmenüberschussrechnung (in Praxen) oder in Form einer Bilanz (in Praxen, die

⬛ Tab. 5.7 Das Rechnungswesen als Informationssystem. (Nach Jòrasz 2000)

Externes Informationssystem Externes Rechnungswesen	Internes Informationssystem Internes Rechnungswesen
Finanz- oder Geschäftsbuchhaltung	Kosten- und Leistungsrechnung
Jahresabschlussrechnung	Gegenüberstellung von Kosten und Leistungen, Gewinnermittlung
Abbildung der **Finanzströme** (Einnahmen/Ausgaben)	**Abbildung** des **wirtschaftlich bedeutsamen Geschehens**
Abbildung des internen Leistungserstellungsprozesses, Ressourcenverbräuche (Personal, Material)	Erfassung, Überwachung, Analyse und Steuerung des Leistungserstellungsprozesses
Rechenschaftslegung durch den Jahresabschluss	**Praxismanagement**
i. d. R. Einnahmenüberschussrechnung (Praxis), Bilanz (GmbH)	Planung, Steuerung und Kontrolle des Praxisgeschehens
Informationsempfänger	
Finanzamt, Behörden, Banken, Sozialversicherungsträger, Inhaber, bei GmbH auch Kunden, Lieferanten	Interne Entscheidungsträger, Inhaber, Mitinhaber und Fachleitungen

in der Rechtsform der GmbH geführt werden, oder in Krankenhäusern). Die Buchführung wird in Praxen i. d. R. durch Steuerberater ausgeführt.

Die **Kosten- und Leistungsrechnung** erfolgt betriebsbezogen im Gegensatz zur Buchführung, die unternehmensbezogen ist. Sie befasst sich mit den Daten der Praxis als Stätte des Leistungsprozesses (Bereitstellung und Erbringung der Leistung). Sie erfasst nur einen Teil des Werteverbrauchs (Kosten) und des Wertezuwachses (Leistungen), der durch die eigentliche betriebliche Tätigkeit verursacht wird. Die Kosten- und Leistungsrechnung ermittelt das Betriebsergebnis (Betriebsgewinn oder Betriebsverlust) und überwacht die Wirtschaftlichkeit des Leistungserstellungsprozesses. Sie ist die Basis für Kalkulationen (z. B. Preiskalkulation oder Break-Even-Analyse).

Die **Statistik** wertet die Zahlen der Buchführung und der Kosten- und Leistungsrechnung aus, um Unterlagen für die unternehmerische Planung zu erstellen. Sie nimmt auch eine Vergleichsrechnung vor (Zeitvergleich). Solche Statistiken werden i. d. R. von Steuerberatern oder Abrechnungsfirmen (z. B. Theorg) erstellt und den Praxen zur Verfügung gestellt.

Die **Planung** ist eine Vorschaurechnung, die auf Zahlen der Buchführung, der Kosten- und Leistungsrechnung und auf der Statistik basiert. Sie soll die zukünftige betriebliche Entwicklung prognostizieren. Die Planung erstellt Teilpläne (Kostenplan, Finanzplan, Gewinnplan etc.).

⬛ Tab. 5.7 veranschaulicht, welche Art von Informationen im Rechnungswesen für externe Informationsempfänger und welche für interne Informationsempfänger zur Verfügung gestellt werden.

Während die Aufgaben und Gebiete des Rechnungswesens sich für alle Betriebe, Praxen und Unternehmen ähnlich darstellen, werden im Gesundheitswesen unterschiedliche Anforderungen an das Rechnungswesen in Praxen und Krankenhäusern gestellt.

5.4.2 Rechnungswesen in Praxen und Krankenhäusern

Je nachdem, ob eine Praxis oder ein Krankenhaus/ eine Klinik Gegenstand des Rechnungswesens ist, gelten unterschiedliche Bedingungen, und es müssen unterschiedliche Anforderungen erfüllt werden.

Rechnungswesen in Praxen

Praxisinhaber aus den Bereichen der Gesundheitsfachberufe gelten im Sinne des Gesetzes (§ 18 Einkommensteuergesetz (EStG)) als freie Berufe und unterliegen damit nicht der Buchführungspflicht.

Es besteht aber nach § 4 EStG Aufzeichnungspflicht der Geschäftsvorfälle und die Pflicht zur Ermittlung des Gewinns als Überschuss der Betriebseinnahmen über die Betriebsausgaben. Formal erfolgt die Erfassung in einer Einnahmenüberschussrechnung (EÜR). Finanzämter halten dafür ein besonderes Formular »EÜR« bereit. Die EÜR wird detaillierter in ▶ Abschn. 5.5.5 erläutert.

Eine Kosten- und Leistungsrechnung findet man in den meisten Praxen nicht vor, im Gegensatz zu den Krankenhäusern.

Rechnungswesen in Krankenhäusern/Kliniken

Für Krankenhäuser und Kliniken gelten verschiedene gesetzliche Vorschriften, die das Rechnungswesen betreffen. Je nach gewählter **Rechtsform** (z. B. GmbH) gelten die Vorschriften des HGB, die z. B. für eine GmbH u. a. Buchführungspflicht (doppelte Buchführung, Bilanzerstellung etc.) und Publikationspflicht (Veröffentlichung der Bilanz) vorschreiben.

Darüber hinaus gilt die **Krankenhausbuchführungsverordnung (KHBV)**. Sie schreibt vor, dass Krankenhäuser zur Kostenrechnung verpflichtet sind (im Gegensatz zu gewerblichen Unternehmen anderer Branchen, wo die Kostenrechnung auf freiwilliger Basis erfolgt). Diese gesetzliche Regelung soll den Krankenhausträger (z. B. Stadtverwaltungen oder Gemeinden) Vergleiche zwischen Krankenhäusern ermöglichen.

Nachfolgend wird das betriebliche Rechnungswesen ausschließlich im Hinblick auf die Erfordernisse in therapeutischen Praxen betrachtet. Der Schwerpunkt liegt dabei auf der Rechenschaftslegung, die eine bedeutende Aufgabe des externen Rechnungswesens ist, und der Buchführung, die ihrerseits die Rechenschaftslegung erst ermöglicht. Praxen müssen in erster Linie Rechenschaft gegenüber dem Finanzamt ablegen.

5.5   Grundlagen der Rechenschaftslegung

Ausgangssituation

Inhaber Z. hat verschiedene Selbstzahlerangebote entwickelt und verkauft auch Therapiematerialien und Bücher an Patienten. Nun fragt er sich, ob solche Zusatzangebote und Verkäufe unter die gewerbliche Tätigkeit fallen und ob er Umsatzsteuer dafür berechnen muss.

Wann eine Praxis rein freiberuflich, wann sie gewerblich tätig ist, was genau ein Praxisinhaber in diesem Zusammenhang beachten muss und welche Pflichten er dem Finanzamt gegenüber hat, zeigt der folgende Abschnitt.

5.5.1   Buchführungs- versus Aufzeichnungspflicht

Die gesetzlichen Bestimmungen zur **Buchführungspflicht** sind geregelt

- im Handelsgesetzbuch (HGB, § 238-239, 241 a, 257) sowie
- im Steuerrecht, hier u. a. in der Abgabenordnung (AO §§ 140–147) und im Einkommensteuergesetz (EStG).

Das **Handelsrecht** unterscheidet zwischen dem Kaufmann (im Handelsregister eingetragen) und dem Nichtkaufmann. Nach Handelsrecht (§ 238) ist nur der im Handelsregister eingetragene Kaufmann mit dem Firmenzusatz e. K., e. Kfr., e. Kfm. und OHG (Offene Handelsgesellschaft), KG (Kommanditgesellschaft), GmbH (Gesellschaft mit beschränkter Haftung) oder AG (Aktiengesellschaft) zur Buchführung verpflichtet.

Sowohl der eingetragene Kaufmann als auch der Kaufmann kraft seiner Betätigung in seinem Gewerbebetrieb (§ 1 HGB) und der Kaufmann kraft Rechtsform muss die Vorschriften des HGB zur Buchführung und zum Jahresabschluss einhalten. § 238 HGB besagt: »Jeder Kaufmann ist verpflichtet, Bücher zu führen und in diesen seine Handelsgeschäfte und die Lage seines Vermögens nach den Grundsätzen ordnungsmäßiger Buchführung ersichtlich zu machen.«

Eine Ausnahme bilden Einzelkaufleute, deren Umsatz 500.000 EUR und Gewinn 50.000 EUR in zwei aufeinander folgenden Geschäftsjahren nicht überschreitet. Sie sind von der handelsrechtlichen Buchführungspflicht befreit.

Heilmittelerbringer sind nicht Kaufmann im Sinne des Handelsgesetzes und deshalb nach Handelsrecht nicht zur Buchführung verpflichtet. Allerdings stellt sich die Frage, ob sie nach **Steuerrecht** zur Buchführung verpflichtet sind. Nach Abgabenordnung (AO) ist ebenfalls der nach Handelsrecht Buchführungspflichtige zur Buchführung verpflichtet. Darüber hinaus ist nach Steuerrecht jeder andere gewerbliche Unternehmer, auch der Nichtkaufmann, z. B. Handwerker, zur Buchführung verpflichtet, der gemäß § 141 AO eine der folgenden Voraussetzungen erfüllt:

- Jahresumsatz (aus Gewerbe) übersteigt 500.000 EUR **oder**
- Jahresgewinn (aus Gewerbe) übersteigt 50.000 EUR.

Heilmittelerbringer gelten nach § 18 Einkommensteuergesetz nicht als gewerbliche Unternehmer, sondern als freie Berufe. Damit unterliegen Heilmittelerbringer auch nicht nach Steuerrecht (AO) der Buchführungspflicht.

> **Für Heilmittelerbringer besteht keine Buchführungspflicht, aber nach § 4 EStG Aufzeichnungspflicht der Geschäftsvorfälle und die Pflicht zur Ermittlung des Gewinns als Überschuss der Betriebseinnahmen über die Betriebsausgaben.**

Eine Ausnahme besteht dann, wenn Heilmittelerbringer neben ihrer Tätigkeit im freien Beruf ein Gewerbe (z. B. Fitnesscenter oder Verkauf von Produkten, z. B. Massageöl, Bücher etc.) betreiben. Dann gelten sie als gewerblicher Unternehmer/als Gewerbebetrieb nach AO, wenn die genannten Umsatz- oder Gewinngrenzen überschritten werden. Getrennte Aufzeichnungen/Buchhaltungen für Gewerbebetrieb und freiberufliche Tätigkeit sind zu empfehlen, jedoch nicht Pflicht.

Eine therapeutische Praxis kann aus verschiedenen Gründen (▶ Abschn. 5.5.2) vom Finanzamt als Gewerbebetrieb eingestuft werden. Damit wird sie automatisch buchführungspflichtig. Deshalb ist es wichtig, die Unterschiede zwischen Aufzeichnungs- und Buchführungspflicht zu kennen.

Unterschiede zwischen Aufzeichnungspflicht und Buchführungspflicht

Die Finanzbehörden akzeptieren zur Gewinnermittlung für nicht buchführungspflichtige Betriebe einfache Aufzeichnungen, in denen Einnahmen und Ausgaben sachlich getrennt erfasst werden (Details s. ▶ Abschn. 5.5.5). Eine Addition dieser Zahlen erfolgt am Jahresende in der Einnahmenüberschussrechnung (EÜR). Entsprechende Formulare halten die Finanzbehörden vor. Alle Einnahmen und Ausgaben werden durch entsprechende Belege nachgewiesen. Die Gewinnermittlung erfolgt durch die Gegenüberstellung von Einnahmen und Ausgaben. Diese einfachen Aufzeichnungen, auch einfache Buchführung genannt, kann jeder Praxisinhaber selbst vornehmen. Ein Steuerberater ist nicht zwingend erforderlich.

Betriebe, die der Buchführungspflicht unterliegen, müssen eine vom Handelsrecht vorgeschriebene Bilanzierung vornehmen, d. h., die sog. doppelte Buchführung durchführen. Zu Beginn der Buchführungspflicht muss eine Inventur durchgeführt und eine Eröffnungsbilanz erstellt werden. Es sind die Grundsätze ordnungsmäßiger Buchführung (GoB) nach dem Handelsrecht (HGB) anzuwenden. Die Pflichten sind deutlich strenger als bei der Einnahmenüberschussrechnung. Die doppelte Buchführung erfordert entsprechende Kenntnisse der Buchführung und kann vom Praxisinhaber nicht selbst durchgeführt werden. Ein Steuerberater oder ein angestellter Buchhalter ist zwingend erforderlich.

Steuerliche Unterschiede zwischen freien Berufen und Gewerbetreibenden

Bevor auf die steuerlichen Unterschiede eingegangen wird, soll der »freie Beruf« kurz definiert und zum Gewerbetreibenden abgegrenzt werden. Der Begriff »freier Beruf« ist in der EU nicht einheitlich definiert. Deshalb werden die heute aktuellen Merkmale des freien Berufs herangezogen, die vom Institut für freie Berufe an der Uni Erlangen-Nürnberg beschrieben werden (ifb 2006; Boxberg u. Rosenthal 2003). Das Einkommensteuergesetz führt in § 18 eine Vielzahl von freien Berufen auf, u. a. die Krankengymnasten und »ähnliche Berufe«. Zu diesen »ähnlichen Berufen« gehören nach

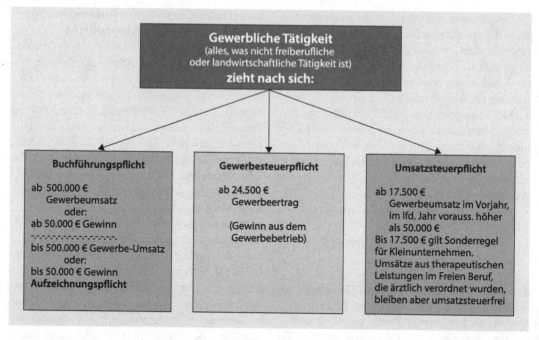

Gewerbliche Tätigkeit
(alles, was nicht freiberufliche
oder landwirtschaftliche Tätigkeit ist)
zieht nach sich:

Buchführungspflicht

ab 500.000 €
     Gewerbeumsatz
     oder:
ab 50.000 € Gewinn
· · · · · · · · · · · · · · · · · · · ·
bis 500.000 € Gewerbe-Umsatz
     oder:
bis 50.000 € Gewinn
Aufzeichnungspflicht

Gewerbesteuerpflicht

ab 24.500 €
     Gewerbeertrag

(Gewinn aus dem
Gewerbebetrieb)

Umsatzsteuerpflicht

ab 17.500 €
     Gewerbumsatz im Vorjahr,
     im lfd. Jahr vorauss. höher
     als 50.000 €
Bis 17.500 € gilt Sonderregel
für Kleinunternehmen.
Umsätze aus therapeutischen
Leistungen im Freien Beruf,
die ärztlich verordnet wurden,
bleiben aber umsatzsteuerfrei

◻ **Abb. 5.4**   Folgen gewerblicher Tätigkeit

der aktuellen Rechtsprechung der Finanzgerichte solche Berufe, die wesentliche Ähnlichkeitsmerkmale aufweisen, wie z. B. Ergotherapeuten, Logopäden, Sporttherapeuten, Masseure, Psychologen, Heilrhythmisten und andere (Atem-, Sprech- und Stimmlehrer sind nach Rechtsprechung umstritten).

Die freien Berufe (Physiotherapeuten, Ergotherapeuten, Logopäden) sind nach Umsatzsteuergesetz (§ 4 14 a UStG) und Gewerbesteuergesetz (§ 2 GewStG) in Verbindung mit dem Einkommensteuergesetz (§ 18 EStG) von der Umsatz- und Gewerbesteuer befreit, im Gegensatz zu Gewerbetreibenden.

Bei Vorliegen eines Gewerbes, das von einem Mitglied der freien Berufe betrieben wird, fallen bei Überschreiten der Umsatz- oder Gewinngrenzen (◻ Abb. 5.4) für die Gewerbumsätze Gewerbesteuer und Umsatzsteuer an (ausschließlich auf den Gewerbumsatz, nicht auf den Umsatz aus freiberuflicher Tätigkeit). Die Gewerbesteuer kann jedoch auf die Einkommenssteuer angerechnet werden, sodass die Gewerbesteuer nicht als zusätzliche Steuer anfällt.

◻ Abb. 5.4 zeigt, welche Pflichten sich aus einer gewerblichen Tätigkeit ergeben können.

Die Umsatz- und Gewinngrenzen für Umsätze aus Gewerbebetrieb sind aus Sicht der Gesundheitsfachberufe relativ hoch angesetzt, sodass Buchführungspflicht, Gewerbe- und Umsatzsteuer nicht so schnell zum Tragen kommen. Es sollten aber die Möglichkeiten, unter denen das Finanzamt eine therapeutische Praxis als Gewerbebetrieb einstuft, bekannt sein. Diese werden im folgenden Abschnitt erläutert.

5.5.2 Gewerbliche Tätigkeit im freien Beruf

§ 15 Abs. 2 EStG definiert die gewerbliche Tätigkeit wie folgt: »Eine selbständige nachhaltige Betätigung, die mit der Absicht, Gewinn zu erzielen, unternommen wird und sich als Beteiligung am allgemeinen wirtschaftlichen Verkehr darstellt, ist Gewerbebetrieb, wenn die Betätigung weder als Ausübung von Land- und Forstwirtschaft noch als Ausübung eines freien Berufs noch als eine andere selbständige

Arbeit anzusehen ist«. Hier ist zu beachten: Gewerbebetrieb liegt auch dann vor, wenn die Gewinnerzielungsabsicht nur ein Nebenzweck ist.

Möchte man als Heilmittelerbringer und Angehöriger der freien Berufe prüfen, ob das Kriterium des Gewerbebetriebs gegeben ist, so ist nach EKStG zunächst die selbstständige Tätigkeit erforderlich. Die ist bei niedergelassenen Praxisinhabern gegeben. Darüber hinaus ist gewerbliche Tätigkeit durch verschiedene **Merkmale** gekennzeichnet, die im Folgenden erläutert werden.

- **Warenabgabe**

Abgabe von Waren gegen Entgelt, z. B. ein Ergotherapeut verkauft zusätzlich zu seiner therapeutischen Tätigkeit Produkte aus der Arbeitstherapie, ein Physiotherapeut verkauft Massageöl und Ruhewohlkissen, ein Logopäde verkauft Bücher.

- **Leistungsabgabe**

Abgabe von Dienstleistungen, die nicht als freiberufliche Dienstleistungen einzuordnen sind, z. B. die Zurverfügungstellung von Geräten zur sportlichen oder gymnastischen Betätigung (z. B. Fitnessstudio, das auch für Personen zugänglich ist, die keine Therapie in Anspruch nehmen, oder Untervermietung von Praxisräumlichkeiten an selbstständige Therapeuten gleichen Berufs oder auch an Berufsfremde).

- **Mischtätigkeiten**

Die Vermischung von freiberuflicher Tätigkeit und gewerblicher Tätigkeit wird als Gewerbebetrieb eingestuft, wenn für das Finanzamt keine klare Trennung zwischen gewerblicher und freiberuflicher Tätigkeit erkennbar ist. Solch eine Vermischung liegt vor, wenn z. B. ein Physiotherapeut neben seiner therapeutischen Tätigkeit noch ein Fitnesszentrum unterhält. So weit möglich, sollte eine räumliche, organisatorische und buchhalterische Trennung beider Bereiche erfolgen, damit beim Finanzamt eine getrennte Behandlung beider Bereiche erfolgen kann.

Die Vermischung zweier freiberuflicher Tätigkeiten, z. B. physiotherapeutische Leistungen im Rahmen einer Praxis und Lehrauftrag an der Fachhochschule, ist unproblematisch und stellt keinen Gewerbebetrieb dar.

Sind freiberufliche und gewerbliche Tätigkeit nicht klar trennbar und stark miteinander verflochten, dann wird i. d. R. der gesamte Betrieb/die Praxis als einheitlicher Gewerbebetrieb angesehen. Dies ist z. B. der Fall, wenn ein Physiotherapeut ein Fitnessstudio unterhält und dieses sowohl zur physiotherapeutischen Behandlung im Rahmen einer Verordnung nutzt als auch für Kunden, die das Fitnessstudio ohne Verordnung in Eigenregie zu Trainingszwecken aufsuchen. Die Rechtsprechung ist hier aber nicht einheitlich (d. h., es kann je nach Finanzamt unterschiedlich beurteilt werden).

- **Gesellschaft und Rechtsform**

In einer Gesellschaft bürgerlichen Rechts (GbR), auch BGB-Gesellschaft genannt, darf laut Rechtsprechung bei Betreiben eines Gewerbes nicht in gewerbliche und freiberufliche Tätigkeit unterschieden werden, auch wenn die Gesellschafter ausschließlich Angehörige der freien Berufe sind. Hier liegt in erster Linie Gewerbebetrieb vor. Eine Ausnahme besteht dann, wenn der gewerbliche Anteil unter 1,25 % des Gesamtumsatzes liegt.

Partnerschaftsgesellschaften (PartGG), eine Sonderform der Gesellschaft bürgerlichen Rechts (die nur Mitgliedern der freien Berufe offensteht und für Gewerbetreibende nicht möglich ist), werden bei Überschreitung des Gewerbeanteils von 1,25 % am Gesamtumsatz als Gewerbe eingestuft.

Die Dienstleistungen der Gesundheitsfachberufe dürfen auch in der Rechtsform einer Gesellschaft mit beschränkter Haftung (GmbH), angeboten werden. Die GmbH ist, wie andere Kapitalgesellschaften (z. B. Aktiengesellschaft), kraft Gesetzes Gewerbetreibende.

- **Anzahl der Angestellten/leitende Funktion**

Ein Mitglied eines freien Berufes kann allein durch die Anzahl seiner Angestellten vom Finanzamt als Gewerbebetrieb eingestuft werden! Dies ist dann möglich, wenn der Praxisinhaber viele Angestellte der gleichen Berufsgruppe hat.

Üben die angestellten Mitarbeiter den gleichen Beruf aus wie der Praxisinhaber (z. B. Ergotherapeut stellt Ergotherapeuten ein), dann ist der Praxisinhaber freiberuflich tätig, wenn gewährleistet ist, dass der Inhaber leitend und eigenverantwortlich tätig ist. Leitend ist er, wenn Planung und Durchführung der betrieblichen Organisation und Leistungsabgabe in den Händen des Praxisinhabers liegen. Eigenverantwortlich arbeitet er dann, wenn er berufssoziologisch, d. h., in sehr umfassender Art und Weise, den Patienten gegenüber für die Leistungsabgabe und Leistungsqualität verantwortlich ist. Der Praxisinhaber muss als Freiberufler jederzeit in die Arbeitsabläufe seiner angestellten Mitarbeiter eingreifen und sie zu Ende führen können. Die fachlich gebildeten Mitarbeiter müssen den »Stempel« der Leistung des Praxisinhabers tragen (Stempeltheorie) (Boxberg 2003). Je mehr Angestellte der Inhaber hat, desto schwieriger ist es, jederzeit in die Arbeitsabläufe seiner Mitarbeiter eingreifen zu können. Bei welcher Anzahl Angestellter das Finanzamt eine Praxis als Gewerbebetrieb einstuft, ist nicht festgelegt und liegt in der Entscheidungsfreiheit des zuständigen Finanzbeamten.

- **Angestellte anderer Berufsgruppen**

Üben die angestellten Mitarbeiter nicht den gleichen Beruf wie der Praxisinhaber aus (z. B. Physiotherapeut beschäftigt Ergotherapeuten oder Logopäde beschäftigt Physiotherapeuten), dann führt diese Konstellation i. d. R. direkt in die Gewerbetätigkeit. Mit anderen Worten: Die Praxis wird als Gewerbebetrieb eingestuft, weil der Praxisinhaber nicht mehr in allen Bereichen eigenverantwortlich tätig sein kann, denn ein Praxisinhaber mit physiotherapeutischer Ausbildung könnte nicht jederzeit die Behandlung seines angestellten Ergotherapeuten zu Ende führen. Deshalb führt die Anstellung eines Ergotherapeuten in der Praxis, in der der Inhaber Physiotherapeut ist, automatisch zur Einstufung als Gewerbebetrieb.

Um der Einstufung als Gewerbebetrieb zu entgehen, könnte sich der Ergotherapeut anstelle einer Einstellung als Angestellter als Mitunternehmer an der Praxis beteiligen. Dies wäre z. B. durch Gründung einer PartGG möglich: Hier werden Praxisinhaber und »Angestellter« Partner, d. h., der »Angestellte« wird Mitgesellschafter.

Der Praxisinhaber kann außer mit Angestellten oder Mitgesellschaftern auch mit freien Mitarbeitern, sog. Honorarkräften, zusammen arbeiten. Honorarkräfte sind weder angestellt noch Gesellschafter, sondern handeln auf eigene Rechnung.

- **Freie Mitarbeiter/Honorarkräfte**

Bisher wurde in der Literatur und bei den Juristen im Gesundheitswesen die Meinung vertreten, die Mitarbeit einer selbstständigen Honorarkraft (freie Mitarbeit) habe weder Einfluss auf die gewerbliche Tätigkeit noch auf die freiberufliche Tätigkeit, da der freie Mitarbeiter außerhalb des Unternehmens stehe (ähnlich wie ein Innenarchitekt, der die Praxisräume gestaltet, oder ein Klempner, der Rohrleitungen installiert). Aufgrund eines Urteils aus Hamburg (Finanzgericht Hamburg vom 09.07.2004, Az: VII, 21/01) kann die Beschäftigung von Honorarkräften jedoch dazu führen, dass die Praxis vom Finanzamt als Gewerbebetrieb eingestuft wird. Hintergrund ist, dass eine freie Praxis vom Finanzamt im Nachhinein als Gewerbebetrieb eingestuft wurde, weil sie Honorarkräfte beschäftigt hat. Es handelte sich um selbstständige Honorarkräfte, die ihre Leistungen auf eigene Rechnung und nicht im Rahmen eines Arbeitsvertrages erbrachten. Als Grund wurde genannt, dass der Praxisinhaber Honoraranteile des freien Mitarbeiters einbehalten hatte. Diese Honoraranteile sind keine krankengymnastischen Leistungen, sondern Leistungen aus gewerblicher Tätigkeit und unterliegen deshalb der Umsatz- und Gewerbesteuer. Diese rückwirkende Einstufung als Gewerbebetrieb hatte zur Folge, dass Gewerbesteuer für mehrere Jahre nachgezahlt werden musste.

Aber auch die Forderung, dass der Praxisinhaber leitend und eigenverantwortlich tätig wird, d. h., Planung und Durchführung der betrieblichen Organisation sowie die Leistungsabgabe in den Händen des Praxisinhabers liegen müssen, führt dazu, dass auch die Beschäftigung von selbstständigen Honorarkräften (freie Mitarbeit), ob nun des gleichen Berufs oder einer anderen Berufsgruppe, zur Einstufung als Gewerbebetrieb führt.

Die Anforderungen an eine ausreichende leitende und eigenverantwortliche Tätigkeit des Praxisinhabers können im Leitfaden Steuerrecht des IFK (2011) nachgelesen werden.

- **Zweit-/Drittpraxen**

Das Betreiben einer zweiten oder dritten Praxis unter Einsatz von Fachleitungen führt nach Einschätzung des IFK aufgrund eines vorliegenden

Urteils (Bundesfinanzhof Az: IV R 11/95) zur Einstufung als Gewerbebetrieb. Hintergrund ist auch hier die fehlende Anwesenheit des Praxisinhabers, die aber steuerrechtlich gefordert wird (IFK 2011).

■ **Berufsfremde Person als Mitgesellschafter**
Die Aufnahme einer berufsfremden Person, z. B. eines Kaufmanns, als Mitunternehmer in die Gesellschaft von Freiberuflern führt automatisch zur Einstufung als Gewerbebetrieb (Urteil des Bundesfinanzhofes BFH).

Trifft **eines oder mehrere dieser Merkmale** auf eine therapeutische Praxis zu, kann das Finanzamt die Praxis als Gewerbebetrieb einstufen oder nur den Teil der Praxis, der Gewerbeumsätze erzielt. Voraussetzung für eine getrennte Behandlung durch das Finanzamt ist eine klare Trennung der Aufzeichnungen bzw. der Buchführungen. Wird eine freie Praxis als Gewerbebetrieb eingestuft, bedeutet das zunächst einmal, dass die Praxis eventuell nach § 141 Abgabenordnung (AO) buchführungspflichtig wird. Das hängt davon ab, ob die gesamte Praxis als Gewerbebetrieb eingestuft wird oder nur der Teil, der auch Gewerbeumsätze erzielt. Dies liegt im Ermessen des jeweiligen Finanzbeamten und wird davon abhängen, ob und wie gut die Aufzeichnungen nach freiberuflichen und gewerblichen Umsätzen getrennt sind. Weiterhin müssen die Umsatz- oder Gewinngrenzen (❏ Abb. 5.4) überschritten worden sein. Ist das nicht der Fall, dann bleibt die Praxis weiterhin aufzeichnungspflichtig, d. h. sie kann weiterhin eine Einnahmenüberschussrechnung machen und benötigt i. d. R. keinen Steuerberater (s. auch ▶ Abschn. 5.5.1).

Durch die Einstufung als Gewerbebetrieb wird die Praxis gewerbesteuerpflichtig, wenn der Freibetrag von 24.500 EUR Gewerbeertrag überschritten worden ist. Eine Umsatzsteuerpflicht ist nach Einschätzung des IFK aufgrund der Rechtsprechung nicht automatisch gegeben, wenn eines der Merkmale zutrifft. Der IFK (2011) beruft sich auf die Steuerbefreiung nach § 4 Nr. 14 a UStG, die danach unabhängig von Merkmalen wie Betriebsgröße, Zahl der Angestellten, Zweit- oder Drittpraxis oder Rechtsform gilt.

5.5.3 Steuerliche Behandlung von Präventions- und Selbstzahlerleistungen

Die umsatzsteuerliche Behandlung von Präventions- und Zusatzleistungen ist nicht eindeutig geklärt, da die Gesetze und die bisherige Rechtsprechung dazu keine eindeutigen Schlussfolgerungen zulassen. Im Jahr 2011 haben sich allerdings verschiedene Finanzdirektionen mit der Frage der steuerlichen Behandlung von physiotherapeutischen Leistungen beschäftigt. Sie haben sich darüber hinaus mit den Voraussetzungen für die Steuerbefreiung nach § 4 Nr. 14 a UStG auseinandergesetzt und vertreten die Auffassung, dass physiotherapeutische Leistungen nur dann nach § 4 von der Umsatzsteuer befreit sind, wenn sie ärztlich oder von einem Heilpraktiker verordnet oder im Rahmen einer Vorsorge- oder Rehabilitationsmaßnahme erbracht worden sind. Dieser Auffassung hat sich das Bundesministerium der Finanzen angeschlossen. Deshalb muss seit 2012 damit gerechnet werden, dass die Finanzämter die Kriterien für ein Vorliegen der Steuerbefreiung stärker prüfen werden. Bei Zweifeln und Fragen empfehlen Experten das Gespräch mit dem Steuerberater oder dem zuständigen Finanzbeamten.

Um die aktuelle Auffassung der Finanzbehörden nachvollziehbar zu machen, sind einige Hintergrundinformationen erforderlich, die in den nächsten Abschnitten gegeben werden; außerdem erfolgt ein Überblick über umsatzsteuerpflichtige Leistungen.

Ursprung der Umsatzsteuerbefreiung
Der Ursprung der Umsatzsteuerbefreiung liegt in der steuerlichen Entlastung der Sozialversicherungsträger. Ohne die Steuerbefreiung von Ärzten und anderen in der Heilkunde Tätigen müssten deren Leistungen mit der Mehrwertsteuer (MWSt) in Rechnung gestellt werden, was die Sozialversicherungsträger zusätzlich belasten würde. Da in Praxen aber zunehmend auch Selbstzahlerleistungen angeboten werden bzw. Leistungen, die nicht von einem Arzt oder Heilpraktiker verordnet worden sind, werden auch die Sozialversicherungsträger

nicht damit belastet. Eine Umsatzsteuerbefreiung zum Schutz der Sozialgemeinschaft ist deshalb für solche Leistungen nicht mehr erforderlich und erklärt die aktuelle Auffassung des Bundesministeriums der Finanzen.

Umsatzsteuerbefreiung heißt, »dass ein Leistungserbringer die Vergütung für seine Leistung berechnen kann, ohne auf diesen Rechnungsbetrag eine Umsatzsteuer addieren zu müssen, um sich dann vom Leistungsempfänger Leistungsvergütung und Umsatzsteuer erstatten zu lassen« (Boxberg 2003).

Voraussetzungen für eine Umsatzsteuerbefreiung

Eine Umsatzsteuerbefreiung wird gewährt bei Ausübung

- eines freien Berufes (keine Einstufung als Gewerbetreibender),
- einer heilberuflichen Tätigkeit oder
- eines reglementierten Berufs.

Zu den **freien Berufen** (▶ Abschn. 5.5.1) gehören laut Katalog zum Einkommensteuergesetz bzw. aufgrund bestehender Rechtsprechung u. a. die Ergotherapeuten, die Logopäden und die Physiotherapeuten.

Die **heilberufliche Tätigkeit** bezieht sich auf das Heilpraktikergesetz (HPG), das sich ausschließlich auf kranke Menschen bezieht, d. h., Prävention wird nicht explizit genannt. Es handelt sich hier um eine »Grauzone«, die in letzter Konsequenz von einem Finanzgericht geklärt werden muss. Boxberg (2003) nimmt wie folgt zu diesem Thema Stellung: »Der vorsorgliche (vor allem der operative) Eingriff und Prävention sind sicherlich Tätigkeiten in ‚Ausübung der Heilkunde‘, sodass sie dem Tätigkeitsumfang, der von der Heilpraktikergesetz-Definition erfasst wird, zuzurechnen sind.‘

»**Reglementierter Beruf**« heißt, dass der ausgeübte Beruf ein einheitlich geregeltes Berufsbild durch bundesweit gültige Ausbildungs- und Prüfungsordnungen aufweisen bzw. durch Zulassungen zu den Krankenkassen geregelt sein muss. Dies trifft für Ergotherapeuten, Logopäden und Physiotherapeuten zu.

Für die Frage nach der Umsatzsteuerbefreiung galt lange Zeit eine Art »Faustregel«, die insbeson-

dere von Boxberg (2003) empfohlen wurde: »Wer eine Tätigkeit ausübt, die von den gesetzlichen Krankenkassen gegenüber ihren Versicherten als Leistung erbracht wird, arbeitet umsatzsteuerfrei, auch wenn er diese Leistung gegenüber nicht gesetzlich Versicherten erbringt und selbst nicht Mitglied eines in § 4 Nr. 14 UStG [Umsatzsteuergesetz] genannten Berufs ist oder überhaupt einen reglementierten (gesetzlich geregelten) Beruf bekleidet.« Diese Faustregen kann vor dem Hintergrund der aktuellen Entwicklung in den Finanzverwaltungen jedoch nicht mehr zur Orientierung herangezogen werden und wird in Zukunft für die Finanzämter keine Bedeutung haben.

Umsatzsteuerpflichtige Leistungen

Nach Einschätzung von Steuerexperten und Berufsverbänden (Ketteler-Eising 2012; IFK 2011) muss in Zukunft auf folgende physiotherapeutischen Leistungen (für die Ergotherapeuten und Logopäden wird die Entwicklung entsprechend sein) ein Umsatzsteuersatz von 19 % aufgeschlagen werden, wenn die Umsatzgrenzen (◘ Abb. 5.4) überschritten werden:

- Anschlussbehandlungen, die nicht ärztlich verordnet sind,
- Leistungen der klassischen Prävention i. S. des § 20 SGB V,
- Rehabilitationssport und Funktionstraining ohne ärztliche Verordnung,
- Wellnessangebote (z. B. Thaimassagen, Hot Stone, Lomi Lomi, Fitnessmassagen, Ganzkörpermassagen, Maßnahmen zur Veränderung der Körperform oder des Fitnesstrainings).

Ungeklärt ist bisher auch noch, ob nicht für einige dieser Leistungen der reduzierte Umsatzsteuersatz von 7 % in Betracht kommt. Ketteler-Eising (2012) vertritt die Ansicht, dass Leistungen, die von den Krankenkassen grundsätzlich als Heilmittel anerkannt und unter bestimmten Bedingungen von den Krankenkassen bezuschusst werden, sowie Leistungen nach § 20 SGB V mit der ermäßigten Umsatzsteuer von 7 % belegt werden müssten. Die Finanzverwaltungen haben sich dazu bisher nicht geäußert. Hier ist eine direkte Klärung mit dem zuständigen Finanzamt zu empfehlen, ggf. gemeinsam mit dem Steuerberater.

5.5.4 Grundlagen der Buchführung

Für den Fall, dass eine Praxis vom Finanzamt im Nachhinein als Gewerbebetrieb eingestuft wird, ist es sinnvoll, die Grundlagen der Buchführung zu kennen und die wichtigsten Regeln anzuwenden. Denn laut § 238 HGB muss die Buchführung so beschaffen sein, »dass sie einem sachverständigen Dritten innerhalb angemessener Zeit einen Überblick über die Geschäftsvorfälle und über die Lage des Unternehmens vermitteln kann. Die Geschäftsvorfälle müssen sich in ihrer Entstehung und Abwicklung verfolgen lassen.«

Aufgabe der Buchführung

Aufgabe der Buchführung ist es, alle Geschäftsvorfälle in einem Betrieb (Praxis oder Klinik/Krankenhaus) laufend und lückenlos zu erfassen und aufzuzeichnen (mit anderen Worten: zu buchen), und zwar sachlich geordnet nach

- Materialeinkäufen (z. B. Fango, Peddigrohr oder Spatel),
- Umsatzerlösen (z. B. Überweisungen der Krankenkassen),
- Verbindlichkeiten (z. B. Schulden gegenüber Lieferanten),
- Forderungen (z. B. an Kunden, Krankenkassen) usw.

Geschäftsvorfälle sind alle wirtschaftlich bedeutsamen Vorgänge, die

- zu Geldausgaben oder Geldeinnahmen führen,
- Werteverzehr (Aufwand) oder Wertezuwachs (Ertrag) darstellen,
- Vermögenswerte und Schulden des Betriebs verändern.

Ausgaben sind Geschäftsvorfälle, die das Geldvermögen (d. h. jederzeit verfügbares Geld wie Kassenbestand, Guthaben bei Kreditinstituten und Postbank, kurzfristige Verbindlichkeiten) vermindern.

Einnahmen sind Geschäftsvorfälle, die das Geldvermögen (d. h. jederzeit verfügbares Geld wie Kassenbestand, Guthaben bei Kreditinstituten und Postbank, kurzfristige Forderungen) erhöhen.

Aufwand vermindert das Eigenkapital (z. B. Verbrauch von Materialien, die zur Erbringung der Dienstleistung benötigt werden wie Einsatz von Fangopackungen, Peddigrohr oder Strohhalmen oder Abschreibung einer Computeranlage).

Ertrag erhöht das Eigenkapital (z. B. Zinsgutschrift einer Bank).

> **Buchhaltung** dient der Erfassung sämtlicher Güter- und Geldbewegungen in einer Organisation, indem Geschäftsvorfälle systematisch und lückenlos nach bestimmten Regeln aufgezeichnet werden.

Grundsätze ordnungsmäßiger Buchführung (GoB)

Die Buchführung gilt als ordnungsmäßig, wenn sie so beschaffen ist, dass sie einem sachverständigen Dritten (z. B. Steuerberater, Betriebsprüfer des Finanzamtes, Geldinstitut) in angemessener Zeit einen Überblick über die Geschäftsfälle und die Lage des Unternehmens vermitteln kann. Deshalb muss die Buchführung allgemein anerkannten und sachgerechten Normen entsprechen, den Grundsätzen ordnungsmäßiger Buchführung (GoB). Diese erfordern

- Klarheit und Übersichtlichkeit der Buchführung,
- eine ordnungsmäßige Erfassung aller Geschäftsvorfälle (fortlaufend, vollständig, richtig, zeitgerecht sowie sachlich geordnet),
- die tägliche Aufzeichnung von Kasseneinnahmen und -ausgaben,
- einen Beleg für jede Buchung (keine Buchung ohne Beleg!), die fortlaufende Nummerierung der Belege und eine geordnete Aufbewahrung für jederzeitige Nachprüfbarkeit,
- die ordnungsgemäße Aufbewahrung der Buchführungsunterlagen (10 Jahre!) (Aufbewahrung auf Datenträger erlaubt, aber jederzeit durch Ausdruck lesbar (HGB, AO, UStG)).

Verstöße können zur Schätzung der Besteuerungsgrundlagen durch die Finanzämter führen. Unrichtige Angaben oder Verschleierung können mit Freiheitsstrafe oder Geldstrafe geahndet werden.

Die GoB sollte man nicht nur kennen, sondern man sollte auch danach handeln für den Fall, dass die Praxis vom Finanzamt als Gewerbebetrieb eingestuft wird. Dazu bedarf es bestimmter Unter-

lagen, ohne die eine Buchführung nicht durchgeführt werden kann.

Bestandteile der Buchführung

Bestandteile der Buchführung sind
- externe und interne Belege und
- Bücher.

Belege sind Schriftstücke, die dem Nachweis der
Richtigkeit und Vollständigkeit von Angaben über
Geschäftsvorfälle dienen. Ihre gesetzliche Aufbe-
wahrungsfrist beträgt 10 Jahre!

Externe Belege sind z. B. Kontoauszüge, Liefe-
rantenrechnungen, Quartalsabrechnungen der Abrechnungsfirmen, Quittungen/Bons, Rechnungen
von Telekommunikationsanbietern und Energie-
versorgern etc. Interne Belege sind z. B. Lohn- und
Gehaltslisten, Stundenzettel, Belege über Privatent-
nahmen oder von der Praxis ausgestellte Quittun-
gen über Zuzahlungen der Patienten.

Die Geschäftsvorfälle werden anhand der Belege in **Büchern** aufgezeichnet. Buchführung ist das
Führen der folgenden wichtigsten Bücher:
- Grundjournal (auch Tagebuch genannt; hier
  werden alle Geschäftsvorfälle zeitlich geordnet
  eingetragen),
- Einnahmen-/Ausgabenbuch (sachliche Ordnung der Geschäftsvorfälle, getrennt nach
  Einnahmen und Ausgaben),
- Bank-/Postbank bzw. Kontoauszugsbuch
  (sachliche Ordnung nach Art des Geldinsti-
  tuts),
- Wareneingangs- und -ausgangsbücher (z. B.
  bei Produktverkäufen),
- Kassenbuch (steuerrechtliche Pflicht zur täglichen Erfassung von Kassenbewegungen, z. B.
  Ausgaben für Porto, Einnahmen aus Patien-
  tenzuzahlung),
- Anlagenverzeichnis (Auflistung von angeschafften Wirtschaftsgütern, deren Nutzung
  über mehrere Jahre erfolgt, z. B. Behandlungsbank).

Diese sog. Bücher können steuerrechtlich auch
elektronisch auf dem PC geführt werden und
müssen nicht körperlich als Bücher vorliegen.
❏ Abb. 5.5 zeigt den Auszug aus einem körperlichen Kassenbuch. Dies hat den Vorteil, dass man es
überall verwenden kann, schnell griffbereit hat und
man es unabhängig von einem Computer nutzen
kann.

Im laufenden Geschäftsjahr werden in jedem
Monat die Kasseneinnahmen und -ausgaben auf
einem neuen Blatt des Kassenbuchs aufgezeichnet. Die zugehörigen Belege werden nummeriert
und in die dafür vorgesehene Spalte des Kassen-
blatts eingetragen. Weiterhin werden das Datum,
Stichwörter über die Herkunft der Einnahme oder
Verwendung der Ausgabe sowie der jeweilige Betrag notiert. In ❏ Abb. 5.5 bleibt die Spalte für die
Umsatzsteuer frei, da in der Beispielpraxis keine
umsatzsteuerpflichtigen Dienstleistungen erbracht
werden. Wäre dies der Fall, müsste auch der jeweilige Umsatzsteuersatz (19 oder 7 %) notiert werden.
Die Spalte für die Kontierung hat ausschließlich
Relevanz für den Steuerberater. Leere Zwischen-
räume sind durch Winkelstriche auszufüllen, um
nachträgliche Eintragungen unmöglich zu machen.
Aus den Summenzeilen am Ende des Kassenblattes
lassen sich der Bestand des Vormonats sowie der
neue Bestand des laufenden Monats (hier September 2013) entnehmen.

Die Führung eines Kassenbuchs ist zwar bei
Aufzeichnungspflicht nicht zwingend, aber in jedem Fall empfehlenswert. Kassenbücher gibt es im
Schreibwarenhandel. Die Belege für die Kassenein-
und entnahmen sollten in einem zusätzlichen Kas-
se-Ordner aufbewahrt werden.

Im Gegensatz zum Kassenbuch **muss** Buch geführt werden über die Einnahmen und Ausgaben
einer Praxis, die in die Einnahmenüberschussrechnung einfließen.

5.5.5 Einnahmenüberschussrechnung (EÜR)

Nach § 4 EStG müssen Heilmittelerbringer eine
Einnahmenüberschussrechnung machen, d. h., die
Gewinnermittlung erfolgt als Überschuss der Betriebseinnahmen über die Betriebsausgaben. Deshalb müssen alle Einnahmen und alle Ausgaben
aufgezeichnet werden (die mit dem Praxisbetrieb
zusammenhängen). Boxberg u. Rosenthal (2003)
definieren **Betriebseinnahmen** als »jene bargeld-
und bargeldlosen Geldzuflüsse, die vom Praxis-

Kassenbuch

Monat/Jahr: September 2013 Blatt: 1

Beleg-Nr.	Dat.	Text	Einnahmen (einschließlich Ums.-Steuer)	Ausgaben (einschließlich Ums.-Steuer)	U.-St. V.-St. %	Kontierung L	Kontierung G	*)
1	4.	Eigenanteil Müller	45,-					
2	9.	Briefmarken		20,-				
3	16.	Handwerker		150,-				
4	20.	Abhebung Bankkonto	100,-					
5	24.	Eigenanteil Künz	45,-					
6	26.	Druckerpapier		15,-				

**) Abstimmung			
Waren-Verk.		Waren-Eing.	
Ums.-Steuer		Sonst. Vorsteuer belastete Ausg.	
Sonst. Zahlungseing.		Vorsteuer	
		Sonst. Zahlungsausg.	
Summe:		Summe:	

Summe:	190,-	185,-

	Summe der Einnahmen	190,-
+	Alter Bestand	50,-
	Summe	240,-
./.	Ausgaben	185,-
	Neuer Bestand	55,-

*) Eventuell zum Auswerfen der Entgelte (ohne Umsatzsteuer) zur direkten Buchung aus dem Kassenbuch.

**) Aufschlüsselung der Rechnungsbeträge in Entgelte und Steuern. Summenabstimmung mit den Endsummen der Kassenbuchseite.

Abb. 5.5 Auszug aus einem Kassenbuch

◻ Tab. 5.8 Einnahmenblatt

Einnahmen Monat April 2013					
Lfd. Nr.	Datum	Art der Einnahme	Behandlung (EUR)	Sonstige Einnahmen (EUR)	Summe (EUR)
1	02.04.	Eigenanteil H. Schulze	42,00		42,00
2	03.04.	Honorar Seniorenheim für Kursangebot		120,00	120,00
3	08.04.	Gebühr Nordic-Walking-Kurs, Fr. Funke		120,00	120,00
4	17.04.	Wellnessmassage Fr. Breuer	18,00		18,00
5	29.04.	Honorare Techniker Krankenkasse 1. Quartal	2.650,00		2.650,00
6	30.04.	Honorare AOK 1. Quartal	4.000,00		4.000,00
		Summe	6.710,00	240,00	6.950,00

gründer eingenommen werden« und **Betriebsausgaben** als »Aufwendungen, die durch den Betrieb veranlasst sind, gleichgültig, ob sie als Bargeld abfließen oder bargeldlos durch Überweisung…etc.«

Formale Anforderungen an Praxisunterlagen

Für die monatliche Aufzeichnung der Einnahmen und Ausgaben gibt es keine formalen Anforderungen. Die Aufzeichnungen können in einer Kladde oder auch in einer Datei am PC erfasst werden. Wichtig ist, dass man die Einnahmen und Ausgaben jeweils separat erfasst. Spätestens am Jahresende addiert man beide Zahlenkolonnen und erfasst den Saldo der Summen entweder als Gewinn oder als Verlust. Dieser wird dem Finanzamt gegenüber deklariert. Für das Praxismanagement ist aber zu empfehlen, den Saldo monatlich zu bilden, um die Aufzeichnungen zur Steuerung der Praxis nutzen zu können.

Bei der Erfassung der Einnahmen und Ausgaben ist es zweckmäßig, die einzelnen Positionen nach Kostenarten (s. ▶ Abschn. 5.2.1) zu sortieren oder sich an dem amtlichen Formular EÜR zu orientieren (s. pdf-Datei des Bundesministeriums der Finanzen unter ▶ http://www.bundesfinanzministerium.de/Content/DE/Downloads/BMF_Schreiben/Steuerarten/Einkommensteuer/2012-10-12-EUER-2012-Anlage-EUER.pdf?—blob=publicationFile&v=1).

Für die monatlichen Aufzeichnungen in der Praxis kann man sich an den Formularen in ◻ Tab. 5.8 (Einnahmenblatt) und ◻ Tab. 5.9 (Ausgabenblatt) orientieren, die man als Word- oder Excel-Datei anlegen kann. Die Spaltenüberschriften sollten individuell beschriftet werden. Man könnte auch die Spalte »Behandlung« noch einmal unterteilen in Einnahmen aus PKV und GKV. Gleiches gilt für das Ausgabenblatt, das individuell strukturiert werden kann und dem noch weitere Spalten hinzugefügt werden können.

Die mit den Einnahmen und Ausgaben entstandenen Belege müssen sorgfältig aufbewahrt werden. Es empfiehlt sich, die monatlichen Einnahmen und Ausgabenblätter in einem Leitz-Ordner abzuheften, als erstes Blatt vor die entsprechenden Belege. Hier kann man sich auch am Kassenbuch orientieren, mit dem man ähnlich verfahren sollte. Am Jahresende werden dann die Summen der monatlichen Einnahmen und Ausgaben für das gesamte Geschäftsjahr aufgelistet, addiert und für die Eintragung in das EÜR-Formular des Finanzamtes vorbereitet.

EÜR-Formular des Finanzamtes

Für die Rechenschaft gegenüber dem Finanzamt ist seit 2005 ein einheitliches Formular (EÜR) zu verwenden. Zusätzlich zu diesem Formular sind zum Nachweis der ordnungsgemäßen Aufzeich-

☐ Tab. 5.9 Ausgabenblatt

Ausgabenblatt

Ausgaben Monat April 2013

Lfd. Nr.	Datum	Art der Ausgabe	Bank (B) Kasse (K)	Miete und Nebenkosten	Gehälter	Büro/Ver- waltung	Material für Behandlung	Sonstige Ausgaben	Summe
1	03.04.	Schreibtischstuhl	K			85,00			85,00
2	05.04.	Druckerpapier	B			17,00			17,00
3	09.04.	Lohnsteuer Angestellte	B		320,00				320,00
4	09.04.	AG-Anteil Sozialabgaben AOK	B		253,00				253,00
5	12.04.	Flachbildmonitore	B			750,00			750,00
6	15.04.	Wäscherei	K					75,00	75,00
7	15.04.	KFZ-Steuer	B					180,00	180,00
8	22.04.	Fortbildung	B					220,00	220,00
9	23.04.	Wasser/Abwasser Gemeinde	B	160,00					160,00
10	30.04.	Gehalt Angestellte	B		1.750,00				1.750,00
11	30.04.	Miete	B	1.200,00					1.200,00
12	30.04.	Massageöl	B				60,00		60,00
		Summe		1.360,00	2.323,00	852,00	60,00	475,00	5.070,00

Einnahmen: 6.950 EUR
Ausgaben: − 5.070 EUR
Gewinn: 1.880 EUR

nungen alle Belege sowie ein Verzeichnis der Anlagegüter (z. B. Praxisauto, PC) mit einzureichen (s. dazu auch ▶ Abschn. 5.5.6) sowie die täglichen Kassenbuchaufzeichnungen. Das EÜR-Formular gibt folgende Aufgliederung der Einnahmen und Ausgaben vor (BMF 2012a):

- **Aufgliederung der Praxiseinnahmen**
  - Umsatzsteuerpflichtige Betriebseinnahmen (netto, d. h., ohne Umsatzsteuer)
  - Umsatzsteuerfreie Betriebseinnahmen
  - Vereinnahmte Umsatzsteuer
  - Vom Finanzamt erstattete/verrechnete Umsatzsteuer
  - Angaben zur privaten Kfz-Nutzung
  - Angaben zur Veräußerung von Anlagevermögen (z. B. Verkauf Praxisauto)
  - Auflösung von Rücklagen
- **Aufgliederung der Praxisausgaben**
  - Wareneinkäufe (Therapiematerial, Büromaterial etc.)
  - Bezogene Fremdleistungen
  - Ausgaben für eigenes Personal (Gehälter, Sozialversicherungsbeiträge)
  - Absetzung für Abnutzung (AfA)
  - Raumkosten (Miete, Nebenkosten etc.)
  - Sonstige unbeschränkt abziehbare Betriebsausgaben (Kosten für Telekommunikation, Fortbildungen, Steuerberater, Abrechnungsfirmen, Unternehmensberater, bezahlte Umsatzsteuer, Rücklagen etc.)
  - Beschränkt abziehbare Betriebsausgaben und Gewerbesteuer
  - Kfz-Kosten und andere Fahrtkosten

Zu den Betriebsausgaben gehören auch geringwertige Wirtschaftsgüter (GWG), deren Anschaffungskosten 410 EUR netto (ohne MWSt) für das einzelne Wirtschaftsgut nicht überschreiten. Diese geringwertigen GWG können entweder sofort im Jahr der Anschaffung als Betriebsausgabe abgesetzt werden oder werden im Rahmen der AfA (▶ Abschn. 5.5.6) abgeschrieben.

Anlagegüter, also Wirtschaftsgüter, deren Anschaffungskosten 410 EUR überschreiten, können hingegen nicht sofort als Betriebsausgaben abgesetzt werden. Hier sind die Vorschriften über die Absetzung für Abnutzung (AfA) zu befolgen (§ 4 Abs. 3 Satz 3 EStG). Anlagegüter können auch bei

der Einnahmenüberschussrechnung ebenso wie bei der doppelten Buchführung erst im Laufe ihrer betriebsgewöhnlichen Nutzungsdauer im Wege der AfA als Betriebsausgabe berücksichtigt werden. Das bedeutet, dass man die Ausgaben für die Anschaffung z. B. eines Computers nicht direkt in dem Jahr, in dem er gekauft wurde, von den Einnahmen abziehen kann, sondern die Ausgaben auf mehrere Jahre verteilen muss. Wie solche Anlagegüter in der Einnahmenüberschussrechnung behandelt werden, zeigt der folgende Abschnitt auf.

5.5.6 Abschreibung: Absetzung für Abnutzung (AfA)

Abschreibungen stellen betriebswirtschaftlich Ausgaben für geringwertige Wirtschaftsgüter (GWG) und Anlagegüter dar. GWG sind bewegliche Güter, die sich wirtschaftlich oder technisch abnutzen, deren selbstständige Nutzung in der Praxis möglich ist und deren Anschaffungswert 410 EUR (netto) nicht übersteigt (Springer Gabler 2013). Anlagegüter übersteigen den Anschaffungswert von 410 EUR und müssen in einem Anlagenverzeichnis aufgeführt werden. Steuerrechtlich werden **3 Kategorien von Gütern** unterschieden, die in der Einnahmenüberschussrechnung unterschiedlich zu behandeln sind:

- GWG bis zu einem Anschaffungswert von max. 150 EUR netto (sofort absetzbar),
- Wirtschaftsgüter mit einem Anschaffungswert zwischen 150,01 und 1.000 EUR netto (Poolabschreibung) und
- Anlagegüter mit einem Anschaffungswert von über 1.000 EUR netto (Abschreibung über Nutzungsdauer).

Während die GWG bis 150 EUR netto in der Einnahmenüberschussrechnung im Ausgabenblatt komplett mit dem Gesamtbetrag sofort als Ausgaben eingetragen werden können (müssen nicht in einem Anlagenverzeichnis aufgeführt werden), ist das bei den anderen beiden Kategorien nicht der Fall. Dies hat folgenden Hintergrund:

Wirtschaftsgüter mit einem Anschaffungswert über 150 EUR netto und Anlagegüter (Einrichtung, Computer, Therapiegeräte und ggf. der für Haus-

◻ **Tab. 5.10** Durchschnittliche Nutzungsdauer und Abschreibungssätze für verschiedene Anlagegüter

Anlagegut	Nutzungsdauer (Jahre)	Lineare AfA in % (Abschreibungssatz)
Praxiseinrichtung	10	10
PKW	4	25
Computer	3	$33,\overline{3}$
EMG-Gerät	8	12,5
EKG-Gerät	8	12,5
Drainagegeräte	5	20

◻ **Tab. 5.11** Beispiel für einen Sammelposten (Pool) im Jahr 2013 für Güter zwischen 150 und 1.000 EUR (am Jahresende)

Anschaffungs-datum	Art des Wirtschaftsgutes	Anschaffungspreis (EUR)	AfA-Betrag (EUR) pro Jahr bei 20 % AfA (insgesamt 5 Jahre)
02.01.13	Drucker	250,00	50,00
13.03.13	Schreibtisch	180,00	36,00
13.03.13	Bürostuhl	780,00	156,00
11.06.13	Regal für Hilfsmittel	220,00	44,00
26.08.13	Waschmaschine für Praxis	590,00	118,00
02.10.13	Hängeregisterschrank	480,00	96,00
Summe		**2.500,00**	**500,00**

besuche vorgesehene PKW und auch zur Praxis gehörende Gebäude) sollen der Praxis langfristig dienen. Bei abnutzbaren Anlagegütern ist die Nutzungsdauer jedoch begrenzt. Ihr Wert mindert sich durch Nutzung/Gebrauch, durch technischen Fortschritt, durch natürlichen Verschleiß. Diese Wertminderungen werden durch Abschreibungen erfasst. Durch Abschreibungen werden die Anschaffungskosten eines Anlagegutes auf seine Nutzungsdauer (Jahre) verteilt. Die Höhe der jährlichen Abschreibung richtet sich nach der Nutzungsdauer.

Die angegebenen Wertgrenzen können sich immer wieder ändern. So erlauben die Finanzbehörden seit 2010 nun wieder (wie bis Ende 2007 schon einmal möglich), dass auch die GWG bis zu einem Anschaffungswert von 410 EUR (netto) im Ausgabenblatt sofort als Betriebsausgaben abgezogen werden können. Sie müssen aber im Anlagenverzeichnis aufgeführt werden, im Gegensatz zu den GWG mit einem Anschaffungswert bis 150 EUR (netto).

> **Abschreibungen verringern den Praxisgewinn im jeweiligen Jahr und damit die Einkommenssteuer.**

◻ Tab. 5.10 gibt einen Überblick über die vom Finanzministerium angegebene Nutzungsdauer, die den vom Ministerium veröffentlichten AfA-Tabellen für Anlagegüter entnommen werden kann (unter ► www.bundesfinanzministerium.de).

Steuerrechtlich müssen die Güter zwischen 150 und 1.000 EUR netto jährlich in einem **Sammelposten (Pool)** gelistet und über 5 Jahre abgeschrieben werden (Abschreibungssatz 20 %), beginnend in dem Jahr der Anschaffung. Der Pool selbst kann insgesamt die Grenze von 1.000 EUR überschreiten. ◻ Tab. 5.11 zeigt verschiedene Wirtschaftsgüter im Abschreibungspool, die insgesamt einen Anschaffungswert von 2.500 EUR haben. Davon sind pro Jahr 20 %, also 500 EUR, als Betriebsausgabe absetzbar.

Hat sich der Praxisinhaber oder sein Steuerberater einmal für die Abschreibung im Sammelposten (Pool) entschieden, müssen alle Wirtschaftsgüter mit Anschaffungskosten zwischen 150,01 und 410 EUR dort aufgeführt werden, und die GWG-Sofortabschreibung für Wirtschaftsgüter im Wert von 150,01 bis 410 EUR kann nicht genutzt werden.

> Welche Art der Abschreibung gewählt wird, hängt einerseits von der Höhe der Anschaffungskosten, andererseits von der Gewinnsituation der Praxis ab. Abschreibungen können als strategisches Instrument zur Steuerung der Gewinnsituation unter dem Aspekt der Einkommenssteuer genutzt werden.

Anlagegüter über 1.000 EUR netto

Für Anlagegüter mit einem Anschaffungswert über 1.000 EUR netto gelten die »klassischen« Abschreibungsregeln über die Nutzungsdauer (siehe AfA-Tabelle Gesundheitswesen unter ▶ www.bundesfinanzministerium.de). Für diese Güter ist ein Anlagenverzeichnis oder Bestandsverzeichnis anzulegen und zu führen. Als Betriebsausgabe kann nur der jährliche Absetzungs- oder Abschreibungsbetrag angesetzt werden, nicht der komplette Anschaffungsbetrag des Anlagegutes.

Ein Beispiel zur Berechnung des Abschreibungssatzes von Anlagegütern über 1.000 EUR stellt der PKW mit einem Anschaffungswert von 16.000 EUR und einer Nutzungsdauer (ND) von 4 Jahren dar: Da am Ende der Nutzungsdauer (ND) der PKW zu 100 % abgeschrieben ist, dividiert man die 100 % durch die den Abschreibungstabellen zu entnehmende ND von 4 Jahren und erhält den Abschreibungssatz (%) pro Jahr in der Zeit der Nutzung (25 %).

$$\text{Abschreibungssatz (linear)} = \frac{100\%}{4 \, (\text{ND})} = 25\%/\text{Jahr}$$

Für einen neu angeschafften PKW können also im Jahr der Anschaffung max. 4.000 EUR als Ausgaben von den Einnahmen abgesetzt werden (16.000 EUR dividiert durch 4 Jahre). Aber auch in den nächsten 3 Jahren mindert die Abschreibung bei linearem Vorgehen die erzielten Einnahmen um

jeweils 4.000 EUR, obwohl in den Folgejahren keine Anschaffung mehr stattgefunden hat. Im Jahr der Anschaffung kann der maximale Abschreibungsbetrag nur dann geltend gemacht werden, wenn der PKW im Januar des Jahres angeschafft wurde. Die Abschreibung beginnt mit dem Monat der Anschaffung. Wird der PKW z. B. erst im März des Jahres angeschafft, dann können nur 10/12 der jährlichen Abschreibungssumme abgesetzt werden (also 3.333,33 EUR).

Praxisinhaber hatten in der Vergangenheit bei Anlagegütern die Wahl, linear oder degressiv abzuschreiben. Dies wird im nächsten Abschnitt erläutert.

Abschreibungsarten für Anlagegüter

Steuerrechtlich sind bzw. waren 2 Arten der Abschreibung möglich:

- die lineare Abschreibung (aktuelle Grundregel): jährliche Abschreibung in gleich bleibender Höhe während der Abschreibungszeit (Nutzungsdauer) und
- die degressive Abschreibung (bis Ende 2010): jährliche Abschreibung in fallender Höhe während der Abschreibungszeit (Nutzungsdauer).

Bei der **linearen Abschreibung** (z. B. bei einem PKW wie im Beispiel des vorigen Abschnitts) werden jährlich gleich bleibend (linear) 25 % vom Anschaffungswert abgeschrieben. Nach 4 Nutzungsjahren ist der Anschaffungswert auf 0,00 EUR abgeschrieben. Wird der Gegenstand über die voraussichtliche Nutzungsdauer hinaus in der Praxis eingesetzt, so wird er im letzten Jahr der Abschreibung (im 4. Jahr) auf 1,00 EUR Erinnerungswert abgeschrieben (im Anlagenverzeichnis steht der PKW dann noch mit einem Wert von 1,00 EUR). Erst mit Ausscheiden aus der Praxis (z. B. Verkauf) wird der Gegenstand ausgebucht und aus dem Anlagenverzeichnis entfernt.

Die **degressive Abschreibung** wurde Ende 2007 abgeschafft, dann aber zwischen 2009 und Ende 2010 wieder eingeführt und zum 01.01.2011 wieder abgeschafft. Sie betrug max. 25 % und max. das 2,5fache der linearen AfA. Abgeschrieben wurde im Anschaffungsjahr vom Anschaffungswert, in den folgenden Jahren vom jeweiligen Rest-/Buchwert. Dadurch ergaben sich jährlich fallende Ab-

◩ Tab. 5.12 Beispiel für ein Anlagenverzeichnis für Anlagegüter über 1.000 EUR

Gegen-stand	Datum der Anschaffung	ND (Jah-re)	AfA (%)	Anschaffungs-preis (EUR)	AfA (EUR) 2010	Bestand (EUR) 31.12.2010	AfA (EUR) 2011	Bestand (EUR) 31.12.2011	AfA (EUR) 2012	Bestand (EUR) 31.12.2012
Behand-lungsbank	06.01.2010	10	10	1.800,00	180,00	1.620,00	180,00	1.440,00	180,00	1.260,00
PC	16.01.2010	3	33,$\overline{3}$	1.199,00	399,67	799,33	399,67	399,66	398,66	1,00[d]
PKW	15.04.2011	4	25	16.000,00			3.000,00[a]	13.000,00	4.000,00	9.000,00
PC	03.08.2012	3	33,$\overline{3}$	1.099,00					152,60[b]	946,40
Empfangs-theke	05.07.2012	10	10	1.295,00					64,74[c]	1.230,26
Summe	–	–	–	–	579,67	–	3.579,67	–	4.796,00	–

Abschreibungen dürfen nur anteilig für die Monate ab Anschaffungsdatum berechnet werden:
[a] 16.000,00 EUR × 25 %/Jahr = 4.000 EUR/Jahr; 4.000 EUR/Jahr : 12 Monate = 333,3333 EUR/Monat; 333,3333 EUR/Monat × 9 Monate = 3.000,00 EUR
[b] 1.099,00 × 33,$\overline{3}$ %/Jahr = 366,30 EUR/Jahr; 366,30 EUR/Jahr : 12 Monate = 30,52 EUR/Monat; 30,52 EUR/Monat × 5 Monate = 152,60 EUR
[c] 1.295,00 × 10 %/Jahr = 129,50 EUR/Jahr; 129,50 EUR/Jahr : 12 Monate = 10,79 EUR/Monat; 10,79 EUR/Monat × 6 Monate = 64,74 EUR
[d] PC ist abgeschrieben. Da er in der Praxis noch genutzt wird, bleibt er bis zur Entsorgung mit dem Erinnerungswert von 1,00 EUR in der Liste.

schreibungsbeträge. Im letzten Jahr der Nutzungsdauer wurde der Restwert abgeschrieben.

Der Vorteil der degressiven Abschreibung besteht darin, dass Wertminderungen bei Anlagegütern vor allem in den ersten Jahren der Nutzung – bedingt durch den technischen Fortschritt – sehr hoch sein können. Dieser Tatsache trägt die degressive Abschreibungsmethode Rechnung, da bei ihr in den ersten Nutzungsjahren die Abschreibungsbeträge höher sind als bei linearer Abschreibung.

Die Möglichkeit der degressiven Abschreibung wird bewusst hier erwähnt, auch wenn sie nur bis Ende 2010 steuerrechtlich erlaubt war. Nach dem bisherigen Verlauf ist durchaus damit zu rechnen, dass die Möglichkeit der degressiven Abschreibung in Zukunft wieder zulässig sein wird.

Anlagenverzeichnis für Anlagegüter

Für Anlagegüter wird vom Finanzamt ein Anlagenverzeichnis verlangt. Dafür hält das Finanzamt das Formular »Anlage AVEÜR« bereit (BMF 2012b).

Ein Anlagenverzeichnis der Anlagegüter über 1.000 EUR sollte das Anlagegut (genaue Bezeich-

nung), das Datum der Anschaffung, die Nutzungsdauer, die AfA in Prozent, den Anschaffungspreis, die AfA in EUR sowie den Bestand zum Jahresschluss nach jeweiliger Jahresabschreibung beinhalten. ◩ Tab. 5.12 zeigt, wie ein Anlagenverzeichnis für eine im Jahr 2010 neu gegründete Praxis aussehen könnte.

Dem Anlagenverzeichnis ist zu entnehmen, dass die Summe der Abschreibungen im ersten Jahr (2010) noch nicht besonders hoch ist, aber in den Folgejahren deutlich zunimmt. Am Ende des Jahres 2012 konnte der Praxisinhaber strategisch entscheiden, ob er weitere Anlagegüter, die sowieso angeschafft werden müssen, noch im Jahr 2012 oder erst im Jahr 2013 anschafft.

Abschreibungen (AfA) beim Kauf von gebrauchten Anlagegütern

Auch beim Kauf von gebrauchten Anlagegütern (z. B. Pkw) kann AfA geltend gemacht werden. Der jährliche Abschreibungsbetrag berechnet sich auf den Anschaffungspreis, den man für das gebrauchte Gut bezahlt hat (nicht auf den Neupreis).

Gesamtausgaben (Summe Januar–Dezember):	50.000,00 EUR (inkl. PC)
– Anlagegüter (Summe aller Anlagegüter zum Anschaffungspreis):	1.200,00 EUR
= Gesamtausgaben, bereinigt um Anlagegüter:	**48.800,00 EUR**

Die Einnahmenüberschussrechnung am Jahresende stellt sich folgendermaßen dar:

Gesamteinnahmen (Summe Januar–Dezember):	70.000,00 EUR
– Gesamtausgaben, bereinigt um Anlagegüter:	48.800,00 EUR
– Abschreibungen (Summe aller Abschreibungen 2013):	400,00 EUR
= Gewinn:	**20.800,00 EUR**

Abschreibung PC im Jahr 2014: 400,00 EUR
Abschreibung PC im Jahr 2015: 400,00 EUR

☐ Abb. 5.6   Beispielfall Abschreibungen

Die Dauer der Abschreibung richtet sich nach der vom Gebrauchtkäufer geschätzten Nutzungsdauer, unabhängig davon, ob und für welchen Zeitraum das gebrauchte Gut bereits beim Vorgänger abgeschrieben wurde. Die Einschätzung der eigenen Nutzungsdauer in der Praxis sollte vom Gebrauchtkäufer möglichst realistisch erfolgen. Im Zweifelsfall wendet man sich an seinen zuständigen Finanzbeamten. Offizielle/gesetzliche AfA-Tabellen für Gebrauchtgüter gibt es nicht.

Ein Beispiel stellt der Kauf eines gebrauchten, 6 Jahre alten PKW zum Gebrauchtpreis von 8.000 EUR dar. In der Praxis wird die Nutzungsdauer mit ca. 4 Jahren eingeschätzt. Damit ergibt sich ein Abschreibungssatz von 25 %, d. h. ein Abschreibungsbetrag von 2.000 EUR pro Jahr.

Behandlung der AfA für Anlagegüter in der Einnahmenüberschussrechnung

Das folgende Beispiel soll die Behandlung der Abschreibungen (AfA) von Anlagegütern verdeutlichen:

Die Praxis M. kauft einen PC im Wert von 1.200,00 EUR am 5. Januar 2013. Es wurden keine weiteren Anlagegüter im Gesamtjahr angeschafft. Nachfolgend wird aufgezeigt, wie der PC im Monat des Kaufs und am Jahresende buchhalterisch behandelt wird.

Im **Monat des Kaufs** (Januar 2013) wird der PC im Ausgabenblatt mit 1.200,00 EUR eingetra-

gen (da er in diesem Monat gekauft und die Ausgabe auch getätigt worden ist). Nun muss der PC noch ins Anlagenverzeichnis aufgenommen werden mit dem Anschaffungsdatum (05.01.2013), der Nutzungsdauer (3 Jahre), dem Abschreibungssatz (33,33%), dem Anschaffungspreis (1.200 EUR) und dem Abschreibungsbetrag (400 EUR).

Am **Jahresende** (nach Abschluss des Monats Dezember 2013) wird der PC aus den Ausgaben wieder herausgerechnet (und außerhalb dieses Beispielfalls alle weiteren Anlagegüter, die abgeschrieben werden, auch die aus dem Sammelposten). ☐ Abb. 5.6 verdeutlicht dieses Vorgehen:

In den beiden Folgejahren (2014 und 2015) wird der PC auch jeweils am Jahresende mit einem Abschreibungsbetrag von 400,00 EUR abgeschrieben, indem der Betrag im Ausgabenblatt am Ende des Jahres 2014 und 2015 als weitere Ausgaben aufgeführt wird.

Am Ende des Jahres 2015 ist der PC vollständig abgeschrieben (bei 3 Jahren Nutzungsdauer), d. h., erst im Jahre 2015 sind die Ausgaben vollständig wirksam geworden.

Zusätzlich zu den Aufzeichnungen der Einnahmen und Ausgaben, den Kassenbewegungen und den Abschreibungen sind Praxisinhaber, die Angestellte haben, auch zur Gehaltsbuchhaltung verpflichtet. Was in diesem Zusammenhang alles zu beachten ist, veranschaulicht der nachfolgende Abschnitt.

◘ Tab. 5.13 Gehaltsabrechnung für eine sozialversicherungspflichtige Vollzeitarbeitskraft

Position	Bemerkungen	Abzuführen an wen und wann
Lohnsteuer	Abzug vom Bruttogehalt. Steuer ist abhängig von Gehaltshöhe, Familienstand und eventuellen Freibeträgen, die in der elektronischen Lohnsteuerkarte eingetragen sind (elektronische Lohnsteuerabzugsmerkmale ELStAM)	Ans Finanzamt am 10. des folgenden Monats
Solidaritätszuschlag	5,5 % der Lohnsteuer	
Kirchensteuer	8 bzw. 9 % der Lohnsteuer, abhängig vom Bundesland	
Krankenversicherung	15,5 % bzw. 14,9 % (ermäßigter Satz)[a] des Bruttogehalts[b]. 14,6 % bzw. 14,0 % zahlen Arbeitgeber und Arbeitnehmer je zur Hälfte. 0,9 %[c] trägt allein der Arbeitnehmer	An die Krankenkasse am 15. des folgenden Monats
Rentenversicherung	18,9 % des Bruttogehalts, Arbeitgeber und Arbeitnehmer je zur Hälfte	
Arbeitslosenversicherung	3 % des Bruttogehalts, Arbeitgeber und Arbeitnehmer je zur Hälfte	
Pflegeversicherung	2,05 % des Bruttogehalts, Arbeitgeber und Arbeitnehmer je zur Hälfte, Kinderlose Arbeitnehmer, die das 23. Lebensjahr vollendet haben, zahlen einen Beitragszuschlag von 0,25 %	
Nettogehalt		An Mitarbeiter am Ende des laufenden Monats

[a] gilt, wenn kein Anspruch auf Krankengeld besteht, i. d. R. bei Selbstständigen

[b] bzw. vom sozialversicherungspflichtigen Einkommen (inkl. vermögenswirksame Leistungen, Weihnachtsgeld, Urlaubsgeld etc.)

[c] seit 2005 für Zahnersatz und gestiegene Kosten

5.5.7 Gehaltsabrechnung für angestellte Mitarbeiter

Für jeden Mitarbeiter ist steuerrechtlich (§ 41 Abs. 1 EStG) ein Gehaltskonto zu führen. Dieses führt im Normalfall der Steuerberater. Dieser Abschnitt hat nicht zum Ziel, unabhängig vom Steuerberater eigenständig Gehaltskonten für die Mitarbeiter führen zu können. Vielmehr geht es darum zu erläutern, was bei der Gehaltsabrechnung alles zu berücksichtigen ist, wie hoch die Arbeitgeberanteile zur Sozialversicherung für die Mitarbeiter sind und zu welchem Zeitpunkt und an wen die Sozialversicherungsbeiträge und die Steuern abzuführen sind. Darüber hinaus soll Praxisinhabern aufgezeigt werden, welche Kosten neben dem normalen Gehalt laut Arbeitsvertrag für Mitarbeiter einzuplanen sind und welche Unterschiede zwischen sozialversicherungspflichtigen Vollzeitangestellten und geringfügig beschäftigten 450 EUR-Kräften bestehen.

Diese Unterschiede werden an zwei Beispielen veranschaulicht: an einer Gehaltsabrechnung für eine sozialversicherungspflichtige Vollzeitarbeitskraft und an einer Gehaltsabrechnung für eine geringfügig beschäftigte 450-Euro-Kraft.

Gehaltsabrechnung für eine sozialversicherungspflichtige Vollzeitarbeitskraft

Ein sozialversicherungspflichtiger Vollzeitmitarbeiter verursacht zusätzlich zu seinem Bruttogehalt, das im Arbeitsvertrag genannt ist, Lohnnebenkosten für Sozialversicherungsbeiträge und verschiedene Umlagen.

■ **Steuern und Sozialversicherungsbeiträge**

In ◘ Tab. 5.13 werden chronologisch die Positionen dargestellt, die vom Arbeitgeber bei der Gehalts-

◘ Tab. 5.14   Gehaltsabrechnung für eine sozialversicherungspflichtige Vollzeitarbeitskraft, 26 Jahre alt, ohne Kinder, Steuerklasse 1

	EUR	Abzuführen an wen und wann
Bruttogehalt	**1.800,00**	
– **Lohnsteuer** 9,361 % vom Bruttogehalt Steuerklasse 1 Keine Kinder	168,50	**192,92 EUR Steuern und Solidaritätszuschlag[a]** vom Bruttogehalt einbehalten und am 10. des folgenden Monats vom Bankkonto ans Finanzamt überweisen
– **Solidaritätszuschlag** 5,5 % der Lohnsteuer	9,26	
– **Kirchensteuer** 9 % der Lohnsteuer	15,16	
– **Krankenversicherung** vom Bruttogehalt 15,5 % gesamt 8,2 % (7,3 + 0,9) AN	147,60	**367,65 EUR AN-Anteil Sozialversicherung[b]** vom Bruttogehalt einbehalten + **346,95 EUR AG-Anteil Sozialversicherung[c]** zusätzlich zum Bruttogehalt 714,60 EUR insgesamt an die Krankenkasse, bei der der Mitarbeiter versichert ist, am 15. des folgenden Monats vom Bankkonto überweisen
– **Rentenversicherung** vom Bruttogehalt 18,9 % gesamt 9,45 % AN	170,10	
– **Arbeitslosenversicherung** vom Bruttogehalt 3 % gesamt 1,5 % AN	27,00	
– **Pflegeversicherung** vom Bruttogehalt 2,3 % gesamt 1,275 % AN (1,025 + 0,25)	22,95	
Nettogehalt	**1.239,43**	An Mitarbeiter am Ende des laufenden Monats vom Bankkonto überweisen

AN Arbeitnehmer, *AG* Arbeitgeber
[a] 168,50 EUR Lohnsteuer + 9,26 EUR Solidaritätszuschlag + 15,16 EUR Kirchensteuer = 192,92 EUR
[b] Der AN-Anteil setzt sich wie folgt zusammen: Krankenversicherung (8,2 %) 147,60 EUR + Rentenversicherung (9,45 %) 170,10 EUR + Arbeitslosenversicherung (1,5 %) 27,00 EUR + Pflegeversicherung (1,275 %) 22,95 EUR, insgesamt 367,65 EUR
[c] Der AG-Anteil setzt sich wie folgt zusammen: Krankenversicherung (7,3 %) 131,40 EUR, Rentenversicherung (9,45 %) 170,10 EUR, Arbeitslosenversicherung (1,5 %) 27,00 EUR, Pflegeversicherung (1,025 %) 18,45 EUR, insgesamt 346,95 EUR

abrechnung berücksichtigt werden müssen. Ausgangspunkt ist das Bruttogehalt des Mitarbeiters, das sich aus dem Arbeitsvertrag ergibt.

■ Tab. 5.14 zeigt ein Beispiel für eine konkrete Gehaltsabrechnung für eine sozialversicherungspflichtige Vollzeitarbeitskraft. Hier wird deutlich, dass der Arbeitgeber für einen Mitarbeiter, der laut Arbeitsvertrag 1.800 EUR Gehalt bekommt,

zusätzlich noch Lohnnebenkosten in Höhe von 346,95 EUR bezahlen muss. Damit beträgt die monatliche Ausgabe für den Mitarbeiter insgesamt 2.146,95 EUR (1.800 EUR Gehalt + 346,95 EUR Lohnnebenkosten) d. h., 19,275 % mehr als im Arbeitsvertrag ausgewiesen.

Der Arbeitgeber hat aber darüber hinaus weitere Kosten, wenn er Mitarbeiter beschäftigt. So muss er noch folgende Abgaben tätigen, die er allein aufwenden muss:

- Insolvenzgeldumlage: 0,15 % (für 2013),
- Umlage U1 (Umlageversicherung für Lohnfortzahlung im Krankheitsfall),
- Umlage U2 (Umlageversicherung für Kosten für Mutterschutz und schwangerschaftsbedingte Beschäftigungsverbote),
- Beitrag zur Unfallversicherung, abzuführen an die Berufsgenossenschaft.

Insolvenzgeldumlage

Damit Arbeitnehmer im Fall einer Insolvenz ihres Arbeitgebers finanziell abgesichert sind, bezahlen Arbeitgeber eine Insolvenzgeldumlage. Anspruch auf Insolvenzgeld haben grundsätzlich alle Beschäftigten, sowohl sozialversicherungspflichtig Angestellte als auch geringfügig Beschäftigte (450-Euro-Jobs). Praxisinhaber sind wie alle anderen Arbeitgeber umlagepflichtig. Der Arbeitgeber trägt die Umlage allein. Sie wird vom Bruttogehalt des Mitarbeiters berechnet und mit dem Gesamtsozialversicherungsbeitrag i. d. R. an die Krankenkasse des jeweiligen Arbeitnehmers abgeführt (oder von den Krankenkassen eingezogen). Der Umlagesatz wird vom Bundesarbeitsministerium jährlich bundeseinheitlich festgelegt.

Umlage U1: Lohnfortzahlung im Krankheitsfall

Im Gegensatz zur Insolvenzgeldumlage, von der die Arbeitnehmer profitieren, profitieren bei den Umlagen U1 und U2 die Arbeitgeber.

Durch das Umlageverfahren U1 bekommen Kleinunternehmen mit bis zu 30 Mitarbeitern (Teilzeitmitarbeiter werden anteilig gerechnet) Aufwendungen für die Lohnfortzahlung im Krankheitsfall erstattet. Bei Arbeitsunfähigkeit wegen Krankheit haben Arbeitnehmer, die mindestens 4 Wochen der Praxis angehören, Anspruch auf 6-wöchige Fortzahlung ihres Arbeitsentgeltes. Dies gilt sowohl für versicherungspflichtige Angestellte als auch für die Minijobber. Um in solchen Fällen entlastet zu sein, entrichten Arbeitgeber, die bis zu 30 Arbeitnehmer beschäftigen, Umlagebeiträge und können im Gegenzug Erstattungsansprüche geltend machen. Umlagepflichtige Arbeitgeber, zu denen alle Praxen mit max. 30 Beschäftigten gehö-

◻ Tab. 5.15 Umlage- und Erstattungssätze ab 1. Januar 2013. (BARMER/GEK 2013b)

Umlageverfahren	Erstattungssatz	Umlagebeitragssatz
U1	50 %	1,2 %
U1	65 % (Regelsatz)	1,7 %
U1	80 %	3,1 %
U2	100 %	0,38 %

ren, können zwischen 3 Erstattungssätzen wählen (s. ◻ Tab. 5.15) und so die Höhe der Absicherung ihrer Beschäftigten an individuellen Bedürfnissen und Erfahrungen ausrichten. Je nach gewähltem Erstattungssatz werden dem Arbeitgeber 50, 65 oder 80 % vom fortgezahlten Bruttoarbeitsentgelt erstattet. Grundsätzlich gilt der Regelsatz in Höhe von 65 %.

Umlage U2: Zuschuss zum Mutterschaftsgeld

Die U2-Umlage gilt für alle Arbeitgeber, unabhängig von der Anzahl der Beschäftigten. Praxen erhalten den Zuschuss zum Mutterschaftsgeld in voller Höhe erstattet. Für die Dauer der Mutterschutzfristen (6 Wochen vor und 8 bzw. 12 Wochen nach der Entbindung) erhalten Arbeitnehmerinnen ihren Einkommensausfall in voller Höhe ersetzt. Der Betrag wird zwischen Arbeitgeber und Krankenkasse in der Weise aufgeteilt, dass die Krankenkasse ein Mutterschaftsgeld in Höhe von 13 EUR pro Kalendertag und der Arbeitgeber die Differenz zum Nettolohn bezahlt (Zuschuss zum Mutterschaftsgeld). Neben dem Zuschuss zum Mutterschaftsgeld wird auch bei Beschäftigungsverboten schwangerer Mitarbeiterinnen das Arbeitsentgelt, das der Arbeitgeber fortzahlt, in voller Höhe erstattet. Die Erstattungsbeträge werden von den jeweiligen Krankenkassen ausbezahlt. Die Beiträge werden, wie auch bei der Insolvenzgeldumlage, vom Bruttogehalt des Mitarbeiters berechnet und an die Krankenkassen abgeführt bzw. von den Kassen eingezogen. Die U2-Umlage ist für alle Beschäftigten einer Praxis mit Ausnahme des Inhabers abzuführen. Eingeschlossen sind neben den weiblichen Angestellten auch 450-Euro-Kräfte sowie die männlichen Beschäftigten.

◻ **Tab. 5.16** Berechnungsbeispiel Umlagen und Unfallversicherung, berechnet vom Bruttogehalt (1.800 EUR). (Beitragssätze: BARMER/GEK 2013b)

Beitragsart	Beitragssatz	EUR
Insolvenzgeldumlage	0,15 %	2,70
Umlage U 1	1,7 % (Regelsatz)	30,60
Umlage U 2	0,38 %	6,84
Unfallversicherung	$\dfrac{1.800\text{ EUR} \times 3,74 \times 2,20}{1.000}$	14,81
Gesamtbeitrag		54,95

Die Beiträge für Umlagen sowie die Erstattungssätze sind in ◻ Tab. 5.15 zusammengefasst.

- **Unfallversicherung**

Die Beiträge zur Unfallversicherung werden vom Arbeitgeber allein getragen und an die zuständige Berufsgenossenschaft abgeführt. Für therapeutische Praxen ist das die Berufsgenossenschaft für Gesundheitsdienst und Wohlfahrtspflege (BGW). Der Beitrag wird nach einer entsprechenden Formel berechnet und von der BGW festgelegt. Die Beitragshöhe richtet sich nach dem Bruttogehalt des Mitarbeiters, dem festgelegten Beitragsfuß (Beitragssatz) und der Gefahrklasse der jeweiligen Berufsgruppe. Physiotherapeuten, Ergotherapeuten und Logopäden gehören der Gefahrklasse 3,74 an (im Gegensatz z. B. zu Masseuren oder medizinischen Bademeistern: Gefahrklasse 6,50). Die Einstufung in die Gefahrklassen spiegelt das Risiko von Arbeitsunfällen und Berufskrankheiten wider. Je höher das Risiko, desto höher die Gefahrklasse.

Der Beitrag pro Mitarbeiter errechnet sich nach der folgenden Formel (Berufsgenossenschaft für Gesundheitsdienst und Wohlfahrtspflege 2013):

$$\text{Beitrag} = \frac{\text{Entgelte} \times \text{Gefahrklasse} \times \text{Beitragsfuß}}{1.000}$$

2012 lag der Beitragsfuß bei 2,10 (gemeinnützige Einrichtungen) und 2,20 (alle übrigen).

Damit ergibt sich für den Jahresbeitrag für 2 Mitarbeiter in einer Krangengymnastikpraxis bei einer Jahresbruttolohnsumme (Entgelte) von 53.000 EUR folgendes Ergebnis (Berufsgenossenschaft für Gesundheitsdienst und Wohlfahrtspflege 2013):

$$\frac{53.000\text{ EUR} \times \text{Gefahrklasse }3,74 \times \text{Beitragsfuß }2,20}{1.000}$$

$$= 436,08\text{ EUR}$$

Listet man die zusätzlichen Beiträge für die Umlagen sowie die Unfallversicherung auf, ergeben sich für den sozialversicherungspflichtigen Vollzeitmitarbeiter mit einem Bruttogehalt von 1.800 EUR noch zusätzliche Lohnnebenkosten in Höhe von 54,95 EUR, die der Arbeitgeber allein trägt. ◻ Tab. 5.16 zeigt, wie sich der Beitrag errechnet.

Addiert man zu dem berechneten Arbeitgeberanteil zur Sozialversicherung in Höhe von 346,95 EUR (s. ◻ Tab. 5.14) noch die Kosten für Umlagen und Unfallversicherung von 54,95 EUR hinzu, dann ergeben sich insgesamt Lohnnebenkosten von 401,90 EUR. Der sozialversicherungspflichtige Vollzeitmitarbeiter mit einem Gehalt von 1.800 EUR kostet den Arbeitgeber also insgesamt 2.201,90 EUR und damit 22,328 % mehr als im Arbeitsvertrag ausgewiesen.

Beitragsberechnung für einen 450-Euro-Mitarbeiter

Da in therapeutischen Praxen häufig auch 450-Euro-Mitarbeiter beschäftigt werden, wird in ◻ Tab. 5.17 aufgezeigt, welche zusätzlichen Kosten auf den Arbeitgeber zukommen.

Ein 450 EUR-Mitarbeiter kostet den Arbeitgeber insgesamt 593,16 EUR (450,00 EUR + 143,16 EUR), d. h., 31,813 % mehr als im Arbeitsvertrag ausge-

⬛ **Tab. 5.17** Beitragsberechnung für einen 450-Euro-Mitarbeiter (Minijob), Beschäftigungsdauer länger als 4 Wochen, Befreiung von der Rentenversicherungspflicht beantragt. (Beitragssätze und -arten: Knappschaft Bahn See, minijobzentrale 2013)

Beitragssatz	Beitragsart	EUR
100 %	Bruttogehalt	450,00
13 %	Pauschalbeitrag zur Krankenversicherung	58,50
15 %	Pauschalbeitrag zur Rentenversicherung	67,50
2 %	Einheitliche Pauschsteuer	9,00
0,7 %	Umlage 1 (Lohnfortzahlung im Krankheitsfall)	3,15
0,14 %	Umlage 2 (Schwangerschaft/Mutterschutz)	0,63
0,15 %	Insolvenzgeldumlage	0,68
	Zu zahlender Sozialversicherungsbeitrag Arbeitgeber (abzuführen am 10. des Folgemonats an die Minijobzentrale der Knappschaft Bahn See)	139,46
	Unfallversicherung (abzuführen an die Berufsgenossenschaft)	3,70
	Zu zahlende Lohnnebenkosten insgesamt Arbeitgeber	143,16
	Auszahlungsbetrag an den Arbeitnehmer (Überweisung des Arbeitgebers zum Monatsende auf Bankkonto des Mitarbeiters)	450,00

wiesen, da der Minijobber in diesem Beispiel selbst nicht an den Kosten für die Sozialversicherung und Steuern beteiligt wird und seine 450 EUR ohne Abzüge ausbezahlt bekommt.

Anders verhält es sich bei einem Minijobber, der keine Befreiung von der Rentenversicherungspflicht beantragt hat (der Mitarbeiter hat die Wahl). Er muss dann 3,9 % seines Bruttoarbeitsentgelts in die Rentenversicherung einbezahlen. Der Arbeitgeber muss in diesem Fall die 3,9 % vom Bruttogehalt einbehalten (17,55 EUR) und an die Minijobzentrale abführen. Der Mitarbeiter erhält dann vom Arbeitgeber ein Nettogehalt von 432,45 EUR ausbezahlt. Für den Arbeitgeber verändern sich die Lohnnebenkosten nicht. Es gibt nur einen Fall, in dem der Arbeitgeber für einen Minijobber geringere Lohnnebenkosten bezahlen muss als üblich: wenn der Mitarbeiter in der privaten Krankenversicherung versichert ist. Dann braucht der Arbeitgeber den Pauschalbeitrag zur Krankenversicherung in Höhe von 13 % des Bruttogehalts nicht abführen. Bei gesetzlich versicherten Mitarbeitern muss er den Pauschalbeitrag zur Krankenversicherung auf jeden Fall abführen. Den Pauschalbeitrag zur Ren-

tenversicherung muss der Arbeitgeber auf jeden Fall abführen, unabhängig davon, ob der Mitarbeiter die Befreiung der Rentenversicherungspflicht beantragt hat oder nicht (weitere Informationen unter ▶ www.minijob-zentrale.de).

Die Gegenüberstellung beider Berechnungsbeispiele, einmal für einen sozialversicherungspflichtigen **Vollzeitmitarbeiter** und einmal für einen **Minijobber** mit 450 EUR Monatsgehalt, sollen aufzeigen, dass die Minijobber mit 31,813 % insgesamt deutlich höhere Lohnnebenkosten verursachen als die sozialversicherungspflichtigen Mitarbeiter mit einem Lohnnebenkostenanteil von 22,328 %. Praxisinhaber sollten das bei der Zusammensetzung des Teams berücksichtigen. An dieser Stelle sei auch nochmals auf die schlechtere Wirtschaftlichkeit von Teilzeitkräften und Minijobbern gegenüber Vollzeitkräften hingewiesen (s. ▶ Abschn. 1.2.4).

Während sich die bisherigen Ausführungen auf die Rechenschaftslegung des laufenden Praxisgeschäfts bezogen haben, geht es im folgenden Abschnitt um den Fall der Aufgabe einer Praxis (z. B. Inhaber geht in Ruhestand) oder eines Praxisverkaufs.

5.5.8 Vermögensvergleich bei Praxisaufgabe oder -veräußerung

Bei Aufgabe oder Veräußerung einer Praxis genügt dem Finanzamt die Einnahmenüberschussrechnung zur Ermittlung des Praxisgewinns nicht mehr. In diesen Fällen verlangt die Finanzbehörde einen Vermögensvergleich. Beim Vermögensvergleich wird nach § 4 Abs. 1EStG der Gewinn ermittelt als Unterschiedsbetrag zwischen dem Betriebsvermögen am Schluss des Wirtschaftsjahres und dem Betriebsvermögen am Schluss des vorangegangenen Wirtschaftsjahres, vermehrt um den Wert der Entnahmen und vermindert um den Wert der Einlagen. Im Gegensatz zur Einnahmenüberschussrechnung, bei der Gewinn als Überschuss der Betriebseinnahmen über die Betriebsausgaben ermittelt wird (§ 4 Abs. 3EStG), wird beim Vermögensvergleich das Betriebsvermögen zu bestimmten Zeitpunkten herangezogen. Ein Übergang von der Einnahmenüberschussrechnung zum Vermögensvergleich wird erforderlich,

- wenn neben der freiberuflichen Tätigkeit zusätzlich auch Gewerbebetrieb aufgenommen wird (Umsatz über 500.000 EUR, Gewinn über 50.000 EUR),
- wenn von einer freiberuflichen Tätigkeit ganz zu einer gewerblichen Tätigkeit übergegangen wird oder
- wenn die Tätigkeit eingestellt wird und ein Veräußerungs- oder Aufgabegewinn zu ermitteln ist.

Beim Übergang von der Einnahmenüberschussrechnung ist zum 1.1. des Folgejahres eine Eröffnungsbilanz (erstmalige Gegenüberstellung von Vermögen und Kapital im Folgejahr der Aufgabe oder Veräußerung) aufzustellen (der eine Inventur vorausgeht, d. h. eine Bestandsaufnahme sämtlicher Vermögensgegenstände und der Schulden der Praxis).

Gewerbetreibende müssen am Ende einer Periode (z. B. Kalenderjahr) einen Vermögensvergleich aufstellen, die freien Berufe können einen Vermögensvergleich aufstellen, um ihren Gewinn oder Verlust zu ermitteln. Er dient dazu, den Vermögensstand zu Beginn der Periode mit dem Vermögen am Ende der Periode zu vergleichen. Vermögensmehrungen resultieren aus Gewinn, Vermögensminderungen resultieren aus Verlusten.

Um festzustellen, ob nun Gewinn oder Verlust vorliegt, ist zunächst eine Definition von **Vermögen** nötig. Laut Boxberg u. Rosenthal (2003) ist Vermögen »der Inbegriff aller geldwerten Gegenstände, mögen es nun Sachen, Dinge, die man anfassen kann, oder Rechte sein.« Vermögen gibt also die Mittelverwendung an (im Gegensatz zum Kapital, das die Mittelherkunft angibt, z. B. Eigen- oder Fremdkapital).

In der Bilanz (Gegenüberstellung von Vermögen und Kapital zu einem Stichtag) unterscheidet man in

- Anlagevermögen und
- Umlaufvermögen.

Zum **Anlagevermögen** gehören alle jene Gegenstände, die der Praxisinhaber in seine Praxis eingebracht hat, wie Einrichtung, Therapiegegenstände und ggf. der zu Hausbesuchen vorgesehene PKW. Diese Gegenstände sind im Anlagenverzeichnis (▶ Abschn. 5.5.6, »Anlagenverzeichnis für Anlagegüter«) aufgeführt. Zum **Umlaufvermögen** gehören das Geld in der Kasse, das Bankguthaben (das betrieblich erwirtschaftete) sowie alle Forderungen gegen Krankenkassen, Privatpatienten, Abrechnungsstellen etc.

Welche Positionen zur Berechnung des Gewinns mittels Vermögensvergleich betrachtet werden, zeigt ◘ Abb. 5.7.

Finanzielle Entnahmen (z. B. Entnahmen für Gehalt des Praxisinhabers) aus der Praxis werden steuerrechtlich als Gewinn behandelt und müssen dem Vermögen hinzugerechnet werden.

Finanzielle Einlagen (z. B. Geld, das der Praxisinhaber der Praxis zur Verfügung gestellt hat) mindern steuerrechtlich das Vermögen und damit auch den Gewinn. Deshalb können sie vom Gesamtvermögen abgezogen werden.

Die konkrete Berechnung des Gewinns im Rahmen des Vermögensvergleichs wird nachfolgend an einem Praxisbeispiel dargestellt.

Anlagevermögen am Ende der Periode
+ Umlaufvermögen am Ende der Periode

= **Gesamtvermögen am Ende der Periode
minus**

Anlagevermögen zu Beginn der Periode
+ Umlaufvermögen zu Beginn der Periode

= **Gesamtvermögen zu Beginn der Periode**

+ **Entnahmen**
− **Einlagen**
= **Gewinn oder Verlust der Periode**

Abb. 5.7   Generelle Rechnung bei Vermögensvergleich

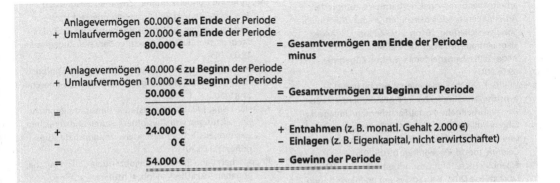

Anlagevermögen 60.000 € **am Ende** der Periode
+ Umlaufvermögen 20.000 € **am Ende** der Periode
         80.000 €   = **Gesamtvermögen am Ende der Periode
                             minus**

Anlagevermögen 40.000 € **zu Beginn** der Periode
+ Umlaufvermögen 10.000 € **zu Beginn** der Periode
         50.000 €   = **Gesamtvermögen zu Beginn der Periode**

=   30.000 €

+   24.000 €   + **Entnahmen** (z. B. monatl. Gehalt 2.000 €)
−   0 €   − **Einlagen** (z. B. Eigenkapital, nicht erwirtschaftet)

=   54.000 €   = **Gewinn der Periode**

Abb. 5.8   Gewinnberechnung bei Vermögensvergleich

Gewinnberechnung bei Vermögensvergleich: Praxisbeispiel

Praxisinhaber K. ist 60 Jahre alt und möchte seine Praxis an eine junge Kollegin verkaufen. Er hat am Ende der Periode (i. d. R. das Geschäftsjahr) ein Anlagevermögen von 60.000 EUR und ein Umlaufvermögen von 20.000 EUR. Damit ergibt sich ein Gesamtvermögen von 80.000 EUR. Von diesem Gesamtvermögen wird das Anlagevermögen zu Beginn des Geschäftsjahres (40.000 EUR) sowie das Umlaufvermögen (10.000 EUR), also insgesamt 50.000 EUR, abgezogen. Dann verbleiben 30.000 EUR Gesamtvermögen. Dem müssen nun die Entnahmen für das Gehalt von Praxisinhaber K. (24.000 EUR) hinzugezählt werden. Da der Praxisinhaber keine Einlagen geleistet hat, kann weiter nichts abgezogen werden. Damit ergibt sich ein Gewinn im Geschäftsjahr von 54.000 EUR. Wie diese Rechnung aussieht, zeigt Abb. 5.8.

Im Fall der Veräußerung seiner Praxis wäre dem Finanzamt ein Gewinn von 54.000 EUR als Veräußerungsgewinn zu melden.

▶ Abschn. 5.5 hat aufgezeigt, welche Anforderungen an Praxisinhaber gestellt werden, um ordnungsgemäß Rechenschaft über die betrieblichen Tätigkeiten einer Praxis gegenüber dem Finanzamt abzulegen. Insgesamt wurden im Kapitel »Kostenmanagement« in vielen Abschnitten und anhand zahlreicher Beispiele diverse Möglichkeiten erläutert, aktives Kostenmanagement zu betreiben. Die Kosten »in den Griff« zu bekommen, ist jedoch nur eine Seite der Medaille »Wirtschaftlichkeit«. Die andere Seite beschäftigt sich mit den Leistungen, u. a. der Erhöhung der Einnahmen über Selbstzahlerangebote. Wie solche Angebote kalkuliert werden, wurde in ▶ Abschn. 5.2.4 dargestellt.

Wie man allerdings zu innovativen Angeboten im Zukunftsmarkt Gesundheit gelangen kann, damit beschäftigt sich das folgende Kapitel. Folglich führt ▶ Kap. 6 in die zielgerichtete und systematische Entwicklung von Innovationen ein.

Literatur

AOK (2013) Insolvenzgeldumlage. ▶ http://www.aok-business.de/fachthemen/sozialversicherungsrecht/meldungen/reform-der-unfallversicherung/insolvenzgeldumlage/. Zugegriffen: 09.05.2013

AOK Nordost (2013) Preisliste für die Bundesländer Brandenburg und Mecklenburg-Vorpommern vom 1.1.2013

BARMER/GEK (2013a) Insolvenzgeldumlage. ▶ https://arbeitgeber.barmer-gek.de/barmer/web/Portale/Arbeitgeberportal/Arbeitshilfen_20und_20Formulare/Sozialversicherung_20von_20A-Z/Eintr_C3_A4ge/__LexikonEintrag--Arbeitsentgelt_20und_20Beitr_C3_A4ge_20Insolvenzgeldumlage.html. Zugegriffen: 09.05.2013

BARMER/GEK (2013b) Umlageverfahren U 1 und U 2. ▶ https://arbeitgeber.barmer-gek.de/barmer/web/Portale/Arbeitgeberportal/Fachthemen/Umlageverfahren/Umlagesaetze_20und_20Erstattungssaetze/Umlage-_20und_20Erstattungssaetze.html?w-cm=LeftColumn_tdocid. Zugegriffen: 09.05.2013

Berufsgenossenschaft für Gesundheitsdienst und Wohlfahrtspflege (2013) Beitragssystem und Berechnung. ▶ http://www.bgw-online.de/internet/generator/Inhalt/OnlineInhalt/Statische_20Seiten/Navigation_20links/Kundenzentrum/Beitraege/Beitragssystem/Beitragssystem.html. Zugegriffen: 18.05.2013

Betz B (2010) Entwicklung einer Therapiebetriebslehre (Spezielle BWL) als Teil einer Gesundheitsbetriebslehre unter besonderer Berücksichtigung der Gesundheitsfachberufe Ergotherapie, Logopädie und Physiotherapie. Unveröffentlichte Ergebnisse eines empirischen Forschungsprojektes auf Basis von Leitfadeninterviews mit PraxisinhaberInnen von ergotherapeutischen, logopädischen und physiotherapeutischen Praxen, durchgeführt an der HAWK Hochschule für angewandte Wissenschaft und Kunst, Hildesheim

Boxberg E, Rosenthal F (Hrsg) (2007) Selbständig im Gesundheitswesen. Handbuch für Existenzgründung und Praxisorganisation, 6. Aufl. Economica, Heidelberg

Boxberg E, Rosenthal F (2003) Selbständig im Gesundheitswesen – Berufs-, Kassen-, Steuerrecht und Betriebswirtschaft. Urban & Fischer, München

Bundesministerium der Finanzen (BMF) (2012a) Anlage EÜR. 2012AnlEÜR801. Berlin

Bundesministerium der Finanzen (BMF) (2012b) Anlage AVEÜR 2012. Anlageverzeichnis zur Anlage EÜR. 2012AnlAVEÜR811. Berlin

Bundesministerium für Finanzen (2013) Betriebliches Rechnungswesen. Wien. ▶ http://m.bmf.gv.at/Steuern/TippsfrUnternehmeru_7722/BetrieblichesRechnu_7798/BetrieblichesRechnungswesen.htm. Zugegriffen: 18.05.20

Gabler (Hrsg) (2004) Wirtschaftslexikon, 16., vollst. überarb. u. akt. Aufl. Gabler, Wiesbaden

Ifb – Institut für freie Berufe (2006) Freier Beruf oder Gewerbe, Gründungsinformation Nr.1, Nürnberg

IFK – Bundesverband selbständiger Physiotherapeuten (Hrsg) (2011) Merkblatt »Leitfaden Steuerrecht«. Bochum

Industrie und Handelskammer Saarland (Hrsg) (2013) Merkblatt Gewinnermittlung durch Einnahmen-Überschuss-Rechnung. ▶ www.saarland.ihk.de. Zugegriffen: 18.05.2013

Industrie und Handelskammer Schwaben (Hrsg) (2013) Merkblatt Steuern für Existenzgründer. ▶ http://www.schwaben.ihk.de/linkableblob/1336320/.3./data/Steuern_fuer_Existenzgruender-data.pdf. Zugegriffen: 18.05.2013

Jòrasz W (2000) Kosten- und Leistungsrechnung. Lehrbuch mit Aufgaben und Lösungen, 3. Aufl. Schäffer-Poeschel, Stuttgart

Ketteler-Eising T (2012) Umsatzsteuer. Umsatzsteuerpflicht der Leistungen von Physiotherapeuten und ähnlichen Gesundheitsfachberufen. ▶ www.laufmich.de. Zugegriffen: 09.05.2013

Knappschaft Bahn See. Die minijobzentrale (2013) Pauschalabgaben 450 EUR- Minijob. ▶ http://www.minijob-zentrale.de/DE/0_Home/01_mj_im_gewerblichen_bereich/04_400_euro_minijob/04_pauschalabgaben/node.html. Zugegriffen: 18.05.2013

Springer Gabler (Hrsg) (2013) Gabler Wirtschaftslexikon, Stichwort: geringwertige Wirtschaftsgüter. ▶ http://wirtschaftslexikon.gabler.de/Archiv/54684/geringwertige-wirtschaftsgueter-v10.html

Universitätsklinikum Hamburg Eppendorf ▶ http://www.uke.de/zentrale-dienste/physiotherapie/index_nordic-walking.php. Zugegriffen: 09.05.2013

Wittneben J (2008) Kostenträgerrechnung am Beispiel einer physiotherapeutischen Praxis. Unveröffentlichte Bachelorarbeit an der HAWK, Hochschule für angewandte Wissenschaft und Kunst. Hildesheim

Wöhe G, Döring U (2000) Einführung in die allgemeine Betriebswirtschaftslehre. Vahlen, München

Wunderlich K (2007) Die aktuelle wirtschaftliche Situation selbständiger Physiotherapeuten in Deutschland. Unveröffentlichte Bachelorarbeit an der HAWK, Hochschule für angewandte Wissenschaft und Kunst. Hildesheim

▶ www.diedruckerei.de. Zugegriffen: 09.05.2013

▶ www.sportbanditen.de. Zugegriffen: 09.05.2013

Innovationsmanagement im Zukunftsmarkt Gesundheit

Praxisinhaber R. betreibt seine Praxis seit 15 Jahren und hat vier Mitarbeiterinnen. Es werden überwiegend Kassenpatienten behandelt. Früher hatte die Praxis lange Wartelisten. Heute klaffen im Terminkalender immer häufiger Lücken, und am Monatsende bleibt nicht mehr so viel Geld übrig wie früher. In den Medien hat Inhaber R. schon mehrmals vom Wachstumsmotor Gesundheitsmarkt gehört, kann es aber nicht so recht nachvollziehen. Allerdings läuft die Nachbarpraxis recht gut. Sie hat sich auf den Bereich psychische Erkrankungen spezialisiert, und die Inhaberin hatte vor 3 Jahren eine entsprechende Fortbildung gemacht. Sie hat eine lange Warteliste und soll sogar viele Selbstzahler unter den Patienten haben. Herr R. möchte seine Mitarbeiter nicht entlassen und plant, die Praxis für die Zukunft neu auszurichten. Wie er dabei vorgehen kann, welche Rahmenbedingungen gegeben sein müssen und wie er die Chancen des Gesundheitsmarktes für seine Praxis nutzen kann, wird in diesem Kapitel erläutert.

▶ Kap. 6 gibt zum einen Einblick in die Bedeutung von Innovationen, zum anderen zeigt es die Bedeutung des Gesundheitsmarktes heute und seine Entwicklung in den nächsten 30–40 Jahren auf. Als Inhaber einer therapeutischen Praxis hat man Verantwortung für deren kontinuierliche Weiterentwicklung nicht nur im therapeutischen, sondern auch im wirtschaftlichen Bereich.

In verschiedenen Kapiteln dieses Buches wird aufgezeigt, dass die Wirtschaftlichkeit einer Praxis oftmals nur über steigende Einnahmen erreicht werden kann, um die permanent steigenden Kosten zu decken. Steigende Einnahmen sind für eine Praxis gleichbedeutend mit Wachstum. Wachstum bezieht sich auf Umsatz und Gewinn einer Praxis. Wachstum entsteht nicht zufällig, es wird i. d. R. zielgerichtet hervorgebracht.

Sind die vorhandenen Kapazitäten ausgeschöpft, kann das Wachstum einer Praxis langfristig nur durch Innovationen erreicht werden. Denn Innovationen sind Hauptauslöser für das Wachstum einzelner Praxen und Betriebe und damit auch Hauptauslöser gesamtwirtschaftlicher Wachstumsprozesse. Dieser Zusammenhang zwischen Innovationen und gesamtwirtschaftlichem Wachstum ist

seit über 200 Jahren (!) wissenschaftlich nachgewiesen (Nefiodow 2001).

Innovationen erfordern ein zielgerichtetes Vorgehen im Rahmen einer Gesamtkonzeption, die eine Situationsanalyse, eine klare Zielformulierung und die strategischen Eckpfeiler beinhaltet, an denen sich dann die Maßnahmen orientieren.

Der großvolumige und wachstumsstarke Gesundheitsmarkt wird neben den heute noch kleinen Märkten der Biotechnologie und der erneuerbaren Energien aller Voraussicht nach zum Konjunkturmotor des bevorstehenden Konjunkturzyklus. Die Innovationspotenziale resultieren aus der sich abzeichnenden Reorganisation des Gesundheitsmarktes und den damit verbundenen Chancen, die sich ergeben aus

- dem demografischen Wandel,
- dem Trend zur Prävention,
- den gesellschaftlichen Veränderungen und den damit einhergehenden Gesundheitsproblemen,
- dem Trend zu Naturheilverfahren und alternativen Heilmethoden,
- dem zunehmenden Gesundheitsbewusstsein der Bevölkerung sowie
- der zunehmenden Bereitschaft von Unternehmen, die Gesundheit ihrer Mitarbeiter zu erhalten und zu fördern.

Die Reorganisation des Gesundheitsmarktes wird begleitet von verstärktem Wettbewerb, auf den Praxisinhaber und auch Studierende mithilfe dieses Kapitels vorbereitet werden sollen. Ein weiteres Ziel besteht darin, den Lesern die Entwicklung von Zukunftsstrategien zu ermöglichen.

6.1   Zukunftsstrategien im Gesundheitsmarkt

Ausgangssituation

Praxisinhaber M. war auf einer Fortbildung und hat dort Praxisinhaber K. kennengelernt. In der Pause unterhalten sie sich über ihre Praxen. Herr K. erzählt erfreut von einem neuen Angebot, das er im Rahmen einer Neuausrichtung der Praxis entwickelt hat und das von seinen Kunden erfolgreich ange-

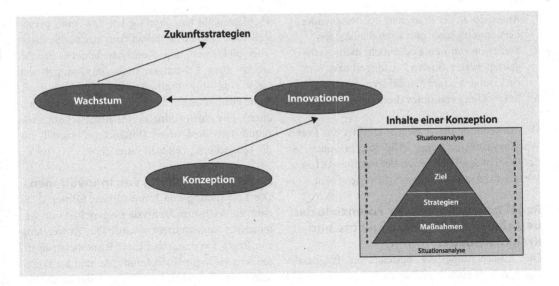

⊡ Abb. 6.1 Der Weg von der Konzeption zur Zukunftsstrategie

nommen wird. 6 Monate zuvor hatte Herr K. eine Physiotherapeutin mit Masterabschluss angestellt, die für die Praxis K. eine Strategie für die zukünftige Entwicklung der Praxis erarbeitet hat. Herr M. ist beeindruckt und hätte auch gern eine solche Zukunftskonzeption für seine Praxis. Er weiß aber nicht, wie er dieses Thema angehen soll.

Dieser Abschnitt zeigt auf, was Zukunftsstrategien sind und was sie beinhalten.

6.1.1 Von der Konzeption zur Zukunftsstrategie

Zukunftsstrategien können charakterisiert werden als Wachstumsstrategien. Wachstum entsteht durch Innovationen, und Innovationen erfordern eine Konzeption. Diesen Zusammenhang verdeutlicht ⊡ Abb. 6.1.

Der Entwicklung von Innovationen geht also eine Praxiskonzeption voraus, die auf Basis der Situationsanalyse die Ziele, die Strategie und die Maßnahmen für die zukünftige Entwicklung der Praxis enthält.

6.1.2 3 Regeln zur Strategieentwicklung

An dieser Stelle können keine vorgefertigten Konzeptionen präsentiert werden, da diese auf Basis der spezifischen Situation individuell in den einzelnen Praxen entwickelt werden müssen. Das strategische Vorgehen soll jedoch anhand von 3 Regeln erleichtert werden. Für deren Anwendung müssen zunächst zwei Voraussetzungen erfüllt sein:

- eine umfassende **Situationsanalyse**, um wachstumsfördernde und wachstumshemmende Faktoren im Umfeld der Praxis zu ermitteln, z. B. demografische Veränderung, Trend zur Prävention und Gesundheitsförderung o. ä. (► Abschn. 3.2),
- eine **Lebenszyklusanalyse** für die bestehenden Leistungsangebote, ggf. mit Einschätzung, in welcher Phase sich die Mehrheit der angebotenen Dienstleistungen befindet. Die Lebenszyklustheorie kann auch auf die Störungs- bzw. Krankheitsbilder übertragen werden, die in der Praxis überwiegend behandelt werden (► Abschn. 3.2).

Auf dieser Grundlage ist dann ein Vorgehen gemäß den 3 folgenden Regeln empfehlenswert:

1. Ausschöpfen der Potenziale der bestehenden Leistungsangebote und Krankheitsbilder,
2. Trennung von wenig oder nicht mehr nachgefragten/verordneten Leistungen bzw. von rückläufigen Krankheitsbildern,
3. Entwicklung von Innovationen.

Die Anwendung dieser Regeln eröffnet der Praxis Wachstumsmöglichkeiten. Die Regeln sollten in der Reihenfolge 1–3 angewendet werden. Auf diese Weise wird das Risiko nur schrittweise erhöht.

Regel 1: Ausschöpfen der Potenziale der bestehenden Leistungsangebote und Krankheitsbilder

Die Ausschöpfung der bestehenden Potenziale (nach Ansoff auch Marktdurchdringungsstrategie genannt; ▶ Abschn. 3.3.2) ist ein risikoarmer erster Schritt, mögliche Wachstumspotenziale auszuschöpfen. Das kann z. B. durch Gewinnung neuer Zielgruppen erfolgen oder durch Kooperationen mit Seniorenheimen oder Kindertagesstätten. Idealerweise konzentriert man die Ressourcen der Praxis auf die Leistungen und Krankheitsbilder, die sich in den ersten Phasen des Lebenszyklus befinden, also in der Einführungs-, Wachstums- oder Reifephase. In Bereichen, in denen der Markt oder das Segment wächst, wächst man als Anbieter i. d. R. »automatisch« mit, wenn man nicht allzu große Fehler macht. Wachstum ist mit dieser Vorgehensweise so lange möglich, bis alle Potenziale ausgeschöpft sind.

Regel 2: Trennung von wenig oder nicht mehr nachgefragten/verordneten Leistungen

Die Anwendung von Regel 2 erfordert Risikobereitschaft. Zunächst sollte ermittelt werden, welche Leistungen und welche Krankheitsbilder sich rückläufig entwickeln. Dabei sollte man einen Blick über den Zaun in andere Disziplinen wie die Medizin oder auch in andere Branchen wagen. So kann man sich in der Medizin an neuen Forschungsergebnissen orientieren. Wer häufig Schlaganfallpatienten behandelt, sollte auch die neuesten medizinischen Forschungsergebnisse zu diesem Themengebiet kennen. Erst dann kann beurteilt werden, welche Zukunft das Krankheitsbild »Schlaganfall« hat. Wichtig ist, dass man personelle und finanzielle Ressourcen aus rückläufigen Therapieformen und Krankheitsbildern abzieht, sofern diese Leistungen nicht im Rahmen der GKV-Zulassung vorgehalten werden müssen (z. B. keine Fortbildungen mehr in diesen Bereichen machen). Die Anwendung dieser Regel schafft Freiräume und Ressourcen (Finanzen, Personal) für die Entwicklung von Innovationen.

Regel 3: Entwicklung von Innovationen

Die Entwicklung von Innovationen führt i. d. R. dann zu Wachstum, wenn sie zielgerichtet und systematisch vorangetrieben wird. Die Anwendung von Regel 3 verlangt nicht nur Risikobereitschaft, sondern vielmehr Risikofreude, da man im Vorhinein keine Sicherheit hat, dass sich die Innovationen am Markt auch erfolgreich entwickeln werden. Trotz Anwendung des systematischen Innovationsprozesses bleibt ein gewisses Restrisiko. Diesem Risiko stehen jedoch auch große Chancen gegenüber. Ansoff (1957) bezeichnet die Entwicklung von Innovationen als Produktentwicklungsstrategie (▶ Abschn. 3.3.2). Die Ressourcen der Praxis werden in innovative Therapieformen investiert, und innovative Angebote für veränderte oder neue Krankheitsbilder werden entwickelt.

Auch bei der Entwicklung von Innovationen kann der »Blick über den Zaun« der eigenen Berufsgruppe helfen. Physiotherapeuten, die vor einigen Jahren in benachbarte Märkte geschaut haben, konnten z. B. die Entwicklungen und Marketingaktivitäten der Nahrungs- und Genussmittelbranche im Bereich Wellness beobachten. Schon vor einigen Jahren waren dort zahlreiche Aktivitäten zu verzeichnen, und inzwischen wurden Werbemillionen für Wellnessprodukte ausgegeben. Die Physiotherapeuten, die diesen Trend schon seinerzeit erkannt haben, konnten vielfältige kommunikative Unterstützung durch andere Branchen erfahren, z. B. auch durch die Tourismusbranche. Selbst heute ist der Wellnesstrend immer noch nicht am Ende seines Lebenszyklus. Aktuell können Therapeuten von den zahlreichen Aktivitäten des Gesundheits- und Arbeitsministeriums zur betrieblichen Gesundheitsförderung und zum Stressabbau in Unternehmen profitieren, über die regelmäßig in der Presse berichtet wird (*Die Welt*, 17.04.2013).

Die Entwicklung von Innovationen kann sich außerdem auf ganz neue Märkte mit ganz neuen Leistungsangeboten beziehen. Nach Ansoff (1957) handelt es sich dann um die Strategie der Diversifikation (▶ Abschn. 3.3.2). Diversifikation im therapeutischen Bereich wäre z. B. die Beratung von Unternehmen der Wirtschaft im Bereich der betrieblichen Gesundheitsförderung. Für Praxisinhaber ist dann sowohl das Leistungsangebot neu (Unternehmensberatung) als auch der Markt (Markt der betrieblichen Gesundheitsförderung). Diese Strategie birgt das größte Risiko und fordert von Praxisinhabern die höchste Risikobereitschaft; sie kann aber auch die größtmögliche Chance bieten, verbunden mit dem größtmöglichen Wachstum.

Die Bedeutung von Innovationen für eine therapeutische Praxis, aber auch für die konjunkturelle Entwicklung einer gesamten Volkswirtschaft, wird im nächsten Abschnitt aufgezeigt.

6.2 Bedeutung von Innovationen

Ausgangssituation

Auf der letzten Fortbildung, die die Praxisinhaber M. und K. besucht haben, war auch Inhaber S. Er hatte den beiden bei ihrem Pausengespräch aufmerksam zugehört, aber ihn hat die Diskussion über die Entwicklung eines Zukunftskonzeptes noch nicht überzeugt. Seine Praxis läuft gut, und er fragt sich, warum er neue Angebote entwickeln und seine Praxis neu ausrichten soll.

Die Frage von Inhaber S. wird im Folgenden aufgegriffen. Es wird aufgezeigt, warum Innovationsentwicklung auch für therapeutische Praxen von großer Bedeutung ist.

Innovationen sind Hauptauslöser für das Wachstum einzelner Betriebe, Praxen und Unternehmen. Die Summe des Wachstums aller Betriebe, Praxen, Unternehmen etc. führt zum Wachstum einer Volkswirtschaft, d. h., zu Konjunkturauf- und -abschwüngen. Dieser Zusammenhang zwischen Innovationen und Wachstum wurde in den letzten 200 Jahren immer wieder nachgewiesen. Namhafte Wissenschaftler wie z. B. Schumpeter (1961) und Marchetti (1980, 1985) haben sich damit beschäftigt. Der in diesem Zusammenhang renommier-

teste Wissenschaftler ist Kondratieff, der bekannt wurde durch seine Kondratieffschen Zyklen, auch die »langen Wellen der Konjunktur« genannt (Kontratieff 1926).

6.2.1 Innovation und Wachstum: die Kondratieffschen Konjunkturzyklen

Der Zusammenhang zwischen Innovationen und Konjunkturzyklen wird durch einen kurzen Ausflug in die Volkswirtschaftslehre (VWL) deutlich. Denn die Kondratieffschen Zyklen zeigen auf, dass sich bereits seit dem Jahr 1800 in einem Abstand von durchschnittlich 50 Jahren tiefe Rezessionen mit Phasen des Wachstums abwechseln (◘ Abb. 6.2). Auslöser für die Wachstumsphasen waren schon immer Innovationen eines ganz bestimmten Typs: die sog. Basisinnovationen. Nefiodow (2001) bezeichnet sie auch als »Lokomotiven der Wirtschaft«.

Wie aus ◘ Abb. 6.2 ersichtlich wird, sind die **Basisinnovationen** der einzelnen Zyklen jeweils klar benennbar:

- Im 1. Zyklus war es die von James Watt erfundene Dampfmaschine. Es entstand die Textilindustrie mit dampfbetriebenen Webmaschinen, und Garne, Tuche und Bekleidung konnten industriell produziert werden.
- Im 2. Zyklus kamen die Stahlproduktion und die Eisenbahn hinzu. Dadurch konnten neue Transportmöglichkeiten geschaffen werden. Auch Bahn- und Schifftourismus entstanden.
- Der 3. Zyklus wurde bestimmt durch Elektrotechnik und Chemie. Werner von Siemens entdeckte das Prinzip des Elektrodynamos. Viele neue Produkte entstanden, und elektrische Energie wurde für die Produktionstechnik eingesetzt. In der Chemie wurden Kältemittel und Kühltechnik entwickelt (Carl Linde).
- Der 4. Zyklus stand im Zeichen der Automobilindustrie (Gottlieb Daimler entwickelte das erste Auto) und der Petrochemie. Dies führte zu ganz neuen Wirtschaftszweigen: Speditionswesen, Handel, Autotourismus, Versicherungen, Banken, Straßen- und Brückenbau etc.

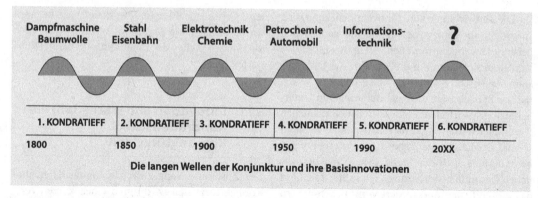

Abb. 6.2 Die Kondratieffschen Zyklen

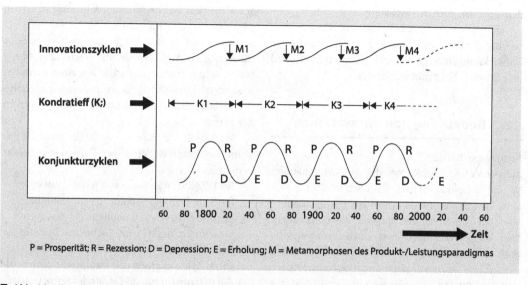

Abb. 6.3 Zusammenspiel von Innovations- und Konjunkturzyklen nach G. Mensch

Der 5. Zyklus, in dem wir uns aktuell befinden, wurde sehr stark geprägt durch die Informationstechnologie, die mit zunehmender Geschwindigkeit alle Bereiche der Gesellschaft und der Wirtschaft durchdrungen hat.

Ähnlich wie Kondratieff hat auch Mensch (zit. n. Little 1997) aufgezeigt, dass den Aufschwungphasen der Konjunktur immer auch Innovationszyklen vorausgehen (◻ Abb. 6.3). Solche durch Basisinnovationen ausgelöste Innovationsschübe leiten jeweils den nächsten Konjunkturzyklus ein, und in der Vergangenheit dauerte es im Durchschnitt 50 Jahre, bis die Innovationen am Markt verwertet werden konnten.

6.2.2 Lebenszyklen als Auslöser für Innovationen

Dass es trotz der vielen Basisinnovationen immer wieder zu **Rezessionen** kommt, hängt mit einer ganz natürlichen Entwicklung zusammen: Innovationen selbst Unterliegen einem bestimmten Zyklus, dem sog. **Lebenszyklus**, der letztlich auf alle Sachgüter, Dienstleistungen und Technologien zutrifft (▶ Abschn. 3.3.3). Die Länge des Lebenszyklus

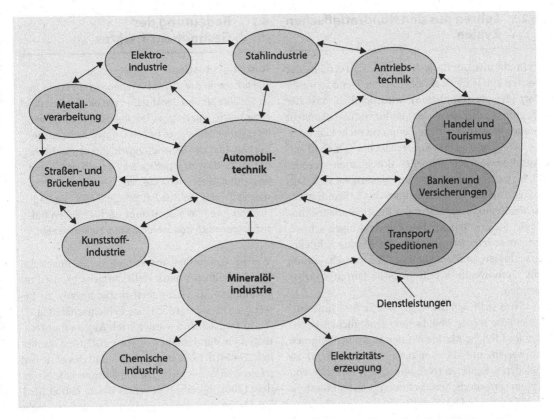

◘ Abb. 6.4 Wertschöpfungskette des 4. Kondratieffschen Zyklus. (Aus Nefiodow 2001 mit freundl. Genehmigung)

kennt man im Vorhinein nicht, sie kann von Innovation zu Innovation sehr unterschiedlich sein.

❯ **Die Lebenszyklen gelten auch für einzelne Betriebe/Praxen/Kliniken und natürlich für deren Leistungsangebote. Praxisinhaber sind diejenigen, die Innovationen vorantreiben müssen.**

Schumpeter (1961) macht dies deutlich, indem er die Entwicklung von Innovationen als »ureigene Unternehmeraufgabe« bezeichnet.

Am Anfang eines Lebenszyklus führt eine Basisinnovation zu zahlreichen neuen Produkten, Dienstleistungen und Technologien. Es werden immer mehr neue Bedarfsfelder erschlossen. Nefiodow (2001) spricht in diesem Zusammenhang auch von einer »**Wertschöpfungskette**«. Dies wird in ◘ Abb. 6.4 am Beispiel des 4. Kondratieffschen Zyklus aufgezeigt, dessen Kern die Automobilindustrie bildet.

Die Erschließung neuer Bedarfsfelder erfolgt immer so lange, bis alle Potenziale ausgeschöpft sind und Sättigung eintritt, d. h., die Nachfrage stagniert und geht letztlich zurück. Die Verwertung der Basisinnovation am Markt ist erschöpft. Mit anderen Worten: Der Lebenszyklus ist durchlaufen, und damit ist auch die Vermarktungszeit der Basisinnovation abgelaufen. Wenn keine weiteren Basisinnovationen entwickelt werden, wird es lange Phasen der Rezession geben. Wird aber parallel zur Vermarktungszeit der vorangegangenen Basisinnovation eine weitere Basisinnovation entwickelt, wird der Rezession wieder ein Konjunkturaufschwung folgen.

6.2.3 Lehren aus den Kondratieffschen Zyklen

Schreibt man auf Basis der Konjunkturverläufe der letzten 200 Jahre (s. ◘ Abb. 6.2) den Trend so weiter fort (Trendextrapolation), wird deutlich, dass der Beginn eines neuen Konjunkturzyklus bevorsteht – auch wenn der genaue Zeitpunkt nicht klar ist.

Weiterhin ist erkennbar, dass die Zyklen in Zukunft vermutlich schneller durchlaufen werden, d. h., weniger als 40–50 Jahre dauern werden. Das hängt mit der Basisinnovation des 5. Kondratieffschen Zyklus zusammen, der Informationstechnologie: Sie ermöglicht, dass Entwicklungen schneller vorangetrieben werden und Märkte schneller erschlossen werden können. Theoretisch könnte die Trendwende schon in 5–10 Jahren spürbar werden.

Nun stellt sich die Frage, welche Basisinnovationen eine solche Trendwende ermöglichen könnten und welche Märkte ein derart großes Volumen aufweisen, um die Konjunktur entsprechend zu beleben – Experten (Nefiodow 2001) sprechen von einem erforderlichen Volumen von mindestens 2.000 Mrd. US-Dollar weltweit.

Selbstverständlich wird der große IT-Bereich auch in den nächsten Jahren noch zu Innovationen führen, weniger im Hardware- als vielmehr im Software-Bereich, doch seine Innovationskraft ist für eine Konjunkturwende nicht mehr ausreichend.

Zu einem der Wachstumsmotoren des bevorstehenden 6. Kondratieff-Zyklus dürfte sich der heute noch kleine Markt der Biotechnologie entwickeln – ausgelöst primär durch die Genforschung. Dieser Markt birgt riesige Innovationspotenziale. Gleiches gilt für den Markt der erneuerbaren Energien, der spätestens seit der Katastrophe im japanischen Fukushima an Bedeutung gewinnt. Auch erneuerbare Energien werden zum Konjunkturaufschwung beitragen. Doch werden diese Märkte nach Meinung von Experten (Nefiodow 2001) kein ausreichendes Volumen erzielen, um die Konjunkturwende herbeizuführen. Aber der Gesundheitsmarkt ist solch eine »Lokomotive«, ein Milliardenmarkt, der die Konjunktur entsprechend beleben kann. Warum das so ist, wird im nächsten Abschnitt erläutert.

6.3 Bedeutung des Gesundheitsmarktes

Ausgangssituation

Die Inhaberin der physiotherapeutischen Praxis M. ist 58 Jahre alt und denkt schon seit einiger Zeit darüber nach, vorzeitig in den Ruhestand zu gehen. Ihre Work-Life-Balance ist seit langem nicht ausgeglichen, und der Behandlungsrhythmus macht ihr gesundheitlich zu schaffen. Sie ist nach den vielen Gesundheitsreformen, die sie schon erlebt hat, skeptisch, was die Zukunft bringen wird. Sie fragt sich, ob ihre Praxis überhaupt noch Chancen hat, sich in den nächsten Jahren positiv zu entwickeln.

Wer im Gesundheitsmarkt tätig ist, ist angesichts der Gesundheitspolitik vielleicht geneigt, die Entwicklungen im Gesundheitsmarkt negativ zu bewerten. Das wäre jedoch eine Fehleinschätzung.

In Deutschland wurden nach Angaben des Statistischen Bundesamtes im Jahr 2011 für Gesundheit 294 Mrd. EUR ausgegeben – und das ohne den freien Markt. Weltweit lag die Summe laut Nefiodow (2001) bereits 2001 schon bei ca. 5.000 Mrd. US-Dollar und überstieg damit bereits vor mehr als einem Jahrzehnt das geschätzte erforderliche Volumen von 2.000 Mrd. US-Dollar. Der Gesundheitsmarkt hat also aufgrund seines Milliardenvolumens das Potenzial, eine Konjunkturwende herbeizuführen. Neben den Gesundheitsausgaben, die weltweit und in Deutschland kontinuierlich steigen (▶ Abschn. 3.1.3), wächst auch die Zahl der Beschäftigten weltweit kontinuierlich. Allein in Deutschland arbeiteten nach Angaben des Statistischen Bundesamtes Ende 2010 bereits 4,9 Mio. Beschäftigte im Gesundheitswesen und damit 10,2 % mehr als im Jahr 2006. Der Anstieg der Beschäftigten ist in therapeutischen Praxen ebenfalls zu verzeichnen.

Folglich lässt sich das Fragezeichen für den 6. Kondratieff ersetzen durch den Gesundheitsmarkt, die Biotechnologie und die erneuerbaren Energien (◘ Abb. 6.5).

Nachdem nun die Fakten zum Gesundheitsmarkt und seiner Entwicklung dargestellt wurden, werden im folgenden Abschnitt die Hintergründe

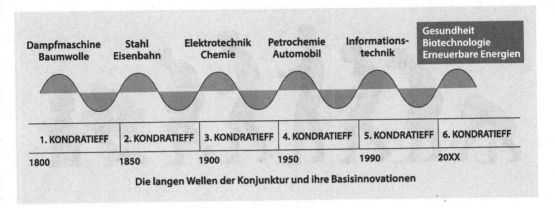

Abb. 6.5 Die Basisinnovationen des 6. Kondratieffschen Zyklus

erläutert, die dem Gesundheitsmarkt die innovativen Impulse geben.

6.3.1 Wirtschaftliche und soziale Impulsgeber

Der Gesundheitsmarkt steht vor dem Umbruch. Während bisher kaum Wettbewerb stattgefunden hat, wird sich der Wettbewerb in Zukunft nicht mehr vermeiden lassen. Staatliches Reglement hat in der Vergangenheit große Volkswirtschaften zusammenbrechen lassen, man denke dabei z. B. an die Sowjetunion oder die ehemalige DDR. Auch das reglementierte China hat sich inzwischen in Richtung Westen geöffnet und steht im internationalen Wettbewerb. Solch eine Entwicklung von einem reglementierten zu einem wettbewerbsintensiven Markt prognostiziert die Autorin auch dem Gesundheitsmarkt, da reglementierte Märkte langfristig keine Zukunft haben.

Aber nicht nur durch zunehmenden Wettbewerb wird der Gesundheitsmarkt zum Konjunkturmotor. Auch der seit einigen Jahren schon im zweiten Gesundheitsmarkt zu verzeichnende »Megatrend Gesundheit« wird entscheidend dazu beitragen. Zentrale Aspekte sind hier

- der zunehmende Wunsch, eigene Gesundheitsvorsorge zu betreiben,
- die Wellnessbewegung,
- die Entwicklung zur Prävention statt Kuration und

- der Trend zu Naturheilverfahren und alternativen Heilmethoden.

Gesundheit entwickelt sich zu einem breiten Bedarfsfeld der Menschen, weil die Komplexität und die Dynamik in unserem Leben die körperlichen, geistigen und seelischen Kräfte bis an die Grenzen der Belastbarkeit fordern. Gesundheit im ganzheitlichen Sinn wird den 6. Kondratieffschen Zyklus bestimmen. Diese Prognose wird von vielen Wissenschaftlern und Zukunftsforschern vertreten (u. a. Dostal u. Dostal 2012; Granig u. Nefiodow 2011; Oberender u. Zerth 2010), insbesondere aber von Leo A. Nefiodow, einem ehemaligen Forscher der Fraunhofer-Gesellschaft. Auch die Autorin ist zutiefst davon überzeugt, dass der Gesundheitsmarkt diese wegweisende Rolle einnehmen wird.

Diese Entwicklung kann jeder im Gesundheitsmarkt Tätige mit beeinflussen und sollte diese Chance auch ergreifen. Das Positive an Wachstumsmärkten ist, dass sie den darin tätigen Betrieben/Praxen die Grundlage für Wachstum bieten, sofern die entsprechenden Voraussetzungen geschaffen wurden.

Impulsgeber für das starke Wachstum des Gesundheitsmarktes ist in hohem Maße der Bereich der Informationstechnologie, wie durch ☐ Abb. 6.6 veranschaulicht.

Die Schäden, die das Informationszeitalter hinterlassen hat und in Zukunft noch hinterlassen wird, muss der Gesundheitsmarkt jetzt und in Zukunft »reparieren«, darunter z. B.

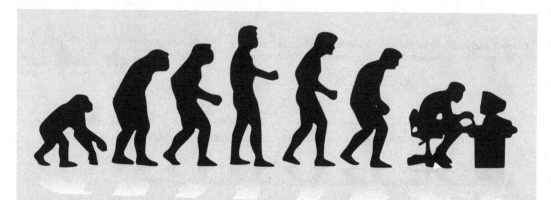

◨ **Abb. 6.6** Evolutionsbedingte Gesundheitsprobleme. (Mit freundl. Genehmigung © Tristan 3D/Fotolia)

- Bewegungsmangel,
- Vereinsamung durch den Zerfall von Familien,
- die zunehmende »Sprachlosigkeit« von Kindern durch übermäßigen TV- und PC-Konsum,
- Multitasking und Erreichbarkeit überall und jederzeit,
- veränderte Ernährungsgewohnheiten (mehr Kalorienzufuhr als -verbrauch).

Bereits diese einfachen Beispiele verdeutlichen das Wachstumspotenzial des Gesundheitsmarktes. Zum Großteil wird das Wachstum jedoch durch die demografischen Veränderungen (Anstieg der Hochbetagten und multimorbiden Erkrankten) und der daraus resultierenden Anhebung des Rentenalters vorangetrieben. Dies geht einher mit Maßnahmen zur Gesunderhaltung von Arbeitnehmern. Hier ist mittelfristig eine gesetzliche Regelung zum weiteren Schutz der Arbeitnehmer in Betrieben zu erwarten (Bundesratsinitiative, *Die Welt*, 17.04. 2013).

Der Gesundheitsmarkt und die verwandte Disziplin der Biotechnologie dürften in Zukunft eine Vielzahl von Innovationsmöglichkeiten bieten. Beide Disziplinen weisen alle **3 Merkmale einer Basisinnovation** nach Nefiodow (2001) auf.

1. ein Bündel aus vernetzten Technologien, die eine Wertschöpfungskette darstellen, so wie in ▶ Abschn. 6.2.2 am Beispiel des 4. Zyklus dargestellt (Automobil und Mineralöl),

2. ein großes Bedarfsfeld der Gesellschaft, das sich durch die Vernetzung von Technologien ergibt (vielfältige Bedarfe entwickeln sich in den unterschiedlichen Bereichen der Wertschöpfungskette),

3. eine Reorganisation der Gesellschaft (durch eine Vielzahl an neuen Dienstleistungen und Produkten werden alle Bereiche der Gesellschaft tangiert, vom Bildungswesen über die Arbeitswelt bis zur Forschung).

◨ **Abb. 6.7** zeigt, wie diese Vernetzung im Gesundheitsmarkt aussehen könnte:

Mit dieser Entwicklung rückt erstmalig der Mensch ins Zentrum des Wirtschaftsgeschehens, weil er sich weit von einer natürlichen und gesunden Lebensweise entfernt hat. Von den Menschen in Deutschland werden vielfältige innovative Entwicklungen gefordert. Nach Opaschowski (2009) besteht aus Sicht von 96 % der Bundesbürger die wichtigste Zukunftsaufgabe im medizinischen Bereich darin, dass »Therapien von Alzheimer bis Aids ... als ‚die‘ Zukunftsinnovation Nr. 1 gesehen werden.« Durch die vielfältigen innovativen Entwicklungen, die im Gesundheitsmarkt gefordert werden, nimmt der Mensch durch Prävention, Krankheit, Kuration, Rehabilitation oder Pflegebedürftigkeit entscheidenden Einfluss auf die Konjunkturentwicklung. Zur Bewältigung dieser Herausforderungen ist eine Reorganisation der Gesellschaft und damit auch des Gesundheitsmarktes unabdingbar.

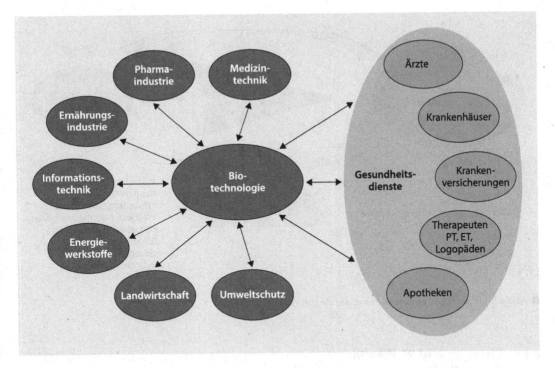

■ **Abb. 6.7**   Wertschöpfungskette »Gesundheit« des 6. Kondratieffschen Zyklus

6.3.2 Der Gesundheitsmarkt der Zukunft

Eine Reorganisation der Gesellschaft wird aller Voraussicht nach einhergehen mit einer Spaltung des herkömmlichen Gesundheitsmarkts in einen Markt der Grundversorgung und einen Markt der Wahlleistungsversorgung. Letzterer wird sich aus dem Markt der Grundversorgung herauslösen. Hinzu dürfte ein Bereich kommen, der außerhalb dieser Segmente existiert und permanent weiter wachsen wird und der hier als freier Gesundheitsmarkt oder Markt der individuellen Gesundheitsdienstleistungen (im ganzheitlichen Sinn) bezeichnet werden soll. In diesem Bereich werden Unternehmen entstehen, die sich auf Prävention, Wellness, betriebliche Gesundheitsförderung und Gesundheitsberatung spezialisieren. ■ Abb. 6.8 soll diese mögliche künftige Struktur verdeutlichen.

Aus dem Grundversorgungssegment wird es eine Verschiebung geben ins Wahlleistungssegment und in ein individuelles Segment. Hierbei dürfte sich der Wettbewerb verstärken. Therapeutische Praxen werden im Wettbewerb stehen mit Berufskollegen und -kolleginnen, aber auch mit anderen Unternehmen, die die Potenziale im Gesundheitsmarkt erkannt haben, wie z. B. die großen Fitnessketten. Auf diesen Wettbewerb müssen Praxisinhaber gut vorbereitet sein.

Die Reorganisation wird begleitet werden vom voranschreitenden demografischen Wandel, der Verschiebung der Alterspyramide bei steigender Lebenserwartung. Hier wächst ein großes Segment der »Hochaltrigen« heran, das innovative Lösungen fordert – ebenso wie auch das schrumpfende Segment der Kinder und Jugendlichen oder das Segment der Zuwanderer (Hauptanteil aus dem EU-Raum: Polen, Rumänien, Italien, Spanien. Statistisches Bundesamt 2013c) ihre ganz eigenen Herausforderungen bergen. Diese müssen erkannt und gemeistert werden.

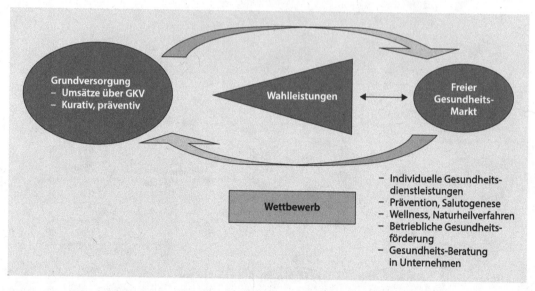

☐ Abb. 6.8 Umstrukturierung des Gesundheitsmarktes (Szenario)

6.3.3 Chancen und Risiken im Gesundheitsmarkt

Zusammenfassend lassen sich aktuell folgende **Chancen** identifizieren, auf denen sich Zukunftsstrategien im Gesundheitsmarkt aufbauen lassen:
- positive Prognosen zur Marktentwicklung,
- Entwicklung des freien Gesundheitsmarktes mit neuen Aktionsfeldern,
- demografischer Wandel: Die Zielgruppe der Senioren wächst, neue Krankheitsbilder entstehen oder steigen rasant an (z. B. Demenz); gleichzeitig Trend zur Singularisierung (Zoch 2009); komplexe Beratungsbedarfe entstehen,
- Zunahme von Patienten anderer Kulturkreise (Migranten), Zunahme von Kindern anderer Kulturkreise,
- Trend zur Prävention (GKV, Privatpersonen),
- zunehmende Bereitschaft der Bevölkerung, für die Gesundheit selbst zu bezahlen,
- gesellschaftliche Veränderungen, die zu vielfältigen Gesundheitsproblemen führen (mangelnde Bewegung, Adipositas, Stress, Diabetes etc.),
- steigende Bereitschaft von Unternehmen, Verantwortung für ihre Mitarbeiter zu übernehmen und auf eigene Kosten Gesundheitsfürsorge zu übernehmen; daraus erwachsen die Bereiche betriebliche Gesundheitsförderung und Beratung von Unternehmen in Gesundheitsfragen,
- zunehmender Bedarf an Bildung/Weiterbildung: Tätige im Gesundheitsmarkt können zur Weiterqualifizierung beitragen, indem sie Ihr Wissen weitergeben.

Diesen Chancen stehen aus Sicht der Autorin **2 Hauptrisiken** gegenüber:
- die Gesundheitsreform (weitere Reformen, z. B. die Bürgerversicherung, sind zu erwarten und abhängig vom Gelingen politischer Koalitionen) und
- der steigende Wettbewerb aus angrenzenden Märkten.

Ein eventuelles 3. Risiko stellt der demografische Wandel in Bezug auf die Zielgruppen Kinder und Jugendliche dar, die kontinuierlich schrumpfen. Darauf können sich Praxisinhaber jedoch einstellen.

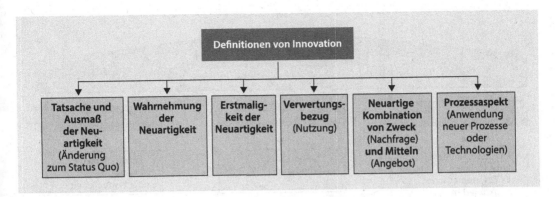

Abb. 6.9 Vielfalt der Definitionen von »Innovation«. (In Anlehnung an Hauschildt 1997)

6.3.4 Konsequenzen für Praxisinhaber

Der Gesundheitsmarkt ist ein großer und weiterhin wachsender Markt, der das Potenzial hat, Motor des nächsten langen Konjunkturzyklus, des 6. Kondratieff zu werden. Dies wird jedoch nicht ohne Umstrukturierungen und einschneidende Veränderungen möglich sein.

Statt Reformbemühungen im Gesundheitswesen zu beklagen, müssen Praxisinhaber auf diese Veränderungen vorbereitet sein und flexibel darauf reagieren können, um langfristig im Markt zu bestehen. Langfristiges Bestehen in Ergotherapie, Logopädie und Physiotherapie bedeutet Ausrichtung aller beruflichen Aktivitäten auf Wachstum. Wachstum erfordert zielgerichtetes Vorgehen und Innovationsfreude, und beides wiederum erfordert eine zukunftsfähige Konzeption unter Einhaltung der entsprechenden Rahmenbedingungen, die ohne betriebswirtschaftliche Kenntnisse nicht professionell erstellt werden kann. So trägt auch die BWL dazu bei, die Professionalisierung der Therapieberufe voranzutreiben.

Um also die Chancen im Gesundheitsmarkt zu nutzen, müssen Zukunftskonzepte entwickelt werden, die auf Innovationen aufbauen. Die großen Basisinnovationen der Weltkonjunktur wurden bereits erläutert. Im folgenden Abschnitt wird nun erläutert, wann man im betriebswirtschaftlichen Sinn von Innovationen spricht.

6.4 Vielfalt des Innovationsbegriffs

Ausgangssituation

Praxisinhaberin N. und ihre Mitarbeiterinnen hatten immer wieder festgestellt, dass die Kommunikation in der Praxis und nach extern nicht optimal ablief. Daraufhin hatten sie in einer Teamsitzung beschlossen, die Praxiskommunikation ganz neu zu gestalten. Jetzt haben sie ein innovatives Kommunikationskonzept. Stolz berichtet Inhaberin N. einer befreundeten Praxisinhaberin davon, die das mit folgenden Worten kommentiert: »Das ist doch keine Innovation, das haben wir schon lange!«

Versucht man, den Begriff »Innovation« zu definieren, bietet die Literatur eine Vielzahl von Ansatzpunkten. Eine allgemeinverbindliche Definition ist nicht möglich, da solche Definitionen stets von der jeweiligen Perspektive auf die potenzielle Innovation bestimmt werden und zudem immer erst im Nachhinein klar wird, was eine Innovation war (Betz 2004). ◘ Abb. 6.9 zeigt die unterschiedlichen Blickwinkel, aus denen Innovationen betrachtet werden können.

Was als Innovation bezeichnet wird und welches Problem oder Ziel am Anfang des Innovationsprozesses steht, muss jeder Praxisinhaber für sich selbst entscheiden. Dabei sollte er von seiner individuellen Situation (Leistungsangebot, Zielgruppen, Wettbewerbssituation, Stärken-/Schwächenanalyse etc.) ausgehen.

Betz (2004) hat unter Berücksichtigung der aktuellen Literatur und der herrschenden wissen-

6

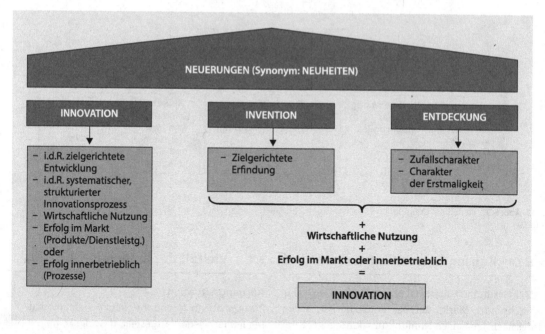

■ **Abb. 6.10**   Die neue Definition von Innovation

schaftlichen Meinung eine Strukturierung vorgenommen und den Begriff »Innovationen« neu definiert. Danach ist der Oberbegriff, unter den sich die Innovation einordnet, die Neuerung. ■ Abb. 6.10 gibt einen Überblick.

Die **Wesensmerkmale** der Innovation sind die zielgerichtete Entwicklung und ein systematischer, strukturierter Entwicklungsprozess sowie der Erfolg im Markt oder ein innerbetrieblicher Erfolg (innovative Prozesse). Kommen bei den Erfindungen und den Entdeckungen wirtschaftliche Nutzung und Erfolg im Markt hinzu, dann spricht man auch hier von Innovationen.

Der Erfolg im Markt hängt u. a. auch ab vom Neuheitsgrad. Der **Neuheitsgrad** wird in der herrschenden Literatur oft unterteilt in Basis-, Verbesserungs- und Scheininnovationen, was am Beispiel des Fernsehapparates erläutert werden soll:

- Die Basisinnovation ist die Entwicklung des Fernsehgerätes.
- Die Verbesserungsinnovation ist die Weiterentwicklung zum Farbfernseher.
- Die Scheininnovation ist die Veränderung der Gehäusefarbe.

Innovationen können alle Bereiche betreffen, von Sachgütern (ipod) über Dienstleistungen (asiatische Therapien, Wellness, computerassistierte Therapien oder im Bildungsmarkt z. B. im Jahr 2001 Einführung des Bachelorstudiengangs für Therapeuten) bis hin zu gesellschaftlichen Innovationen (z. B. Gründung der Partei »Die Grünen« im Jahr 1980). ■ Abb. 6.11 zeigt die Innovationsarten und -grade im Überblick.

Um Innovationen überhaupt entwickeln zu können, müssen zunächst einmal verschiedene Voraussetzungen erfüllt sein. Oftmals wird die Entwicklung von Innovationen auch durch verschiedene Barrieren verhindert. Diese Aspekte werden im folgenden Abschnitt beleuchtet.

6.5   Barrieren und Voraussetzungen für Innovationsentwicklung

Ausgangssituation
Mitarbeiterin A. der Logopädiepraxis W. ist seit kurzem neu in der Praxis. Da sie während ihres Masterstudiums an der HAWK gelernt hat, wie man Innovationen entwickelt, wird sie von Inhaberin W.

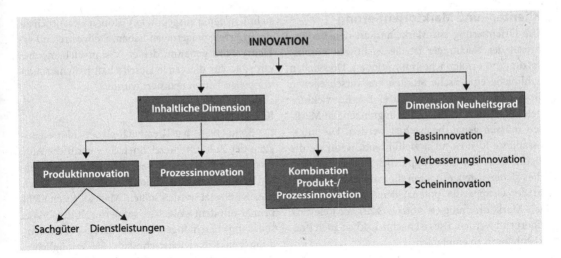

◻ **Abb. 6.11**   Innovationsarten und Innovationsgrade

gebeten, innovative Dienstleistungen für die Praxis zu erarbeiten. Mitarbeiterin A. hat schlechte Erfahrungen mit ihrem letzten Arbeitgeber gemacht und ist nur auf Widerstände gestoßen, als sie ihm Ideen für neue Angebote unterbreitet hat. Deshalb kommt sie dem Wunsch von Inhaberin W. nur nach, wenn bestimmte Rahmenbedingungen gegeben sind.

Welche Voraussetzungen gegeben sein sollten, damit Innovationen erfolgreich entwickelt werden können, und welche Barrieren der Entwicklung häufig entgegenstehen, wird im Folgenden erläutert.

6.5.1   Barrieren

Das Wesen der Innovation ist der Widerstand gegen sie (Hauschildt 1997). Widerstände können folgende Hintergründe und Ursachen haben:
- innerbetriebliche Gründe (Zweifel, Nichtwollen, kritische Auseinandersetzung mit dem Bestehenden wird gescheut, innovationsfeindliche Organisation, Verbesserungsvorschläge werden als Kritik am Bestehenden aufgefasst),
- ökonomische Argumente (hohe Investitionen, finanzielle Anforderungen),
- Dominanz des laufenden Praxisbetriebs,
- laufende Tätigkeit lässt keine Zeit für Kreativität,
- Widerstände bei Ärzten, GKV, Berufsverbänden, Patienten,
- Widerstände durch Behörden, Gesetze, Vorschriften etc.

Um solchen Widerständen entgegenzuwirken, sollten bestimmte Voraussetzungen für Innovationsentwicklung berücksichtigt werden, die im Folgenden näher bestimmt werden.

6.5.2   Voraussetzungen

Innovationsentwicklung erfordert zunächst einmal gesunde Führungskräfte und gesunde Mitarbeiter. Nach Nefiodow (2001) ist die Gesundheit der am Innovationsprozess Beteiligten von großer Bedeutung für ihre Innovationskraft, ihre Kreativität und ihre Flexibilität in Bezug auf Struktur-, Prozess- und Produkt-/Dienstleistungsinnovationen. Weiterhin sind zeitliche, finanzielle und personelle Ressourcen sowie die Übereinstimmung der Ideen mit der Praxisphilosophie und den Grundsatzzielen der Praxis nötig.

Darüber hinaus sind folgende Voraussetzungen unerlässlich:
- Klienten- und Marktorientierung,
- Innovationsklima und
- Kreativität.

Klienten- und Marktorientierung

Die Orientierung am Markt und an den Bedürfnissen der Nachfrager ist die wichtigste Voraussetzung für erfolgreiche Innovationen. Dies haben zahlreiche empirische Studien aus verschiedenen Branchen aufgezeigt (Betz 2004). Die Entwicklungen im eigenen Markt und in angrenzenden Märkten müssen genau beobachtet werden. Die interessanteste Idee ist nicht zielführend, wenn sie die Bedürfnisse der Zielgruppe nicht befriedigt. Um dies sicherzustellen, sollten die entwickelten Ideen in der Gruppe der potenziellen Nachfrager mittels Marktforschung (▶ Abschn. 3.2.1) auf Relevanz überprüft werden. Dies ist nachdrücklich auch Praxisinhabern zu empfehlen.

Innovationsklima

Damit Kreativität zu Innovationen führt, muss ein entsprechender »Nährboden« für die Entfaltung der Kreativität geschaffen werden, das Innovationsklima. Um dieses Klima zu schaffen, muss innerhalb einer Praxis das Bewusstsein geschaffen werden, dass ohne Innovationen langfristig kein Wachstum möglich ist. Der Wille Neues zu entwickeln muss vorhanden sein wie auch die Bereitschaft, ungewöhnliche Wege zu gehen. Andererseits müssen folgende »Spielregeln« beachtet werden, mit denen Kreativität erst möglich wird:

- Zeit (»Auszeiten« nehmen), Ruhe, gedankliche Freiräume,
- Abstand vom Tagesgeschäft,
- ansprechendes, anregendes Umfeld,
- richtige Zusammensetzung des Teams,
- Bereitschaft der Teammitglieder, Kritik, Vorurteile, Hierarchien und »Egotrips« zurückzustellen und Toleranz zu üben,
- Ideen, Visionen und Spontaneität zulassen.

Ist eine Idee erst einmal geboren, dann muss sie auch in die Organisation hinein kommuniziert werden, damit sie von allen Beteiligten mitgetragen wird. Es muss etwas geschaffen werden, das alle Beteiligten verbindet: eine Vision (▶ Abschn. 2.2.2). In der Vision erhält eine Idee eine gemeinsame Bedeutung (bezogen auf alle Beteiligten in einer Praxis). Praxisinhaber können in ihrer Funktion als Unternehmer solche Visionen anstoßen. In Deutschland und weltweit gibt es zahlreiche inhabergeführte Unternehmen, deren ausgeprägte Visionen wesentlich zu deren Erfolg beigetragen haben. Stellvertretend sei Henry Ford genannt, dessen Vision »Ich möchte ein Auto für die ganze Gesellschaft bauen« schon vor vielen Jahren realisiert wurde.

Kreativität

De Bono (1996) hat Kreativität als » Schlüsselbaustein der Zukunft« bezeichnet. Er vertritt die Auffassung, dass Kreativität veränderte Sichtweisen erfordert und deshalb traditionelle Denkweisen durch kreative ersetzt werden sollten. Man solle sich nicht primär mit dem »Was ist«, sondern mit dem »Was sein kann« beschäftigen. Dazu bedarf es der Anwendung von Kreativitätstechniken. Sie ermöglichen das Ausbrechen aus bestehenden Denkmustern/Denkstrukturen, um neue gedankliche Ausgangspositionen einzunehmen. De Bono bezeichnet dieses Vorgehen auch als »laterales Denken«.

Eine kleine Übung soll veranschaulichen, wie sehr wir uns in bestehenden Denkstrukturen bewegen:

Überlegen Sie kurz, wie Sie ein Quadrat in 4 gleiche Teile teilen würden. Lesen Sie erst weiter, wenn Sie eine Lösung haben.

Die meisten Menschen geben als Lösung das Kreuz an, also teilen einmal von oben nach unten und einmal von links nach rechts. Es gibt jedoch viele verschiedene Möglichkeiten, ein Quadrat in 4 gleiche Teile zu teilen (s. ▶ www.betz-akademie.de).

Wer (nur) die Standardlösung erarbeitet hat, sollte sich bei der Entwicklung von Innovationen der Kreativitätsmethoden bedienen. Wer eine andere Lösung erarbeitet hat, verfügt schon über gute Voraussetzungen für kreative Gedankengänge, sollte jedoch trotzdem nicht auf die Anwendung von Kreativitätsmethoden verzichten, um eine möglichst große Ideenvielfalt zu entwickeln. Eine dieser Methoden ist De Bonos »Methode der sechs Hüte«, die neben anderen in ▶ Abschn. 6.6.3 erläutert wird.

Sind die genannten Voraussetzungen erfüllt, kann die Entwicklung von Innovationen beginnen. Dazu sei noch einmal ein Wesensmerkmal von Innovationen in Erinnerung gebracht: das zielgerichtete, systematische Vorgehen. Dieses Vorgehen erfolgt in 8 Schritten. Diese 8 Schritte bildet der Innovationsprozess ab. Wie viel Zeit für diese 8 Schritte benötigt wird, kann nicht pauschal ange-

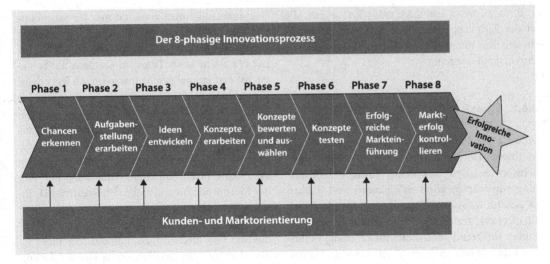

Abb. 6.12 In 8 Schritten zur Innovation: der Innovationsprozess

geben werden, sondern hängt von den zeitlichen Kapazitäten des Praxisinhabers und dem Umfang der Unterstützung durch seine Mitarbeiter ab. Wenn man die Situationsanalyse bereits durchgeführt und die Ergebnisse der SWOT-Analyse schon vorliegen hat, können die 8 Schritte relativ schnell durchlaufen werden, z. B. innerhalb von 4 Wochen bis zur Markteinführung. Die Markteinführung selbst gestaltet sich erfahrungsgemäß etwas zeitintensiver. Dafür können weitere 6–8 Wochen veranschlagt werden. Mit der entsprechenden Einplanung von sog. Pufferzeiten sollte man insgesamt mind. 6 Monate für Innovationsentwicklung einkalkulieren, eher mehr.

Der nachfolgende Abschnitt soll in die Systematik des Vorgehens einführen und Praxisinhabern Mut machen, innovative Wege zu gehen.

6.6 Innovationen schrittweise entwickeln: der Innovationsprozess

Ausgangssituation
Praxisinhaber M. hat viele Demenzpatienten und stellt immer wieder fest, dass Angehörige Tipps zum Umgang mit Demenzkranken benötigen. Angeregt durch die Diskussion mit Praxisinhaber K. während der Fortbildung im vergangenen Monat möchte Praxisinhaber M. nun endlich für die Angehörigen ein innovatives Angebot entwickeln. Er hat so etwas aber bisher noch nicht gemacht und ist unsicher, was genau er anbieten soll, was er berechnen kann, wie er das Angebot bei den Angehörigen bekannt machen soll und ob es angenommen wird.

Zur Entwicklung von Innovationen und zur erfolgreichen Durchsetzung im Markt ist es sinnvoll, die 8 Schritte des Innovationsprozesses zu durchlaufen. Ein Innovationsprozess ist laut Herstatt (1999) ein »in eng miteinander verknüpften Phasen ablaufender Prozess, an dessen Ende eine neue Leistung hervorgeht, die im Ziel- bzw. Nutzersegment erfolgreich vermarktet werden kann.« Im Kontext der Gesundheitsberufe kann eine solche neue Leistung z. B. eine neue therapeutische Dienstleistung sein.

In der Literatur besteht generell Einigkeit über die Phasen des Innovationsprozesses. Betz (2004) hat aufgrund der Ergebnisse einer empirischen Studie die 6 Kernphasen (Phasen 2–7) um zwei weitere Phasen ergänzt (◘ Abb. 6.12). Die sich hieraus ergebenden 8 Phasen laufen nicht unmittelbar nacheinander ab. Sie sind alle geprägt durch die Rückkoppelung vom Markt, von den Nutzern und von den Wettbewerbern. Dies führt dazu, dass zeitweilig sog. »Schleifen« durchlaufen werden nach dem Motto »Zwei Schritte vor, einen Schritt zurück« –

z. B. dann, wenn eine Idee entwickelt wurde, die in der Zielgruppe nicht auf Akzeptanz stößt. In diesem Fall muss u. U. die Ideenphase nochmals durchlaufen werden.

6.6.1 Phase 1: Chancen erkennen

Phase 1 beinhaltet die Marktanalyse der Praxis in ihrem relevanten Umfeld, eine Stärken- und Schwächenanalyse der Praxis sowie die Ermittlung von marktbezogenen Chancen und Risiken (▶ Abschn. 3.2.5, »SWOT-Analyse«). Man kann zur Chancenerkennung auch Informationen von Instituten für Trend- und Zukunftsforschung einholen. Das Ergebnis in dieser Phase kann ein interessantes neues Handlungsfeld sein, das idealerweise auf den Stärken der Praxis aufbaut, aber auch eine neue Therapiemethode. Auslöser für Innovationen können aber auch Ideen und Anregungen von Mitarbeitern, Patienten oder Angehörigen sein oder auch Probleme dieser Zielgruppen.

6.6.2 Phase 2: Aufgabenstellung erarbeiten

In Phase 2 geht es darum, die Chancen genauer zu beschreiben, sodass eine Aufgabenstellung entsteht. Es kann auch sein, dass in Phase 1 in einer Zielgruppe ein bestimmtes Bedürfnis oder Problem ermittelt wurde, für das nun eine Lösung gefunden werden soll. Es ist wichtig, dass in dieser Phase die Aufgabe, das Bedürfnis oder das Problem genau beschrieben wird, z. B. Tipps für Angehörige für den Umgang mit Demenzkranken. Solch eine Beschreibung ist die Ausgangsbasis für die nächste Phase, die Ideenentwicklung.

6.6.3 Phase 3: Ideen entwickeln

Phase 3 sieht zwei grundsätzliche Vorgehensweisen vor, um Ideen zur Lösung der definierten Aufgabe zu entwickeln:

- die **Sammlung** vorhandener Vorschläge und Anregungen oder
- die gezielte **Produktion** von Ideen.

Beginnen sollte man zunächst mit der Sammlung von Ideen. Wo man überall mit der Sammlung beginnen kann, zeigt ❏ Abb. 6.13. So kann z. B. bei der Suche nach Tipps für Demenzkranke zunächst erst einmal geschaut werden, ob irgendeine Einrichtung solche Tipps bereits herausgibt. Man kann auch ins Ausland blicken und dort nach bereits vorhandenen Tipps Ausschau halten, die man dann ggf. mit Änderungen auf seine eigene Aufgabenstellung übertragen kann. Wenn auf diesem Weg keine Ideen entstehen, dann sollte der Weg der Ideenproduktion mithilfe von Kreativitätstechniken beschritten werden.

Diese Kreativitätstechniken, die sich zur Produktion von Ideen eignen, können hier nicht im Einzelnen erläutert werden. Dazu wird auf die entsprechende Fachliteratur hingewiesen (z. B. Luther 2013; Weidemann 2010; De Bono 1996). Der Einsatz der Techniken hängt von der Problem-/Aufgabenstellung und der Erfahrung des Kreativteams ab, aber auch von den Erfahrungen des Moderators mit der Anwendung von Kreativitätstechniken. Auch lässt sich nicht jede Kreativitätstechnik auf jede Aufgabenstellung anwenden. ❏ Tab. 6.1 nennt die bekanntesten Kreativitätstechniken und ihre Anwendungsbereiche.

Wurden mithilfe einer oder mehrerer dieser Techniken Ideen generiert, müssen diese im nächsten Schritt schriftlich ausgewertet werden. Dazu sind Kriterien erforderlich, anhand derer die Bewertungen vorgenommen werden. Die folgende Übersicht nennt die wichtigsten Bewertungskriterien.

Ideenbewertung: Checkliste

- Ist die Idee geeignet, die Problem-/Aufgabenstellung zu lösen?
- Ist die Idee realisierbar?
- Unter welchen Voraussetzungen wäre sie realisierbar?
- Welchen Nutzen hat die Idee und wer hat Nutzen davon?
- Welche Kosten würde ihre Realisierung verursachen?
- Welcher Preis/welches Honorar könnte erzielt werden, und wer würde für die Dienstleistung/das Produkt aus dieser Idee bezahlen?

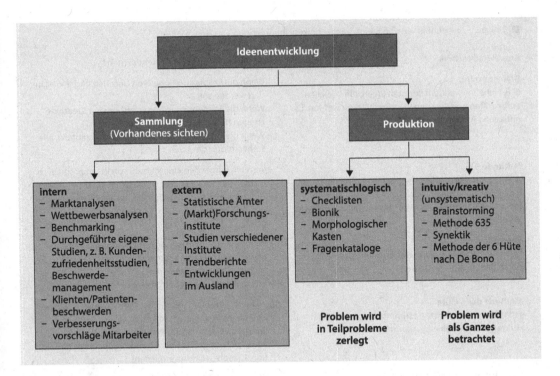

Abb. 6.13 Möglichkeiten der Ideenentwicklung

- Welche weiteren Konsequenzen könnte diese Idee haben?
- Wie ist die Idee im Vergleich zum (wenn vorhanden) Wettbewerb zu beurteilen?
- Gibt es etwas, das überflüssig ist an der Idee?
- Welche Stärken hat diese Idee, und wie lassen sie sich nutzen?
- Welche Schwächen hat diese Idee, und wie lassen sie sich minimieren/verhindern?
- Ist die Idee nachvollziehbar?
- Wer wäre bereit, die Idee mit zu tragen/durchzusetzen? Wer muss noch als »Förderer« gewonnen werden?
- Welchen Zeitbedarf benötigt diese Idee?
- Passt die Idee insgesamt zur Organisation?

Sind die Ideen bewertet, kann (z. B. mittels Vergabe von Punkten) eine Auswahl getroffen werden. Man sollte die Ideenbewertung idealerweise gemeinsam mit Mitarbeitern vornehmen. Dazu erhält jeder Mitarbeiter 3 Klebepunkte, die er beliebig den Ideen zuordnen kann. So erhält man schnell eine Häufigkeit. Die ausgewählten und erfolgversprechendsten Ideen werden weiterverfolgt. Wichtig ist in dieser Phase, dass die Ideen in der Praxis von allen mitgetragen werden. Dazu sollten vorher folgende Überlegungen gemacht werden:

- Welche Gegenargumente könnten von wem genannt werden?
- Wie könnten die Gegenargumente entkräftet werden?
- Herausstellen des Nutzens/des Vorteils der Idee
- Aufzeigen der Nachteile, wenn die Idee nicht realisiert würde

Die von allen getragene Idee durchläuft nun die nächste Phase, in der jeweils ein Konzept für die ausgewählten Ideen entwickelt werden muss.

◻ Tab. 6.1   Anwendbarkeit von Kreativitätstechniken. (In Anlehnung an Nöllke 2004)

Kreativitätstechnik	Wann anwenden? Was ist zu beachten?
Brainstorming 6–8 Teilnehmer äußern spontan Ideen, die von allen aufgegriffen und spontan weiterentwickelt werden. Es entstehen Assoziationsketten	– Wenn die Problemstellung breit und vielfältig angegangen werden soll – Wenn die Teilnehmer wenig Erfahrung mit Kreativsitzungen haben – Wenn die Gruppe betroffen ist (höhere Akzeptanz, alle stehen hinter der Idee)
Methode 635 6 Personen machen je 3 Vorschläge und haben dafür 5 min Zeit. Vorschläge werden 6mal weiter gereicht, jeder macht wieder 3 neue Vorschläge auf der Basis des Vorgängers	– Wenn in kurzer Zeit eine Vielzahl von Ideen produziert werden soll – Achtung: evtl. für einige Teilnehmer sehr stressig wegen des Zeitdrucks
Synektik Schrittweise Verfremdung des Ausgangsproblems durch Bildung von Analogien	– Wenn die Problemstellung gedanklich weit verlassen werden soll (bei sog. »Betriebsblindheit«) – Nicht für Anfänger geeignet – Erfahrener Moderator erforderlich
Methode der 6 Hüte Jeder Hut steht für eine bestimmte Perspektive, der Hutträger nimmt eine bestimmte Rolle ein	– Wenn das Problem aus mehreren Perspektiven /Blickwinkeln erfasst werden soll – Ermöglicht Distanz zum Problem – Baut Spannungen in heterogenen Gruppen ab (Positionskämpfe werden vermieden)
Checklisten (z. B. nach Osborn 1953) Aus bestehenden Dienstleistungen/Produkten werden durch andere Verwendung, Anpassen, Ändern, Vergrößern, Verkleinern, Ersetzen, Umstellen, Umkehren, Kombinieren oder Transformieren neue Ideen entwickelt	– Wenn bereits Ideen vorliegen – Zur Nachbereitung einer Brainstormingsitzung – Für originelle Ideen
Bionik Übertragung von Modellen aus der Natur, z. B. die Klette als Modell für den Klettverschluss	– Bei gut strukturierten Ausgangsfragestellungen – Bei technischen Problemen
Morphologischer Kasten Zerlegung des Ausgangsproblems in Teilprobleme. Lösungen der Teilprobleme werden zu kreativen Gesamtlösungen kombiniert	– Bei Problemstellungen, die ein geordnetes, logisches Vorgehen verlangen – Wenn es verschiedene relevante Kriterien gibt, die alle berücksichtigt werden müssen – Wenn sich das Problem zerlegen lässt

6.6.4   Phase 4: Konzepte erarbeiten

Das Ziel von Phase 4 ist die Konkretisierung der Idee. Diese kann in Form eines Verbalkonzeptes erfolgen. Ein Verbalkonzept beschreibt anschaulich auf einer halben DIN-A4-Seite die ausformulierte Idee sowie den Nutzen bzw. die Vorteile für die Zielgruppe. Das Verbalkonzept kann dann auf Akzeptanz in der Zielgruppe getestet werden. Dieser Test soll das Misserfolgsrisiko zu einem frühen Zeitpunkt minimieren.

Im Folgenden wird ein Verbalkonzept zur Entwicklung eines interdisziplinären Angebotes für Angehörige von Demenzkranken vorgestellt. In diesem Verbalkonzept wird das neue Angebot genau beschrieben, sodass die Zielgruppe (Angehörige) sich vorstellen kann, um welches Angebot es sich handelt und was inhaltlich geplant ist. Angehörige von Demenzkranken, zu denen die Praxis einen guten Kontakt hat, sollten als Testpersonen ausgewählt und angesprochen werden. Das nachfolgende Praxisbeispiel wurde von Studierenden des Masterstudiengangs Ergotherapie, Logopädie,

Physiotherapie an der HAWK im Rahmen der Lehrveranstaltung »Innovationswerkstatt« im WS 2009/10 erstellt.

Verbalkonzept: Praxisbeispiel

Das Team des Therapiehauses »Am bunten Garten« bietet Ihnen als Angehörigen einen Workshop zum Thema Hilfen und Tipps für den Umgang mit dem Demenzkranken und den daraus entstehenden Alltagsproblemen an.

Fragen, die in dem Workshop beantwortet werden können, sind z. B.:

— Wie gestalte ich unsere häusliche Umgebung für mich und den Demenzkranken praktisch?

— Wie gehe ich mit Aggressivität um?

Der Ablauf des Workshops gliedert sich in mehrere Teile. Im 1. Teil wird für alle Teilnehmer gemeinsam eine Einführung mit allgemeinen therapeutischen Ratschlägen zur Erleichterung des Alltags gegeben. Am Ende des ersten Workshops haben Sie die Möglichkeit, Ihre persönlichen Fragen und Probleme einzubringen. Diese werden dann in Teil 2 (Ergotherapie), Teil 3 (Logopädie) und Teil 4 (Physiotherapie) individuell besprochen und Lösungen praktisch erarbeitet. Die Anmeldung zu den Workshops Teil 2 bis 4 erfolgt je nach Ihrem Bedarf und Ihrem Interesse am Ende des 1. Workshops.

Kosten:

— Workshop 1 (Einführung) + 1 weiterer Workshop Ihrer Wahl = 70 EUR

— Workshop 1 (Einführung) + 2 weitere Workshops Ihrer Wahl = 90 EUR

— Workshop 1 (Einführung) + 3 weitere Workshops Ihrer Wahl = 110 EUR

Dieses Verbalkonzept kann nun zu Testzwecken bei Angehörigen von Demenzkranken vorgelegt werden, um die Akzeptanz zu überprüfen. Dazu legt man ihnen einen Ausdruck des Verbalkonzeptes vor mit der Bitte, es zu lesen. Im Anschluss kann man mittels eines kurzen Fragebogens die Probanden nach Gefallen, Relevanz, Nutzen etc. befragen.

Verbalkonzepte können mit oder ohne Nennung des geplanten späteren Preises/Honorars ge-

testet werden. Möchte man den Preis testen, sollte man vorher eine Grobkalkulation (▶ Abschn. 5.2.4) des innovativen Produktes (interdisziplinärer Workshop) machen und dann mit unterschiedlichen Gewinnaufschlägen testen. Die sich daraus ergebenden unterschiedlichen Verkaufspreise kann man dann einzeln oder in Preisspannen abfragen. Man kann auch ohne Preisvorgabe testen, indem man die Probanden fragt, wie viel Geld sie maximal für solch ein Angebot bezahlen würden. Gibt man Preise vor oder nennen die Probanden unvoreingenommen ihre Maximalpreise, kann man erfahrungsgemäß davon ausgehen, dass die Befragten ehrlich antworten. So erhält man Hinweise, ob und ggf. welche Preisspielräume möglich sind.

Die Verbalkonzepte (normalerweise hat man in dieser Phase noch Alternativen) müssen im nächsten Schritt bewertet und das bis zu diesem Zeitpunkt erfolgreichste ausgewählt werden.

6.6.5 Phase 5: Konzepte bewerten und auswählen

Zur Auswahl und Bewertung von innovativen Konzepten wurden in der Literatur zahlreiche Modelle bzw. Verfahren entwickelt, die sich unter dem Begriff Punktbewertungs- oder Scoringmodelle zusammenfassen lassen. Beispielhaft sei hier das Modell von O'Meara (Meffert 1998) genannt. Solche Modelle sind aber nur bedingt auf therapeutische Praxen übertragbar. Deshalb wurde an der HAWK gemeinsam mit Studierenden ein Katalog mit Kriterien zur Bewertung von Innovationskonzepten entwickelt, der sich an den Anforderungen des Gesundheitsmarktes orientiert und der in der folgenden Übersicht vorgestellt wird.

Innovationskonzepte: Bewertungskriterien

— Ethische Aspekte

— Einbettung ins Sozialversicherungssystem

— Ressourcen (Personal, Finanzen, Räumlichkeiten)

— Konkurrenzsituation (konkurrenzlos, bereits ähnliche Angebote im Markt)

— Bereitschaft der Selbstzahler

▣ Tab. 6.2 Bewertung von innovativen Konzepten zum Ausgangsproblem »Transfer von Therapien in den Alltag von Patienten«

Idee/Konzept	Bewertungskriterien					Summe +
	Attraktivität	Umsetzung der Patienten	Finanzierbarkeit	Kontrollierbarkeit	Zeitlicher Aufwand	
Stundenplan	–	+	+	–	+	+++
Übungszettel	–	+	+	–	+	+++
DVD mit Übungen	–	o	o	–	o	–
Tagebuch	–	–	+	–	o	+
Angehörige einbeziehen	–	o	+	–	+	++
Belohnungssystem	+	+		o	+	++
Tageskalender mit Übungen	+	+	o	–	+	+++
Feedbackgerät	–	–		–	–	–

+ = positiv, – = negativ, o = weder positiv noch negativ

- Bevölkerungsdaten (demographische Entwicklung, Bevölkerungsdichte, Bevölkerungswanderungen)
- Krankheitsbilder/Epidemiologie
- Vielfältigkeit des Einsatzes (für mehrere Krankheitsbilder, für ein/wenige Krankheitsbilder)
- Interdisziplinarität
- Qualifikation des Initiators
- Wirksamkeitsnachweise/Forschungsergebnisse
- Soziale Schicht, die angesprochen wird
- Kulturkreis/kulturelle Relevanz
- Angebotsflexibilität (Tageszeit, Wochentag, Ferienzeit etc.)
- Hilfsmittel-/Arbeitsmaterialabhängigkeit
- Hygienestandards
- Rahmenrichtlinien
- Verordnungspflichtig/Kassenzulassung
- Einflüsse übergeordneter Organisationen (z. B. WHO)
- Förderungswürdig (z. B. durch Gesundheitsministerium, Forschungsorganisationen, Städte, Gemeinden etc.)

- Interessenten/Sponsoren aus Fördermittel/Wirtschaftsunternehmen/Verbänden/Selbsthilfeorganisationen vorhanden oder gewinnbar

Die für den jeweiligen Fall relevanten Bewertungskriterien lassen sich in einer Tabelle zusammenfassen und mit Punkten oder +/–/0 versehen. Im Beispiel von ▣ Tab. 6.2 wurden nach diesem Muster innovative Konzepte für das Ausgangsproblem »Transfer von Therapien in den Alltag von Patienten« bewertet. Auch diese Kriterienmatrix wurde von Studierenden des Masterstudiengangs Ergotherapie, Logopädie, Physiotherapie an der HAWK im Rahmen der Lehrveranstaltung »Innovationswerkstatt« im WS 2009/10 entwickelt.

In diesem Beispiel punktet die Idee »Tageskalender mit Übungen« am höchsten (nur ein Minus im Gegensatz zu »Stundenplan« und »Übungszettel«). Im nächsten Schritt lässt sich dann ein Tageskalender mit den erforderlichen Übungen erstellen.

Neben solchen Bewertungskriterien empfiehlt es sich, zusätzlich Kriterien der Wirtschaftlichkeit der Konzepte heranzuziehen (Gewinnpotenzial, Break-Even-Analyse; ▶ Abschn. 5.3). Häufiges Problem ist dabei die Ermittlung der Kosten. Orientierung gibt ▶ Abschn. 5.2.1.

Nachdem die Bewertung der innovativen Konzepte abgeschlossen ist, hat sich im Idealfall ein Konzept herauskristallisiert, das ausgewählt wurde und in den Markt eingeführt werden soll. Dies ist das Konzept mit der höchsten Punktzahl oder mit den meisten positiven Kriterien.

Abschließend kann das ausgewählte Konzept weiter konkretisiert werden. In dieser konkretisierten Form kann in der sich nun anschließenden Testphase nochmals die Akzeptanz der angestrebten Zielgruppe überprüft werden.

6.6.6 Phase 6: Konzepte testen

In Phase 6 können Inhalte des innovativen Leistungsangebotes, die Rahmenbedingungen (z. B. wie häufig findet der Kurs statt, mit wie viel Teilnehmern) und der angestrebte Preis im Rahmen eines Konzepttests nochmals überprüft werden. Alternativ kann, bei geringem Risiko, auch das innovative Angebot direkt in den Markt eingeführt werden, und der erste Durchlauf wird als Pre-Test gewertet. In einem Pre-Test kann das neue Leistungsangebot zunächst einmal bei 1–2 Kunden vorab getestet werden, bevor man in größerem Umfang die Innovationen anbietet. Diese Kunden werden dann zu der ausgereiften Gesamtkonzeption befragt, die den Probanden ebenfalls in schriftlicher Form vorliegen sollte. Hat man aber das Risiko niedrig eingeschätzt und einen ersten Durchlauf mit Patienten gemacht, dann sollte das Konzept gut evaluiert werden. Dazu sollte ein Evaluationsfragebogen entwickelt werden, der den teilnehmenden Probanden nach Durchführung des Kurses vorgelegt wird.

Bei Angeboten, bei denen sich die GKVen mit finanziellen Zuschüssen beteiligen sollen, sollte auch überlegt werden, ob neben Tests in der Zielgruppe im Vorfeld auch das neue Angebot bei einer GKV getestet werden soll. Dazu muss das Konzept schriftlich dargelegt und der GKV vorgestellt werden. Die so bei den Kunden und ggf. der GKV gewonnenen Erkenntnisse fließen in die Weiterent-

wicklung der Innovation ein. Die derart ausgereifte Innovation hat nun die Marktreife und kann der Zielgruppe angeboten werden.

6.6.7 Phase 7: Erfolgreiche Markteinführung

Bevor eine Innovation tatsächlich in den Markt eingeführt wird, ist in diesem 7. Schritt in Kurzform die Vermarktungskonzeption zu entwickeln. Dafür wird ein Ziel aufgestellt (z. B. 3.000 EUR Gewinn mit dem innovativen Kursangebot in den nächsten 12 Monaten). Dann wird die Strategie festgelegt (z. B. gemeinsam mit der Volkshochschule (VHS), d. h., der innovative Kurs wird über die VHS angeboten). Im letzten Schritt werden die Marketingmaßnahmen (4 Ps; s. ▶ Abschn. 3.4) festgelegt (z. B. Leistungsangebot (Product): Kursdauer, Inhalte, Anzahl Termine; Kommunikation (Promotion): Zielgruppe, Botschaft, Medium (Flyer etc.); Preis (Price): genauen Preis festlegen, zu dem der Kurs bei der VHS angeboten werden und den jeder einzelne Teilnehmer bezahlen soll; Ort des Leistungsangebotes (Place): festlegen, in welchen Räumlichkeiten der Kurs stattfindet). Das Marketingbudget muss erarbeitet werden. Daran schließt sich die Umsetzung des innovativen Konzepts an (das Medium, z. B. Flyer, muss in Auftrag gegeben und ein Zeitplan muss erstellt werden. Dieser kann ergänzt werden um einen Aktionsplan (▶ Abschn. 3.5.1).

Will man eine innovative Therapie oder Dienstleistung »vermarkten«, dann ist der Ablauf und das Marketinginstrumentarium ähnlich wie bei bestehenden Leistungsangeboten (s. hierzu ▶ Abschn. 3.1.5). Darüber hinaus sind jedoch bei der **Vermarktung** von Innovationen folgende Besonderheiten zu berücksichtigen:

- Abgeleitet vom Begriff »Vermarktung« erfordert der Markteintritt die konsequente Orientierung am Markt, auf dem die Praxis tätig ist bzw. zukünftig tätig werden will, und am Klienten (welche Klienten/Zielgruppen sollen angesprochen werden, welche Bedürfnisse spricht die neue Therapie an, welche Position nimmt sie im Markt ein, gibt es Wettbewerber, welche Förderer der Innovation können gewonnen werden?).

- In der Qualität der Leistung dürfen keine Abstriche gemacht werden. Qualität muss von Anfang an überzeugen (wer die »Technik« noch nicht beherrscht, kann erst später starten).
- Das Besondere (USP) an der Innovation muss herausgestellt werden (welchen einzigartigen Vorteil hat sie, wodurch unterscheidet sie sich von bestehenden Therapien oder von Wettbewerbsangeboten?).
- Der USP muss gezielt in die Zielgruppe hinein kommuniziert werden (Kommunikationsmodell nach Lasswell beachten; ▶ Abschn. 3.4.2).
- Mögliche Preisspielräume nach oben sollten ausgeschöpft werden, denn echte Innovationen erzielen höhere Preise, solange es keine Nachahmer im Markt gibt. Sobald Wettbewerber ähnliche Dienstleistungen anbieten, werden i. d. R. Preiskorrekturen nach unten erforderlich. Deshalb sollten Preisspielräume in der Zielgruppe überprüft und ausgeschöpft werden, solange man den Vorsprung im Markt hat.

Neben der Vermarktungskonzeption sollte eine Planung von Umsatz, Kosten und Gewinn erfolgen. Diese Planung sollte mindestens für einen Zeitraum von 12 Monaten erstellt werden. Ausgehend vom Gewinnziel von 3.000 EUR im Jahr (s. oben) kann zurückgerechnet werden, wie viele Kurse durchgeführt werden müssen, da ja der Gewinn pro Kurs vorher genau kalkuliert wurde (▶ Abschn. 5.3.4). Aus der Anzahl der durchzuführenden Kurse und der Anzahl der dafür benötigten Teilnehmer ergeben sich der Umsatz und die Kosten. Die Differenz ist dann der Gewinn von 3.000 EUR.

6.6.8 Phase 8: Markterfolg kontrollieren

Der letzte Schritt ist gekennzeichnet durch Soll-/Ist-Vergleiche und Abweichungsanalysen. Die ursprünglichen Ziele (im Beispiel: 3.000 EUR Gewinn innerhalb von 12 Monaten), die mit der Innovation erreicht werden sollten, werden überprüft. Neben dem Gewinnziel können das Umsatz- und Kostenziele sein, aber auch die Anzahl der durch-

zuführenden Kurse, die Anzahl der angemeldeten Teilnehmer pro Kurs oder die Anzahl geplanter Behandlungseinheiten für diese Innovation. Wichtig ist, dass man nach der Markteinführung der Innovation auch ihre Entwicklung im Markt überprüft. So lässt sich frühzeitig feststellen, ob die Innovation gut angenommen wird. Entwickelt sie sich nicht so wie geplant, muss man die Ursachen ermitteln und Gegenmaßnahmen erarbeiten.

> **Innovationen, die im Rahmen eines zielgerichteten, systematischen Innovationsprozesses entwickelt werden, haben gute Chancen, sich am Markt erfolgreich durchzusetzen.**

Der Gesundheitsmarkt wird in Zukunft voraussichtlich eine Vielzahl von Innovationsmöglichkeiten bieten, und Praxisinhaber können von innovativen Therapieangeboten und den damit verbundenen Wachstumsraten profitieren. Dieses Kapitel hat Ansätze zur Entwicklung von Zukunftsstrategien und zur Nutzung der vielfältigen Chancen des Gesundheitsmarktes aufgezeigt. Damit haben Praxisinhaber die Möglichkeit, den Herausforderungen dieses großen und wachsenden Marktes erfolgreich zu begegnen.

Literatur

Ansoff I (1957) Strategies for diversification. Harvard Business Review, Sept–Oct 1957:113–124

Betz B (2004) Bench-Marktforschung als Erfolgsfaktor im strukturierten Innovationsprozess von Konsumgütern. Eine empirische Studie, dargestellt am Beispiel von Produktinnovationen aus dem Bereich der Fast Moving Consumer Goods (FMCG). Dissertation, Hildesheim

Brockhoff K (1995) Innovationsmanagement. In: Tietz B, Köhler R, Zentes J (Hrsg) Enzyklopädie der Betriebswirtschaftslehre, Bd IV: Handwörterbuch des Marketing. Schäffer-Poeschel, Stuttgart, S 981–995

Bundesministerium für Gesundheit (BMG) (2010) Gesundheitswirtschaft im Überblick. ▶ http://www.bmg.bund.de/gesundheitssystem/gesundheitswirtschaft/gesundheitswirtschaft-im-ueberblick.html. Zugegriffen: 16.10.12

De Bono E (1996) Serious Creativity: Die Entwicklung neuer Ideen durch die Kraft lateralen Denkens. Schäffer-Poeschel, Stuttgart

Die Welt (2013) Bundesrat. Initiative für besseren Schutz am Arbeitsplatz. 17.04.2013, S 25

Dostal AWT, Dostal G (2012) Gesundheitswirtschaft in Deutschland: Mit dem 6. Kondratieff zu einem nachhaltigen Wirtschaftsaufschwung. Vilsbiburg

Granig P, Nefiodow LA (Hrsg) (2011) Gesundheitswirtschaft – Wachstumsmotor im 21. Jahrhundert. Mit »gesunden« Innovationen neue Wege aus der Krise gehen. Gabler Springer, Wiesbaden

Hauschildt J (1997) Innovationsmanagement, 2. vollst. überarb. u. erw. Aufl. Vahlen, München

Herstatt C (1999) Theorie und Praxis der frühen Phasen des Innovationsprozesses. IO-Management 10/1999:80–91

Kondratieff ND (1926) Die langen Wellen der Konjunktur. Archiv für Sozialwissenschaft und Sozialpolitik 56:573–609

Little AD (Hrsg) (1997) Management von Innovation und Wachstum. Gabler, Wiesbaden

Luther M (2013) Das große Handbuch der Kreativitätsmethoden. managerSeminare, Bonn

Marchetti C (1985). Swings, cycles and the global economy. New Scientist, May 2

Marchetti C (1980) Society as a learning system: discovery, invention, and innovation cycles revisited. Technological Forecasting and Social Change 18:267–282

Meffert H (1998) Marketing. Grundlagen marktorientierter Unternehmensführung, 8. Aufl. Gabler, Wiesbaden

Nefiodow LA (2001) Der sechste Kondratieff: Wege zur Produktivität und Vollbeschäftigung im Zeitalter der Information, 5. Aufl. Rhein-Sieg, St. Augustin

Nöllke M (2004) Kreativitätstechniken, 4. durchges. Aufl. Haufe, Planegg b. München

Oberender O, Zerth J (2010) Wachstumsmarkt Gesundheit, 3. Aufl. Lucius & Lucius, Stuttgart

Opaschowski HW (2009) Vision Deutschland. Neue Wege in die Welt von morgen. In: Stiftung für Zukunftsfragen (Hrsg) (2009) Forschung aktuell 215, 30. Jg. 06/2009, S 2

Osborn AF (1953) Applied imagination: principles and procedures of creative thinking. Scribner, New York

Schumpeter JA (1961) Konjunkturzyklen, Bd 1 u. 2. Vandenhoeck & Ruprecht, Göttingen

Statistisches Bundesamt (2013a) ▶ https://www.destatis.de/DE/ZahlenFakten/GesellschaftStaat/Gesundheit/Gesundheitspersonal/Gesundheitspersonal.html. Zugegriffen: 16.06.2013

Statistisches Bundesamt (2013b) ▶ https://www.destatis.de/DE/ZahlenFakten/GesellschaftStaat/Gesundheit/Gesundheitsausgaben/Tabellen/Ausgabentraeger.html. Zugegriffen: 16.06.2013

Statistisches Bundesamt (2013c) Bevölkerung und Erwerbstätigkeit. Vorläufige Wanderungsergebnisse 2012. Wiesbaden

Weidemann B (2010) Handbuch Kreativität. Beltz, Weinheim

Zoch A (2009) Mediennutzung von Senioren. Eine qualitative Untersuchung zu Medienfunktionen, Nutzungsmustern und Nutzungsmotivationen. LIT, Berlin

Stichwortverzeichnis

Printed in the United States
By Bookmasters